国家科学技术学术著作出版基金资助出版

# 给水管道卫生学

赵洪宾 李欣 赵明 著

中国建筑工业出版社

图书在版编目（CIP）数据

给水管道卫生学/赵洪宾等著．—北京：中国建筑工业出版社，2008
国家科学技术学术著作出版基金资助出版
ISBN 978-7-112-10058-3

Ⅰ．给… Ⅱ．赵… Ⅲ．给水管道—给水卫生 Ⅳ．R123 TU991.2

中国版本图书馆CIP数据核字（2008）第057593号

国家科学技术学术著作出版基金资助出版
## 给水管道卫生学
赵洪宾　李欣　赵明　著

\*

中国建筑工业出版社出版、发行（北京西郊百万庄）
各地新华书店、建筑书店经销
北京永峥排版公司制版
北京中科印刷有限公司印刷

\*

开本：787×1092毫米　1/16　印张：27　字数：657千字
2008年11月第一版　2008年11月第一次印刷
印数：1—2500册　定价：**98.00**元（含光盘）
ISBN 978-7-112-10058-3
（16861）

**版权所有　翻印必究**
如有印装质量问题，可寄本社退换
（邮政编码：100037）

本书构架了管道卫生学的组成、内涵及发展，从管道卫生学的视角实验、研究、分析管道水质问题，并提出了解决管网水质问题的对策，是一部具有开拓性的专著。

书中深入分析了管道生长环的生成机理，通过试验室实验、理论分析、现场实践，阐明了生长环的成分、性质构造和危害，如何避免其生成，以及如何清除管道生长环是本书重点之一。

书中详细阐述了化学稳定性、生物稳定性以及管道生物膜的生成机理；对消毒剂在管道中的衰减规律以及消毒副产物的生成机理，作了细致的阐明；基于管网水力模型建立管网水质模型是本书重点之二。

本书详述了如何改善管道的卫生状况，如何提高管网水质的管理水平，提供了新型供水模式——管网区块化供水，借以从根本上解决保障管网安全供水的问题是本书重点之三。

本专著基本上涵盖了管道水质所涉及的内容，既是一部理论专著，同时兼有生产实践与工程实例。书中从理论到实践含有作者多项专利，是一部理论与应用相结合的专著。

书后所附光盘，展现了给水管道卫生学实验室和实验装置，以及相关的现场试验录像。加深和拓展了书中的主体内容，也是对书中文字内容的补充，并具有目录检索和全文检索功能，为读者阅读与应用提供形象、直观的帮助。此外，为读者阅读、使用及查询提供了快捷方便的条件。

本书获得国家科学技术学术著作出版基金资助出版。

本书可以作为市政、环境专业本科生、研究生的教学参考书。是给水排水设计院、城市规划设计院从事设计的参考书。也是供水行业实施水质科学管理的参考书。

\* \* \*

责任编辑：俞辉群
责任设计：郑秋菊
责任校对：孟　楠　陈晶晶

# Abstract

This book explores the composition, connotation and development of pipeline hygienics. From the point of view of the pipeline hygienics study is made with conducted laboratory tests to analyze pipeline water quality problems. Countermeasures are proposed for solving water quality problems in water supply networks. It is a monograph with pioneering spirit.

In this book the formation mechanism of growing ring inside a pipeline is thoroughly analyzed. The first key point of this book is the illustration of the composition, characteristics, structure and harmfulness of growing ring by means of laboratory tests, theoretical analysis and field practice and to introduce ways to prevent its formation and to remove growing ring in a pipeline.

The second key point of this book is the expatiation on chemical stability, biological stability and formation mechanism of biofilm inside a pipeline. Decay rules of disinfectors and formation mechanism of disinfector by-products are detailedly explained. Water quality model of water supply network is built based on hydraulic model of water supply network.

The third key point of this book is the detailed description as how to improve sanitation of pipeline and how to enhance water quality management level. A new water supply mode, i. e. DMA is proposed to radically guarantee safety of water supply network.

This monograph covers almost all issues concerning pipeline water quality. It is not only a theoretical monograph, but also includes production practice and engineering examples. In this book, from theory to practice, there are many patents of the author. It is a monograph that combines theory with practice.

The attached CD has features of content search and text search, which provides visual and intuitive assistance to readers and facilitates inquiry and application.

This book can be used as a teaching material or reference book for undergraduates, graduate students in municipal and environmental field. It is also a good reference book for design engineers working in water supply & drainage institutes and city planning design institutes.

# 前　言

　　科学技术的进步，社会经济的发展使人们的环境意识不断增强，饮用水水质安全已成为人们关注的热点，给水管网是饮用水安全保障的重要组成部分。

　　近年来，我国给水管网系统的研究与实践，正在不断地向纵向延伸，向横向拓展。从管网的水力计算、水力建模延伸到水质分析、水质模拟；从管网水压监控延伸到水质监控；从保障管网的水量、水压拓展到将水质净化工艺与管网水质问题构成一个整体思考；这些新的理念与实践充分显现了我国给水管网系统研究的进步与发展。

　　本人曾于2002年完成了《给水管网系统理论与分析》这本书主要侧重于论述给水管网系统水力学方面的理论与分析，藉以帮助读者了解给水管网系统的模拟、计算与应用。只在第9章讨论了管网水质问题，可以说《给水管道卫生学》是对前书的延伸和补充。

　　国内外学者关于给水管网的水质研究，已经获得了很多成果，如：金属管道的腐蚀对水质的影响；水质的化学稳定性对管道的锈蚀和沉积的影响；水的生物稳定性对管道中细菌增殖的影响；消毒副产物生成及对水质的影响等，发表了许多论文及研究成果。但是，以往的研究缺乏对管网水质问题进行动态的多学科综合的思考，所以成果的应用受到局限。

　　用"给水管道卫生学"的观点研究管道水质基本思路是：

　　● 给水管网是一个动态平衡的系统（包含水量平衡、水压平衡及水中各种物质的浓度平衡）。

　　● 给水管网是一座管式反应器，水在管道中进行着物理的、化学的、生物的反应。

　　● 给水管网是一座地下水库，水在管网中有相当的停留时间，供水与用水有时间差和滞后性。

　　● 水是信息的载体，给水管网是信息的通道。

　　作者于1986年提出，应用管道卫生学的观点研究管道水质问题，20余年来，得到国内外业内专家的认同。管网水质问题是非常复杂的课题，这已是不争的事实，有些问题发现了并找到了解决办法，有些问题虽发现了但尚未寻到有效的解决方案，还有些问题仍在探索中。"管道卫生学"的研究和建设，无疑可为很多困难的问题研究提供新的角度和方法。希望这本专著能对我国开展给水管网水质问题的深入研究与应用起到引导和铺垫作用。

随着众多学科技术的交叉与进步，尤其是稳定性理论和计算机在线技术、检测和监控手段、信息采集与传输等技术的不断发展，必将使管道卫生学的研究内容不断拓展，应用范围不断扩大、延伸。展望未来，管道卫生学这一新的多学科交叉的课题，会更丰满、更充实，在解决管网水质问题方面，将发挥更大的作用。

这本专著共10章，可归纳成三部分，即管道水质变化机理、管道水质模拟、改善管道水质的对策，详见总体构成框图。

本书是多年教学、研究与实践的积淀，也是哈工大给水排水系统研究所的研究生们多年研究成果的集成。能为我国供水水质研究事业的发展构建一个初步的理论框架，为保证饮用水安全提供一个概念基础和研究范式，是撰写本书的初衷。

本书所附光盘是作者和给水排水系统研究所教师、研究生们多年研究与实践的成果，加深和拓展了书中的主体内容，并具有检索功能，可为读者阅读与应用提供形象直观的帮助。

本书获国家科学技术学术著作出版基金资助。作者十分珍重与中国建筑工业出版社俞辉群编审30多年的合作友谊，她对提高书稿质量，使之更臻完善，给予极大的帮助。

挚友王启荣教授对书稿作了认真修正，并对所附光盘进行了精心编排。

夫人刘学鸿教授对书稿作了认真细致的审校，并对书中的内容进行了修正和补充，为书稿面世付出了辛勤的劳动。

钟丹博士对书稿的整理和完善作了大量工作。

在此一并致谢！

以往诸多的研究与实践不是完善无误的，实验也有局限性，书中的计算与分析也难免有不当之处，敬请读者指正。

赵洪宾

2008年6月

哈尔滨工业大学

# Preface

With the advancement of technology and development of social economy, people are more and more conscious about environment. Drinking water quality and safety are some of the focus of people's concerns. Water supply network is an important factor for ensuring drinking water safety.

In recent years, research and practice of water supply technology in China have been continuously advanced in all areas. It has extended from hydraulic calculation and modeling of pipe network to water quality analysis and simulation; from hydraulic pressure monitoring of pipe network to water quality control. It has developed from meeting the flow demand and the adequate pressure of water supply to establishing a systematic framework for both water treatment process and water distribution quality as a whole solution. These new principles and practice fully demonstrate China's progress and development in water supply network area.

Scholars in and out of China have done lots of work about water quality in water supply pipeline, for instance, influence of erosion of metallic pipeline on water quality; effect of chemical stability on erosion and deposit of pipeline; effect of biological stability on bacterial increase; influence of DBPs on water quality and so on. A lot of papers and research achievements have been published. However, previous research was short of dynamic and multi-discrplinary thought, so the application is limited.

The basic thought of investigating water quality in pipeline from the point of "pipeline hygienics" is as follows:

• Water supply system is a dynamically balanced system, including the balance of water demand, pressure and concentration of various substances in water.

• Water supply system is a pipeline type reactor. Physical, chemical and biologic reactions take place inside it.

• Water supply system is an underground reservoir. There is considerable residence time in pipeline and there is also time difference and lag between water supply and demand.

• Water is the carrier of information, and water supply system is the channel of information.

The author proposed to investigate water quality from the point of pipeline hygienics as early as in1986. In more than 20 years, it is identified by experts in and out of China. Water quality problem of water supply system is very complicated, which is an unarguable fact. Some of the problems have been discovered and solved, some have not been solved after being found, while some are still to be explored. Research and construction of "pipeline hygienics" can provide new perspective and method for these problems. It is our expectation that this monograph will lay a forward foundation for the future research and application.

With crossover and advancement of so many disciplines, especially the development of stability theory and computer online technology, methods for monitoring and inspecting and information collection and transmission, it is sure that the research content of pipeline hygienics will be extended continuously and the application range will be enlarged. Looking forward to the future, pipeline hygienics which is new and multidisciplinary will be more plump and enriched, and it will play greater role in investigating water quality.

This monograph is composed of 10 chapters, which can be summed up in three parts, that is, mechanism of water quality change, water quality simulation and countermeasure for water quality improvement, for details see constitution diagram of this book.

This book is an accumulation of teaching, research and practice over years. It is also an integration of research achievements of graduate students in Research Center for Water Supply & Drainage System. It is the original intention that this monograph can establish a primary theoretical framework for the development of water supply industry in China and can provide a conceptual base and research model.

My intimate friend Prof. Wang Qirong made earnest amendment for the book.

My wife Prof. Liu Xuehong elaborately reviewed the draft for its publishment.

Dr. Zhong Dan did lots of detailed work for arrangement and improvement of this book.

I would like to express my thanks to them.

Our research and practice are not perfect and inerrant and experiments may be subject to certain limitation. It is also hard to avoid improper calculation and analysis. Hope that readers can point out mistakes so that they can be corrected.

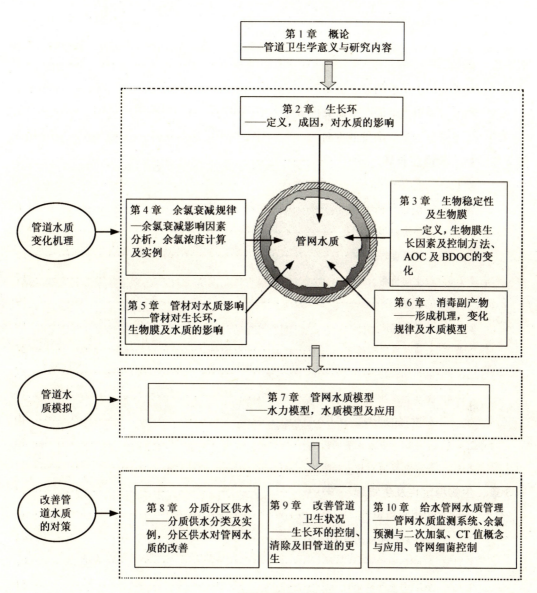

《给水管道卫生学》总体构成框图

# 目 录

**第1章 概论** ·········································································· 1
  1.1 给水管道卫生学的建立背景 ················································ 1
  1.2 给水管道卫生学的主要研究内容 ··········································· 1
  1.3 给水管道卫生学的发展方向 ················································ 3

**第2章 给水管道生长环** ························································ 5
  2.1 生长环的定义 ····································································· 5
  2.2 生长环的组成分析 ······························································ 6
    2.2.1 物理结构分析 ···························································· 6
    2.2.2 化学组成 ································································· 15
    2.2.3 微生物检测 ······························································ 17
  2.3 生长环的成因 ···································································· 19
    2.3.1 管道后沉淀 ······························································ 19
    2.3.2 水质化学稳定性指标 ··················································· 22
    2.3.3 电化学腐蚀 ······························································ 27
    2.3.4 微生物腐蚀 ······························································ 37
  2.4 生长环对供水的影响 ·························································· 40
    2.4.1 生长环对供水水质的影响 ············································· 40
    2.4.2 生长环对通水能力的影响 ············································· 42

**第3章 生物稳定性及生物膜** ··············································· 44
  3.1 管网水的生物稳定性 ·························································· 44
    3.1.1 生物稳定性概念 ························································ 44
    3.1.2 AOC 的测定 ····························································· 47
    3.1.3 AOC 与生物稳定性 ···················································· 51
    3.1.4 BDOC 的测定 ··························································· 51
    3.1.5 BDOC 与生物稳定性 ·················································· 56
  3.2 AOC 在给水管网中的变化 ··················································· 58
    3.2.1 给水系统生物稳定性概况 ············································· 58
    3.2.2 AOC 的季节变化 ······················································· 60

3.2.3 AOC 在给水管网中的变化 ················································ 61
　　3.2.4 AOC 和大肠菌群关系 ······················································ 64
3.3 BDOC 在给水管网中的变化 ·························································· 65
　　3.3.1 取样点的选择及取样时间 ················································ 65
　　3.3.2 BDOC 在给水管网中的变化 ············································ 66
　　3.3.3 BDOC 神经网络预测模型 ················································ 68
3.4 生物膜 ··························································································· 74
　　3.4.1 生物膜概述 ········································································· 74
　　3.4.2 生物膜的形成 ····································································· 75
　　3.4.3 组成生物膜的微生物 ························································ 79
　　3.4.4 生物膜生长因素 ································································ 84
　　3.4.5 生物膜的检测 ····································································· 91
　　3.4.6 生物膜对供水水质的影响 ················································ 94
　　3.4.7 生物膜的控制 ··································································· 100
3.5 给水管网水中细菌多样性的分子生物学概述 ··························· 104
　　3.5.1 PCR 技术 ·········································································· 104
　　3.5.2 16SrRNA 基因技术 ·························································· 105
　　3.5.3 PCR-DGGE 技术的应用 ················································· 107

# 第4章 给水管网中余氯衰减动力学 ············································· 111

4.1 给水处理中的氯消毒 ·································································· 111
　　4.1.1 氯的"歧化反应" ····························································· 111
　　4.1.2 氯与水中物质的反应及消毒副产物的生成 ················· 113
4.2 常用的余氯衰减模型 ·································································· 114
　　4.2.1 简单一级反应模型 ·························································· 114
　　4.2.2 多元重回归方程模型 ······················································ 114
　　4.2.3 余氯衰减的数学实验模型法 ·········································· 116
4.3 余氯衰减的动力学机制 ······························································ 117
　　4.3.1 水中余氯的消耗 ······························································ 118
　　4.3.2 管壁生长环余氯消耗 ······················································ 119
　　4.3.3 余氯衰减的动力学方程 ·················································· 122
　　4.3.4 管壁余氯衰减系数计算 ·················································· 123
　　4.3.5 管网中余氯浓度的计算 ·················································· 128
4.4 反应器中余氯衰减变化规律 ······················································ 130
　　4.4.1 余氯衰减反应器模型 ······················································ 131

4.4.2　余氯衰减影响因素 ································································ 134
　4.5　给水管网中余氯衰减变化的实例 ··················································· 142
　　　4.5.1　测试地点与方法 ································································ 142
　　　4.5.2　统计结果分析 ···································································· 142
　　　4.5.3　管道属性影响 ···································································· 144
　　　4.5.4　季节因素影响 ···································································· 145
　　　4.5.5　水力工况影响 ···································································· 146

第5章　给水管道材质对供水水质影响 ················································· 148
　5.1　给水管道材质现状及发展 ···························································· 148
　　　5.1.1　金属管 ·············································································· 149
　　　5.1.2　非金属管 ·········································································· 149
　5.2　给水管道材质对供水水质影响 ····················································· 150
　　　5.2.1　色谱-质谱联机定性检测 ···················································· 151
　　　5.2.2　扫描电镜观察 ···································································· 165
　　　5.2.3　X射线衍射检测（XRD） ···················································· 167
　5.3　管材对细菌再生长的影响 ···························································· 168
　5.4　管材对管道的余氯衰减的影响 ····················································· 171
　5.5　管材对水质影响的综合评价 ························································ 172

第6章　给水管网中消毒副产物变化规律 ············································· 174
　6.1　消毒副产物的危害性 ·································································· 174
　6.2　消毒副产物的前体物 ·································································· 175
　　　6.2.1　前体物来源 ······································································ 176
　　　6.2.2　腐殖质 ·············································································· 176
　　　6.2.3　腐殖酸 ·············································································· 176
　6.3　消毒副产物的形成 ······································································ 177
　6.4　卤乙酸的测定 ············································································· 181
　　　6.4.1　研究概况 ·········································································· 181
　　　6.4.2　测定原理及测定方法的改进 ·············································· 182
　　　6.4.3　测定结果 ·········································································· 184
　　　6.4.4　测定方法质量控制 ····························································· 185
　　　6.4.5　测定方法检测限 ································································ 188
　6.5　消毒副产物生成潜能的确定 ························································ 189
　　　6.5.1　加氯量的确定 ···································································· 189
　　　6.5.2　反应时间的确定 ································································ 189

## 6.6 消毒副产物形成影响因素 ......191
### 6.6.1 有机物浓度对形成 DBPs 的影响 ......191
### 6.6.2 加氯量对三卤甲烷生成的影响 ......194
### 6.6.3 反应时间对 DBPs 形成的影响 ......194
### 6.6.4 温度对 DBPs 形成的影响 ......195
### 6.6.5 pH 值对三卤甲烷生成的影响 ......196
### 6.6.6 氨氮浓度对 DBPs 形成的影响 ......197
### 6.6.7 溴离子浓度对 DBPs 形成的影响 ......198
### 6.6.8 水力条件对三卤甲烷生成的影响 ......201
## 6.7 消毒副产物在供水系统中的变化 ......203
### 6.7.1 供水系统中消毒副产物 ......203
### 6.7.2 预氯化对 THMs、HAAs 及其前体物的影响 ......204
### 6.7.3 THMs 变化规律 ......205
### 6.7.4 HAAs 变化规律 ......207
## 6.8 消毒副产物控制指标 ......208

# 第7章 水质模型 ......211
## 7.1 概述 ......211
## 7.2 管网水力模型 ......211
### 7.2.1 管网微观水力模型的建立 ......212
### 7.2.2 管网水力模型的校核 ......219
## 7.3 管网水质模型 ......226
### 7.3.1 水质模型的种类 ......227
### 7.3.2 给水管网水质模型的建立 ......236
### 7.3.3 管网水质模型的校核 ......245
### 7.3.4 WNW 水质模型分析软件 ......247

# 第8章 分质供水与分区供水系统 ......256
## 8.1 分质供水系统 ......256
### 8.1.1 我国分质供水系统概况 ......256
### 8.1.2 我国分质供水系统的分类 ......258
### 8.1.3 分质供水系统的净水工艺概述 ......259
### 8.1.4 分质供水系统的管材选择 ......268
### 8.1.5 分质供水系统管道布置 ......269
## 8.2 分区供水系统 ......272
### 8.2.1 分区供水的意义 ......272

| | | |
|---|---|---|
| | 8.2.2 实施区块化供水流程 | 273 |
| | 8.2.3 供水管网区块化划分 | 273 |
| | 8.2.4 供水管网区块化的优缺点 | 274 |
| | 8.2.5 区块化供水划分的理论与计算 | 276 |

## 第9章 给水管道卫生状况的改善 282

### 9.1 给水管道生长环的控制 282
  9.1.1 用 pH 值控制细菌总数 282
  9.1.2 pH 值控制管道腐蚀 283
  9.1.3 改善净水工艺控制生长环 284

### 9.2 给水管道生长环的清除方法 284
  9.2.1 化学药剂法 285
  9.2.2 机械刮管法 285
  9.2.3 炮弹（Pig）法 285
  9.2.4 水力清洗法 286
  9.2.5 高压射流法 287
  9.2.6 气压脉冲法 299
  9.2.7 水击式清洗 303

### 9.3 给水管道的修复 303
  9.3.1 管道修复的意义 303
  9.3.2 反转法内衬软管 304
  9.3.3 内衬管法 304
  9.3.4 纤维布法 307

### 9.4 给水管道的涂衬 310
  9.4.1 水泥砂浆涂衬 311
  9.4.2 环氧树脂涂衬 312

## 第10章 给水管网水质管理 319

### 10.1 管网水质在线监测系统 319
  10.1.1 给水管网水质在线监测系统意义 319
  10.1.2 水质监测点的优化布置 320
  10.1.3 水质数据采集系统 322
  10.1.4 水质数据传输系统 324
  10.1.5 实时显示系统 325

### 10.2 管网水质远程监测系统 327
  10.2.1 系统实现 327

  10.2.2 水质远程监测系统的应用实例 …………………………………… 334
 10.3 管网内余氯浓度的管理 ………………………………………………… 337
  10.3.1 监控管网余氯浓度的意义 …………………………………………… 337
  10.3.2 余氯的预测 …………………………………………………………… 338
  10.3.3 余氯预测的方法和程序 ……………………………………………… 339
 10.4 二次加氯 ………………………………………………………………… 339
  10.4.1 二次加氯的意义 ……………………………………………………… 339
  10.4.2 二次加氯位置数量及加氯量 ………………………………………… 340
 10.5 CT 值及 THM 控制 ……………………………………………………… 342
  10.5.1 CT 值的定义和规定 …………………………………………………… 342
  10.5.2 管网 THM 的预测 ……………………………………………………… 343
 10.6 控制管网的细菌数 ……………………………………………………… 344

**结语** …………………………………………………………………………………… 346

**术语索引（汉英）** …………………………………………………………………… 348

**术语索引（英汉）** …………………………………………………………………… 358

**附录 1** ………………………………………………………………………………… 366

**附录 2** ………………………………………………………………………………… 374

**附录 A** ………………………………………………………………………………… 383

**附录 3** ………………………………………………………………………………… 384

**附录 4** ………………………………………………………………………………… 388

**参考文献** ……………………………………………………………………………… 397

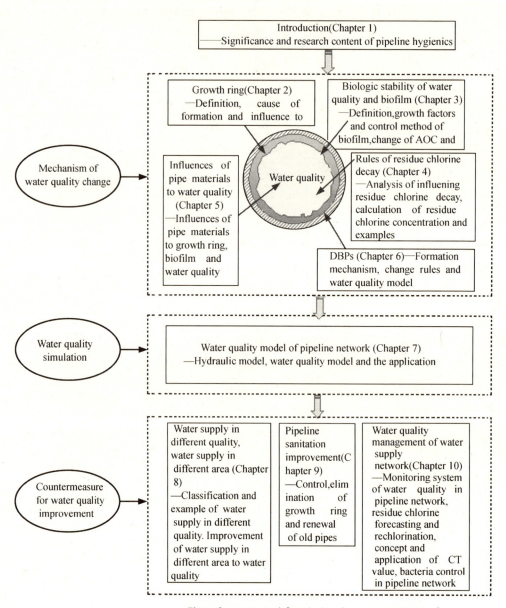

Figure for structure of 《Hygienics of water supply pipeline》

# Contents

**Chapter 1　Introduction** ⋯⋯⋯⋯⋯⋯⋯⋯⋯⋯⋯⋯⋯⋯⋯⋯⋯⋯⋯⋯⋯ 1

　1.1　Introduction of water supply pipeline hygienics ⋯⋯⋯⋯⋯⋯⋯⋯ 1

　1.2　Task of water supply pipeline hygienics ⋯⋯⋯⋯⋯⋯⋯⋯⋯⋯⋯ 1

　1.3　Research content and developing direction of water supply pipeline hygienics ⋯⋯⋯⋯⋯⋯⋯⋯⋯⋯⋯⋯⋯⋯⋯⋯⋯⋯⋯⋯⋯⋯⋯⋯⋯⋯ 3

**Chapter 2　Growth ring of water supply pipeline** ⋯⋯⋯⋯⋯⋯⋯⋯⋯⋯⋯⋯⋯⋯⋯⋯⋯⋯⋯⋯⋯⋯⋯⋯⋯⋯⋯⋯⋯⋯⋯⋯⋯⋯⋯ 5

　2.1　Definition of growth ring ⋯⋯⋯⋯⋯⋯⋯⋯⋯⋯⋯⋯⋯⋯⋯⋯⋯⋯ 5

　2.2　Analysis of composition of growth ring ⋯⋯⋯⋯⋯⋯⋯⋯⋯⋯⋯ 6

　　2.2.1　Analysis of physical structure ⋯⋯⋯⋯⋯⋯⋯⋯⋯⋯⋯⋯⋯ 6

　　2.2.2　Chemical composition ⋯⋯⋯⋯⋯⋯⋯⋯⋯⋯⋯⋯⋯⋯⋯⋯ 15

　　2.2.3　Microorganism Examination ⋯⋯⋯⋯⋯⋯⋯⋯⋯⋯⋯⋯⋯ 17

　2.3　Cause of growth ring formation ⋯⋯⋯⋯⋯⋯⋯⋯⋯⋯⋯⋯⋯⋯ 19

　　2.3.1　After deposition of pipeline ⋯⋯⋯⋯⋯⋯⋯⋯⋯⋯⋯⋯⋯ 19

　　2.3.2　Index of chemical stability of water quality ⋯⋯⋯⋯⋯⋯ 22

　　2.3.3　Electrochemical erosion ⋯⋯⋯⋯⋯⋯⋯⋯⋯⋯⋯⋯⋯⋯⋯ 27

　　2.3.4　Microbial erosion ⋯⋯⋯⋯⋯⋯⋯⋯⋯⋯⋯⋯⋯⋯⋯⋯⋯ 37

　2.4　Impact of growth ring on water supply ⋯⋯⋯⋯⋯⋯⋯⋯⋯⋯ 40

　　2.4.1　Impact of growth ring on water quality ⋯⋯⋯⋯⋯⋯⋯⋯ 40

　　2.4.2　Impact of growth ringon capability of water transportation ⋯⋯⋯ 42

**Chapter 3　Biological stability and biofilm** ⋯⋯⋯⋯⋯⋯⋯⋯⋯ 44

　3.1　Biological stability of water ⋯⋯⋯⋯⋯⋯⋯⋯⋯⋯⋯⋯⋯⋯⋯ 44

　　3.1.1　Definition of biological stability ⋯⋯⋯⋯⋯⋯⋯⋯⋯⋯⋯ 44

　　3.1.2　Testing of AOC ⋯⋯⋯⋯⋯⋯⋯⋯⋯⋯⋯⋯⋯⋯⋯⋯⋯⋯ 47

　　3.1.3　AOC and biological stability ⋯⋯⋯⋯⋯⋯⋯⋯⋯⋯⋯⋯ 51

　　3.1.4　Testing of BDOC ⋯⋯⋯⋯⋯⋯⋯⋯⋯⋯⋯⋯⋯⋯⋯⋯⋯ 51

　　3.1.5　BDOC and biological stability ⋯⋯⋯⋯⋯⋯⋯⋯⋯⋯⋯ 56

　3.2　Changes of AOC along pipeline ⋯⋯⋯⋯⋯⋯⋯⋯⋯⋯⋯⋯⋯ 58

　　3.2.1　Survey of biological stability of water supply system ⋯⋯⋯ 58

3.2.2　Seasonal changes of AOC ……………………………………… 60
　　　3.2.3　Change rule of AOC along pipeline …………………………… 61
　　　3.2.4　Relationship between AOC and Coliform …………………… 64
　3.3　Changes of BDOC along pipeline ……………………………………… 65
　　　3.3.1　Selection of Sampling points and sampling time …………… 65
　　　3.3.2　Change rule of BDOC along pipeline ………………………… 66
　　　3.3.3　NN forecasting model of BDOC ……………………………… 68
　3.4　Biofilm ……………………………………………………………………… 74
　　　3.4.1　Survey of biofilm ………………………………………………… 74
　　　3.4.2　Biofilm formation ………………………………………………… 75
　　　3.4.3　Microorganism species forming biofilm ……………………… 79
　　　3.4.4　Growing factors of biofilm ……………………………………… 84
　　　3.4.5　Checking of biofilm ……………………………………………… 91
　　　3.4.6　Of impact biofilm on water quality …………………………… 94
　　　3.4.7　Control of biofilm ……………………………………………… 100
　3.5　Summary of Moleculare biology about diversity of bacteria in water distribution system …………………………………………………… 104
　　　3.5.1　PCR technology ………………………………………………… 104
　　　3.5.2　16SrRNA Gene technology …………………………………… 105
　　　3.5.3　Application of PCR-DGGE technology ……………………… 107

# Chapter 4　Kinetics of chlorine decay in water supply pipeline
……………………………………………………………………………………… 111

　4.1　Chlorine disinfection of water treatment …………………………… 111
　　　4.1.1　"Disproportionating reaction" of chlorine ………………… 111
　　　4.1.2　Reaction between chlorine and matters in water and formation of DBPs ……………………………………………………………… 113
　4.2　General chlorine decay models ………………………………………… 114
　　　4.2.1　Simple 1st order reaction model ……………………………… 114
　　　4.2.2　Multivariate regression equation model [1, 2] ……………… 114
　　　4.2.3　Mathematical experimental model of chlorine decay [3-6] … 116
　4.3　Kinetics mechanism of chlorine decay ……………………………… 117
　　　4.3.1　Chlorine consumption in water ……………………………… 118
　　　4.3.2　Chlorine consumption on growth ring ……………………… 119

  4.3.3 Kinetics equation of chlorine decay ································ 122

  4.3.4 Calculation of chlorine decay coefficient of pipe wall ············· 123

  4.3.5 Calculation of chlorine along pipeline ······························ 128

4.4 Change rule of chlorine decay in reactors ································ 130

  4.4.1 Reactor model of chlorine decay ···································· 131

  4.4.2 Factors of chlorine decay ············································· 134

4.5 Application of changes of chlorine decay in water supply pipeline

  ······························································································ 142

  4.5.1 Testing sites and methods ············································ 142

  4.5.2 Analysis of statistical results ········································ 142

  4.5.3 Impacts of pipe attributes ············································ 144

  4.5.4 Impacts of seasons ··················································· 145

  4.5.5 Impacts of hydraulic working conditions ························· 146

## Chapter 5 Impact of pipeline material on water quality

··································································································· 148

5.1 Status and development of pipeline material ··························· 148

  5.1.1 Metallic pipe ··························································· 149

  5.1.2 Nonmetallic pipe ······················································ 149

5.2 Impact of pipeline material on water quality ··························· 150

  5.2.1 GC/MS online qualitative examination ··························· 151

  5.2.2 Scanning electron microscope observation ······················ 165

  5.2.3 Examination by Xradial diffraction (XRD) ······················ 167

5.3 Impact of pipe material on bacterial revegetation ······················ 168

5.4 Impact of pipe material on residue chlorine ···························· 171

5.5 Integrated estimation of impact of pipe material on water quality

  ······························································································ 172

## Chapter 6 Change rule of DBPs in water supply pipeline

··································································································· 174

6.1 Harmfueness of DBPs ···························································· 174

6.2 Precursors of DBPs ································································ 175

  6.2.1 Sources of precursors ················································ 176

  6.2.2 Humus ···································································· 176

  6.2.3 Humic acid ······························································ 176

6.3 Formation of DBPs ……………………………………………………… 177
6.4 Testing of THMs ………………………………………………………… 181
    6.4.1 Research status …………………………………………………… 181
    6.4.2 Improvement of test principle and test method ………………… 182
    6.4.3 Test result ………………………………………………………… 184
    6.4.4 Quality control of test method …………………………………… 185
    6.4.5 Detection limit of test method …………………………………… 188
6.5 Determination of DBPs formation potentials ………………………… 189
    6.5.1 Determination of chlorine dosage ……………………………… 189
    6.5.2 Determination of reaction time ………………………………… 189
6.6 Impacts of DBPs formation …………………………………………… 191
    6.6.1 Impacts of organic matters on DBPs formation ……………… 191
    6.6.2 Impacts of chlorine on THMs formation ……………………… 194
    6.6.3 Impacts of reacting time on DBPs formation ………………… 194
    6.6.4 Impacts of temperature on DBPs formation ………………… 195
    6.6.5 Impacts of pH value on THMs formation …………………… 196
    6.6.6 Impacts of ammonia nitrogen concentration on DBPs formation
    …………………………………………………………………………… 197
    6.6.7 Impacts of bromine ion concentration on DBPs formation …… 198
    6.6.8 Impacts of hydraulic conditions on THMs formation ………… 201
6.7 Change of DBPs along water supply pipeline ……………………… 203
    6.7.1 DBPs of water supply pipeline ………………………………… 203
    6.7.2 Impacts of pre-chlorination on THMs, HAAs and the precursors
    …………………………………………………………………………… 204
    6.7.3 Change rule of THMs …………………………………………… 205
    6.7.4 Change rule of HAAs …………………………………………… 207
6.8 Control indexes of DBPs ……………………………………………… 208

# Chapter 7 Water quality model …………………………………………… 211
7.1 Survey …………………………………………………………………… 211
7.2 Hydraulic model ………………………………………………………… 211
    7.2.1 Establishment of micro hydraulic model ……………………… 212
    7.2.2 Calibration of hydraulic model ………………………………… 219
7.3 Water quality model …………………………………………………… 226

  7.3.1 Classification of water quality model ………………… 227
  7.3.2 Establishment of water quality model ………………… 236
  7.3.3 Calibration of water quality model …………………… 245
  7.3.4 Analytical soft ware of WNW water quality model ……………… 247

# Chapter 8 Water-supply-in-different-quality and water-supply-in-different-area systems ……………………… 256

 8.1 Water-supply-in-different-quality system ……………………… 256
  8.1.1 Survey of water-supply-in-different-quality system in China ……………………………………………………………… 256
  8.1.2 Classification of water-supply-in-different-quality system in China ……………………………………………………………… 258
  8.1.3 Water cleaning techniques in water-supply-in-different-quality system ……………………………………………………………… 259
  8.1.4 Pipe material selection in water-supply-in-different-quality system ……………………………………………………………… 268
  8.1.5 Pipeline collocation in water-supply-in-different-quality system ……………………………………………………………… 269
 8.2 Water-supply-in-different-area system ……………………… 272
  8.2.1 Signification of water-supply-in-different-area system ………… 272
  8.2.2 Procedure of DMA …………………………………………… 273
  8.2.3 Classification of DMA ……………………………………… 273
  8.2.4 Advantages and disadvantages of DMA ……………………… 274
  8.2.5 Theory and calculation of water-supply-in-different-area partition ……………………………………………………………… 276

# Chapter 9 Improvement of sanitation status inside water supply pipeline ……………………………………………………… 282

 9.1 Control of growth ring inside water supply pipeline ……………… 282
  9.1.1 Control of bacteria amount by pH value ……………………… 282
  9.1.2 Control of pipeline erosion by pH value ……………………… 283
  9.1.3 Improvement of water cleaning techniques and control of growth ring ……………………………………………………………… 284
 9.2 Elimination methods of growth ring inside water supply pipeline

| | | | ............ 284 |
|---|---|---|---|
| | 9.2.1 | Chemical agent method | ............ 285 |
| | 9.2.2 | Mechanical scraping method | ............ 285 |
| | 9.2.3 | Pigging method | ............ 285 |
| | 9.2.4 | Hydraulic method | ............ 286 |
| | 9.2.5 | High-pressure jetting method | ............ 287 |
| | 9.2.6 | Air-pressure impulse method | ............ 299 |
| | 9.2.7 | Water hammer method | ............ 303 |
| 9.3 | Renovation of water supply pipeline | | ............ 303 |
| | 9.3.1 | Signification of pipeline renovation | ............ 303 |
| | 9.3.2 | Tube lining by reversal method | ............ 304 |
| | 9.3.3 | Tube lining method | ............ 304 |
| | 9.3.4 | Fibre method | ............ 307 |
| 9.4 | Lining of water supply pipeline | | ............ 310 |
| | 9.4.1 | Cement Mortar lining | ............ 311 |
| | 9.4.2 | Ethoxyline resin lining | ............ 312 |

# Chapter 10  Water quality management of water supply pipeline  ............ 319

| 10.1 | Water quality online supervision system | ............ 319 |
|---|---|---|
| | 10.1.1 Significance of water quality online supervision system ............ 319 |
| | 10.1.2 Optimization of arrangement of water quality inspecting points ............ 320 |
| | 10.1.3 Water quality data collection system ............ 322 |
| | 10.1.4 Water quality data transmission system ............ 324 |
| | 10.1.5 Real-time display system ............ 325 |
| 10.2 | Water quality remote supervision system ............ 327 |
| | 10.2.1 Structure design of system ............ 327 |
| | 10.2.2 System realization ............ 334 |
| 10.3 | Residue chlorine management ............ 337 |
| | 10.3.1 Significance of residue chlorine inspection in pipeline ............ 337 |
| | 10.3.2 Forecasting of residue chlorine ............ 338 |
| | 10.3.3 Forecasting method and process of residue chlorine ............ 339 |
| 10.4 | Re-chlorination ............ 339 |

    10.4.1 Significance of re-chlorination ································ 339

    10.4.2 Location, and number of adding points and amount of re-chlorination ······················································································· 340

  10.5 CT value and control of THM ································································ 342

    10.5.1 Definition and regulation of CT value ································ 342

    10.5.2 Forecasting of THM ································································ 343

  10.6 Control of bacteria ································································ 344

**Concluding Remarks** ································································ 346

**Indax** ································································ 348

**Indax** ································································ 358

**Supplement 1** ································································ 366

**Supplement 2** ································································ 374

**Supplement A** ································································ 383

**Supplement 3** ································································ 384

**Supplement 4** ································································ 388

**Reference Book** ································································ 397

# 第1章 概　　论

## 1.1　给水管道卫生学的建立背景

水是生命之源，是无可替代的宝贵资源，是人类生存和发展的物质基础。给水管网是城市给水系统重要的组成部分，其功能是将水厂净化后符合国家饮用水水质标准的水输送至用户。给水管网的建设不仅要满足工业和居民用水的水量、水压要求，同时还要保障水质安全。随着我国城市基础设施建设的不断发展，给水管网的庞大规模和供水量的剧增造成管网水质问题日益突出。目前我国大多数自来水厂出厂水水质能达到国家生活饮用水水质标准，但是通过供配水系统送到用户时，往往达不到标准。出厂水经管网后，浊度、色度增加，细菌总数超标，水质恶化，水受到"二次污染"。

当前，供水管网二次污染及防治技术的研究，保障供水水质，提高供水安全性，已成为城市供水的重要课题。

给水管网埋在地下，纵横交错，是一座庞大的管式反应器，水在管道中发生着物理、化学和生物学的变化。随着季节、管材等因素的不同，这些变化也有相应的差异。

给水管网是由不同管材、不同管径构成的输配水系统，水不是直接沿着管壁流动，而是沿着"生长环"（详见第2章）流动，流动的水体与"生长环"进行着传质、扩散、解析的过程，同时还进行着细菌的繁殖、死亡、脱落、灭活及再增殖的过程。

给水管网是巨大的信息通道，水是信息的载体，从净水厂进入管网的水，将携带着不同时刻人们所关心的水质信息，如温度、浊度、余氯、消毒副产物（DBPs）、生物可同化有机碳（AOC）、生物可降解的溶解性有机碳（BDOC）、细菌等。水在管网流动的过程中，这些信息将不断地变化，还要沿管道重新分布与组合。

给水管网还是一座巨大的地下水库，使供水具有明显的滞后性。水在管道中的停留时间长短影响着管道中的各种反应和变化，从而直接影响管道中的水质。

研究和解决给水管网的水质问题，是一项系统工程，需要多学科交叉、多种新技术结合。给水管道卫生学的研究，就是在上述认识基础上，着眼于解决管道的二次污染，为保障供水水质安全而提出来的，由给水事业的发展、需求而产生的，是21世纪我国水行业需要解决的重要研究课题之一。

## 1.2　给水管道卫生学的主要研究内容

管道卫生学是依据实践需求发展起来的，它以保障给水管网供水水质安全为目标，利用卫生学方法、生物学方法、化学方法及计算机技术，研究管网水质变化规律，探求供水安全保障的各种原理和方法。这是当前新形势下，满足社会经济发展和提高人民生活水平的综合性工程基础科学，是共性关键技术的研究。以往的大量研究与实践，为今后更加系统的研究和知识体系的形成奠定了良好的基础。给水管道卫生学的研究方向和内容可以归纳成以下三个主要部分：

一是消毒和消毒副产物的研究。重点研究氯消毒变化规律和消毒效果的分析，主要研究和掌握余氯在管道中的衰减规律；DBPs在管道中的变化规律；提高消毒剂消毒效果的理论与方法等。

二是供水水质的化学稳定性和生物稳定性研究。重点研究管道中生长环与生物膜的成长规律及对供水水质的影响和控制方法。

三是供水水质动态调控性研究。为了不间断地持续保证管道卫生状况及改善管道的卫生条件，在数字管网系统建设的基础上建立水力模型和水质模型，重点研究管网水质综合监控和动态监控理论与方法以及保障供水水质的对策。

具体研究课题如下：

（1）氯及其他消毒剂在给水管网中的消耗规律和复合使用条件与方法的研究　为了减少余氯的衰减量，可以采用优化给水管网水力条件等办法，如减少停留时间、改变管网拓扑结构、改善管道卫生状况等。研究二次加氯和采用不同消毒剂问题。

（2）各种消毒剂形成的副产物及其在给水管网中的变化规律的研究　影响消毒副产物形成的因素很多，各种因素都不是孤立存在，是其综合影响的结果。对这种综合效果的判断或评估是一个重要的研究课题。

（3）生物膜的形成机理及控制方法研究　作为水中微生物之间及微生物与有机、无机粒子的聚合物，作为无机盐类沉淀物以及腐蚀生成物，要研究相应的聚生机理，研究膜间差异及膜间的共生性等问题，研究控制和改变膜的生物及物理化学属性的办法。

（4）生长环的形成机理及控制方法研究　从物理沉淀、化学腐蚀、化学稳定性和生物稳定性等方面研究生长环的形成机制，研究生物膜的叠加机理，研究不同情况下的生长环变异规律和控制方法。

（5）管网水质化学稳定性的概念、原理与保障方法研究　目前，我国城市供水中采用提高出厂水水质化学稳定性，以预防管网水质二次污染的做法尚不多见。由于二次污染时水的多项理化指标浓度同时发生变化，应研究反映管网水质化学稳定性变化的综合性指标及控制机理。

（6）管网水质生物稳定性的概念、原理与保障方法研究　饮用水中可生物降解有机物支持异养细菌生长潜力的诠释，涉及水中有机营养基质的描述问题。对现有AOC生物测定方法或可能替代方法的研究，还需要寻求新的思路，研究目标是便于指导生产。

(7) 管网水质综合评价理论与方法研究 水从配水管网中的不同管道到各用水户所流经的时间和空间不同，水质也是变化的。需要超越给水管网中余氯值、浊度等表征管内水质的主要指标，不断探索建立保障总体水质概念的评价模型，并指导生产。

(8) 管网水质在线监控理论和方法研究 我国城市供水管网多数未分区，规模庞大，管线长，拓扑结构复杂，管道水质需要基于水质模型实时监测，要综合考虑生长环、生物膜、次生毒物的变化和生成情况，进行水质调控，保障安全供水。

## 1.3 给水管道卫生学的发展方向

给水管道卫生学是以保障供水水质为目标，而现实存在的诸多问题对管道卫生学的理论创新和发展提出了强烈的需求。目前，我们所进行的研究及解决问题的程度还是比较有限的。这本身就体现了给水管道卫生学内涵的丰富性、问题的复杂性和研究前景的广阔性，具有很大的研究和发展空间。

应该明确，给水管道卫生学是来源于工程实践和人民生活及生产实际，是集基础研究和应用研究于一体的工程科技研究。

因此，给水管道卫生学的发展方向，应该是理论与实际相结合，加强基础理论研究，对已有的实验和发现，进行凝炼和提升，用自主性的知识创新回答来自人民生活和生产实践的实际问题。

供水系统水质安全保障涉及的是一个多环节、多层面的问题，有物理层面的问题及相应的研究工作，化学层面的问题及相应的研究工作，生物学层面的问题及相应的研究工作，还要涉及人体健康要求的生命科学。因而，需要从水源到净水厂，从净水厂到管网，从管网到用水户终端，建立一个全过程、多层面的高标准的水质保障机制与技术体系。应把管网水质与净水工艺构建成整体思考。

现在对生长环的研究还主要是从物理、化学角度考查和分析。今后还需要更进一步从生物学上研究生长环与其中所夹杂着的多层生物膜的关系，研究生物膜的基质特性，从整体上掌握生物膜和生长环，并且应从基底入手，使之不支持生物基质的依附与存活。通过系列的研究、开发，借助于生态系统使管网中流动的水不再受二次污染。甚至可以预期利用管内新培育的生物膜的生化作用，使之服务于管道内水质的改善，这将是有重要意义的研究。

清除生长环，改善管道的卫生状况，对保障供水水质具有重要意义，现在清除生长环主要还是用物理方法，效果尚不够理想。今后将研究如何清除生长环。研究的方向是从"物理意义的去除"到"化学意义上的溶解"和"生物学意义上的改性"，随着这种研究思路的演进，所需的科技含量会明显提高，而且科学基础也要相应地从水力学、材料学和化学等拓展到生物学或生命科学层面，其理论基础要从物质科学延伸到生命科学，应该认识到，生命科学的未来具有难以估计的潜力。

当前，国内外学者在生物膜生长和控制机理方面的研究，尽管已经作了不少有益的工作，发表了诸多有意义的论文，但如何将机理与实际管道中生物膜的控制相结合，如何定量评价生物膜的生长对管网水中细菌指标的影响等实际的问题，也将是重要的研究方向。

今后，在学科交叉的基础上，应进一步以地理信息系统（GIS）、遥感技术（RS）、全球定位系统（GPS）、虚拟现实技术（VR）和计算机网络技术为基础，对城市给水管网进行多分辨率、多尺度、多时空和多种类的描述，实现给水管网水质的现代化、科学化管理。技术的集成和应用，应以基本规律的研究为基础，尤其需要指出的是，管网中水质生物稳定性是一个十分复杂的问题，目前从理论到实践还有许多问题需要解决。在管道卫生学的发展中，应该更进一步体现宏观研究与微观研究相结合的特点，体现理论探索与新创建技术体系相结合的特点等。应努力推进分子生物学方法在给水管网水质研究中的应用，扬供水水质研究领域中国特色，促先进保障技术体系的早日形成。推进以产业技术发展为导向的产学研的密切合作，从而既为管道卫生学的研究拓展一个新的空间，也为保障供水安全和促进社会发展做出实质性贡献。

总之，给水管道卫生学的基础是扎实的、具体的，研究背景是多重的和急迫的，研究角度是物理、化学、生物和信息等多学科的，研究内容是清晰的、明确的，研究方法已基本具备，发展前景无限广阔和光明。

# 第 2 章 给水管道生长环

## 2.1 生长环的定义

给水管道在长年运行中，沿管道内壁会逐渐形成不规则的环状物，称之为"生长环"，它是给水管道内壁由沉淀物、锈蚀物、黏垢及生物膜相互结合而成的混合体。生长环形成初期比较疏松，易被水流冲走，会使用户放出的水中呈黄色；未被水流冲走的部分积存下来，逐渐变硬，成为细菌繁殖生长的场所。管道中生长环不仅直接影响供水水质，而且使过水断面减少，通水能力降低。

对北方某市自来水公司的铸铁管进行了断管分析，断管后发现管外壁尚完好，而管内壁结成很厚的环向生长环，其内部锈瘤的高度达 25~30 mm，锈蚀的凹坑深度可达 3 mm。生长环表层结有松软状态的污垢，其外层为灰黑色，内层为赤锈色，污垢厚度达 20~25 mm，并伴有腥臭味，如图 2-1 所示。

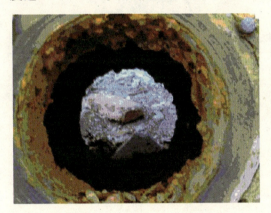
图 2-1 管道内壁的生长环

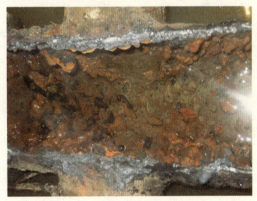
图 2-2 无内防腐管道纵剖面

图 2-2 是 1988 年敷设的南方某市 $DN$ 150mm 的铸铁管腐蚀情况。该管道腐蚀严重，生长环已经将整个管道全部覆盖，且管道底部比侧壁和顶部更严重。生长环表面呈现深黄色，形状比较圆滑，生长环内径和厚度参差不齐，其局部内径仅有 30~40mm 左右，厚度约在 20~30mm。将生长环剥离管道后，可以看到管壁明显的腐蚀凹坑，呈现明亮的金属光泽。从生长环断面处可以发现，生长环具有规则的分层现象，基本可分为三层。最外层就是未剥离前看到的深黄色物质，非常薄，不足 1mm，且很松散，

呈微细黏稠状，用手触摸即可脱落，是生长环的附着层，与水直接接触；中间一层比最外层稍厚，呈现深黑色，且质地坚密，可以看作是生长环的骨架部分；最内层呈现半球状，体积最大，黑色，质地松散均匀，是生长环的核心部分，直接与管道腐蚀凹坑接触。

综上所述，给水管道中的生长环随通水时间增加而逐渐增厚，从疏松逐渐变为硬实，管道底部较厚，顶部较薄，内部为多孔结构。

## 2.2 生长环的组成分析

生长环的结构组成复杂，是多种无机物、有机物、微生物的混合物。为了确定生长环的内部结构，应用物理、化学、生物试验方法对实验室实验管段及市政管网实际使用若干年的管段内生长环进行分析研究，以确定生长环的物理、化学和微生物组成，物理形态及分层结构，进而分析生长环形成的原因，寻求防治生长环的措施。

### 2.2.1 物理结构分析

选用北方两个城市不同铺设年代，不同管径的管段生长环进行组成分析，其具体铺设年代，管径，材质等基础数据如表2-1所示。用手术刀移取完整的生长环试样作结构分析。

管段基础数据　　　　　　　　　表2-1

| 编号 | 管径（mm） | 管材 | 来源 | 铺设年代 | 管龄（a） | 厚度（mm） | 外　观 |
|---|---|---|---|---|---|---|---|
| 1# | 150 | 铸铁 | 天津 | 1990 | 15 | 约10 | 黑色，疏松 |
| 2# | 300 | 铸铁 | 天津 | 1974 | 31 | 15~25 | 黑色，坚硬 |
| 3# | 300 | 铸铁 | 天津 | 1965 | 40 | 30~50 | 深褐色，坚硬 |
| 4# | 150 | 铸铁 | 天津 | 1921 | 84 | 约30 | 深褐色，坚硬 |
| 5# | 200 | 铸铁 | 哈尔滨 | 1934 | 71 | 30~50 | 黄褐色，外层明显黏垢，坚硬 |

生长环高度、大小不一，其外观、质地、厚度、管龄，见表2-1。从表中可看出，管龄越久，则生长环越厚；生长环质地越坚硬。5号试样中，生长环外层有明显的黏垢，与前4个试样管段生长环外观存在较大差异，这是因为水源水质不同，故生长环外观明显不同。如图2-3所示，生长环表面呈现瘤状凸起，形状不规则，底径和厚度不一。

用手术刀将生长环从垂直方向切开，肉眼可见生长环沿管径的方向有很多环状层，类似于树的年轮，如图2-4所示，由于水力状况、水质、水温等随着季节变化，形成较清晰的分层。这在一定程度上反映出生长环是长年积淀，不断生长的动态过程。

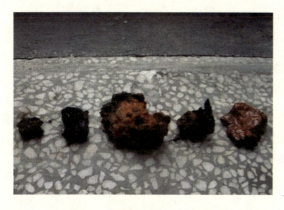
图 2-3  实验管段生长环切块

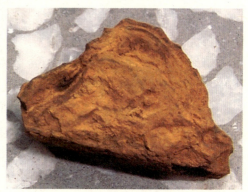
图 2-4  生长环横截面

如图 2-5 所示，生长环大致可分为三层，由内到外分别为腐蚀物层、后沉淀层、生物膜层。生长环的最外层黏膜，即为"生物膜"。给水管网中细菌的生长繁殖包括在水溶液中悬浮生长和在管内壁附着生长两种形式。由于饮用水属于贫营养生长环境，细菌在管壁的附着生长远比悬浮生长占优势，即形成生物膜，它是微生物、微生物分泌物、微生物碎屑和被吸附有机物的复合体。中间层为黄褐色、多孔、凹凸不平的一层沉积物。该层较易剥落，主要为碳酸钙、水中的胶体颗粒，管

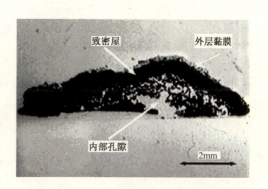
图 2-5  横截面分层情况

道的后沉淀等。当流速，pH 值、水质等发生改变时，即会发生沉积、结垢等现象，也构成了生长环的一部分。内层与管壁直接接触的一层为黑色，坚硬的腐蚀物，如氧化铁、氢氧化铁、硫化亚铁等。此外，生长环内部还存在很多孔隙。

应用物理方法对生长环测试的项目有大小、尺寸、常规密度（比重法）、比表面积、孔径和孔隙率的测定，并应用扫描电镜对横截面进行拍照观察分析。

1. 密度测试

5 根管子中生长环的密度测试结果如表 2-2 所示。密度一般都在 2.00g/cm³ 左右。

生长环密度测试                                         表 2-2

| 管号 | 1# | 2# | 3# | 4# | 5# |
| --- | --- | --- | --- | --- | --- |
| 密度（g/cm³） | 2.12 | 2.03 | 1.95 | 2.05 | 1.86 |

## 2. 比表面积及孔隙率的测试

在观察生长环的横截面时发现内层有很多孔隙，对其进行比表面积、孔隙率及平均孔径的测试，测试结果如图2-6、图2-7及图2-8所示。测试结果表明，生长环比表面积均较大，每克的比表面积达到几十甚至一百多平方米，且具有一定的孔隙率，表明生长环是一个具有很多微孔且具有一定的吸附能力的固态物质。在自然环境中，细菌等微生物几乎可以附着到与水接触的所有固体物质的表面。生长环的微孔结构无疑给细菌提供了一个良好的孳生场所，且因其较大的比表面积，增大了其与水体的接触面积，又因具有一定的吸附性，故不仅能吸附细菌也能吸附细菌生长所需的营养物质，促进细菌生长，因此生长环内部空隙中存在大量的细菌，且种类繁多。

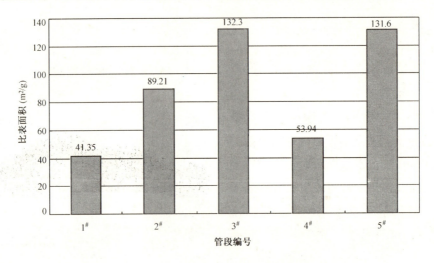

图2-6 生长环的比表面积测试结果

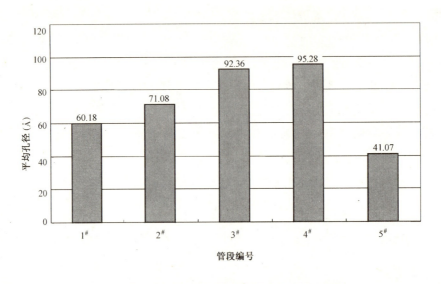

图2-7 生长环的平均孔径测试结果

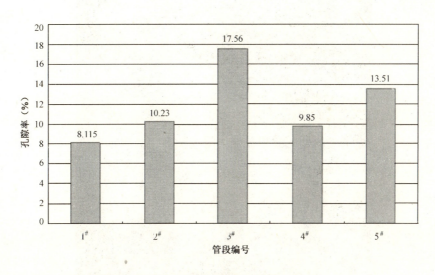

图 2-8　生长环的孔隙率（%）测试结果

图 2-6、图 2-7、图 2-8 表明不同管径、不同管龄的管道内部都存在具有微孔结构的生长环，这些微孔内有一定的孔隙率及比表面积，有利于微生物附着生长繁殖。

3. 横截面扫描电镜及能量分散光谱法（EDS energy dispersive spectroscopy）分析

将取下的完整锈瘤平放，用手术刀按纵向切开，观察横截面，肉眼可见内分层较清晰。对横截面进行电镜扫描，和 EDS 分析。测试样品取自 1#、4# 及 5# 管中的生长环横截面。

图 2-9 为 1# 管生长环横截面的扫描电镜显微照片。

在横截面上最内层及最外层分别选取两个点 A 和 B，对其进行放大 500 倍的扫描，扫描结果如图 2-10 及图 2-11 所示。

比较两图发现，A 点处于生长环的内侧，靠近管壁，其孔径较大，结构较疏松，B 点处于生长环外侧，靠近水体，腐蚀均匀，孔径也相对较小。图 2-12 及图 2-13 分别为 A、B 两点的 EDS 谱图。由图可见，生长环的主要元素为 Fe，此外还含有 S、Si 等。从图 2-12 中可见，因 A 点靠近管壁，与氧气接触的机会较少，此时厌氧菌起主要作用，故其组分中存在 S 元素。而 B 点靠近水体，接触氧气的机会较多，此时好氧菌的作用较明显，故 S 元素的含量较少。又因管道沉淀，因此 Si 元素具有一定的含量。因 EDS 方法只能检测出核电荷数比 Na 大的各种元素的大致含量，因此，生长环中所含的 O 元素无法在 EDS 能谱的测试结果中显示出来。但在此后的测试中发现 O 元素也是生长环的另一重要组成元素。

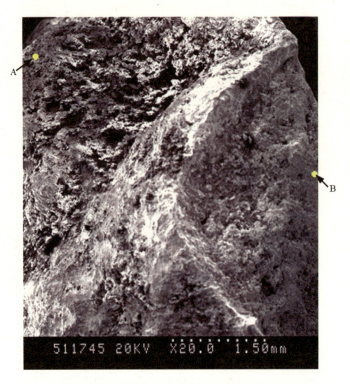

图 2-9　1#管生长环横截面的扫描
电镜显微照片

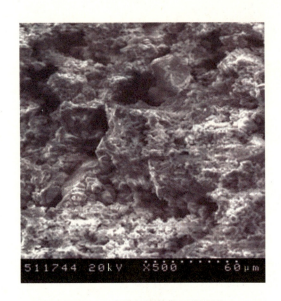 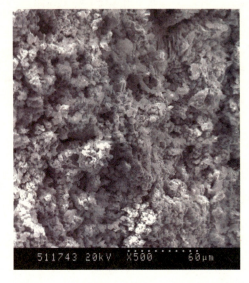

图 2-10　A 点的扫描电镜显微照片 μ　　　　图 2-11　B 点的扫描电镜显微照片 μ

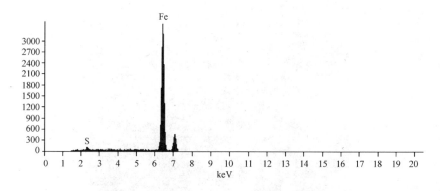

图2-12 A点的EDS谱图

A、B处的EDS分析结果　　　　　　表2-3

| 位置 \ 成分（%） | Fe原子 | S原子 | Si原子 |
|---|---|---|---|
| A | 99.3132 | 0.6868 | — |
| B | 98.3229 | — | 1.6771 |

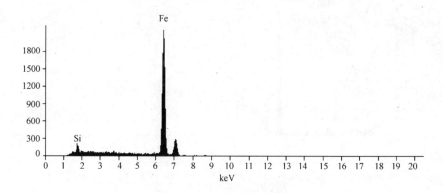

图2-13 B点的EDS谱图

图2-14为4#管生长环横截面的扫描电镜显微照片。从横截面的外中内分别选取C、D、E 3个点。该三个点的EDS谱图及分析结果如图2-15、图2-16、图2-17，表2-4所示。C点为最外层靠近水体的点，由于管道的使用年限增加，过水能力受一定的限制，管道后沉淀物相对增多，引起Si、Ca含量比D、E点高。在生长环的内中外层好氧菌及厌氧菌均会发生作用，故均存在S元素，因生长环内侧靠近管壁，与水体接触的机会较少，故厌氧菌的作用较明显，此时表现为S元素含量相对较高。与1#管相比，4#管生长环中S元素含量较高，而Si元素含量则相对较低。

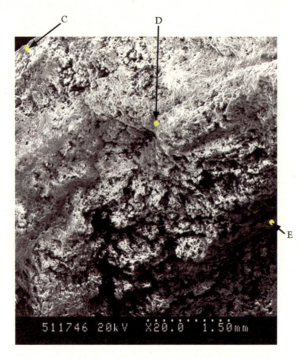

图2-14 4#管生长环横截面的扫描电镜显微照片

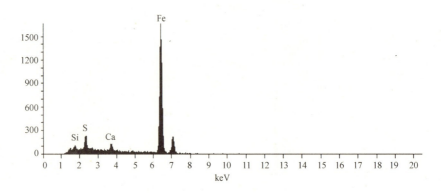

图2-15 C点的EDS谱图

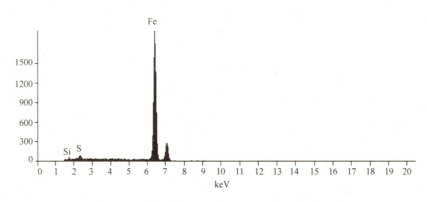

图2-16 D点的EDS谱图

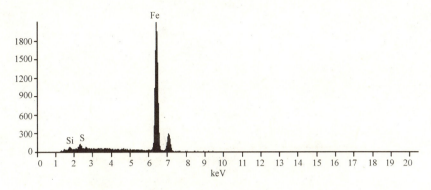

图 2-17 E 点的 EDS 谱图

C、D、E 处的 EDS 法分析结果　　　　　　　　　　　　表 2-4

| 成分（%）<br>位置 | Fe 原子 | S 原子 | Si 原子 | Ca 原子 |
| --- | --- | --- | --- | --- |
| C | 96.1150 | 1.2649 | 0.7372 | 1.8829 |
| D | 98.9016 | 0.8701 | 0.2283 | — |
| E | 96.0495 | 3.3906 | 0.5599 | — |

5#管为哈尔滨市 1934 年铺设的管径为 200mm 的管道。内部有较厚的一层生长环。其生长环电镜扫描如图 2-18 所示。

分别在该段生长环的内中外三层中选取 F、G、H 三个点处进行电镜扫描及 EDS 分析。分析结果如图 2-19、图 2-20、图 2-21 及表 2-5 所示。同样的由于厌氧菌的作用，生长环中存在 S 元素，但此次测试中发现在中间层的 S 元素较之于内层及外层要高，说明在中间层，因为和水体直接接触得较少，故获得氧的机会也较少，因此

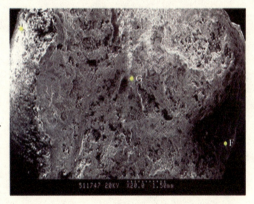

图 2-18 5#管生长环横截面的扫描电镜显微照片

在该层厌氧菌也可以很活跃。H 点处由于管道使用年限较长，随着时间的增长，生长环的厚度也在不断增加，过水能力逐渐较小，管道后沉淀增多，即表现为 Si 元素含量增加。此外在 F 点及 G 点处存在一定的 Al，这是由于给水处理中所使用的混凝剂 $Al(OH)_3$ 产生的絮凝体，该微小的絮凝体吸附水中的杂质，形成具有黏性的污泥，逐渐沉积下来，构成生长环的一部分。由于东北、华北两城市原水水质、处理工艺的差异，导致 4#、5#管的生长环中检测出了 Al、Si 含量的差异。

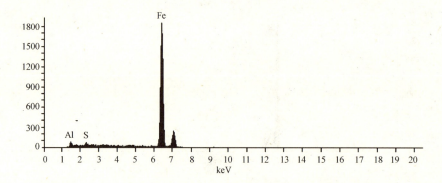

图 2-19　F 点的 EDS 谱图

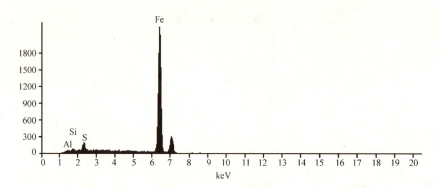

图 2-20　G 点的 EDS 谱图

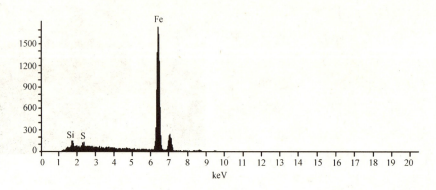

图 2-21　H 点的 EDS 谱图

**F、G、H 处的 EDS 分析结果**　　　　　　　　　　　　　　　　表 2-5

| 位置 | 成分（%） | Fe 原子 | S 原子 | Si 原子 | Al 原子 |
|---|---|---|---|---|---|
| F | | 97.3799 | 1.1054 | — | 1.5147 |
| G | | 97.3887 | 1.8203 | 0.5516 | 0.2394 |
| H | | 97.8621 | 0.6826 | 1.4553 | — |

### 2.2.2 化学组成

**1. 生长环水分及灼烧失重测试**

取少量生长环进行分析,结果如表2-6所示。105~110℃烘干至恒重,此时损失的大部分为水分。再将其于550℃灼烧失重,此时失重产物包括有机物、生物黏泥、化合水、硫化物等。950℃灼烧失重,则失去的大部分为$CO_2$,同时在灼烧过程中,亚铁被氧化成$Fe_2O_3$,质量有可能增加。从表中可以看出,生长环中水分的含量较高,一般都在1/3以上,甚至可达1/2。而550℃及950℃灼烧失重约为1%左右。且各管之间的水分及灼烧失重差异不是很大。

生长环水分及灼烧失重　　　　　　　　　　　　表2-6

| 管号 | 质量（g） | 水分（%） | 550℃灼烧失重（%） | 950℃灼烧失重（%） |
|---|---|---|---|---|
| 1# | 1.1771 | 33.3362 | 1.4697 | 0.9345 |
| 2# | 1.2901 | 38.2994 | 0.8992 | 0.8837 |
| 3# | 1.0352 | 40.2356 | 0.9232 | 0.9018 |
| 4# | 0.8723 | 41.1899 | 1.0661 | 1.0891 |
| 5# | 0.7745 | 46.7786 | 1.6269 | 1.1879 |

**2. X射线衍射（XRD x-ray diffraction）分析**

XRD分析法可以根据谱图得出物质的相对含量,并以化合物的形式显示,这可弥补只能检测出元素种类的不足,使研究过程中能根据产物推断出腐蚀过程,从而进一步确定分析生长环的成因。检测结果发现,生长环的主要成分为针铁矿（$\alpha$—FeOOH）、纤铁矿（$\gamma$—FeOOH）及FeS。以5#管的XRD测试结果为例,其XRD谱图如图2-22所示。根据特征峰的位置确定出主要存在FeOOH和FeS这两种化合物。其中FeOOH的含量约为86%左右,FeS的含量约为13%左右。

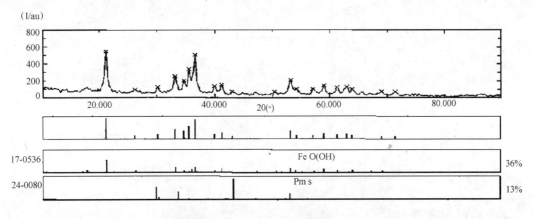

图2-22　5#管的XRD谱图

## 3. X射线光电子能谱 (XPS x-ray photoelectron spectroscopy) 分析

XPS能根据待测样的谱图得出物质的元素组成。该测试方法较精确，即使是微量元素也能被检测出。5#管的XPS测试结果如表2-7所示。主要元素是Fe和O。其中Fe约占55.692%，O约占40.846，此外Si的相对含量也较高。S元素含量也较高的原因是由于微生物腐蚀过程中产生的FeS造成的。管内后沉淀导致了Ca、Mg、Mn等的存在。Al离子的存在是由于管道微絮凝体后沉淀所造成的，给水处理中使用的混凝剂中的微小氢氧化物絮凝体吸附水中杂质，形成具有黏性的污泥，沉积在管内，成为生长环的组成部分。同时，生长环中还存在微量的P、K。

5#管的XPS测试结果　　　　　　　　　　表2-7

| 分析元素（氧化物） | 组分（%） | 分析元素（氧化物） | 组分（%） |
|---|---|---|---|
| O | 40.846 | Cl | 0.200 |
| Mg(MgO) | 0.055(0.099) | Ca(CaO) | 0.036(0.057) |
| Al($Al_2O_3$) | 0.508(1.054) | Mn(MnO) | 0.059(0.087) |
| Si($SiO_2$) | 1.177(2.771) | Fe($Fe_2O_3$) | 55.692(91.819) |
| P($P_2O_5$) | 0.010(0.011) | K($K_2O$) | 0.023(0.031) |
| S($SO_3$) | 1.393(3.848) | | |

## 4. $Fe^{2+}$、$Fe^{3+}$测试结果

利用邻菲啰啉分光光度法测定生长环中二价铁和三价铁的含量。生长环的内、中、外3层二价铁和三价铁的含量，结果发现在生长环外层即靠近水体层，二价铁含量较低，而越靠近管壁则二价铁含量越高。

如图2-23所示，以4#管中的$Fe^{2+}$和$Fe^{3+}$含量作分析，在生长环外层$Fe^{2+}$和$Fe^{3+}$含量分别为24.6%和75.4%，中层$Fe^{2+}$含量迅速增加达到60.8%，内层$Fe^{2+}$含量为

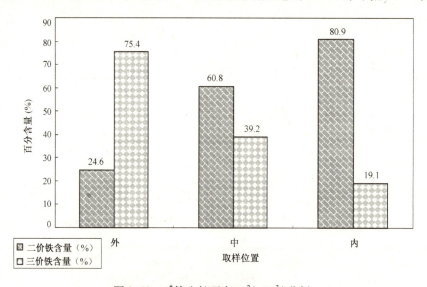

图2-23　4#管生长环中$Fe^{2+}/Fe^{3+}$分析

80.9%，$Fe^{3+}$含量仅为19.1%。这是由于在中间层及内层，溶解氧含量较低，二价铁不易被氧化，且在这两层中硫酸盐还原菌的作用较明显，其腐蚀产物为$Fe(OH)_2$。而在最外层由于水体流动，溶解氧含量较高，二价铁易被氧化成三价铁，且该层铁细菌作用占优势，其腐蚀产物为$Fe(OH)_3$，因此外层三价铁含量较高。

### 2.2.3 微生物检测

**1. 细菌总数的测定**

用接种环从生长环表面刮取约$1cm^2$的生物膜溶解于100mL的灭菌水中。从该菌液中吸取1mL注入盛有9mL灭菌水的试管中，并混匀成1:1000的稀释液。按同法再将其稀释成1:10000的稀释液。按照国家标准方法测试并计数。测试结果如表2-8所示。生长环表面生物膜上细菌繁多，且随着管径及使用年限的增加而增加。

**2. 总大肠菌群的测定**

总大肠杆菌类的密度是饮用水的一项重要的用以控制病原微生物的细菌学水质指标。原水中病原体由于种类繁多，又容易死亡，所占份额又极微，在经过水处理特别是消毒过程后，一般已不复存在。所以要找到一种指示微生物作为替代参数，以便在例行的检验中应用。由于病原微生物仅存于传染病患者的粪便中，而大肠杆菌类是人类粪便中共有的含量最大的细菌，（每克粪便中含大肠杆菌约1亿个），因此当天然水中只受到极其轻微的粪污染，即使绝大多数微生物都已检验不出，仍有可能检出大肠杆菌；当水中的大肠杆菌类的浓度极低时，可以认为水中的其他微生物的数量微乎其微，这正是选择总大肠杆菌类作为替代参数的原因。

**生长环表面的细菌总数**　　　　　　　　　表2-8

| 管号 | 不同稀释度的平均菌落数 | | | 两个稀释度菌落数之比 | 菌落总数（个/$cm^2$） |
|---|---|---|---|---|---|
| | $10^{-2}$ | $10^{-3}$ | $10^{-4}$ | | |
| 1# | 42 | 20 | 9 | — | 4200 |
| 2# | 151 | 52 | 23 | 3.44 | 15100 |
| 3# | 920 | 254 | 190 | 7.48 | 254000 |
| 4# | 无法计数 | 无法计数 | 289 | — | 2890000 |
| 5# | 无法计数 | 169 | 92 | 5.44 | 169000 |

测试时分别从5根管子中的生长环表面刮取$1cm^2$左右生物膜，作适当的稀释后，采用多管发酵法对生长环表面的总大肠菌群进行了测试。测试结果均为阳性，表明5个样品中均含有大肠菌群。

**3. 铁细菌的鉴定**

取生长环上少量锈垢经过一系列前期处理后，将所得菌液接种在特定的培养液中，置于生化培养箱中恒温（29℃±1℃）培养14d后，如试管中产生褐色或黑色沉淀，且原培养基中棕色消失变为透明状者，表明有铁细菌存在，用"+"表示，反之则用"-"表示。在每个生长环靠近水体，靠近管壁及中间分别取少量锈垢对其进行铁细菌的鉴定。测试结果如表2-9所示。在靠近水体附近的各点的测试结果皆呈阳性，即表示铁细菌存在。这是因为铁细菌是好氧自养菌，在靠近水体处，由于水在流动的过程中源源不断地将氧传送到生长环表面，这样铁细菌就能发生作用，将低价铁氧化成高价铁并释放出比自身体积大几百倍的$Fe(OH)_3$。在中间各点由于生长环的孔隙结构，也有部分氧通过，故中间各点中既有铁细菌鉴定呈阳性的，也有呈阴性的。内层各点靠近管壁，好氧菌发生作用的机会相对较少，但也存在，如$1^\#$管，因其生长环厚度较薄，分层不够清晰，故内层也存在铁细菌。此结果可与X射线衍射仪检测出的主要成分$Fe(OH)_3$相比较，可以证明生长环的形成原因中有一部分是因为铁细菌腐蚀。

铁细菌的鉴定结果　　　　　　　　　　　　　　　表2-9

| 管号 | 外（靠近水体） | 中 | 内（靠近管壁） |
| --- | --- | --- | --- |
| $1^\#$ | + | + | + |
| $2^\#$ | + | + | + |
| $3^\#$ | + | + | - |
| $4^\#$ | + | - | - |
| $5^\#$ | + | + | - |

4. 硫酸盐还原菌的鉴定

取生长环上少量锈垢经过一系列较复杂的前期处理后，将所得菌液在特定的培养基中，置于生化培养箱中，在（29±1）℃下培养21d，观察现象结果，凡产生黑色沉淀并伴有硫化氢臭味的表示有硫酸盐还原菌存在，用"+"表示，反之则用"-"表示。在每个生长环靠近水体处，靠近管壁处及中间位置分别取少量锈垢对其进行硫酸盐还原菌的鉴定。测试结果如表2-10所示。与铁细菌的鉴定结果所不同的是，铁细菌在靠近水体的部分检测结果皆呈阳性，而硫酸盐还原菌是在靠近管壁的各点检测结果呈阳性。在靠近水体部分及中间部分则既有呈阳性的结果，也有阴性结果。

硫酸盐还原菌的鉴定结果　　　　　　　　　　　　表2-10

| 管号 | 外（靠近水体） | 中 | 内（靠近管壁） |
| --- | --- | --- | --- |
| $1^\#$ | + | + | + |
| $2^\#$ | + | - | + |
| $3^\#$ | - | + | + |
| $4^\#$ | - | - | + |
| $5^\#$ | - | + | + |

## 2.3 生长环的成因

生长环的形成机制复杂，既有物理沉淀、管道电化学腐蚀、化学稳定性、生物稳定性的影响，对金属管而言，也有因为铁细菌、硫酸盐还原菌的作用，生成二价铁，进一步氧化后，释放出超过其体积几百倍高价铁，阻塞管道的微生物腐蚀。管道内的沉积现象互相影响、互相促进，铝盐微絮凝体和铁、锰的氢氧化物在管壁上黏附，形成黏膜层，又为铁细菌的繁殖创造了条件，而铁细菌的繁殖和电化学腐蚀同时发生，腐蚀的结果形成锈瘤。在上述过程中，水中的杂质不断黏附于管内壁。随着时间的增长，形成了沿管内壁下部较厚，上部较薄的"生长环"。图2-24为生长环形成机理模型。

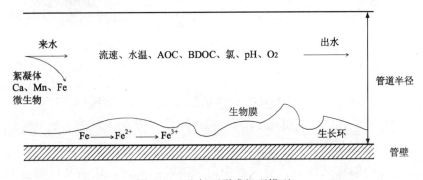

图2-24 生长环形成机理模型

图2-25是哈尔滨工业大学给排水系统研究所早期设计建设的给水管道卫生学实验装置。该装置是由不同管材、不同管径构建的管道卫生学实验系统，可以进行不同水质对不同管材、不同管径通水能力及水质的影响，并可以进行模拟挂片，或进行局部管道的拆卸，观察其腐蚀及生长环情况，也可标定管道水头损失。

### 2.3.1 管道后沉淀

尽管进入城市配水管网的水是经过水厂净化处理符合国家水质标准的水，但仍有一些杂质以胶体或真溶液的形式进入管网中，当流速很低时，在管道内形成沉淀，将这种现象称之为净化水的管道"后沉淀"。

1. 后沉淀的形成原因

（1）碳酸钙（镁）的沉积

天然水中几乎都含有钙镁金属离子。碳酸在水中以游离碳酸或游离$CO_2$、碳酸氢根$HCO_3^-$以及碳酸根$CO_3^{2-}$三类不同的化合形态存在。在pH = 7.0~9.0的水中，主要以$HCO_3^-$的形态存在。在实际供配水系统中，水的pH值在7左右变化，因此水中的钙镁金属离子与$HCO_3^-$可发生以下反应：

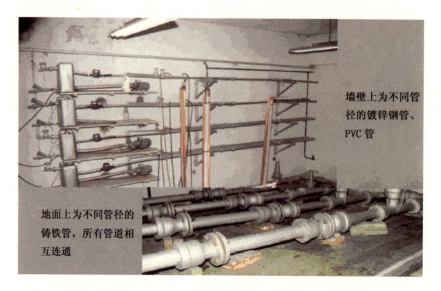

图 2-25 不同管材、不同管径管道实验系统图（循环系统）

$$Ca^{2+} + 2HCO_3^- \longrightarrow CaCO_3 \downarrow + CO_2 \uparrow + H_2O \quad (2-1)$$

由于二氧化碳的排出，使得化学平衡向右移动，产生的碳酸钙沉积于管道内壁。

（2）铁锰引起的后沉淀

铁是天然水中的常见杂质，地表水中由于溶解氧充足，铁主要以三价 Fe 形态存在，可以成为氢氧化铁沉淀物或胶体颗粒。锰的各种特性都与铁相似，水中锰的存在形态是二价 Mn，其氧化反应比铁困难而进行缓慢。

管网中低浓度的铁离子被水中的余氯及溶解氧等氧化形成 $Fe(OH)_3$；低浓度的锰离子被余氯氧化形成 $MnO_2$。反应过程如下：

$$2Fe^{2+} + Cl_2 \longrightarrow 2Fe^{3+} + 2Cl^- \quad (2-2)$$

$$Fe^{3+} + 3H_2O \longrightarrow Fe(OH)_3 \downarrow + 3H^+ \quad (2-3)$$

$$4Fe^{2+} + O_2 + 10H_2O \longrightarrow 4Fe(OH)_3 \downarrow + 8H^+ \quad (2-4)$$

$$Mn^{2+} + Cl_2 + 4OH^- \longrightarrow MnO_2 + 2Cl^- + 2H_2O \quad (2-5)$$

金属管材在腐蚀过程中产生的亚铁离子、进入管网水，经过氧化还原等反应后，也会形成沉淀物。

$Fe(OH)_3$ 可以包含在溶解度很高的有机-无机络合物中或者呈胶体状态，$MnO_2$ 以水合离子或同有机化合物形成络合物的形式包含在真溶液或胶体溶液中，这些物质会黏附在管道内壁，形成沉积。当管网中水的流向、流速发生突变时，沉积物从管壁上剥离下来，就会出现红水以及黑水现象。

（3）硅和铝的后沉淀

天然水中的硅酸来源于对硅酸盐矿物的溶解。硅酸在水中基本形态是正硅酸 $H_4SiO_4$，在浓度较高、pH 值较低的条件下，单分子硅酸可以聚合成多核络合物、高分子化合物以至胶体微粒。在给水杂质中，硅酸是十分难处理的。经净水处理后，水中基本不含有硅酸的胶体杂质。但当水进入管道后，由于水的滞留时间较长，加之水的温度、pH 值和水质变化等因素的影响，硅的真溶液杂质部分会转化为胶体形态，它们很容易被管道中的铁及铝的氧化物和氢氧化物等混凝和吸附，而沉积在管内壁，形成沉积物的一部分。

给水处理中，混凝剂所形成的絮凝体绝大部分在沉淀和过滤时被截留除去，但仍有少量微絮凝体随出厂水一同进入管网，这些絮凝体的主要成分是 Al(OH)$_3$。它们在管网中继续聚集水中杂质，沉积在粗糙度大的锈垢上，形成具有黏性的沉淀物——黏泥。在水流速小的管网末梢，沉积更为严重。在我国北方，由于大多数水源为季节性变化河流、湖泊和水库，浊度较低，特别在冬季，这种低温低浊水很难处理。加入铝盐混凝剂所形成的絮凝体颗粒小而轻，很难沉降，部分细小絮凝体颗粒在水处理过程中不能被去除而存在于水中，并进入管网。此外，还有一定量铝盐不能形成絮凝体，而且在水处理过程中也不能被除掉而进入管网。由于环境条件的变化和水在管道内滞留时间较长，使进入管网的铝盐及其化合物形成不溶解的物质在管内沉积。

表 2-11 是某水厂原水与出厂水部分检测结果的对比。

原水与出厂水部分水质检测结果　　　　　　表 2-11

| 项　目 | $Al^{3+}$ (mg/L) | $SiO_2$ (mg/L) | $Ca^{2+}$ (mg/L) | $Mg^{2+}$ (mg/L) | 浊度（度） | 色度（度） |
|---|---|---|---|---|---|---|
| 原水 | 0.026 | 5.41 | 25.6 | 6.8 | 22.0 | 25 |
| 出厂水 | 0.290 | 5.42 | 27.2 | 7.1 | 2.4 | 10 |

从表 2-11 中可以看出，$Al^{3+}$ 含量由处理前的 0.026mg/L 猛增至 0.290mg/L。

2. 后沉淀物成分

在东北 Jl 市实验室进行，实验的管道系统采用直流式。该系统共有三套独立管路，每套管长约为 18m，分别为 *DN*50 镀锌钢管；*DN*50 聚乙烯管；*DN*100 铸铁管，出厂水分别流经三套管路，流速为 0.2m/s，见图 2-26。实验系统运行 191d 后，取下实验短管，轻轻取下短管内壁上的沉积物，恒温干燥后采用红外线光谱仪进行成分分析，结果列于表 2-12，在金属管道中，沉淀物的主要成分为有机物和无机成分铁及硅的化合物；非金属管道中沉淀物主要成分为有机物和铝、铁及硅的化合物。

管道沉淀物主要成分　　　　　表 2-12

| 沉淀物成分（%） | | $Fe_2O_3$ | $MnO_2$ | $CaCO_3$ | P | $SiO_2$ | $Al_2O_3$ | 酸不溶物 | 灼烧减量（800℃） |
| --- | --- | --- | --- | --- | --- | --- | --- | --- | --- |
| 实验室管网 | 铸铁管 | 56.01 | | | | 22.68 | 2.83 | 3.88 | 15.28 |
| | 钢管 | 77.36 | | | | 5.78 | 2.15 | 0.97 | 14.57 |
| 城市管网 | 铸铁管 | 74.63 | 0.37 | 2.24 | 1.69 | 5.00 | | | 16.95 |
| | 铸铁管 | 71.83 | 0.20 | 2.04 | 1.93 | 3.69 | | | 20.20 |

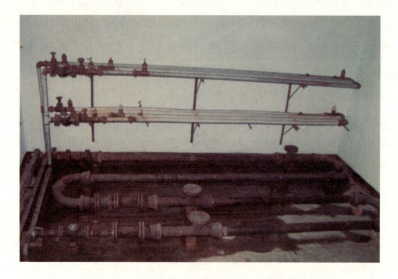

图 2-26　后沉淀管道实验系统图（直流系统）

## 2.3.2　水质化学稳定性指标

水的腐蚀性和沉淀性一般都是水-碳酸盐系统的一种表现。当水中的碳酸钙含量超过饱和值时，则会出现碳酸钙沉淀，引起结垢的现象。反之，当水中碳酸钙含量低于饱和值时，则水对碳酸钙具有溶解的能力，可以将已经沉淀的碳酸钙溶解于水中。前者称为可沉淀型水，后者称为腐蚀型水，总称为不稳定性水。当水既不溶解碳酸钙，也不析出碳酸钙时，则称为稳定性水。腐蚀型水，对用混凝土或钢筋混凝土一类材料制的管道来说，可从输水管壁中把碳酸钙溶解出来；对金属管腐蚀来说，则是溶解原先沉积在金属表面的碳酸钙，从而使金属表面裸露在水溶液中，产生腐蚀过程。而稳定性水则不会引起这种变化，能延长管道的使用年限。

为了对水质腐蚀性和沉淀性进行控制，需要确定能对水质的稳定性进行鉴别的指数。最常用的指数为下述两个：

1. Langelier 饱和指数 LSI（Langelier Saturation Index）

Langelier 饱和指数 LSI 是最早的也是使用最广泛的鉴别水质稳定性的指数，其定义为：

$$LSI = pH_a - pH_s \tag{2-6}$$

式中　$pH_a$——实际 pH 值；

　　　$pH_s$——在同样温度下，水-碳酸盐系统处于平衡状态时应具有 pH 值。$pH_s$ 与水中钙离子含量、碱度、水温、含盐量有关。

$pH_s$ 的确定有如下几种方法：

1）按照水温、钙离子浓度、碱度、含盐量计算。

$$pH_s = (pK_{a2} - pK_{s0}) + pCa + p[Alk] \tag{2-7}$$

或者写成

$$pH_s = (pK_{a2} - pK_{s0}) - \lg[Ca^{2+}] - \lg[Alk]$$

式中　$(pK_{a2} - pK_{s0})$——可查表2-13；

　　　$[Ca^{2+}]$——单位为 mol/L；

　　　$[Alk]$——单位为 eq/L。

$(pK_{a2} - pK_{s0})$ 值　　　　表 2-13

| 含盐量 (mg/L) | 在下列水温时的 $(pK_{a2} - pK_{s0})$ 值 | | | | |
|---|---|---|---|---|---|
| | 0℃ | 10℃ | 20℃ | 50℃ | 80℃ |
| 0 | 2.60 | 2.34 | 2.10 | 1.55 | 1.13 |
| 40 | 2.68 | 2.42 | 2.18 | 1.63 | 1.22 |
| 200 | 2.76 | 2.50 | 2.27 | 1.72 | 1.32 |
| 400 | 2.82 | 2.56 | 2.33 | 1.79 | 1.39 |
| 600 | 2.86 | 2.60 | 2.37 | 1.84 | 1.44 |
| 800 | 2.89 | 2.64 | 2.40 | 1.87 | 1.48 |

例，水温 20℃，钙离子含量 72mg/L，碱度 3meq/L，含盐量 240mg/L，计算 $pH_s$ 值。

解：当水温为 20℃，含盐量为 240mg/L 时，由表 2-13 得，$(pK_{a2} - pK_{s0}) = 2.29$

$$pH_s = 2.29 - \lg\frac{72}{40 \times 1000} - \lg\frac{3}{1000} = 2.29 - \lg 1.8 + \lg 1000 - \lg 3 + \lg 1000$$

$$= 2.29 - 0.26 + 3 - 0.48 + 3$$

$$= 7.55$$

2）简易测定法

测定水样的pH值后，取100mL水样置于三角烧瓶（250mL）内，加入过量粉末碳酸钙（$CaCO_3$），在最初的3h内，周期性搅动水样使其完全溶解，然后再放置一昼夜后，取上清液或过滤水测其pH，即为$pH_s$值。

当上述测定方法不容易实现时，可以使用"简便算法"来进行推算$pH_s$值。

3）依据水温、钙离子浓度、碱度、总溶解性固体计算

水的含盐量是水中所溶解的各种盐类正、负离子总量，如$Cl^-$，$SO_4^{2-}$，$HCO_3^-$，$CO_3^{2-}$，$NO_3^-$，$Na^+$，$Mg^{2+}$，$Ca^{2+}$，$K^+$，$NH_4^+$等，在水质监测中一般不一一测定。水中总溶解固体是水中全部溶质的总量，包含了无机物和有机物两者的含量。在无机物中除离解成离子状态的离子之外，也可能是呈分子状态的无机物，相对于水中含盐量而言，天然水中所含可溶性有机物和呈分子状态无机物的含量甚微，所以一般也可用总溶解固体（TDS）代替含盐量。

所谓简便算法，即利用现有水质有关分析数据，包括水中总溶解性固体TDS、水温、钙浓度、总碱度，来计算$pH_s$值，可从表2-14中查出其对应的A、B、C、D值，然后按下式计算。

$$pH_s = (9.3 + A + B) - (C + D)$$

对应的A、B、C、D值　　　　　　表2-14

| A | |
|---|---|
| 水中溶解性固体（mg/L） | A值 |
| 50~300 | 0.1 |
| 400~1000 | 0.2 |
| B | |
| 水温（℃） | B值 |
| 0~1 | 2.6 |
| 2~6 | 2.5 |
| 7~9 | 2.4 |
| 10~13 | 2.3 |
| 14~17 | 2.2 |
| 18~21 | 2.1 |
| 22~27 | 2.0 |
| 28~31 | 1.9 |
| 32~37 | 1.8 |
| 38~43 | 1.7 |
| 44~50 | 1.6 |
| 51~56 | 1.5 |
| 57~63 | 1.4 |

续表

| B | |
|---|---|
| 水温（℃） | B 值 |
| 64~71 | 1.3 |
| 72~81 | 1.2 |

| C | |
|---|---|
| 钙浓度（mg/L） | C 值 |
| 10~11 | 0.6 |
| 12~13 | 0.7 |
| 14~17 | 0.8 |
| 18~22 | 0.9 |
| 23~27 | 1.0 |
| 28~34 | 1.1 |
| 35~43 | 1.2 |
| 44~55 | 1.3 |
| 56~69 | 1.4 |
| 70~87 | 1.5 |
| 88~110 | 1.6 |
| 111~138 | 1.7 |
| 139~174 | 1.8 |
| 175~220 | 1.9 |
| 230~270 | 2.0 |
| 280~340 | 2.1 |
| 350~430 | 2.2 |
| 440~550 | 2.3 |
| 560~690 | 2.4 |
| 700~870 | 2.5 |
| 880~1000 | 2.6 |

| D | |
|---|---|
| 碱度（mg/L） | D 值 |
| 10~11 | 1.0 |
| 12~13 | 1.1 |
| 14~17 | 1.2 |
| 18~22 | 1.3 |
| 23~27 | 1.4 |
| 28~35 | 1.5 |
| 36~44 | 1.6 |

续表

| D | |
|---|---|
| 碱度（mg/L） | D 值 |
| 45～55 | 1.7 |
| 56～69 | 1.8 |
| 70～88 | 1.9 |
| 89～110 | 2.0 |
| 111～139 | 2.1 |
| 140～176 | 2.2 |
| 177～220 | 2.3 |
| 230～270 | 2.4 |
| 280～350 | 2.5 |
| 360～440 | 2.6 |
| 450～550 | 2.7 |
| 560～690 | 2.8 |
| 700～880 | 2.9 |
| 890～1000 | 3.0 |

前例由该方法查表计算如下：

$$pH_s = (9.3 + 0.1 + 2.1) - (1.5 + 2.3) = 7.7$$

当 LSI＞0：水中所溶解的 $CaCO_3$ 超过饱和量，倾向于产生 $CaCO_3$ 沉淀；

LSI＜0：水中所溶解的 $CaCO_3$ 低于饱和量，倾向于溶解固相 $CaCO_3$；

LSI＝0：水中所溶解的 $CaCO_3$ 与固相 $CaCO_3$ 处于平衡状态。

满足第一种和第二种情况的水，分别相当于结垢型和腐蚀型水，两者都是不稳定的水；满足第三种情况的水相当于稳定的水。水质稳定的目的即在于控制不稳定水质所产生的危害。

2. Ryznar 稳定指数 RSI（Ryznar stability index）

Ryznar 稳定指数 RSI 是一个半经验指数，其定义为：

$$RSI = 2pH_s - pH_a \tag{2-8}$$

式中符号含义同前。

可以看出，RSI 是由 LSI 改变成的，RSI 对水质稳定性的影响如表 2-15 所示。

**RSI 对水质稳定性的影响**　　　　　表 2-15

| RSI 值 | 水的倾向性 |
|---|---|
| 4.0～5.0 | 严重结垢 |
| 5.0～6.0 | 轻微结垢 |

续表

| RSI 值 | 水的倾向性 |
| --- | --- |
| 6.0~7.0 | 轻微结垢或腐蚀 |
| 7.0~7.5 | 显著腐蚀 |
| 7.5~9.0 | 严重腐蚀 |
| 9.0和9.0以上 | 极严重腐蚀 |

除 LSI 和 RSI 指数外，还有许多有关水质稳定的指数，如：碳酸钙沉淀势 CCPP，暂时过量 ME，推动力指数 DFI，侵蚀指数 AI，Riddick 腐蚀指数 RCI，Casil 指数 CI，Yahalom 指数 YI，Puckorius 稳定指数 PSI 等。

在实际中，为了更好地判断水质稳定的倾向性，饱和指数和稳定指数应配合使用。但仅应用这些指数进行水质稳定性的判别具有很大的局限性，因为这些方法都是单一的以碳酸钙的溶解平衡作为判别依据，没有考虑电化学过程，更没有考虑水中胶体的影响。为了更全面地评价水质的稳定性，应综合考虑多种因素对水质的影响。

### 2.3.3 电化学腐蚀

1. 电化学腐蚀机理

金属腐蚀是金属材料由于受到周围介质的作用而发生状态的变化，形成新相，从而受到破坏。对金属管道而言，输送的水是一种电解质，因此配水系统内发生的管材腐蚀一般为电化学腐蚀。

铁的电化学腐蚀过程如图 2-27 所示。图 2-27（a）中表示铁表面某个部分的铁原子溶解于水中的情况，产生了下列氧化反应，因而构成了一个腐蚀电池的阳极；

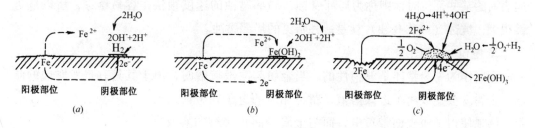

图 2-27 铁的电化学腐蚀过程
(a) $H_2$ 的极化作用；(b) $Fe(OH)_2$ 的极化作用；(c) $O_2$ 的去极化作用

$$Fe \longrightarrow Fe^{2+} + 2e^- \tag{2-9}$$

阳极部位遗留的电子将在铁内沿一条阻力小的路线流到阳极附近的一个相当于阴极的部位，溶解的 $Fe^{2+}$ 也要向这个阴极部位运动。在中性和酸性水中产生下列反应：

$$2H^+ + 2e^- \longrightarrow H_2 \qquad (2\text{-}10)$$

$$Fe^{2+} + 2OH^- \longrightarrow Fe(OH)_2 \qquad (2\text{-}11)$$

当水中没有氧时，反应也就停止，这时阴极部位的表面为 $H_2$ 或者 $Fe(OH)_2$ 所遮盖，铁的表面不再和水直接接触，反应式（2-10）及式（2-11）不再继续发生，从而抑制了式（2-9）反应，铁不再溶解于水，再无电子流动，铁腐蚀受到抑制，如图2-27（$a$）及（$b$）所示。但当水中有溶解氧时，阴极部位的反应还要继续下去，形成 $Fe(OH)_3$，其反应如下：

$$H_2 + \frac{1}{2}O_2 \longrightarrow H_2O \qquad (2\text{-}12)$$

$$2Fe(OH)_2 + \frac{1}{2}O_2 + H_2O \longrightarrow 2Fe(OH)_3 \qquad (2\text{-}13)$$

$Fe(OH)_3$ 即铁锈。所以水中溶解氧会导致上述反应继续进行，铁不断溶解，不断产生腐蚀，如图2-27（$c$）所示。

在碱性水中，阴极部位直接产生 $OH^-$，反应如下：

$$H_2O + \frac{1}{2}O_2 + 2e^- \longrightarrow 2OH^- \qquad (2\text{-}14)$$

反应式（2-14）所产生的 $2OH^-$ 提供了反应式（2-11）所需要的 $2OH^-$，因此在阴极部位直接产生了 $Fe(OH)_2$，但不产生 $H_2$。在有溶解氧的条件下，阴极部位发生反应式（2-13），使铁的腐蚀过程继续下去。

从上面的反应可以看出，水和氧是铁受腐蚀的必要条件，阳极部位是受腐蚀的部位，阴极部位是腐蚀生成物堆集的部位。当腐蚀在整个金属表面基本均匀地进行时，腐蚀的速度就不会很快，所以危害性不大，这种腐蚀称为全面腐蚀。当腐蚀集中于金属表面的某些部位时，则称为局部腐蚀，局部腐蚀的速度很快，容易锈穿，所以危害性很大，坑蚀（或称孔蚀）就是一种常见的局部腐蚀。

2. 电位—pH 图

金属作为一个整体是电中性的。当金属与溶液接触时，由于其具有自发腐蚀的倾向，金属就会变成离子进入溶液，留下相应的电子在金属表面上。结果使得金属表面带负电，而与金属表面相接触的溶液带正电。这就使在电极材料与溶液之间的相界区不同于电极材料或溶液本身，该相界区通常称为双电层，如图2-28所示。由于双电层的建立，使金属与溶液之间产生了电位差，这种电位差就叫电极电位。

随着时间的推移，进入溶液的离子越来越多，留在表面的电子也越来越多，由于电子对离子的吸引力，金属的离子化倾向愈

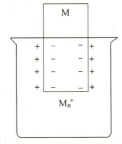

图 2-28 双电层示意图
M—金属；$M_n^+$—金属离子

来愈困难，最后达到平衡。此时就有一个不变的电位量，称为平衡电位。规定：在 298.15 K 时，以水为溶剂，当氧化态和还原态的活度等于 1 时的电极电位称为标准电极电位。表 2-16 列出了某些物质的标准电极电位。

标准电极电位（$E°$）　　　　　表 2-16

| 电极反应 | $E°$（V） |
| --- | --- |
| $Li^+ + e = Li$ | -3.045 |
| $K^+ + e = K$ | -2.925 |
| $Na^+ + e = Na$ | -2.714 |
| $Mg^{2+} + 2e^- = Mg$ | -2.37 |
| $Ti^{2+} + 2e^- = Ti$ | -1.63 |
| $Mn^{2+} + 2e^- = Mn$ | -1.18 |
| $Zn^{2+} + 2e^- = Zn$ | -0.762 |
| $Cr^{3+} + 3e^- = Cr$ | -0.74 |
| $Fe^{2+} + 2e^- = Fe$ | -0.441 |
| $Ni^{2+} + 2e^- = Ni$ | -0.250 |
| $Pb^{2+} + 2e^- = Pb$ | -0.126 |
| $Cu^{2+} + e^- = Cu^+$ | 0.153 |
| $Cu^{2+} + 2e^- = Cu$ | 0.337 |
| $Ag^+ + e^- = Ag$ | 0.799 |
| $Au^+ + e^- = Au$ | 1.68 |

从热力学的观点看，大多数金属与周围的介质接触后，都有被腐蚀的倾向，这是一个自由能减少的过程。基于化学热力学原理，用金属的氧化-还原电位作为纵坐标，溶液的 pH 值作横坐标，金属与水的电化学反应或化学反应的平衡值作曲线图，称为电位-pH 图。图 2-29 给出了铁及 Fe-H$_2$O 溶液的电位-pH 图。

由于在金属腐蚀过程中，电位是控制金属离子化过程的因素，pH 值是控制膜稳定性的因素，应用这两个因素可以将金属与水溶液之间大量的复杂均相和非均相化学反应及电化学反应在给定条件下的平衡关系简明地

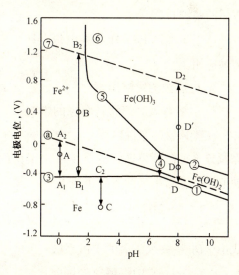

图 2-29　Fe-H$_2$O 系电位-pH 平衡图

表示在平面图上。在一定条件下可以根据电位—pH 图来直接判断电化学反应进行的可能性。

$$\text{阳极} \quad Fe \longrightarrow Fe^{2+} + 2e \quad (2-15)$$

$$\text{阴极} \quad H^+ + e \longrightarrow H \quad (2-16)$$

$$H + H \longrightarrow H_2 \quad (2-17)$$

若铁的电位、介质 pH 值条件处于图 2-29 中ⓐ-③线所夹三角区内时（例如 A 点），则由图可知铁将产生腐蚀（生成 $Fe^{2+}$），同时，阴极反应析出氢气形成析氢腐蚀见式（2-15）、式（2-16）、式（2-17）；如果铁的电位、介质 pH 值条件处于图中ⓐ-④-⑤-ⓑ线所围区域内时（例如 B 点）铁将伴随氧在阴极还原为 $OH^-$（$O_2 + 2H_2O + 4e^- \longrightarrow 4OH^-$）而产生腐蚀——吸氧腐蚀；当铁的电位在③-①线以下时，在各 pH 值下（例如 C 点）铁都不能被腐蚀。

如果 $Fe-H_2O$ 体系的电位-pH 值条件处于图 2-29 中①线与②线之间（例如 D 点）时，首先铁将溶解，当达到 $Fe(OH)_2$ 的溶度积时即产生 $Fe(OH)_2$；如果体系条件处于 D′点，则经由 $Fe(OH)_2$ 生成 $Fe(OH)_3$。这些 $Fe(OH)_2$ 和 $Fe(OH)_3$ 实际上是胶体状的含水氧化物 $FeO \cdot nH_2O$，$Fe_2O_3 \cdot nH_2O$。而且，在由 $Fe(OH)_2$ 氧化为 $Fe(OH)_3$ 的过程中，当氧量稀少而氧化速度缓慢时，先生成的 $Fe(OH)_3$ 可能同尚未变化的 $Fe(OH)_2$ 相作用按下式生成 $Fe_3O_4$：

$$2Fe(OH)_3 + Fe(OH)_2 \rightleftharpoons Fe_3O_4 + 4H_2O \quad (2-18)$$

如果这些氧化物（$Fe_3O_4$，$Fe_2O_3$）成为致密的膜同铁表面牢固结合时，就会阻滞以后的腐蚀过程。

这里虽然以 $Fe-H_2O$ 系电位-pH 平衡图说明纯铁的腐蚀情况，但对低碳钢仍可近似地应用。

3. 电腐蚀的影响因素

（1）溶解氧对铸铁管腐蚀的影响

在铸铁管的腐蚀过程中，水中的溶解氧对其有很重要的影响。水中的溶解氧主要靠氧分子扩散到铸铁管壁发生电化学反应获得电子造成对铸铁管的腐蚀。铸铁管的腐蚀电流强度与氧之间有以下关系：

$$I_{corr} = nF \frac{D_{O_2} C_{O_2}}{\delta} \quad (2-19)$$

式中 $D_{O_2}$——水中氧的扩散系数；

$C_{O_2}$——水中溶解氧的浓度；

$\delta$——氧扩散层的厚度；

$n$——反应电子数；

$F$——法拉第常数（$1F = 96500C/mol$）。

从上式中可以看出，铸铁管的腐蚀电流强度不仅与水中溶解氧的浓度有关，还与氧在水中的扩散系数，以及氧扩散层的厚度有关。氧在水中的扩散系数以及扩散层的厚度都受温度的影响，因此，不同季节铸铁管由氧导致腐蚀的程度是不同的。

应用实验分析了溶解氧的消耗随时间的变化规律，以及在不同的溶解氧浓度下铸铁的腐蚀电流强度的变化规律。由于腐蚀电流强度不仅由溶解氧的浓度决定，还与溶解氧扩散系数以及在水中的扩散层厚度有关，因此对于后者的研究应通过实验条件尽量使水力条件一定，使得扩散层厚度以及扩散系数变化很小。测得的溶解氧浓度随时间的变化规律如图2-30所示。

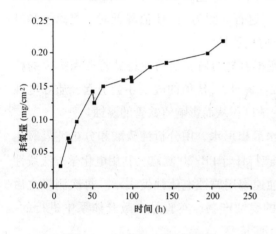

图2-30 耗氧量-时间的关系

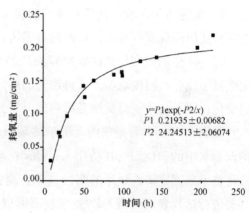

图2-31 耗氧量-时间的拟合曲线

由图2-30可见，在初始阶段溶解氧的消耗速度近似直线变化，随着时间的增长，溶解氧的消耗速度变缓。这是因为初始阶段水中溶解氧的浓度高，且铸铁管壁没有氧化膜覆盖层，水中的溶解氧有足够的扩散动力与铁充分接触。随着时间的增长，水中溶解氧的浓度降低，溶解氧扩散到铸铁表面的扩散动力减小。另一方面，在铸铁管壁表面，由于阳极铁失去电子生成$Fe^{2+}$，在阴极氧获得电子成为$OH^-$，进入水中的$Fe^{2+}$与$OH^-$生成$Fe(OH)_2$，进而被氧化成$Fe(OH)_3$。$Fe(OH)_3$附着在铸铁管壁表面，成为保护膜，阻止了溶解氧与铸铁管壁表面的接触。以上两个原因使得后期溶解氧的消耗速度变缓。

对图2-30的曲线进行非线性最小平方拟合可以得到如图2-31所示的拟合曲线。该曲线很好地反映了耗氧量与时间的关系，可知，耗氧量与时间有如下变化规律：

$$y = 0.21935 e^{\frac{-24.24513}{x}} \tag{2-20}$$

式中 $y$——耗氧量；

x——时间。

利用线性极化技术对不同溶解氧浓度对应的铸铁管腐蚀电流强度进行测定，测得的结果如图2-32所示。

由图2-32可见，铸铁管内溶解氧的浓度越大，铸铁管的电流强度也越大，即铸铁管的腐蚀程度越严重。水中溶解氧浓度越高，其扩散动力越大，达到铸铁管壁的速度也就越快，单位时间内被腐蚀掉的金属就越多。在图2-32中，溶解氧浓度与铸铁管的腐蚀电流强度近似呈直线变化。

（2）pH值对铸铁管腐蚀的影响

在给水管道内，pH值的大小直接影响腐蚀电位的大小及腐蚀的形式。腐蚀的形式包括析氢腐蚀和吸氧腐蚀。pH值对铸铁管腐蚀的影响包括以下两方面内容：

1）能够直接影响电化学腐蚀的阴极反应过程。因为当pH值降低时，氢离子和氧的阴极还原反应变得容易，从而加重了铸铁管的腐蚀。

2）pH值的改变使铸铁管壁腐蚀产物变得容易溶解，从而使铸铁管壁保护膜的稳定性发生改变，间接地加大了铸铁管的腐蚀。此外，pH值的改变还会引起介质导电性的变化，并且会改变对腐蚀有影响的离子的浓度，从而影响铸铁管的腐蚀。

分别在500mL容量瓶内充满东北某市水厂出厂水，用分析纯硫酸和分析纯氢氧化钠调整水中的pH值。pH值用Sartorius标准型pH计PB-20测定。利用电化学方法线性极化技术来测定铸铁试片的腐蚀速率，腐蚀速率用腐蚀电流强度表示。每次测量之后都要进行试片表面处理，以去除表面形成的腐蚀产物。实验是在敞开体系中进行的。所测的pH值与腐蚀电流强度关系如图2-33所示。

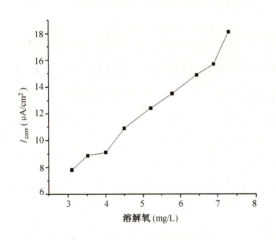 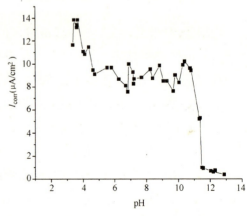

图2-32 溶解氧与电流强度的关系　　图2-33 铸铁管腐蚀电流强度与pH值的关系

从图2-33可见，pH<5时，腐蚀电流强度随pH值的减小而急剧增大；5<pH<10时，pH值对腐蚀电流强度影响不大；pH>10时，腐蚀电流强度随pH值的增大而急剧下降。这是因为在低 pH 值时，$H^+$ 浓度很高，析氢腐蚀占优势，有利于氢的反极化反应，且阳极产物 $Fe^{2+}$ 很难被氧化成 $Fe^{3+}$，也就很难在管壁上形成保护膜，裸露的铸铁表面很容易被腐蚀。因此，在低 pH 值时，铸铁腐蚀很严重，腐蚀电流强度很高。随着 pH 值的升高，析氢腐蚀减弱，而吸氧腐蚀增强。吸氧腐蚀主要受氧的扩散影响，氧的扩散与 pH 值无关。因此，在 5 < pH < 10 时，腐蚀电流强度变化不大，仅在一定范围内变化，与 pH 值无关。当 pH > 10 时，水中 $OH^-$ 浓度很高，很容易与 $Fe^{2+}$ 生成 $Fe(OH)_2$，进而被氧化成 $Fe(OH)_3$ 沉淀。$Fe(OH)_3$ 沉淀附着于管壁，使管壁得到保护。因此，当 pH 值增大，碱性增强时，腐蚀电流强度下降，铸铁管的腐蚀下降。在给水管网中，水的 pH 值在 7 附近变化，因此在实际的管网中 pH 值对铸铁管的腐蚀电流强度没有显著的影响。

建立 pH 值与铸铁管道的腐蚀电流强度之间的数学关系式对于预测 pH 值对铸铁管道的腐蚀影响有着很重要的意义。（见第 9 章调整出厂水 pH 值的意义）由图 2-33 可见，pH 值与铸铁管腐蚀电流强度的曲线极其不规则，因此无法用一个数学式来表示它们之间的关系。

从图 2-33 的曲线变化趋势看，可以在 pH < 5、5 < pH < 10 和 pH > 10 范围分别建立 pH 值与铸铁管腐蚀电流强度的数学式，用 Origin6.0 软件对资料进行非线性最小平方拟合。拟合得到的曲线如图 2-34、图 2-35 和图 2-36 所示。

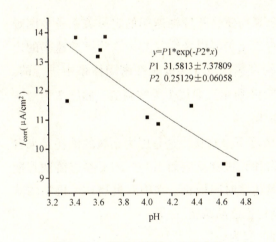

图 2-34　pH 值与腐蚀电流强度的
拟合曲线（pH < 5）

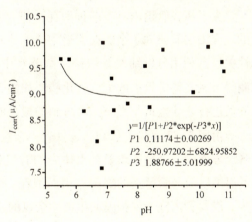

图 2-35　pH 值与腐蚀电流强度的
拟合曲线（5 < pH < 10）

经非线性最小平方拟合得到 pH < 5、5 < pH < 10 和 pH > 10 范围内 pH 值与铸铁管腐蚀电流强度之间的拟合方程：

当 pH < 5 时，

$$I_{corr} = 31.5813e^{-0.25129X} \tag{2-21}$$

当 $5 < pH < 10$ 时,

$$I_{corr} = \frac{1}{0.11174 - 250.9720e^{-1.88766X}} \tag{2-22}$$

当 $pH > 10$ 时,

$$I_{corr} = \frac{1}{2.34331 - 170892.76798e^{-0.99659X}} \tag{2-23}$$

式中 $X$——pH 值。

由以上三式,在低 pH 值时,电流强度呈幂函数急剧下降;在中性、弱酸、弱碱环境中变化缓慢,几乎成一直线;在高 pH 值区域,腐蚀电流强度下降最剧烈。可见,这3个拟合方程可很好地反映 pH 值与铸铁管腐蚀电流强度之间的变化关系。

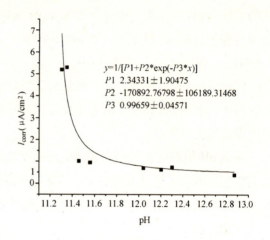

图 2-36 pH 值与腐蚀电流强度的拟合曲线 (pH >10)

(3) 余氯对铸铁管腐蚀的影响

氯是给水处理中使用最广泛的消毒剂。在水中维持一定量的余氯,不仅可以抑制水中细菌再繁殖,还可作为二次污染的"卫士"。

由于氯在管道内具有多种消耗,研究余氯与铸铁管腐蚀速率的定量关系是很困难的。应用实验研究了余氯在管道主体水中的变化趋势以及余氯与铸铁管腐蚀速率的定性关系。利用分析纯次氯酸钠来调节水中的余氯浓度。实验是在密闭体系中进行的。测得余氯在铸铁管内的浓度变化趋势如图 2-37 所示。曲线 1 为实测值,曲线 2 为对实测值进行非线性最小平方拟合得到的拟合曲线。

由图 2-37 可见,起初,铸铁管内余氯浓度下降很快,这是因为余氯的消耗是来自各个方面的,余氯不仅要与水体中的有机物和无机物反应而消耗,还要参与铸铁管壁的腐蚀以及与管壁上的细菌作用而消耗。但随着时间增长,水中有机物和无机物的减少,以及管内壁上保护膜的生成,余氯的消耗也逐渐减缓。

经拟合得到余氯浓度随时间变化的拟合方程为:

$$y = 0.38514e^{-x/14.58302} + 0.05686 \tag{2-24}$$

式中 $y$——余氯浓度;

$x$——时间。

利用线性极化技术测得铸铁管腐蚀电流强度与水中总的余氯浓度之间的定性变化关系如图 2-38 所示。

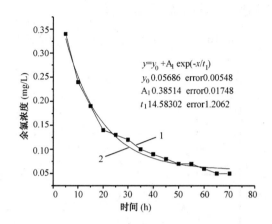

图 2-37 余氯浓度与时间的拟合曲线

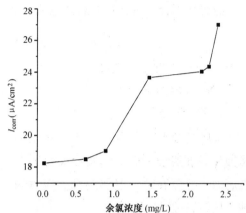

图 2-38 余氯浓度与铸铁管腐蚀电流强度的关系

从图 2-38 可知,随着水中余氯浓度的增加,尽管余氯没有全部参与管壁的腐蚀反应,但可参与该反应的余氯量增多,因而,也导致铸铁管腐蚀电流强度增加,从而增加管壁的腐蚀速度。

对于余氯所导致的腐蚀,在阳极铁上发生氧化反应:

$$Fe \longrightarrow Fe^{2+} + 2e^- \tag{2-25}$$

在阴极发生还原反应:

$$3HClO + Fe^{2+} + 5e^- \longrightarrow 3Cl^- + Fe(OH)_3 \tag{2-26}$$

总反应为:

$$6HClO + 5Fe \longrightarrow 3FeCl_2 + 2Fe(OH)_3 \tag{2-27}$$

$FeCl_2$ 是一种腐蚀生成物,能够发生水解:

$$FeCl_2 + 2H_2O \longrightarrow Fe(OH)_2 + 2H^+ + 2Cl^- \tag{2-28}$$

所生成的氢离子和氯离子刺激铁的溶解,腐蚀过程随时间加速进行,整个腐蚀过程具有一种"自催化"的性质,使得铸铁管壁不断腐蚀。

(4)流速对铸铁管腐蚀的影响

给水管网内水的流速会影响溶解氧和余氯的扩散速度,也会影响溶解氧和余氯的扩散层厚度,从而间接地加速铸铁管内壁的腐蚀速率。而且,随着水流速的增加,水对管壁的机械冲刷会把管壁上已形成的保护性氧化膜冲掉,使管壁铸铁裸露于水中,使铸铁加速腐蚀。经实验测得的流速改变对铸铁管腐蚀的影响如图 2-39 所示。

铸铁管的腐蚀电流强度随着流速的增加而近似的呈直线增加，曲线1为实测值，曲线2为经线性拟合得到的直线。

经线性拟合，铸铁管的腐蚀电流强度与流速的关系可以用下式表示：

$$y = 4.80451 + 3.50016x \tag{2-29}$$

式中　　$y$——腐蚀电流强度；

　　　　$x$——流速。

4. 腐蚀形态

金属腐蚀形态可分为两大类：全面腐蚀和局部腐蚀。而局部腐蚀又可分为点腐蚀、缝隙腐蚀、电偶腐蚀、应力腐蚀、接触腐蚀及冲蚀等。

全面腐蚀又称均匀腐蚀，当金属表面阴、阳电极反应几率大体相同时，发生均匀腐蚀。均匀腐蚀的电化学特点是腐蚀原电池的阴极和阳极面积非常小，而且位置变换不定，整个金属表面在溶

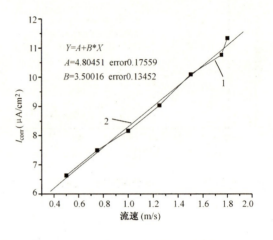

图 2-39　流速与腐蚀电流强度的拟合曲线

液中都处于活化状态，各点的能量随时间变化，能量高时为阳极，能量低时为阴极，这样使金属表面腐蚀分布相对地均匀，危害相对较小。

局部腐蚀是相对于全面腐蚀而言，腐蚀仅局限在金属某一部位上，在腐蚀过程中，阴极区和阳极区是截然分开的，通常阴极区面积相对较大，阳极区面积相对很小，造成腐蚀高度集中在局部位置上，腐蚀及危害程度严重，因此局部腐蚀受到普遍重视，如：缝隙腐蚀。这种腐蚀是在金属之间、金属与非金属之间，由于各种原因而形成的缝隙，因而限制了与腐蚀有关的物质迁移，如溶解氧的扩散。建立了以缝隙为阳极的（氧）浓差电池，导致缝隙内的局部腐蚀，这种腐蚀形态统称为缝隙腐蚀。

给水管网中缝隙腐蚀是很明显的，在法兰连接的结合部、螺纹结合部等金属与金属之间会形成缝隙。金属管与非金属管接触部形成的缝隙以及管道的后沉淀在金属表面所形成的缝隙，在给水管道中都会产生缝隙腐蚀。

在给水管网中，由于水中含有 $Cl^-$ 导致缝隙腐蚀加剧。因为金属溶解，产生大量的金属阳离子，使溶液中正电荷过剩，而缝隙外溶液中的 $Cl^-$ 又借助电泳作用迁移进缝隙内，以保持电荷平衡。随着金属氯化物的水解使溶液中 pH 下降，致使缝隙内溶液酸化，这种酸性和高浓度 $Cl^-$ 加速了金属阳极的溶解，同时又使更多的 $Cl^-$ 电泳进来，如此往复，形成自催化过程。这种自催化的效应随时间推移而加速进行。因此，给水管道中的缝隙腐蚀是不容忽视的问题。给水管道的漏失和事故往往发生在接头处，除施工等原因外，缝隙腐蚀也是一个重要的因素。

### 2.3.4 微生物腐蚀

在给水管网中,纯电化学腐蚀不能解释所有的腐蚀现象,常可发现细菌参与腐蚀,而不仅是电化学现象。对管壁锈垢物进行电子显微镜分析与检查结果证明:管壁的内表面被好氧菌覆盖,起固着氧化铁的作用,而在覆盖层下,则被硫酸盐还原厌氧菌侵入。

微生物腐蚀是一种特殊类型的腐蚀,它很难单独存在,往往总是和电化学腐蚀同时发生,两者很难截然分开。微生物腐蚀主要是通过使电极电势和浓差电池发生变化而间接参与腐蚀作用。在给水管道中引起微生物腐蚀常见的微生物有铁细菌和硫酸盐还原菌。

#### 1. 铁细菌的腐蚀

铁细菌具有一种特殊的生物酶,这种酶在二价铁被溶解氧氧化的反应中能起催化作用,而铁细菌自身能够利用这个氧化反应所释放出来的能量,满足自己生命活动的需要,它是化能好氧菌或微好氧菌。由于二价铁的氧化反应释放出来的能量很少,所以铁细菌必须具有强大的催化作用,以迅速地氧化大量的二价铁,才能获得必要数量的能量。铁细菌大约每氧化224g的二价铁,才能合成1g有机碳(细胞物质)。

铁细菌可分为自养性、异养性、兼养性菌3种。自养性的铁细菌只能利用水中的二氧化碳作碳源,所以能在几乎是纯矿质的含铁水环境中繁殖,属化能自养菌;异养性的铁细菌则只能利用有机物质作碳源;兼养性铁细菌既可利用二氧化碳作碳源,又可利用有机物质作碳源。

铁细菌依靠铁盐的氧化,在有机物含量极少的净水中能利用其细菌本身生存过程中所产生的能量而顺利地生存。铁细菌能生活在含氧少但溶有较多铁质和二氧化碳的水中,能将其细胞内所吸收的亚铁离子氧化成高价铁离子。其腐蚀反应为:

$$4FeCO_3 + 6H_2O + O_2 \xrightarrow{\text{铁细菌}} 4Fe(OH)_3 + 4CO_2 \qquad (2-30)$$

当铁溶解时,大量的亚铁离子就储存在细菌体内,而在细菌表面则形成了氧化后的产物(三价铁离子)为棕色黏泥。铁细菌在生存期间要排出超过其自身体积几百倍的$Fe(OH)_3$,难溶的$Fe(OH)_3$在管道内壁生成垢瘤,有时可堵塞管道过水断面。图2-40为铁细菌通过锈瘤建立氧浓差腐蚀电池引起管壁腐蚀示意图,阴极区产生的$Fe^{2+}$与锈瘤表面的$O_2$反应产生$Fe_2O_3$,积累在锈瘤表层,使锈瘤不断扩大。

表2-17是通过显微镜观察到的铁细菌菌落形态。铁细菌选择性培养基成分为:$(NH_4)_2SO_4$ 0.5g,$CaCl_2$ 0.5g,$NaNO_3$ 0.5g,$MgSO_4 \cdot 7H_2O$ 0.5g,柠檬酸铁铵10g,蒸馏水1000mL,固体培养基加琼脂20g。培养条件为温度20℃,培养7d。

#### 2. 硫酸盐还原菌

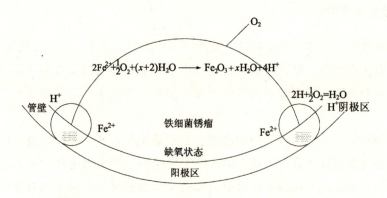

图 2-40 铁细菌通过锈瘤建立氧浓差腐蚀电池引起
管壁腐蚀示意图

硫酸盐还原菌（Sulfate-Reducing Bacteria，SRB）在自然界分布极广，所造成的腐蚀类型常是点腐蚀等局部腐蚀，腐蚀产物通常是黑色的带有难闻气味的硫化物。

**铁细菌菌落形态** 表 2-17

| 编号 | 培养方法 | 细菌形态 | 菌落形态 |
| --- | --- | --- | --- |
| 1 | 平板培养 | 革兰氏阴性，丝状体，具鞘，大多不分支，少量有分支 | 分泌物呈黄褐色，菌落大，凸起边缘不规则，中间有透明区，菌落 9～12mm，鞘内不着色 |
| 2 | 液体培养 | 革兰氏阴性，有单细胞肾形，端生鞭毛游离菌 | 5～7d 培养液浑浊，沉积物黄褐色 |

硫酸盐还原菌在缺氧条件下能生存繁殖，为厌氧性细菌。它有两个菌属：脱硫弧菌属（Desulfovibrio）和脱硫肠状菌属（Desulfotomaculum），前者为中温型 SRB，后者为高温型 SRB。

给水管道中的 SRB 为脱硫弧菌属，这些细菌生存在沉淀物和锈垢内部。

硫酸盐还原菌所具有的氢化酶能移去阴极区氢原子，促进腐蚀过程中的阴极去极化反应，其作用机理可用图 2-41 表示。反应如下：

$$4Fe \longrightarrow 4Fe^{2+} + 8e^-  \quad （阳极反应）$$
$$8H_2O \longrightarrow 8H^+ + 8OH^- \quad （水电离）$$
$$8H^+ + 8e^- \longrightarrow 8H \quad （阴极反应）$$

$$SO_4^{2-} + 8H \xrightarrow{SRB} S^{2-} + 4H_2O \qquad \text{(细菌引起的阴极去极化)}$$

$$Fe^{2+} + S^{2-} \longrightarrow FeS \qquad \text{(腐蚀产物)}$$

$$3Fe^{2+} + 6OH^- \longrightarrow 3Fe(OH)_2 \qquad \text{(腐蚀产物)}$$

全部腐蚀反应为：

$$4Fe + SO_4^{2-} + 4H_2O \xrightarrow{SRB} FeS + 3Fe(OH)_2 + 2OH^- \qquad (2-31)$$

在 SRB 存在的条件下金属腐蚀的机理目前有两种主要的理论：一种理论认为由于细菌的作用去除阴极表面的氢离子，从而加速了金属的腐蚀；另一种理论认为由于细菌能够使 $S^{6+}$ 还原形成硫化物，加速了金属的腐蚀。

图 2-41 是酸性条件下 SRB 参加厌氧腐蚀的电化学过程示意图。

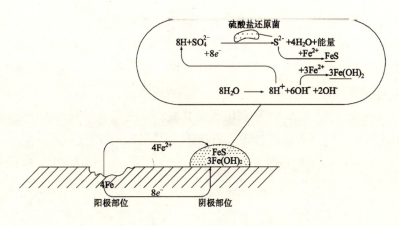

图 2-41 硫酸盐还原菌对铁腐蚀的影响

整个反应过程由阴极去极化驱动，限制反应的因素是阴极上氢的消耗速度。由于硫酸盐还原菌在生命活动中均需要氢进行代谢，这些菌在表面上的生长一方面消耗了电化学产生的氢，同时对材料的腐蚀反应起促进作用。其腐蚀产物为 FeS 和 $Fe(OH)_2$，这与 XRD 衍射仪的测试结果相吻合。

任何一种细菌对 pH 都有一定的适应性，通常细菌在中性和偏碱性介质中生长最好。铁细菌和硫酸盐还原菌亦是如此，当 pH 在 8.0 时，它们的生长就受到抑制，pH 在 8.4 以上时基本不生长，pH 在 6.0~8.0 范围内铁细菌适宜生长。

硫酸盐还原菌生长的 pH 值范围比较广泛，一般在 5.5~8.5 之间，最适宜的 pH 值为 7.0~7.5。当 pH 值低于 5.5 或高于 8.5 时，SRB 即不能生存。所以，可以通过提高环境的 pH 值来抑制硫酸盐还原菌的生长和繁殖，以此来控制 SRB 的腐蚀。

生物稳定性也是形成生长环的主要影响因素，这部分内容将在第 3 章详述。

## 2.4 生长环对供水的影响

### 2.4.1 生长环对供水水质的影响

目前，铸铁管、钢管等金属给水管道在给水管网中使用极为广泛。国内外经验表明：金属给水管内壁在未采取有效防护措施的情况下运行，将不同程度地发生腐蚀结垢，且随管道使用年限延长而加剧。管道内壁生长环对供水水质的不良影响日益引起关注。其主要影响如下：

1. 管网水中金属元素增加

管道内水流在低流速状态下沿管壁形成很薄的环形近壁层流层，当管中流速骤然变化，层流层被破坏，水流对生长环产生冲刷，金属管道内生长环表面疏松层会被冲下，并随水流送至用户，用户水中铁含量增加，出现"黄水"、"红水"现象。

据报道美国芝加哥配水管网水中镉、铬、铜、锌、铁、铝、锰等元素的含量比出厂水含量增加15%～67%。

图2-42、图2-43、图2-44是利用华北某城市从出厂水至管网末梢之间若干采样点铁浓度的实测数据绘制，总的趋势是随着管线的延长，铁浓度逐渐升高。

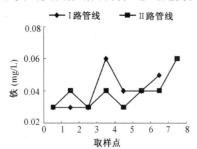

图2-42 春、季铁浓度在管网中的变化

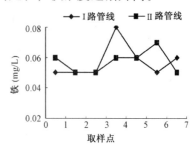

图2-43 冬季铁浓度在管网中的变化

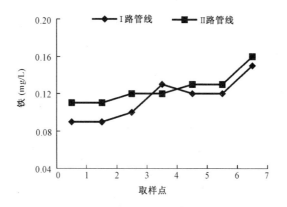

图2-44 夏季铁浓度在管网中的变化

2. 微生物指标的变化

生长环的最外层是一层黏膜，即"生物膜"。经消毒后的出厂水中仍含有极少量的微生物黏附于管壁生长环表面生长、繁殖，由细胞内向外伸展的胞外多聚物使微生物形成纤维状的缠结结构，在载体表面形成生物膜。生物膜具有很强的吸附性能，它有时均匀地分布在整个载体表面，有时却非常不均匀；有时仅由单层的细胞所组成，有时却较厚。

管道内壁的生物膜质地与水流强度密切相关。水流速大，附着的生物膜结构致密且均匀性好，在水流平缓的管网末梢，生物膜结构疏松。生物膜上细菌数达到每平方厘米数百个到百万个。生物膜自然脱落或被水流冲下，使管网水的细菌数增加。

3. 浊度的变化

水的浊度是表达水中不同大小、不同密度、不同形状的悬浮物、胶体物质、浮游生物和微生物等杂质对光产生效应的表达参数，是水的感官性状指标。浊度是用来评价水源水质、净水工艺流程中的净水效果以及饮用水水质的一项重要指标，我国《生活饮用水卫生标准》（GB 5749—2006）规定：饮用水浊度不超过1NTU，在水源与净水条件受限制时为3NTU。

浊度属于水质的"替代参数"，因为它并不直接表示水样中各种杂质的含量。但浊度与水中存在的悬浮物、胶体等杂质数量是相关的。而且，细菌、病毒以及其他有害物质往往依附于形成浊度的悬浮物表面。降低浊度对于去除水中病原微生物因子（如大肠菌，变形虫孢囊，贾第鞭毛虫孢囊，隐孢子虫等）具有重要的作用。如果将水的浊度降低至0.1NTU或更低，则有望将绝大部分有机污染物去除。甘肃省环保所等的研究资料还表明，处理水的浊度与Ames致突变的诱变率MR值呈正相关。因此，降低水的浊度，不仅可满足感官性状要求，对水质参数中的毒理学指标和细菌学指标也具有积极的意义。所以，浊度指标在表征水质优劣时具有重要的意义。

在南方某市某干管选取10个取样点，在管网选取30个取样点多次检测各点的浊度。检测仪器为HACH2100P便携式浊度仪，测试时浊度记录仪器自动记录15次检测结果平均值。实验期间浊度检测数据的统计结果，参见表2-18。其中，出厂水检测数据95个，管网水检测数据812个。表中合格率按照《生活饮用水卫生标准》（GB 5749—85）中对浊度的规定计算，即不大于3NTU。

浊度检测统计结果　　　　　　　　　　　　　　　表2-18

| 项　　目 | 出厂水 | 管网水 | 某小区 | 二次供水用户 | 死水端 |
|---|---|---|---|---|---|
| 统计次数 | 95 | 812 | 24 | 24 | 24 |
| 最大值（NTU） | 0.84 | 13.62 | 11.80 | 12.25 | 78.20 |
| 最小值（NTU） | 0.11 | 0.12 | 0.22 | 0.47 | 0.21 |

续表

| 项　　目 | 出厂水 | 管网水 | 某小区 | 二次供水用户 | 死水端 |
|---|---|---|---|---|---|
| 平均值（NTU） | 0.24 | 0.88 | 1.46 | 1.18 | 9.40 |
| 合格率（%） | 100 | 96.31 | 91.67 | 95.83 | 70.83 |

从表2-18中可以看到，出厂水浊度值远远低于《生活饮用水卫生标准》（GB 5749—85）的规定，合格率达到100%，而部分管网水则超出了规定。分析其原因发现，浊度超标的水样大都在管网末梢区域取得，取样点临近管段为金属管道。管壁上的锈垢、沉积物、生物膜在水流的冲刷下都可进入水中，形成浊度，尤其是管网配件以及管道连接口等未作防腐处理部分，其腐蚀产物疏松，易于脱落进入水中，造成浊度升高。

总之，生长环的存在、管道内部卫生状况恶化对供水水质产生了不良影响。据占全国城市供水量42.44%的36个主要城市调查，出厂水平均浊度为1.3度，而管网水则增加到1.6度；色度由5.2度增到6.7度；铁浓度由0.09mg/L增到0.11mg/L；细菌数由6.6个/mL增到29.2个/mL。

## 2.4.2 生长环对通水能力的影响

给水管道中的生长环不仅影响供水水质，因生长环由腐蚀、结垢、沉积、微生物生长等因素多年积累形成，随着管龄的增长，逐渐加厚，内壁粗糙，凹凸不平，增大了通水阻力系数，缩小了过水断面面积，从而直接影响管道的通水能力和供水水压，增加了供水能耗及漏水率。

表2-19是对某市管道生长环的调查。以直径125mm的铸铁管道为例，每米给水管内生长环湿重可达到7kg，最重者可占管道容积的30%以上，某些管道降低通水能力75%。

生长环调查　　　　　　　　　　　表2-19

| 地　点 | 管径（mm） | 使用年限（a） | 生长环湿重（kg/m） | 生长环占管容积（%） |
|---|---|---|---|---|
| 交登路 | 125 | 28 | 5.14 | 36.43 |
| 贵州路 | 125 | 30 | 6.25 | 37.33 |
| 西藏路 | 125 | 32 | 3.50 | 27.52 |
| 云南路 | 125 | 32 | 3.37 | 11.82 |
| 升平路 | 150 | 42 | 5.02 | 20.00 |

图2-45是北方某市管径为300mm的管道海曾-威廉系数C值的测试结果。

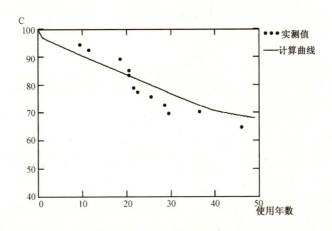

图 2-45 海曾-威廉系数 C 值的测试结果（$DN=300$mm）

以上海市给水管网部分 $DN1000$mm 及 $DN1200$mm 铸铁管道为例，使用 3 年后，管道粗糙系数 $n$ 值分别上升至 0.0174 及 0.0178，管道通水能力分别下降了 33% 及 36%；使用 6 年后，管道粗糙系数 $n$ 值分别上升至 0.0199 及 0.0205，管道通水能力分别下降了 45% 及 47%。海曾-威廉（A. Haten，G. S. Williams）总结了 19 个城市给水管道使用情况，以 $DN1000$mm 管道为例，管道使用 10 年后，其阻力系数较开始使用时增加到 1.32 倍，20 年后为 1.69 倍，50 年后为 2.85 倍。

当前，国内很多城市虽然水厂不断扩建，供水量逐渐增加，但管网低压区却不断扩大。有的城市采用增大泵站扬程的方法解决这一问题，不仅会浪费电耗，还将增大管网漏失水量，导致供水成本提高。

怎样解决这个问题是当前给水行业面临的重要研究课题，详见第 9 章。

# 第3章 生物稳定性及生物膜

## 3.1 管网水的生物稳定性

### 3.1.1 生物稳定性概念

1. 给水管网中的生态系统及饮用水生物稳定性的提出

给水管网中的细菌主要分为生活在水体中的游离性细菌（简称游离细菌）和附着在管壁生物膜上的吸附性细菌（简称吸附细菌）。在一定的水力停留时间内，管网中游离细菌的生长不仅与细菌在水体中的繁殖状况有关，还与大量附着在管壁生物膜上的吸附细菌有关。管壁生物膜在脱落时使水中游离细菌增加，游离细菌又可依附在生物膜上，增大吸附细菌数量。通常，管内吸附细菌的数量远大于游离细菌数，吸附细菌的活性及对生存环境的适应能力很强。在直径为 200mm 的管道中，若管壁生物量为 $10^7$ 个细菌/$cm^2$，水体中生物量为 $10^5$ 个细菌/mL 时，游离细菌仅占吸附细菌的 5%；在直径为 100mm 的管道中仅为 2.5%。对于细菌来说，饮用水中是贫营养环境，所以细菌在管壁的附着生长更占优势，原因在于：

（1）大分子物质容易在固体表面沉积，构造一个营养相对丰富的微环境；

（2）即使管网中有机物浓度较低，高流速水流不利于游离细菌的生长，却能输送较多的营养到固定生长的生物膜表面；

（3）细菌胞外分泌物能为细菌生长摄取营养物质；

（4）固定生长的细菌能有效的躲过管网余氯的杀伤作用；

（5）由于边界层效应使管壁处水流冲刷作用减小，有利于细菌固定生长。

给水管网内部实际上是一个巨大的生态系统反应器，其中复杂的生态结构如图 3-1 所示。

一般认为，水中存在大量的有机和无机大分子及残留的溶解性小分子。残留的溶解性小分子中有一部分是可被细菌生物降解或同化的。在生态系统中，主要存在以下过程：

（1）游离细菌和吸附细菌在适当的条件下降解水中溶解性有机碳（BDOC），自身得到生长繁殖；同时，由消毒剂杀死的细菌和自然死亡的细菌又可向水中释放一部分生物可降解性有机碳。

（2）活性游离细菌可以被吸附在管壁生物膜上，增加了吸附细菌数量；同时，活性吸附细菌又可脱落进入水中成为活性游离细菌。

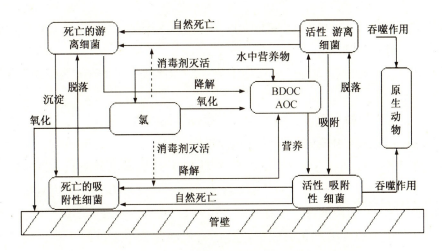

图 3-1 给水管网中的生态系统

（3）死亡游离细菌沉淀、堆积到管壁生物膜上，成为死亡吸附细菌。死亡吸附细菌又可脱落进入水中转化成死亡游离细菌。

（4）水中原生动物吞噬活性游离细菌和活性吸附细菌，使细菌数量减小，随之原生动物也会相应减少，细菌数又逐渐增多。

（5）消毒剂能够杀死或灭活具有活性的游离细菌或吸附细菌，抑制细菌的生长，还可氧化降解水中有机物。

（6）消毒剂还与管材发生化学反应，加速了管壁腐蚀；管壁的腐蚀又为微生物的生长提供了有利条件。

近年来，人们认识到引起给水管网中细菌重新生长和繁殖的主要诱因是出厂水中含有残存的异养菌生长所需的有机营养基质。一些研究表明，即使保持管网中有一定余氯，异养细菌在贫营养环境下仍然会生长。细菌在管网中重新生长的问题受到普遍关注。由此也引出了饮用水的生物稳定性这一概念。

2. 饮用水生物稳定性的定义

所谓饮用水的生物稳定性就是饮用水中有机营养基质支持异养菌生长的潜力，即细菌生长的最大可能性。饮用水生物稳定性高，则表明水中细菌生长所需的有机营养物含量低，细菌不易在其中生长；反之，饮用水生物稳定性低，则表明水中细菌生长所需的有机营养物含量高，细菌容易在其中生长。给水管网中限制异养菌生长的因素，主要是有机营养物。

3. 饮用水中有机物分类

根据饮用水中有机物的来源可粗略的划分如下：

（1）天然存在的有机物（Natural Organic Matter，NOM）：如腐殖物、微生物渗出液以及进入水体中的各种植物纤维、动物尸体等。

(2) 合成有机物（Synthetic Organic Matter）：如杀虫剂、可挥发性有机物以及其他化学工业产生的废弃物。

(3) 化学副产物及添加物：水处理中添加的物质或产生的副产物，如三卤甲烷，溴酸盐等。

饮用水中有机物种类繁多，形态、大小和化学性质比较复杂。目前，想测定其中每一种有机物几乎是不可能的。一般以总有机碳（TOC）作为总有机物含量的替代参数。按有机物形态大小，TOC 大致可分为颗粒态有机碳（POC）、胶体态有机碳（COC）和溶解性有机碳（DOC）。从有机物是否能被微生物利用的角度划分，则溶解性有机碳可分为生物可降解溶解性有机碳（BDOC）和生物难降解溶解性有机碳（NBDOC）。BDOC 中易被细菌利用合成细胞体的有机物称为生物可同化有机碳（AOC）。其中，BDOC 和 AOC 与异养细菌在供水管道中的生长密切相关，是研究饮用水生物稳定性所关注的重点。图 3-2 表明了上述有机物的分类关系。

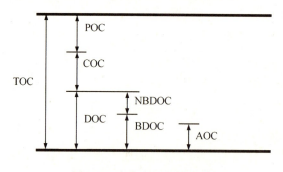

图 3-2　水中有机物的分类

4. 饮用水生物稳定性的评价指标

目前，衡量生物稳定性的指标主要有生物可同化性有机碳（Assailable Organic Carbon，AOC）和生物可降解性溶解有机碳（Biodegradable Dissolved Organic Carbon，BDOC）。

生物可降解性有机碳 BDOC 是指存在于饮用水中的有机物中可被细菌分解成 $CO_2$ 或合成细胞体的部分，是细菌生长的物质和能量来源。

生物可同化有机碳（AOC）是有机物中最易被微生物吸收、直接同化成菌体的部分、是支持异养细菌生长繁殖最好的营养基质，是表征管网水中细菌生长状况的指标之一。AOC 与异养细菌在管网中的繁殖密切相关，是异养细菌直接用以新陈代谢的物质和能量来源。目前普遍采用 AOC 或 BDOC 作为反映饮用水生物稳定性的替代参数。

AOC 是 BDOC 的一部分。不同水源水、出厂水和管网水中 AOC 和 BDOC 的比值变化较大。从平均值看，AOC 浓度约为 BDOC 的 1/3 左右。当管网水中 AOC $<50\mu gC$（乙酸碳）/L，TOC $<2mg/L$ 时，细菌的生长就会受到限制。美国建议标准为 AOC $<$

50~100μgC/L，我国建议的近期目标为 AOC < 200μgC/L，远期目标为 AOC < 100μgC/L。

### 3.1.2 AOC 的测定

1. AOC 测定法简介

最早提出 AOC 检测方法是荷兰 Van der Kooij 教授。他于 1978 年从自来水中分离出一种名为 P17 的荧光假单胞菌（*fluorescent pseudomonads*），这种菌普遍存在于饮用水和水源水中，能够利用水中大部分生物可降解有机物，如氨基酸、羧酸、乙醇、糖类（多糖除外）。

1982 年，Kooij 教授以 P17 为标准测试菌，乙酸钠为标准基质，对生长到稳定期的细菌进行平皿计数，根据不同的乙酸钠浓度和该浓度下生长到稳定期的 P17 数量作标准曲线，得到了一条线性相关性的直线，求出其生长因子 $Y = 4.1 \times 10^6$ CFU/μg 乙酸碳。在此基础上，Kooij 教授提出了水样的 AOC 检测方法，首先将 1 L 水样巴氏灭菌（60℃，30 min 水浴，7 h），然后接种 P17（50~500 CFU/mL），于 15℃ 培养。培养过程（5~25 d）中每天都计数（平板计数），并根据生长因子换算为乙酸碳浓度。由于该方法灵敏度极高，故测定所需的器皿均需无碳化处理。后来又发现水处理中臭氧氧化通常会产生草酸，草酸也是很多细菌能利用的营养物质，而 P17 不能利用草酸。作为弥补，Kooij 对前方法进行修改，增加一种可利用草酸的螺旋菌 NOX（*spirillum*）作为测试菌种，NOX 的生长因子 $Y = 1.2 \times 10^7$ CFU/μg 乙酸碳。由于高浓度的金属如铝和铜对 P17 有毒害作用，因此该检测方法不适用于含有这些金属的水样。

测定 AOC 的方法基本上都属于生物检测（Bioassay），依赖于微生物生长的直接测定。国内外普遍采用的是源自荷兰 Van der Kooij 教授的方法，但由于其方法操作复杂、实验周期长，所以很多学者对其在培养瓶大小、培养基种类、细菌种类、菌落计数技术、灭菌方式、接种程序等方面进行了改进。

分别接种法：将待测水样分成两份，分别接种 P17 和 NOX，将测定结果相加作为总的 AOC。该方法有较大的缺陷，因为 P17 和 NOX 菌有共同的营养基质，如乙酸和其他羧酸类物质，因此分别接种时重复计算了共同基质部分，使结果偏高，而且由于不同水样中两种菌的共同基质含量不一样，使结果可比性较差。

同时接种法：在水样中同时接种 P17 和 NOX，因为两种菌的形状和大小差别较大，比较容易区分，因此可以通过平板计数数出各自的细菌数，算出 AOC 浓度。

先后接种法：在同一份待测水样中先接种 P17，培养至稳定期后计数得到 AOC，然后用尼龙膜过滤该水样，然后再接入 NOX，培养后计数，最后将结果相加。

清华大学刘文君等对该方法进行改进，即 P17 培养到稳定期涂板后将水样再次巴氏灭菌以杀死 P17，然后再接入 NOX 进行培养。根据其研究，先后接种法测定的结果更接近真实值,不同水样之间的横向可比性较好。

2. AOC 的测定方法

(1) 菌种

荧光假单胞菌 P17 菌株和螺旋菌 NOX 菌株,在 6℃ 冰箱中用 LLA 斜面作纯种储存。

(2) 器皿处理方法

所有玻璃器皿均按无碳化要求处理。非玻璃器皿(如移液枪头等)用稀酸浸泡,然后依次用自来水、蒸馏水、超纯水冲洗干净。高压灭菌。

(3) 水样采集和处理

水样收集于 250mL 预先处理好的磨口玻璃瓶中。若水样中含有余氯,应加入适量的硫代硫酸钠溶液还原余氯;水样在 7h 内送到实验室用 1.2μm 玻璃纤维过滤,在 70℃ 的水浴锅中巴氏消毒 30min 以杀死非芽孢细菌和原生动物,水样保存于 6℃ 冰箱中,尽快测定。

(4) 接种液体积确定

按公式(3-1)计算加入待测水样中的接种液体积(水样的接种浓度按 $10^4$ CFU/mL 计算)。

$$接种液体积 = \frac{(10^4 \text{CFU/mL}) \times (40\text{mL})}{接种液浓度(\text{CFU/mL})} \quad (3-1)$$

(5) 水样的接种

在 50mL 具塞磨口三角瓶中装入处理后的水样。方法一,水样分别接种 P17 和 NOX;方法二,水样同时接种 P17 和 NOX;方法三,水样先接种 P17,培养至稳定期后巴氏灭菌再接种 NOX。每种菌种的接种浓度约为 $10^4$ CFU/mL。

(6) 水样的培养

将接种后的水样放至 22~25℃ 的生化培养箱中静置黑暗培养 3d,一般可达稳定期。到达稳定期即可进行平板计数。

(7) 细菌的平板计数

从 50mL 培养瓶中取 100μL 摇匀的培养液,用无机盐溶液稀释 $10^3$ 或 $10^4$ 倍。取 100μL 涂布于 LLA 平板,置于 25℃ 培养箱中培养。平板培养 3~5d 后计数。P17 菌落首先出现,颜色为淡黄色,大小为 3~4mm;NOX 菌落为乳白色,大小为 1~2mm。

(8) 测定精度的控制

为了消除试验过程有机物污染、产率系数的不同对试验结果的影响,在试验中分别做空白对照和产率对照。

(9) 空白对照

在 50mL 培养瓶中加入 40mL 无碳水,并加入 100μL 稀释了 10 倍的无机盐溶液。

若水样中加入硫代硫酸钠还原余氯，则空白对照中也应加入等量的硫代硫酸钠。巴氏消毒后，按与待测水样相同的步骤接种、培养、计数。每种方法做对应的空白对照。

（10）产率对照

在 50mL 培养瓶中加入 40mL 含 100μg 乙酸碳/L 的乙酸钠溶液，并加入 100μL 稀释了 10 倍的无机盐溶液。若水样中加入硫代硫酸钠还原余氯，则产率对照中也应加入等量的硫代硫酸钠。巴氏消毒后，按与待测水样相同的步骤接种、培养、计数。每种方法做对应的产率对照。

（11）产率系数与 AOC 的计算

P17 和 NOX 菌株的产率系数的计算：所谓产率系数就是细菌利用单位数量的有机碳标准物能产生的最大细胞数量。将产率对照的菌落密度减去空白对照的菌落密度可以计算出 P17 和 NOX 的产率系数。

$$P17\ 产率系数 = \frac{[P17\ 产率对照(CFU/mL) - P17\ 空白对照(CFU/mL)] \times 1000mL/L}{100\mu g\ 乙酸碳/L}$$

(3-2)

$$NOX\ 产率系数 = \frac{[NOX\ 产率对照(CFU/mL) - NOX\ 空白对照(CFU/mL)] \times 1000mL/L}{100\mu g\ 乙酸碳/L}$$

(3-3)

AOC 的计算：将待测水样的菌落密度减去空白对照的菌落密度，利用产率系数，即可求得 AOC 值，公式如下：

$$AOC_{P17}(\mu g\ 乙酸碳/L) = \frac{[水样 P17(CFU/mL) - P17\ 空白对照(CFU/mL)] \times 10^3}{P17\ 产率系数}$$

(3-4)

$$AOC_{NOX}(\mu g\ 乙酸碳/L) = \frac{[水样 NOX(CFU/mL) - NOX\ 空白对照(CFU/mL)] \times 10^3}{NOX\ 产率系数}$$

(3-5)

$$水样总 AOC(\mu g\ 乙酸碳/L) = AOC_{P17} + AOC_{NOX} \quad (3-6)$$

3. AOC 快速检测法

常规的 AOC 测定方法都是基于 P17 和 NOX 菌种生长的微生物学方法，上述测定法的最大的问题就是实验周期较长，至少需要 8 d 才能得出数据。很明显，如此长时间后获得的数据价值已经很小了。而 CheckLight AOC 检测采用了一种发光菌作为测试菌种，在 2~3h 之内即可检测浓度低至 μg/L 的不同种类的可同化有机碳，这应当是 AOC 检测方法的一个突破。

（1）检测原理

检验基于可同化有机碳对海洋发光细菌（Vibrio fischeri）发光的影响。将该细菌置于能满足其发光所需的所有环境和营养条件下（除有机碳源），经过冻干处理。一旦细菌暴露于待测水样中，待测水样中含有的可同化有机碳就可迅速诱导细菌的发光系统发光，其发光强度随反应时间以及有机物的浓度而增强，测定发光强度并经过转换则可得到有机物浓度。由于其标准溶液的 AOC 单位与 AOC 常用单位"μg 乙酸碳/ L"不同，需要做对照实验以确定转换系数，使两种方法得到的结果具有可比性。

（2）实验材料

CheckLight AOC 试剂盒（CheckLight 公司商品）：包括瓶装冻干发光细菌、水合缓冲液、浓缩分析缓冲液、浓缩碳标准溶液（carbon cocktail），稀释瓶、测量管。其他试剂：超纯水、硫代硫酸钠溶液（1mg/mL）。

照度计：可选择 CheckLight 公司产品，其灵敏度可达 1fmol ATP（Adeuosine triphosphate，三磷酸腺苷），或其他品牌照度计。

微量取样器：10~1000μL 及相应吸嘴。

（3）检测步骤

取样及样品前处理：

按传统 AOC 检测方法取样、脱氯、经巴氏灭菌（70℃，30min）后冷至室温待用。

配制不同浓度的样品和阴性、阳性对照：

取 14 支洁净试管分别标记为 1~14 号（试管的数量可多可少，主要依赖于对待测水样中 AOC 浓度的预期）；取 1.75mL 待测水样置于 1 号管中，再加入 0.25mL 浓缩分析缓冲液，用涡旋混合器混匀。

以洁净无碳水作稀释用液，将浓缩分析缓冲液按 8:1 比例稀释，取 1mL 上述稀释后缓冲液分别置于 2~14 号管中。

将 1 号管中混合物取出 1mL 放入 2 号管，混匀；将 2 号管中混合物取出 1mL 放入 3 号管，混匀；依次重复上述步骤，直至 7 号管，7 号管混合物取出 1mL 弃去即可。这样 1~7 号管即形成不同浓度的待测水样，1 号管中含有 87.5% 的待测水样，2 号管中含有 43.75% 的待测水样，其他可类推。

以 8~10 号管为阴性对照（只加稀释后的缓冲液），以 11~14 号管作为阳性对照。首先用分析缓冲液稀释碳标准溶液，使其终浓度为 5mg/L，该溶液应在每次实验前新鲜配制；取上述碳标准溶液（5mg/L）10、20、40、80μL，依次置于 11~14 号管中，这样 11~14 号管中的碳标准溶液的浓度分别为 50、100、200μg/L 和 400μg/L。

测定发光：

取 0.5mL 水合缓冲液加入冻干细菌瓶中，用涡旋混合器迅速混匀，使其悬浮；如有块状物形成则弃去该瓶，重做。3min 后，各取 10μL 该混合物分别加入上述 1~14 号试管中，混合均匀。26~28℃孵育，60~120min 后用照度计测各管的发光强度。

计算结果：

首先计算阴性对照的平均读数（ANC）以及标准差（SD）。所有 1～14 号管的读数都减去 ANC。选择相对于阴性对照的发光强度有明显提高（3×SD）的试管，计算其中待测水样的最小浓度（%）表示。根据 11～14 号试管中碳标准溶液浓度和相应发光强度绘制标准曲线，根据该曲线确定 3×SD 发光强度所对应的碳标准溶液浓度，这个浓度即可计算待测水样的 AOC 浓度（以碳标准溶液浓度为单位）。根据事先确定的 CheckLight 方法中碳单位和传统方法中 AOC 单位"μg 乙酸碳/L"之间的转换系数，将上述碳单位转换为通常所用的 AOC 单位"μg 乙酸碳/L"。

### 3.1.3 AOC 与生物稳定性

国外学者调查研究发现，管网水细菌数多少与出厂水的 AOC 含量相关。

1. AOC＜10μg 乙酸碳/L，异养菌几乎不能生长；并指出，供水生物稳定性良好；
2. AOC＞50μg 乙酸碳/L，细菌易于繁殖；
3. LeChevallier 等对北美 31 个水厂调查表明：当 AOC＜100μg 乙酸碳/L，给水管网大肠菌群数大为减少，AOC＜54μg 乙酸碳/L，大肠杆菌不能生长。并指出，存在余氯的条件下，AOC 保持在 50～100μg 乙酸碳/L 时，水质能达到生物稳定。

### 3.1.4 BDOC 的测定

BDOC 测定方法目前国内外正处于研究中，通常有悬浮培养测定法和循环培养测定法，本书只介绍悬浮培养测定法。

1. 测定原理

BDOC 的悬浮生长法测定是先将待测水样经膜过滤去除微生物，然后接种一定量的同源细菌，同源细菌也可称为土著细菌（Indigenous Bacteria），即在与待测水样相同水源环境中生长的细菌，在恒温条件下（一般为 20℃）培养 28d，测定培养前、后溶解性有机碳（DOC）的差值即为 BDOC。由于 28d 的测定时间过长，为了探索缩短培养时间的可行性，本实验研究了培养 28d 的反应动力学，在培养过程中，每隔 1d 测定 DOC 值一次，以确定 BDOC 的变化规律。

2. 器皿与材料

500mL 带盖磨口三角瓶（用于水样培养）、1000mL 磨口玻璃瓶（用于水样取样）、5mL 移液管、50mL 玻璃注射器。用前先用重铬酸钾洗液浸泡 4h，用自来水冲干净，然后用蒸馏水冲洗 3 遍，再用超纯水冲洗 1 遍。20mL 具塞玻璃瓶（用于取水样测定 TOC）。用前先用洗液泡洗，然后用蒸馏水冲洗 3 遍，再用超纯水冲洗 1 遍，然后在 550℃温度下干燥 1h。2μm 和 0.45μm 超滤膜，用前先用超纯水煮 3 遍，每遍 30min。

真空超过滤装置一套，使用前用超纯水冲洗干净。

3. 操作过程

（1）在取样点将待测水样取入1000mL玻璃瓶中，尽快将水样送到实验室，放入冰箱中保存。

（2）在与待测水样同源且细菌含量较多的水域（一般在水源处）取水样1L，尽快将水样送到实验室，放入冰箱保存。

（3）将待测水样用0.45μm超滤膜进行过滤。过滤方法为：先用纯水过500mL左右，弃之。然后过滤水样，前150~200mL滤液弃之不用，接着过滤600mL左右，取500mL滤液装入500mL磨口玻璃瓶中。并同时取水样测TOC，此值为$DOC_0$（即初始DOC值），如水样中有余氯，在过滤前加入适量硫代硫酸钠还原（一般为余氯当量的1.2倍）。

（4）将接种液通过2μm膜过滤，分别取滤液5mL加入500mL待测水样中，盖好盖后摇晃均匀。

（5）将加好接种液的水样放入恒温箱中，在20℃培养28d。常规测定时在第28d取样，先经过0.45μm超滤膜过滤然后测定TOC（过滤程序与前面相同），此值即为$DOC_{28}$，$BDOC = DOC_{28} - DOC_{28}$。

（6）对测定28d反应动力学的水样，在恒温培养过程中每隔1d用50mL注射器取样，经0.45μm超滤膜过滤后分析DOC，即$DOC_t$，$DOC_t$与$DOC_0$之差即为$BDOC_t$（第t天的BDOC值）。每个水样做3个平行样。

4. BDOC降解动力学系数$k$值的确定

测定BDOC的28d反应动力学的水样在东北某市水厂的进厂水、出厂水、管网水进行的测试，取样时间为2003年5~7月。该水处理厂以松花江水为水源，生产净水能力为225000m³/d，投药、搅拌、沉淀、过滤等工艺实现了自动化控制。

测定结果如表3-1所示。BDOC大致在15d左右达到最大值，并趋于平衡。根据在低基质浓度下细菌对基质的利用为一级反应的原理，即BDOC去除率与任一时刻剩余的BDOC数量成正比。故BDOC随时间的变化率可表达为：

$$\frac{dL}{dt} = -K'L \tag{3-7}$$

式中　$L$——在任一时刻剩余的BDOC浓度；

　　　$K'$——BDOC反应速率常数。

假定在$t=0$时，$L=L_u$，$L_u$表示水中原有的BDOC（即无任何生物作用发生之前的BDOC），则可对式（3-7）积分，得到：

$$\frac{L}{L_u} = 10^{-kt} \tag{3-8}$$

式中，$K = (1/2.3) K'$。

如假定在第 $t$ 天时测得的 BDOC 量为 $BDOC_t$，则第 $t$ 天内的 BDOC 降解量应为：
$$BDOC_t = L_u - L = BDOC_u - BDOC_u 10^{-kt} = BDOC_u (1 - 10^{-kt}) \quad (3-9)$$

实验数据用 Microcal origin6.0 数据拟合程序进行非线性最小平方拟合，拟合方程曲线如图 3-3、图 3-4、图 3-5 所示。得出最优化降解动力学 $k$ 值如表 3-2 所示。求出的平均 $k$ 值为 $0.07449 d^{-1}$。

28d 培养测定的 $BDOC_t$ 值变化（$mg \cdot L^{-1}$）　　　　表 3-1

| 水　样 | 进厂水 | 出厂水 | 管网水 |
|---|---|---|---|
| $DOC_0$ | 5.059 | 3.010 | 3.201 |
| $BDOC_2$ | 0.013 | 0.100 | 0.14 |
| $BDOC_3$ | 0.191 | 0.243 | 0.194 |
| $BDOC_4$ | 0.233 | 0.204 | 0.267 |
| $BDOC_6$ | 0.430 | 0.381 | 0.396 |
| $BDOC_8$ | 0.419 | 0.484 | 0.499 |
| $BDOC_{10}$ | 0.552 | 0.437 | 0.493 |
| $BDOC_{12}$ | 0.493 | 0.542 | 0.539 |
| $BDOC_{14}$ | 0.481 | 0.461 | 0.492 |
| $BDOC_{16}$ | 0.536 | 0.439 | 0.565 |
| $BDOC_{18}$ | 0.488 | 0.511 | 0.472 |
| $BDOC_{20}$ | 0.433 | 0.482 | 0.503 |
| $BDOC_{22}$ | 0.595 | 0.496 | 0.512 |
| $BDOC_{28}$ | 0.638 | 0.538 | 0.479 |
| 3 个平行样相对偏差 $RV$（%） | 2.2~8.3 | 0.9~12.6 | 3.3~10.1 |

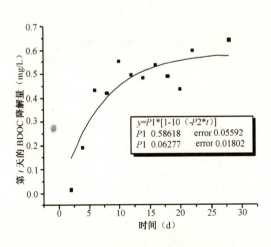

图 3-3　进厂水的 BDOC 降解动力学方程拟合曲线

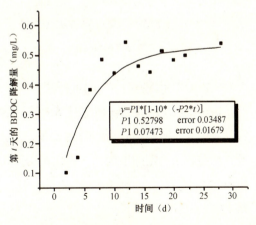

图 3-4　出厂水的 BDOC 降解动力学方程拟合曲线

降解动力学 k 值　　　　　　　　　　表 3-2

| 参　　数 | 进厂水 | 出厂水 | 管网水 | 平　均 | 相对偏差 RV（%） |
|---|---|---|---|---|---|
| BDOC（mg/L） | 0.58618 | 0.52798 | 0.53204 | | |
| $k$（d$^{-1}$） | 0.06277 | 0.07473 | 0.08594 | 0.07449 | 1.157 |

5. BDOC 降解动力学方程的确定及验证

根据以上计算结果，在 20℃ 恒温培养中 BDOC 的降解可用下列公式表示：

$$BDOC_t = BDOC_u (1 - 10^{-0.07449t}) \quad (3-10)$$

式中符号如前所示。

为了验证上述 BDOC 反应动力学的可靠性，将实测的数据和相应的计算值进行了比较。结果如图 3-6 所示。由图 3-6 可以看出，计算值与实测值基本相符。所以式（3-10）基本能代表东北某市生活供水在 20℃ 恒温培养中 BDOC 的降解变化情况。

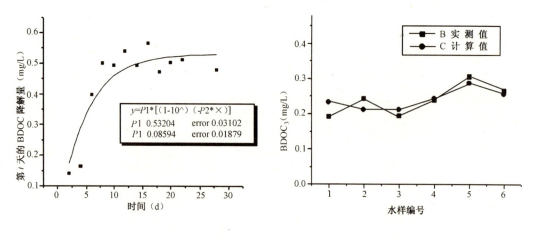

图 3-5　管网水的 BDOC 降解动力学方程拟合曲线

图 3-6　$BDOC_3$ 实测值与计算值的比较

6. $BDOC_3$ 代替 $BDOC_{28}$ 的可行性分析

BDOC 悬浮培养 28d 测定时间太长，不能及时反映水中 BDOC 含量的变化，在水厂的实际应用受到限制，且培养时间太长，由于有机营养物的耗竭会发生细菌内源代谢的问题，从而影响测定的准确性。因此对培养 3d 的 BDOC 测定值即 $BDOC_3$ 代替 28d 培养测定 BDOC 进行了研究，即 $BDOC_3$ 的可行性问题。从理论上分析，以 $t=3$ 代入式（3-10）得：

$$\frac{BDOC_3}{BDOC_{28}} = (1 - 10^{-0.07449 \times 3}) \approx 40.22\%$$

也就是说 $BDOC_3$ 占整个 $BDOC_{28}$ 值的 40.22%，这与清华大学研究认为 $BDOC_3$ 占整个 BDOC 值的 40% 左右的结论相同。

据此分析，试验中测定了 $BDOC_3$ 和 $BDOC_{28}$ 的值，并进行了比较，结果如图 3-7 所示。$BDOC_3/BDOC_{28}$ 值绝大多数在 35%~50% 之间，沿 40% 水平线均匀分布，用测定 $BDOC_3$ 代替测定 $BDOC_{28}$ 的值是可行的，这可更及时地反映水中生物可降解溶解性有机碳的含量，便于实际工程的应用。

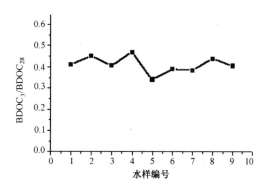

图 3-7 实验水样的 $BDOC_3$ 与 $BDOC_{28}$ 的比值

**7. DOC 与 $UV_{254}$ 之间的相关性**

由于 BDOC 是 DOC 的函数，因此，在测定 BDOC 时，需要频繁测定 DOC 值。而 DOC 作为反映水中溶解性有机物，是 TOC 的一个组成部分，一般经过超滤膜过滤后由 TOC 分析仪测定。但是，由于 TOC 分析仪设备昂贵、使用成本高、仪器易损坏、测定精度通常较低且重现性差等特点，从而限制了其在国内的应用。所以在测定 BDOC 时，有必要寻找间接测定 DOC 的方法。

$UV_{254}$ 是衡量水中有机物指标的一项重要控制参数，在国外经过近 20 年的不断研究，已被水处理研究和管理人员普遍接受和使用。$UV_{254}$ 的主要优点：$UV_{254}$ 的测定不需要进行波长扫描，而只反映在 254nm 处的紫外吸收；正是由于 $UV_{254}$ 只是 254nm 一个波长处的紫外吸收，其所反映的并不是某一种有机物的浓度，而是多种有机物的浓度之和，是一类有机物的共同含量。

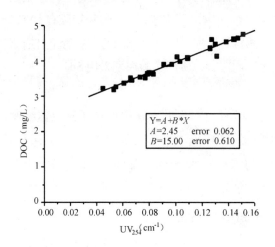

图 3-8 东北某市供水水质的 $UV_{254}$ - DOC 相关性

测定 DOC 与 $UV_{254}$ 的水样为东北某市水厂的出厂水，测定数据用 Microcal origin6.0 数据拟合程序进行线性拟合，拟合直线如图 3-8 所示，拟合结果如图 3-9 所示。

由拟合结果可知 $UV_{254}$ 与 DOC 具有明显的线性关系，其关系方程为：

$$DOC = 15UV_{254} + 2.45 \quad (3-11)$$

由此，便找到了一个简易测定 DOC 的方法。即先测出水样的 $UV_{254}$ 值，然后代入该水样的 DOC 与 $UV_{254}$ 的线性关系方程，如式（3-11）就可得到水样的 DOC 值，可以通过 DOC 来确定 BDOC 值。

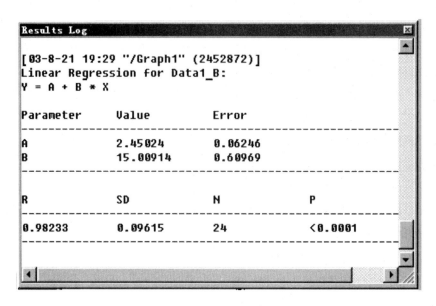

图 3-9　东北某市供水水质的 $UV_{254}$ - DOC 相关性拟合结果

## 3.1.5　BDOC 与生物稳定性

为了探索 BDOC 与生物稳定性的关系，我们在实验室进行了静态试验。利用某水厂出厂水和管网水配置成不同浓度 BDOC 的实验水（以出厂水表示）。实验管段有 PVC 管、球墨铸铁管、环氧树脂涂衬球墨铸铁管、不锈钢管 4 种不同管材的短管，短管上挂有观察试片。考虑到水在实际管网中停留时间可达一周左右，所以实验周期采用 5d。

1. BDOC 阈值

图 3-10 由出厂水 BDOC 与 3d 后相应的 BDOC 降解量（ΔBDOC）实测数据绘制而成。从图 3-10 中我们可以看出，每种管材的 ΔBDOC 与出厂水的 BDOC 成正比关系。对 4 种管材的数据进行拟合，得出其平均拟合曲线。拟合结果如图 3-11 所示。由拟合结果可得以下关系式：

$$\Delta BDOC = 0.262 BDOC - 0.052 \qquad (3-12)$$

根据式（3-12）可求得当出厂水 BDOC 浓度为 0.2mg/L 时，ΔBDOC 为 0。也就是说，存在这样一个阈值：当出厂水 BDOC 值低于 0.2mg/L 时，不再存在 BDOC 的降解，即微生物不再生长繁殖，此时出厂水是生物稳定性水；当出厂水 BDOC 值高于这个阈值时，BDOC 的降解（ΔBDOC）与出厂水 BDOC 值成正比，此时出厂水是生物不稳定性水。Lolk 等发现，饮用水在水温 20℃、BDOC 值为 0.15mg/L，水温 15℃，BDOC 值为 0.20mg/L 时，该水质具有生物稳定性，我们的实验研究与 Lolk 等研究结果基本一致。

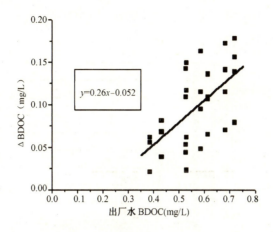

图 3-10　4 种管材的平均 BDOC-ΔBDOC 拟合关系图

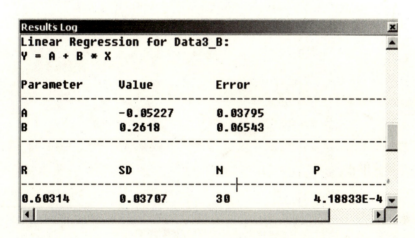

图 3-11　BDOC 和 ΔBDOC 拟合结果

2. BDOC 与吸附细菌

3 个月后，从静态实验管段上取下观察试片，用高倍显微镜观察、计算试片吸附性细菌数量。其数量与 BDOC 的关系如图 3-12 所示。该图表明：

（1）试片吸附性细菌随出厂水 BDOC 浓度的增加而增加；

（2）当 BDOC 值从 0.234mg/L 降到 0.167mg/L 时，吸附性细菌量有明显的减小，说明影响微生物生长繁殖的 BDOC 浓度阈值在 0.167~0.234mg/L 之间。这与上一节中通过 ΔBDOC 与 BDOC 的关系求解的 BDOC 阈值为 0.2mg/L 是一致的。很显然，当出厂水 BDOC 浓度大于 0.234mg/L 时，细菌会大量繁殖，为生物不稳定性水。

3. BDOC 与游离细菌

出厂水中游离细菌的多少主要与原水的微生物状况和水厂所采用的水处理工艺有关。几乎所有的研究都表明管网水中游离细菌与出厂水相比有明显增高的趋势。图 3-13 列出了出厂水 BDOC 浓度对管网水中游离细菌的影响。该图显示：

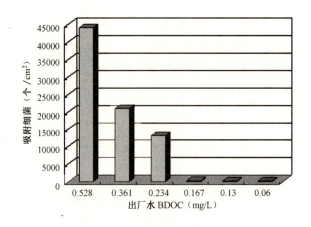

图 3-12　吸附性细菌浓度—出厂水 BDOC 浓度关系

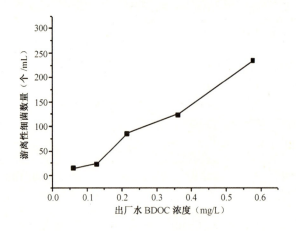

图 3-13　游离性细菌—出厂水 BDOC 浓度关系

（1）游离细菌的浓度与出厂水 BDOC 浓度相关，随 BDOC 浓度的增加而增加。

（2）在出厂水 BDOC 浓度为 0.13~0.214mg/L 之间，游离细菌增长速率最高。说明在这个 BDOC 浓度范围内，游离细菌增值变化最大，也就是说 BDOC 阈值可能在此浓度范围内。当 BDOC 浓度大于此浓度范围时，出厂水为生物不稳定性水。

## 3.2　AOC 在给水管网中的变化

### 3.2.1　给水系统生物稳定性概况

本研究是对 S 市 STJ 水厂供水系统每天上午 8:00~10:00 的平均供水时段的 AOC

进行了 9 次取样分析。其中，1、5、6、7、10 月各 1 次，9、11 月各两次，基本涵盖了 S 市一年四季的情况，共获得原水 AOC 数据 11 个，出厂水 AOC 数据 11 个，管网水 AOC 数据 82 个，如表 3-3 所示。

**STJ 出厂水及管网水的 AOC 状况**　　　　　　表 3-3

| AOC 值 | <50 | 50~100 | 100~200 | 200~300 | ≥300 | 合　计 |
|---|---|---|---|---|---|---|
| 原水（个） | 1 | 4 | 4 | 2 | 0 | 11 |
| 百分比（%） | 9.1 | 36.4 | 36.4 | 18.2 | 0 | 100.1 |
| 出厂水（个） | 1 | 3 | 3 | 3 | 1 | 11 |
| 百分比（%） | 9.1 | 27.3 | 27.3 | 27.3 | 9.1 | 100.1 |
| 管网水（个） | 11 | 22 | 30 | 11 | 8 | 82 |
| 百分比（%） | 13.4 | 26.8 | 36.6 | 13.4 | 9.8 | 100 |

总体来看，STJ 水厂原水 AOC 在 50~200μg 乙酸碳/L 范围内，最小值为 39μg 乙酸碳/L，最大值为 204μg 乙酸碳/L，平均为 104μg 乙酸碳/L，属于生物稳定性相对较好的原水。出厂水 AOC 在 50~300μg 乙酸碳/L，最小值为 50μg 乙酸碳/L，最大值为 300μg 乙酸碳/L，平均为 158μg 乙酸碳/L；管网水 AOC 也主要分布在 50~300μg 乙酸碳/L，但分布范围更广，最小值为 42μg 乙酸碳/L，最大值达到 429μg 乙酸碳/L，平均为 162μg 乙酸碳/L。沿供水系统由前向后，从平均值来看，AOC 有逐渐增加的趋势；从分布范围看，AOC 分布有逐渐加宽的趋势。从 AOC 的绝对数值与生物稳定性的关系分析，如果按照 200μg 乙酸碳/L 的标准，则 STJ 供水系统水质的生物稳定性总体是比较好的；但如果按照国外学者提出的 AOC 达到 50~100μg 乙酸碳/L 才能保持生物稳定性的标准，则还有一定的差距。AOC 的成分如表 3-4 所示。

**STJ 供水系统 AOC 成分**　　　　　　表 3-4

| AOC 值 | AOC | | AOC-P17 | | | AOC-NOX | | |
|---|---|---|---|---|---|---|---|---|
| | 范围（μg 乙酸碳/L） | 均值（μg 乙酸碳/L） | 范围（μg 乙酸碳/L） | 均值（μg 乙酸碳/L） | 比例（%） | 范围（μg 乙酸碳/L） | 均值（μg 乙酸碳/L） | 比例（%） |
| 原水 | 39~212 | 117 | 30~148 | 93 | 79.49 | 8~56 | 24 | 20.51 |
| 出厂水 | 50~300 | 158 | 27~274 | 121 | 75.32 | 12~100 | 37 | 24.68 |
| 管网水 | 42~429 | 162 | 24~378 | 117 | 72.22 | 4~169 | 45 | 27.78 |

以 AOC-P17 为主要组成成分,这与一般研究结果是吻合的。因为 P17 可以利用水中大部分生物易降解的有机物,如氨基酸、羧酸、乙醇、碳水化合物(多糖除外)等,但不能利用草酸。无论是原水、出厂水还是管网水,其 AOC-P17 占总 AOC 值的比例一般都在 60%以上,比例最高的达到 95%,最小的也有 40%,平均为 75%。从统计数据分析,沿供水系统从前向后,即从原水、出厂水到管网水,AOC-P17 占总 AOC 值的比例呈现逐渐减小的趋势,而 AOC-NOX 占总 AOC 值的比例则逐渐增加。

### 3.2.2 AOC 的季节变化

AOC 的季节变化如表 3-5 所示。

AOC 的季节变化($\mu g/L$)　　　　　　　　表 3-5

| 季　节 | 冬季(1月) | 夏季(5~10月) | 秋季(11月) |
|---|---|---|---|
| 原水 | 212 | 115 | 39 |
| 出厂水 | 266 | 184 | 50 |
| 管网水 | 302 | 173 | 58 |

由于原水水质季节性的变化,出厂水和管网水的 AOC 也呈现相应的变化规律。从几次取样的数据分析,无论是原水、出厂水还是管网水,AOC 都以冬季(1月)最高,秋季(11月)最低,夏季(5~10月)居中。冬季原水 AOC 超过 $200\mu g$ 乙酸碳/L,出厂水 AOC 为 $266\mu g$ 乙酸碳/L 左右,管网水平均值为 $302\mu g$ 乙酸碳/L;秋季原水 AOC 一般在 $50\mu g$ 乙酸碳/L 以下,出厂水 AOC 也只有 $50\mu g$ 乙酸碳/L,管网水一般在 $100\mu g$ 乙酸碳/L 以下,平均值只有 $58\mu g$ 乙酸碳/L;夏季原水 AOC 平均为 $115\mu g$ 乙酸碳/L,出厂水升高到 $184\mu g$ 乙酸碳/L 以下,在管网水中平均值略有下降,为 $173\mu g$ 乙酸碳/L。当然,这只能反映 AOC 季节变化的总体统计规律,某一天的数据可能与此数值有较大的差别。

造成原水这种季节变化的原因,应该与水源水质季节变化有很大关系。可能是,冬季水源水量减少,含有高 AOC 的排污水占原水的相对比例增大所造成的。

管网水中的 AOC 不仅存在季节变化,还有其自身的变化规律,而且出厂水与管网水的数值关系也与季节变化,特别是水温密切相关。图 3-14 是不同水温条件下某市水厂出厂水与管网水 AOC 间的关系。

从图中明显可见,水温 25℃是 1 个分界线。当水温低于 25℃时,管网水的 AOC 高于出厂水,表明在较低的温度条件下,水中 AOC 的生成速度高于细菌对 AOC 的消耗速度,而且温度越低,管网水和出厂水间的 AOC 值差别越大;当水温高于 25℃时,出厂水的 AOC 值高于管网水,表明在较高的温度条件下,水中细菌对 AOC 的消耗速度高于

AOC 的生成速度，同样，温度越高，管网水和出厂水间的 AOC 值差别也越大。

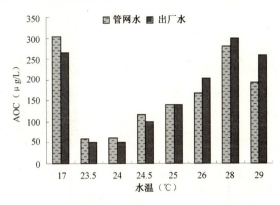

图 3-14　不同温度下出厂水与管网水 AOC 的比较

### 3.2.3　AOC 在给水管网中的变化

AOC 不仅在水处理工艺中发生明显的变化，出厂后在管网中也会由于生物和化学反应而产生明显的变化。图 3-15 和图 3-16 分别是 STJ 水厂出厂水在两个管线中的变化。

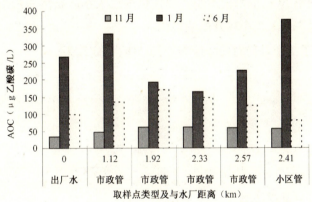

图 3-15　不同季节 AOC 在管网中的变化（路径Ⅰ）

从图中可以明显看出，冬季（2002 年 1 月）管网水的 AOC 值明显高于夏季（2002 年 6 月）和秋季（2001 年 11 月）的 AOC 值，且冬季数值的变动幅度远远大于夏季和秋季。

在冬季，出厂水进入管网后，AOC 基本上先下降，在市政管中流动约 2km 多，又进入升高的过程，这个过程一直持续到小区管道，也就是说，可能维持一个相当长的时间。但在入户管中的测定数据则显示，AOC 已开始降低，但依然高于市政管中的数值。

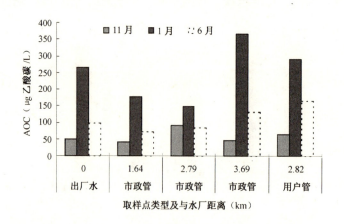

图 3-16 不同季节 AOC 在管网中的变化（路径Ⅱ）

在夏季，两条管线表现出不同的变化规律。路径Ⅰ有明显的先升高再降低的趋势，而路径Ⅱ则与冬季 AOC 的变化趋势类似，先略微降低，然后直线上升，并一直持续至入户管。至于 AOC 在两条路径中表现出不同趋势的原因，可能与管道属性、管道卫生状况等因素有关。

在秋季，管网中 AOC 的数值最小，变化幅度也最小，虽然两条路径的具体变化不尽相同，但基本呈现出 1 个小幅升高的趋势。

图 3-17 综合了 7 个月份对几个管网点的 AOC 测定结果。

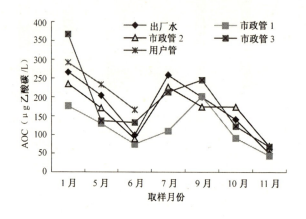

图 3-17 AOC 在管网中的季节变化

从图中可以明显看出，出厂水和管网水 AOC 都存在季节的变化。在测定的几个月份中，以 1 月最高，11 月最低。

管网水的 AOC 不仅在数值上存在着季节变化，AOC 的组成也存在着季节性的变化，如图 3-18、图 3-19 所示。

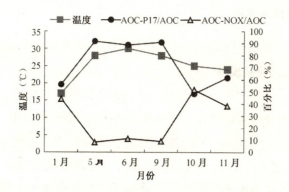

图 3-18　不同季节温度与管网中 AOC 组成变化

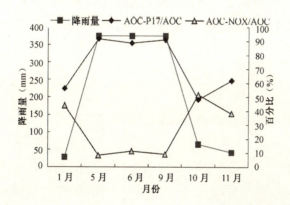

图 3-19　不同季节降雨量与管网中 AOC 组成变化

注：图中 1、10、11 月份降雨量为 2001 年与 2002 年当月降雨量的平均值；

5、6、9 月份降雨量为 2001～2002 年 5～9 月降雨量的平均值。

在夏季的 5、6、9 月份，AOC-P17 占总 AOC 值的比例非常高，一般在 90% 以上，而 AOC-NOX 占总 AOC 值的比例一般不到 10%；在秋冬季的 10、11、翌年 1 月，AOC-P17 虽然仍是总 AOC 的主要成分，但比例明显降低，一般只有 50%～60% 左右，而 AOC-NOX 所占总 AOC 值的比例急剧升高，达到 40%～50%，这种变化与管网水温有关。从研究结果来看，两种 AOC 的比例的确与水温有一定的相关关系。分析发生这种变化的原因不一定是由温度直接引起的，很可能是由于季节的变化，降雨量发生变化，导致水源水成分也发生变化。降雨水中的 AOC-P17 占总 AOC 值的比例很高，而 AOC-NOX 占总 AOC 值的比例很低。在雨季，有大量 AOC-P17 含量高的雨水，直接引起了水源水 AOC-P17 成分的增加。也就是说，由于雨季和干旱季节的不同，引起原水来源成分不同，从而产生供水系统 AOC 成分的变化。

### 3.2.4 AOC 和大肠菌群关系

LeChevallier 等在 20 世纪 80 年代对美国新泽西州给水系统大肠菌群数与 AOC 关系进行了大量调查研究，他们发现：

1. 水处理厂出厂水中 AOC 含量较高，随着水在管网中的流动，随着时间和距离的增加，水中 AOC 逐渐被微生物消耗，水中所含 AOC 浓度越来越低。图 3-20 表明，在距离水处理厂 1.13km 的位置 1，AOC 浓度削减了 37%，当继续流至死水端的短管（距 1 点约 0.6km 处的位置 4），AOC 浓度已降至原出厂水浓度的 40%；

2. 大肠菌的生长与 AOC 密切相关。当用管网中分离出来的大肠埃希氏菌（E. coli）接种除氯后的水样时，大肠埃希氏菌在出厂水和位置 1 处的水样中大肠菌得到生长，且生长数与 AOC 成正比例相关，而在管网死水端（位置 2）没有生长（图 3-21），表明当 AOC 浓度低于 50μg 乙酸碳/L 时大肠菌群的增殖受到了限制。

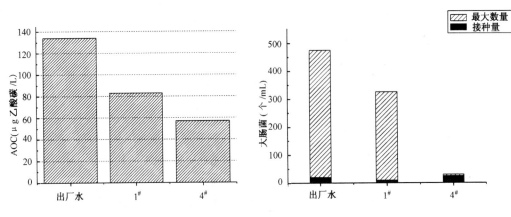

图 3-20 新泽西州配水系统 AOC 的变化（1986 年 8 月 23 日）

图 3-21 新泽西州配水系统水样中大肠埃希氏菌的生长（1987 年 8 月 23 日）

新泽西州给水系统中，大肠菌群的存在大部分都与含量在 100～200μg 乙酸碳/L 的 AOC 有关，1988 年 8 月前 12d，AOC 的波动与 7d 后大肠菌群数进行比较发现（图 3-22），当 AOC 出现高峰时，大肠菌群也出现高峰，大肠菌群高峰的滞后与水在配水系统中的传输和大肠菌群的生长过程有关。

他们的研究发现：

1. AOC<50μg 乙酸碳/L 时，大肠菌群难以生长；
2. AOC 月平均在 260μg 乙酸碳/L 时，大肠菌群每月超标率大于 5%；
3. AOC 月平均小于 100μg 乙酸碳/L 时，大肠菌群每月检出率小于 1%。

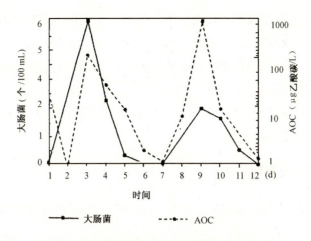

图3-22 配水系统中AOC浓度与大肠菌群
浓度日波动关系（1988年8月1~12日）
大肠菌群数据多测7d(8月8~19日)

## 3.3 BDOC在给水管网中的变化

### 3.3.1 取样点的选择及取样时间

本项研究选择了D市ZY水厂和SK水厂及其相应的给水管网。取样点之间间距及管径的分布如表3-6和表3-7所示。

**管线1取样点间距及所对应管径（ZY水厂）** 表3-6

| 取样点 | 1# | 2# | 3# | 4# | 5# | 6# |
|---|---|---|---|---|---|---|
| 间距（m） | 0 | 4200 | 5100 | 7200 | 8500 | 9400 |
| 管径（mm） | DN 700 | DN 700 | DN 700 | DN 700 | DN 600 | DN 600 |

注：各点距1号取样点的间距。

**管线2取样点间距及所对应管径（SK水厂）** 表3-7

| 取样点 | 11# | 12# | 13# | 14# |
|---|---|---|---|---|
| 间距（m） | 0 | 30000 | 31000 | 32000 |
| 管径（mm） | DN 400 | DN 400 | DN 400 | DN 400 |

注：各点距11号取样点的间距。

从表中可以看出，管线 2 的长度要远大于管线 1 的长度。管线 2 从出厂点 11 号到取样点 12 号的距离为 30000m，而管线 1 从 1 号到 6 号仅仅 9400m。因此，管线 2 可以看作是对管线的延长。并且 ZY 水厂的源水和 SK 水厂的源水均为地表水。同时，两个水厂的水处理工艺也相近。

试验的取样时间分别为 2003 年秋季（9 月）、冬季（2003 年 12 月和 2004 年 2 月）、春季（3 月）和夏季（8 月）。

### 3.3.2 BDOC 在给水管网中的变化

图 3-23～图 3-26 反应了不同季节管网水中 BDOC 和氯的变化趋势。

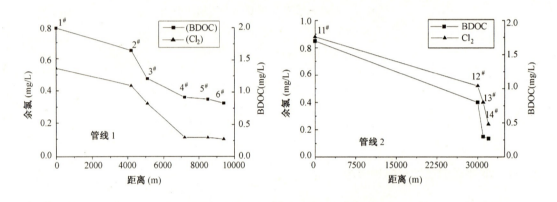

图 3-23 夏季管线 1 和管线 2 中 BDOC 与余氯的变化关系

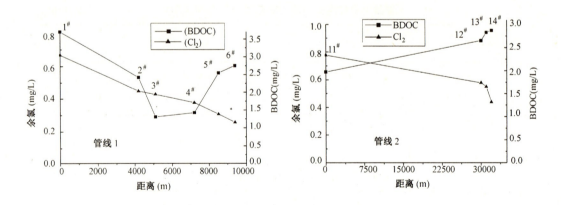

图 3-24 冬季管线 1 和管线 2 中 BDOC 与余氯的变化关系

从上面的图可以看出，BDOC 与余氯的变化在不同的月份是不同的。这与水温、用水量、细菌总数等方面有关。

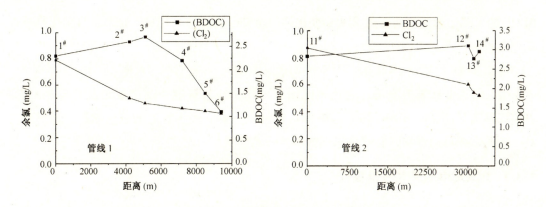

图 3-25 春季管线 1 和管线 2 中 BDOC 与余氯的变化关系

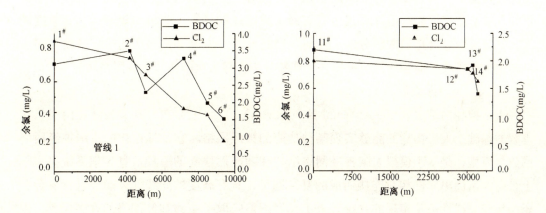

图 3-26 秋季管线 1 和管线 2 中 BDOC 与余氯的变化关系

如图 3-23 所示,在夏季,水温平均为 18℃,由于水温较高,余氯能快速与水中的有机物反应。并且,由于在夏季用水量比较多,水在清水池中的停留时间短,不足以使氯与有机物完全反应。因此,出厂水中余氯可能继续与有机物反应。从图中可以看出,管线 1 取样点从 1~4 号,余氯下降最快,同时 BDOC 下降也快。对于取样点 4 号、5 号和 6 号,余氯开始下降较慢,此时,余氯与水中有机物反应完全,余氯的主要作用是防止细菌大量繁殖恶化水质。但细菌还会在适当范围内繁殖,使 BDOC 下降,但下降幅度较慢。通过管线 1 和管线 2 可见,在夏季,BDOC 沿管线是逐渐降低。

如图 3-24 所示,冬季水温低,平均为 1℃,细菌活性差。因此,管道中主要是氯与有机物作用,细菌的消耗减少。尽管氯与有机物的反应速率也降低,但综合作用会使 BDOC 增加。图 3-23 中最低余氯量约为 0.1mg/L,图 3-24 中最低余氯量约为 0.2mg/L,低水温和高余氯量均会抑制细菌的繁殖,因此,细菌对有机物的消耗很小,BDOC 沿管线会上升。但在管线中,BDOC 的变化是先减少后增大。这是由于管道为铸铁管,可能腐蚀严重,管壁上形成了生长环,会大量吸附水中的有机物,造成最初

BDOC 的下降。通过管线 2 的 BDOC 变化趋势可知，在冬季，BDOC 沿管线的变化是逐渐增高的。

如图 3-25 和图 3-26 所示，春季平均水温 10.8℃、秋季平均水温 12.5℃，这两个季节 BDOC 沿管线有升有降，变化情况均有不同，这与管道中既存在加氯引起 BDOC 升高而细菌活动又使 BDOC 降低这种相互影响，还要取决于管道的卫生状况。通过管线 2 的两个图可以看出，在管线末端的 BDOC 均降低。

### 3.3.3 BDOC 神经网络预测模型

应用计算机计算、管理给水管网的水力工况已比较成熟。管网的水质状况比水力工况更为复杂，它是在水力分析的基础上又加有化学、微生物学的变化。近代计算科学的发展使之有可能应用计算机进行管网水质问题的计算、分析和管理。尽管难度较大，但应该明确这是前进的方向。任何一项技术的发展都必然经历起步、发展和逐步走向成熟的阶段。应用计算机模拟、计算和分析管网水质问题，在我国当属起步阶段。

1. 人工神经网络简介

人工神经网络（Artificial Neural Network，ANN）是人类在对其大脑神经网络认识理解的基础上人工构建的能够实现某种功能的神经网络。它是理论化的人脑神经网络的数学模型，是基于模拟大脑神经网络结构和功能而建立的一种信息处理系统。实际上是由大量简单元件相互连接而成的复杂网络，具有高度的非线性，能够进行复杂逻辑操作和非线性关系实现的系统。人工神经网络吸取了生物神经网络的许多优点，因而具有其专有的特性，如：高度并行性、高度非线性全局作用、良好的容错性与联想记忆功能、自适应性和自学习功能。

人工神经网络具有联想记忆、非线性映射、分类与识别以及优化计算等基本功能。在问题的求解过程中，它与传统计算相比在计算方法和计算模式上都有较大的不同，见表 3-8。通常用常规方法解决不了或效果不佳时 ANN 方法能显示出其优越性。尤其对问题的机理不甚了解或不能用数学模型表示的系统，ANN 往往是最有利的工具。另一方面，ANN 对处理大量原始数据而不能用规则或公式描述的问题，表现出极大的灵活性和自适应性。

ANN 与传统计算的比较  表 3-8

| 项　目 | 传统计算 | ANN 计算 |
| --- | --- | --- |
| 数据输入 | 数值形式 | 数值并允许感性的表示 |
| 基本开发方法 | 编程 | 通过样本数据并依据学习算法完成 |
| 知识恢复 | 顺序的计算 | 以汇集处理的形式回忆 |

续表

| 项 目 | 传统计算 | ANN 计算 |
|---|---|---|
| 处理计算 | 精确计算：符号处理、数值计算 | 非精确计算：模拟处理、非线性映射 |
| 数据存储 | 局部集中 | 全局分布 |
| 问题求解 | 算法公式 | 结构的选择和一组代表性例子的定义 |

人工神经网络建模以其良好的非线性映射能力、并行分布处理方式、自学习和自适应能力、数据融合能力、多变量处理能力以及较强的联想、容错性等特点受到人们的关注。近年来，人工神经网络在水行业领域得到了越来越多的应用，如江河水质的预测和评价研究、城市用水量预测、水质建模、管网漏损控制等方面。通过选取不同的模型结构和激活函数，可以形成各种不同的人工神经网络，得到不同的输入、输出关系式，完成不同的功能。人工神经网络最基本的两大类模型：一类是以 Hopfield 网络模型为代表的反馈型模型，它具有非线性和动态性；另一类是以多层感知器为基础的前馈模型。

随着科学技术的发展，神经网络法已经在各个领域发挥着它的作用。神经网络具有高度的并行性、高度的非线性全局作用、良好的容错性与联想记忆功能，以及很强的自适应、自学习功能。因此，解决 BDOC 值的问题是可行的。

2. BP 神经网络

反向传播网络（Back-Propagation Network，BP）通常是指基于误差反向传播算法的多层前向神经网络。BP 算法已经成为目前最为广泛的神经网络学习算法，据统计有近 90% 的神经网络应用是基于 BP 算法的。该算法采用近似的最速下降法，使权值沿均方误差的负梯度方向改变，通过不断修正连接权矩阵实现对网络的训练。此后，虽然出现了不同的改进 BP 算法以提高学习速度和算法的可靠性，但最初的反向传播设计思想仍然是前向网络的核心。

BP 神经网络是一种单向多层前向网络，利用历史观测样本进行有监督的网络训练，学习样本输入与输出之间的内在联系。采用 BP 算法调整权值和偏置值，从而使网络的实际输出尽可能的逼近目标输出。网络除输入输出节点外，还有一层或多层的隐层节点，同层节点中没有任何耦合（依照 MATLAB 中的习惯，将具有 $n$ 个隐层的网络称为 ($n+1$) 层网络）。输入信号从输入层节点依次传过各隐层节点，然后传到输出节点，每一层节点的输出只影响下一层节点的输出。

三层 BP 神经网络示意图如图 3-27 所示。其中，$P(R \times 1)$ 为输入，$a^3(S^3 \times 1)$ 为输出；$W^i$ 为连接权矩阵；$S^1$ 和 $S^2$ 代表两个隐层的神经元数；$f$ 为激励函数，隐层之间常用 sigmoid 函数，而隐层与输出层之间一般采用线性函数。

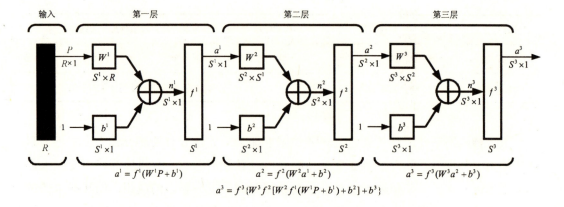

图 3-27 三层 BP 神经网络示意图

可见，BP 神经网络实际上相当于一个从输入到输出的高度非线性映射，即：$F: R^n \rightarrow R^m$。可以证明：具有足够数量隐层神经元的两层前向网络（在隐层中采用 sigmoid 函数；输出层采用线性函数）可以在任意精度下逼近任一实值连续函数。

$M$ 层 BP 神经网络的训练步骤如下：

（1）随机设置初始连接权系数矩阵 $W$

（2）通过网络将输入向前传播：

$$a^0 = P \tag{3-13}$$

$$a^{m+1} = f^{m+1}(W^{m+1}a^m + b^{m+1}) \tag{3-14}$$

$$a = a^M \tag{3-15}$$

其中，$m = 0, 1, \cdots M-1$。

（3）计算网络的目标函数 $J$，作为对网络学习状况的评价

（4）判别：若 $J(t \leqslant \varepsilon)$，算法结束；否则，至步骤（5）。$\varepsilon$ 是事先确定的误差期望（$\varepsilon > 0$）。

（5）通过网络将敏感性反向传播：

$$S^M = -2F^M(n^M)(t-a) \tag{3-16}$$

$$S^m = F(n^m)(W^{m+1})^T S^{m+1} \tag{3-17}$$

其中，$m = M-1, \cdots, 2, 1$；$F$ 为均方误差；$S$ 代表 $F$ 对输入元素变化敏感性。

（6）使用近似的最快下降法更新权值和偏置值：

$$W^f(k+1) = W^m(k) - aS^m(a^{m-1})^T \tag{3-18}$$

$$b^m(k+1) = b^m(k) - aS^m \tag{3-19}$$

（7）返回（2）重新进行计算，直至满足 $\varepsilon$ 误差要求为止。

BP 神经网络的应用，其重点在于神经网络拓扑结构的设计，是保证运行可靠性和准确性的关键。在进行 BP 神经网络设计过程中，一般应对隐含层的层数、隐层神经元数、网络的初始连接权值、训练过程中的学习速率以及期望误差等方面进行设计。

3. BDOC 神经网络预测模型

BP 神经网络的应用，其重点在于网络结构的设计。如前所述，只要在隐层中有足够多的神经元，多层前向网络可用来逼近几乎任一个函数。然而，通常并不能说多少层或多少神经元就可以满足预测精度的要求。网络结构分析的目的是通过建立试验模型分析不同网络结构对模型顶测能力的影响，寻找足以表示训练集的最简单的网络。

为研究合适的模型结构，本研究采用管网 7 个检测点的 30 次检测数据，其中前 20 次检测数据（共 140 组）用于组织训练，后 10 次数据（共 70 组）用于校验模型的预测能力。每组数据包括自由余氯、浊度（Tur）、总有机碳（TOC）、水温（T）、pH 和 BDOC 共 6 项水质指标，其中前 5 项指标作为输入，以 BDOC 为输出，对模型进行训练和检验。

确定建立三层神经网络模型：设有两个隐层，各层神经元数目分别为 21、10。选择能使网络的泛化能力大大提高的 trainbr 函数对网络进行训练；tansig、logsig 作为隐层的传递函数，purelin 纯线性函数作为输出层的传递函数。由于传递函数的特点决定了神经网络的输入输出值的最佳变化范围是 [-1, 1]。预先将训练样本数据进行处理，应用 premnmx（ ）函数把数据进行归一化：

$$\text{premnmx}(p) = -1 + 2 \times \frac{p - p_{\min}}{p_{\max} - p_{\min}} \tag{3-20}$$

通过式（3-20）将数据转换为 [-1, 1] 范围内的数值；对于网络的输出数据运用 postmnmx（ ）函数进行反归一化：

$$\text{postmnmx}(A0) = t_{\min} + 0.5 \times \frac{A0 + 1}{t_{\max} - f_{\min}} \tag{3-21}$$

式中　A0——训练后网络的仿真值。

网络经过 903 次循环训练的过程如图 3-28 所示，经过训练后网络的最终拟合均方误差为 $9.98625 \times 10^{-3}$。由训练预测结果可知，利用 BP 神经网络对给水管网中 BDOC 的训练预测效果较好。

4. 预测结果分析

用实验的后 10 次数据（共 70 组）进行模型的校验，同时建立 BDOC 预测的线性逐步回归模型。对于管网 7 个检测点，两种模型计算结果对比分别列于表 3-9 ~ 表 3-15。经误差分析可知，BP 神经网络预测模型中 69 组数据有 31 组准确预测，准确度为 44.92%，而多元线性逐步回归模型准确性很差，相对误差小于 ±10% 的仅有 6 组，因此用神经网络方法建立的模型预测管网中的 BDOC 是可行的。

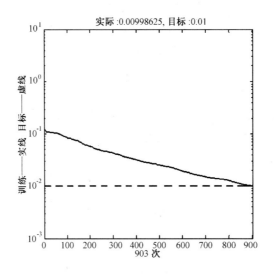

图 3-28 训练过程

第 1 号检测点 BDOC 预测误差分析（mg/L）　　　　　　　　　　表 3-9

| 实测值 (mg/L) | 多元线性逐步回归 | | | BP 模型 | | |
| --- | --- | --- | --- | --- | --- | --- |
| | 预测值（mg/L） | 绝对误差 | 相对误差（%） | 预测值（mg/L） | 绝对误差 | 相对误差（%） |
| 0.22 | 0.16 | -0.06 | -27.27 | 0.22 | 0.00 | 0.00 |
| 0.25 | 0.13 | -0.12 | -48.00 | 0.25 | 0.00 | 0.00 |
| 0.21 | 0.11 | -0.10 | -47.62 | 0.21 | 0.00 | 0.00 |
| 0.21 | 0.08 | -0.13 | -61.90 | 0.21 | 0.00 | 0.00 |
| 0.17 | 0.08 | -0.09 | -52.94 | 0.30 | 0.13 | 76.47 |
| 0.16 | 0.09 | -0.07 | -43.75 | 0.08 | -0.08 | -50.00 |
| 0.17 | 0.07 | -0.10 | -58.82 | 0.17 | 0.00 | 0.00 |
| 0.13 | 0.06 | -0.07 | -53.85 | 0.13 | 0.00 | 0.00 |
| 0.07 | 0.09 | 0.02 | 28.57 | 0.16 | 0.09 | 128.57 |
| 0.25 | 0.13 | -0.12 | -48.00 | 0.12 | -0.13 | -52.00 |

第 2 号检测点 BDOC 预测误差分析（mg/L）　　　　　　　　　　表 3-10

| 实测值 (mg/L) | 多元线性逐步回归 | | | BP 模型 | | |
| --- | --- | --- | --- | --- | --- | --- |
| | 预测值（mg/L） | 绝对误差 | 相对误差（%） | 预测值（mg/L） | 绝对误差 | 相对误差（%） |
| 0.24 | 0.12 | -0.12 | -50.00 | 0.12 | -0.12 | -50.00 |
| 0.22 | 0.08 | -0.14 | -63.64 | 0.39 | 0.17 | 77.27 |
| 0.13 | 0.10 | -0.03 | -23.08 | 0.30 | 0.17 | 130.76 |
| 0.10 | 0.12 | 0.02 | 20.00 | 0.10 | 0.00 | 0.00 |
| 0.12 | 0.11 | -0.01 | -8.33 | 0.12 | 0.00 | 0.00 |
| 0.03 | 0.10 | 0.07 | 233.33 | 0.09 | 0.06 | 200.00 |
| 0.19 | 0.16 | -0.03 | -15.79 | 0.19 | 0.00 | 0.00 |
| 0.10 | 0.22 | 0.12 | 120.00 | 0.10 | 0.00 | 0.00 |
| 0.09 | 0.22 | 0.13 | 144.44 | 0.18 | 0.09 | 100.00 |
| 0.26 | 0.23 | -0.03 | -11.54 | 0.14 | -0.12 | -46.15 |

第 3 号测试点 BDOC 预测误差分析（mg/L）　　表 3-11

| 实测值（mg/L） | 多元线性逐步回归 | | | BP 模型 | | |
|---|---|---|---|---|---|---|
| | 预测值（mg/L） | 绝对误差 | 相对误差（%） | 预测值（mg/L） | 绝对误差 | 相对误差（%） |
| 0.19 | 0.20 | 0.01 | 5.26 | 0.19 | 0.00 | 0.00 |
| 0.28 | 0.30 | 0.02 | 7.14 | 0.18 | -0.10 | -35.71 |
| 0.09 | 0.23 | 0.14 | 155.56 | 0.21 | 0.12 | 133.33 |
| 0.30 | 0.17 | -0.13 | -43.33 | 0.09 | -0.21 | -70.00 |
| 0.10 | 0.16 | 0.06 | 60.00 | 0.17 | 0.07 | 70.00 |
| 0.09 | 0.10 | 0.01 | 11.11 | 0.19 | 0.10 | 111.11 |
| 0.05 | 0.22 | 0.17 | 340.00 | 0.09 | 0.04 | 80.00 |
| 0.28 | 0.21 | -0.07 | -25.00 | 0.14 | -0.14 | -50.00 |
| 0.13 | 0.19 | 0.06 | 46.15 | 0.18 | 0.05 | 38.46 |
| 0.14 | 0.17 | 0.03 | 21.43 | 0.14 | 0.00 | 0.00 |

第 4 号检测点 BDOC 预测误差分析（mg/L）　　表 3-12

| 实测值（mg/L） | 多元线性逐步回归 | | | BP 模型 | | |
|---|---|---|---|---|---|---|
| | 预测值（mg/L） | 绝对误差 | 相对误差（%） | 预测值（mg/L） | 绝对误差 | 相对误差（%） |
| 0.06 | 0.19 | 0.13 | 216.67 | 0.14 | 0.08 | 133.33 |
| 0.34 | 0.16 | -0.18 | -52.94 | 0.15 | -0.19 | -55.88 |
| 0.24 | 0.13 | -0.11 | -45.83 | 0.24 | 0.00 | 0.00 |
| 0.26 | 0.14 | -0.12 | -46.15 | 0.35 | 0.09 | 34.61 |
| 0.23 | 0.18 | -0.05 | -21.74 | 0.23 | 0.00 | 0.00 |
| 0.07 | 0.15 | 0.08 | 114.29 | 0.07 | 0.00 | 0.00 |
| 0.09 | 0.22 | 0.13 | 144.44 | 0.09 | 0.00 | 0.00 |
| 0.17 | 0.21 | 0.04 | 23.53 | 0.17 | 0.00 | 0.00 |
| 0.21 | 0.22 | 0.01 | 4.76 | 0.21 | 0.00 | 0.00 |
| 0.48 | 0.25 | -0.23 | -47.92 | 0.48 | 0.00 | 0.00 |

第 5 号检测点 BDOC 预测误差分析（mg/L）　　表 3-13

| 实测值（mg/L） | 多元线性逐步回归 | | | BP 模型 | | |
|---|---|---|---|---|---|---|
| | 预测值（mg/L） | 绝对误差 | 相对误差（%） | 预测值（mg/L） | 绝对误差 | 相对误差（%） |
| 0.09 | 0.28 | 0.19 | 211.11 | 0.10 | 0.01 | 11.11 |
| 0.16 | 0.25 | 0.09 | 56.25 | 0.21 | 0.05 | 31.25 |
| 0.09 | 0.17 | 0.08 | 88.89 | 0.09 | 0.00 | 0.00 |
| 0.17 | 0.06 | -0.11 | -64.71 | 0.17 | 0.00 | 0.00 |
| 0.05 | 0.04 | -0.01 | -20.00 | 0.15 | 0.10 | 200.00 |
| 0.34 | 0.06 | -0.28 | -82.35 | 0.09 | -0.25 | -73.52 |
| 0.16 | 0.02 | -0.14 | -87.50 | 0.03 | -0.13 | -81.25 |
| 0.25 | -0.03 | -0.28 | -112.00 | 0.15 | -0.10 | -40.00 |
| 0.13 | -0.07 | -0.20 | -153.85 | -2.00 | -2.13 | -1638.46 |
| 0.16 | 0.50 | 0.34 | 212.50 | 0.16 | 0.00 | 0.00 |

**第 6 号检测点 BDOC 预测误差分析（mg/L）**　　　　表 3-14

| 实测值 | 多元线性逐步回归 | | | BP 模型 | | |
|---|---|---|---|---|---|---|
| （mg/L） | 预测值（mg/L） | 绝对误差 | 相对误差（%） | 预测值（mg/L） | 绝对误差 | 相对误差（%） |
| 0.26 | 0.15 | -0.11 | -42.31 | 0.08 | -0.18 | -69.23 |
| 0.07 | 0.12 | 0.05 | 71.43 | 0.14 | 0.07 | 100.00 |
| 0.24 | 0.13 | -0.11 | -45.83 | 0.13 | -0.11 | -45.83 |
| 0.12 | 0.16 | 0.04 | 33.33 | 0.12 | 0.00 | 0.00 |
| 0.11 | 0.13 | 0.02 | 18.18 | 0.11 | 0.00 | 0.00 |
| 0.19 | 0.19 | 0.00 | 0.00 | 0.19 | 0.00 | 0.00 |
| 0.12 | 0.17 | 0.05 | 41.67 | 0.12 | 0.00 | 0.00 |
| 0.22 | 0.17 | -0.05 | -22.73 | 0.22 | 0.00 | 0.00 |
| 0.20 | 0.25 | 0.05 | 25.00 | 0.13 | -0.07 | -35.00 |
| 0.28 | 0.23 | -0.05 | -17.86 | 0.13 | -0.15 | -53.57 |

**第 7 号检测点 BDOC 预测误差分析（mg/L）**　　　　表 3-15

| 实测值 | 多元线性逐步回归 | | | BP 模型 | | |
|---|---|---|---|---|---|---|
| （mg/L） | 预测值（mg/L） | 绝对误差 | 相对误差（%） | 预测值（mg/L） | 绝对误差 | 相对误差（%） |
| 0.20 | 0.18 | -0.02 | -10.00 | 0.20 | 0.00 | 0.00 |
| 0.10 | 0.16 | 0.06 | 60.00 | 0.04 | -0.06 | -60.00 |
| 0.09 | 0.15 | 0.06 | 66.67 | 0.09 | 0.00 | 0.00 |
| 0.17 | 0.15 | -0.02 | -11.76 | 0.17 | 0.00 | 0.00 |
| 0.28 | 0.16 | -0.12 | -42.86 | 0.17 | -0.11 | -39.28 |
| 0.01 | 0.16 | 0.15 | 1500.00 | 0.18 | 0.17 | 1700.00 |
| 0.22 | 0.16 | -0.06 | -27.27 | 0.20 | -0.02 | -9.09 |
| 0.09 | 0.17 | 0.08 | 88.89 | -0.04 | -0.13 | -144.44 |
| 0.22 | 0.17 | -0.05 | -22.73 | 0.22 | 0.00 | 0.00 |

## 3.4 生物膜

### 3.4.1 生物膜概述

生物膜是构成给水管道生长环的组成部分，是水中微生物及其胞外聚合物与内、外部有机、无机粒子相互粘合的聚合物质，它附着于生长环及其内部空隙的表层，在表层形成一层黏稠状薄膜即为生物膜。生物膜厚度很薄，最大为 200~300μm。

胞外聚合物（EPS）是微生物生长繁殖排出的多糖、蛋白质、核酸、酯类等的有机聚合体，占生物膜中有机物总量的 50% 以上。水中微生物通过自身细胞伸出的吸附器或通过胞外聚合物粘于固体表面。

生物膜主体是微生物，除此之外，还含有无机、有机粒子。无机粒子为吸附的粉砂、泥浆、无机盐类沉淀物以及腐蚀生成物。有机粒子如腐殖质、动植物残体微粒以及微生物残骸。

生物膜中包含的微生物种类繁多，有多种细菌、放线菌、真菌和少量原生动物在内的复杂微生物群落。正常运行的供水系统中，生物膜往往是一个小型稳定生态系统。其内部由复杂的微环境构成。生物膜中好气微生物层与厌气及兼性微生物层共有现象普遍存在。也就是说，在附着壁的垂直方向有各种相异的微环境，随之有相应的微生物种群生存其中，决不意味着是存在于生物膜表层的均质集群。图 3-29 为生物膜扫描电镜显微照片。

从扫描电镜中发现了许多共同特征。其表面具有明显的多孔性，表层之下观察到很多透明物质，几乎所有的锈瘤表面及其附近都存在着微生物，并观察到在内部空隙中也聚集有活性的某些细菌，而且在锈瘤的深层部位也发现了埋藏在其中的粒状物质。

饮用水处理中的消毒工艺是以符合饮用水微生物质量标准为目标，是将绝大部分微生物、病原体灭活，而不是100%的消灭，因而，仍有少数活菌及未被灭活的细菌随水流进入供水管道水中，在流动过程中得到修复，生长繁殖，均属于净水厂漏出的增殖。它们在水流动过程中逐渐附着于固体表面。未灭活的微生物在此逐渐恢复而复生，吸取水中残留的微量有机物及某些无机物而生长繁殖，这称之为二次增殖，由此，逐渐形成生物膜。此外，由于事故原因，如管道破裂、错误连接、倒虹吸负压等，也会引起供水系统中微生物增殖。饮用水属于贫营养环境，微生物附着于生长环上生长繁殖条件比悬浮生长优越，膜内的微生物按自然循环规律生长、繁殖、老化、脱落，特别是在流速变动、高流速形成的剪切力作用下以及消毒剂对胞外聚合物的影响下剥落，引起水质恶化，出现细菌数、色度、浊度增加，也可能出现异臭味、黄水、黑水问题，此外，生物膜的生长能促进管道腐蚀、结黏垢，直接威胁人们的健康。

### 3.4.2 生物膜的形成

在给水管网中，微生物细胞附着在管道内壁并繁殖，在管道内壁形成一层黏性薄膜，这就是生物膜。水进入管网的几秒钟内，包括微生物在内的大量微粒便吸附在洁净的管道表面或生长环。有些微生物可以通过细胞膜中伸出的吸附器直接吸附在管道表面，有的微生物通过本身分泌的胞外聚合物黏附在管道表面。微生物利用吸附在管道表面的高分子物质为自己提供营养。水的流过携带了生物生长和繁殖所必需的养分，即含碳、氮、磷及其他微量元素的物质。

图 3-30 为引起生物膜聚积的全过程，该过程包括：

（1）高分子物质转移和吸附，形成一层薄膜，即基质；
（2）细胞转移到基质上；
（3）在基质上，细胞吸附/解吸；
（4）细胞在生物膜和水分界面处生长、产物和孢子在此附着/脱附。

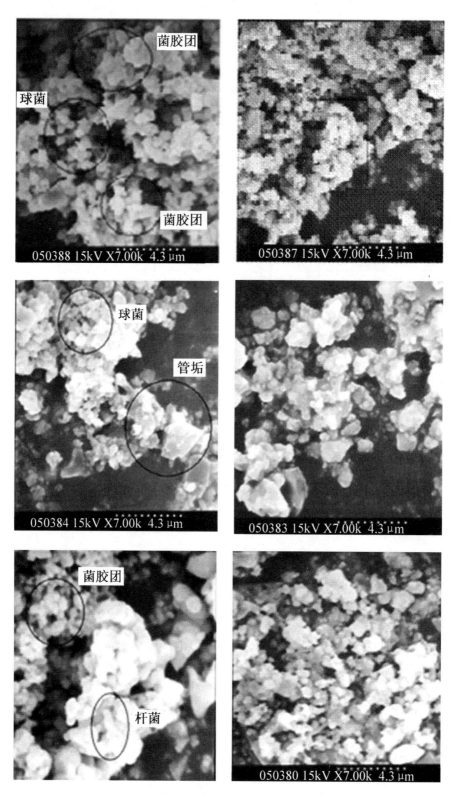

图3-29 生物膜扫描电镜显微照片

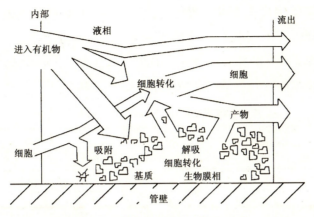

图 3-30　引起生物膜聚积的全过程

生物膜中生物种群生活在一种动态的微观环境中，它们所经历的过程包括：新陈代谢、生长、产生生成物、脱离、侵蚀或从生物膜表面"脱落"。生物膜的形成速率与界面处的物理化学、化学、热力学、膜表面的粗糙程度、附着微生物的生理要素等有关。引起生物膜从管壁脱落的主要原因是由流速产生的剪切力和消毒剂对胞外聚合物的影响。脱落到水中的生物膜继续保护微生物，直到它们转移到给水管网中的其他部分。

扫描电镜对管壁横截面拍摄的显微照片，展示出管壁生长环中存在复杂的锈瘤和空隙，其表面粗糙，并附着一层生物薄膜——生物膜。生物膜不仅存在于生长环最外层表面，也存在于生长环内部锈瘤、缝隙、空隙表面。

黏附于缝隙、微孔、凹凸不平的生长环表面的微生物相比于贫营养环境的水流中悬浮生长的微生物而言，两者生存条件大不相同，前者具有悬浮微生物无法具备的如下优越的生长环境：

首先，大分子物质在固液界面上富集，构成一个营养相对丰富的微环境，为微生物生长繁殖提供了必要的营养物质。即使水中营养物浓度很低，水流也能为固着微生物源源不断的输送养分。

第二，胞外聚合物（EPS）能有利于细菌的附着固定并能促进膜内微生物获取营养物，同时，消毒剂难以杀灭 EPS 内的微生物。

第三，生物膜表面下的晶状体结构物和生物体的微小粒子能形成粗糙的膜表面，生长环结构的不均匀性、凹凸不平的表面等因素既减弱了水流剪切力对膜的冲刷作用，使固着的微生物难以被水流冲走，又增加了生物膜吸附有机物的能力及抗消毒剂杀伤能力。

由于沉积、粘附聚集于生长环表面及其空隙处的微生物具有上述优越的生长环境，从而能迅速生长繁殖，逐渐形成一层稳定的生物膜。一个正常运行的给水管道中的生物膜往往是一个小型稳定的生态系统。

为了明确了解管网中的微生物生长状况，2002年某市管网改造时，对其中的$DN$150mm铸铁管断管取样，进行了几种微生物种群分析。该管道敷设于1988年，敷设时无内防腐措施，至今已有14年历史，管道腐蚀严重。所取样品分为水样和锈瘤两种，取样时水中总余氯为1.35mg/L。分析结果如表3-16所示。

**腐蚀管道水样及锈瘤样品微生物检测结果** 表3-16

| 检测项目 | 样品编号 | 水样（CFU/mL） | 锈瘤样（CFU/g） |
|---|---|---|---|
| 细菌总数 | 好氧培养 | 1 | $1.21 \times 10^3$ |
|  | 厌氧培养 | 0 | 65 |
| 大肠菌群 |  | 0 | <3 |
| 霉菌总数 |  | 0 | <10 |
| 酵母菌总数 |  | 0 | <10 |

锈瘤样品中自养细菌检测结果见表3-17。对自养菌的检测发现，锈瘤中有大量的铁细菌，数量高达1150个/g，与异养好氧菌总数持平；其次还有相当数量的亚硝酸盐细菌，为300个/g；但没有检测到硝酸盐细菌和硫化细菌及硫酸盐还原菌。

**锈瘤样品中自养细菌检测结果** 表3-17

| 检测项目 | 样品编号 | 锈瘤样 |
|---|---|---|
| 铁细菌 |  | 115个/mL=1150个/g |
| 硫化细菌 |  | 0 |
| 亚硝酸盐细菌 |  | 30个/mL=300个/g |
| 反硝化细菌 |  | 16个/mL=160个/g |
| 硝酸盐细菌 |  | 0 |
| 硫酸盐还原菌 |  | 0 |

注：取10g垢样放置于装有100mL灭菌生理盐水的三角瓶中，充分振荡均匀后，按1:10的比例依次制备一系列的连续稀释度，然后采用MPN法测定上述6种菌的总数。

从微生物分析结果可见，在管道腐蚀情况下，流经管道的水样中细菌总数并不多，好氧细菌的检测结果为1 CFU/mL，厌氧细菌未检出。而在锈瘤样中则检出高达$1.21 \times 10^3$ CFU/g的好氧细菌和65 CFU/g的厌氧细菌，说明锈瘤为细菌提供了良好的栖生场所，成为细菌形成生物膜的温床，虽然此时水中的余氯高达1.35mg/L，但并不能阻止细菌的固着生长。在异常流动的情况下，如流速突然加大、水流方向改变等情况，则可能引起生物膜中的细菌由于外力的作用而进入水流，并有可能导致管网水细菌超标。对于大肠菌群、霉菌和酵母菌，无论是在水样还是在锈瘤样品中，都未检出。

铁细菌的大量存在是管道锈瘤形成的重要原因。该市自来水出厂水是一种化学不稳定的水，由于电化学腐蚀的存在，使金属铁遭受腐蚀而生成亚铁离子。而铁细菌可吸收水中溶解性的亚铁离子，氧化成三价铁化合物—氢氧化铁，并从中吸收能量，不溶性的氢氧化铁大量沉积，形成铁锈瘤。

亚硝酸盐细菌（包括亚硝酸单胞菌、球菌、杆菌等）硝酸盐细菌统称硝化细菌，它是一类无机营养型的细菌，即自养菌，能把氨氮氧化分解成亚硝酸盐 $NO_2^-$，硝酸盐 $NO_3^-$：

$$2NH_3 + 3O_2 \xrightarrow{\text{亚硝酸菌}} 2HNO_2 + 2H_2O + 148\text{kcal}，$$

$$2HNO_2 + O_2 \xrightarrow{\text{硝酸菌}} 2HNO_3 + 48\text{kcal}。$$

亚硝酸盐细菌的存在，对于水质是一个危险的信号，表明水体中的氨氮可以在细菌的作用下形成有较大毒害作用的亚硝酸盐。一般亚硝酸盐细菌与硝酸盐细菌相伴而生。

### 3.4.3 组成生物膜的微生物

综合国内外的研究，目前在输配水管网主体水中检测到的微生物类群如表 3-18 所示，在输配水管网生长环中检测到的微生物类群如表 3-19 所示。其他还有：摩拉克氏菌属（*Moraxella*），产碱杆菌属（*Alcaligenes*）和黄杆菌属（*Flavobacterium*），产气单胞菌属（*Aeromonas*），拉恩菌属，米勒氏菌属，不动杆细菌属、李氏杆菌属、分枝杆菌属和邻单胞菌属等。

配水管网中悬浮生长的微生物主要类群　　　　　表 3-18

| 菌　科 | 菌　属 |
| --- | --- |
| 鞘铁菌科（*Siderocapsaceac*） | 赭菌属（*Ochrobium*） |
| 微球菌科（*Micrococcalese*） | 微球菌属（*Micrococcus*），葡萄球菌属（*Staphylococcus*），真菌（*Fungus*） |
| 肠杆菌科（*Enterobariaceae*） | 艾希氏菌属（*Escherichia*），克雷伯氏菌属（*Klebsiella*），变形杆菌属（*Proteus*），肠杆菌属（*Enterobacter*），沙雷氏菌属（*Serratia*），沙门氏菌属（*Salmonella*） |
| 脱肌醇球菌科（*Deinoccaceae*） | 八叠球菌属（*Sarcina*） |
| 萘瑟氏菌科（*Nelsseriaeeae*） | 萘瑟氏菌属（*Nelsseria*） |
| 芽孢杆菌科（*Bacillaceae Fischer*） | 芽孢杆菌属（*Bacillus*） |
| 放射菌科（*Actibomycetaceae*） | 放射菌属（*Actinomyces*） |
| 棒状杆菌科（*Corynebacteriaceae*） | 棒状杆菌属（*Corynebacterium*） |
| 弧菌科（*Vibrionaleat*） | 弧菌属（*Vibrio*） |

配水管网中附着生长的微生物主要类群　　　　　　表 3-19

| 菌　科 | 菌　属 |
|---|---|
| 假单胞菌科（Pseudomondaceae） | 假单胞菌属（Pseudomonas），乳酸杆菌属（Lactobasillus） |
| 鞘铁菌科（Siderocapsaceac） | 赭菌属（Ochrobium） |
| 微球菌科（Micrococcalese） | 微球菌属（Microceccus），葡萄球菌属（Staphylococcus），真菌（Fungus） |
| 肠杆菌科（Enterobariaceae） | 艾希氏菌属（Escherichia），沙雷氏菌属（Serratia），沙门氏菌属（Salmonella） |
| 芽孢杆菌科（Bacillaceae Fischer） | 芽孢杆菌属（Bacillus） |

哈工大对生物膜上细菌进行试验及实际管网的研究结果显示：对模型管网三次分菌，共分菌20株，其中革兰氏阳性菌19株，革兰氏阴性菌1株，好氧菌15株，兼性菌4株，厌氧菌1株。试验期间，玫瑰色微球菌、藤黄微球菌、地杆菌属、扩展短杆菌、节杆菌属在生物膜中长期生存，适应了管道中的贫营养生活环境，是模型管道试验的优势菌。从细菌密度变化分析，该生物膜生物在试验期间处于对数生长期阶段，后期有进入稳定期的趋势，因此该生物膜也逐渐稳定。对实际管网分出7种不同的菌株，分别为玫瑰色微球菌、变异微球菌、白色短小杆菌、扩展短杆菌、黄色节杆菌、乳微杆菌和嗜碱芽孢菌。从菌株所归属的"属"上与试验管网的结果比较，发现二者结果有很大的相似性。由于模型管网和实际管网输送的是同一水质的水，因此推断输送该类水质水的管网可能容易孳生这类细菌。

综上，管网微生物的种类与数量具有以下特征：

1. 霉菌和酵母菌（属于真菌）最常检出。

2. 大部分的异养菌呈革兰氏阴性，能识别出来的革兰氏阴性菌珠中，最常见的是假单胞菌属、摩拉克氏菌属、黄杆菌属和产碱杆菌属。

3. 常见的还有赭菌属，微球菌属，葡萄球菌属，艾希氏菌属，芽孢杆菌属和乳酸杆菌属。

4. 识别出来的肠杆菌主要属于艾希氏菌属、沙门氏菌属、居泉沙雷菌属，产气肠杆菌，水生拉恩菌和米勒氏菌属，而摩根菌形成典型的大肠菌群。

了解给水管网中生物体的种类和它们的生长条件，有利于控制生物膜有机体或防止它们的产生。对管道上生物膜有机体的研究很难进行，但是通过对管壁生长环上刮下的样品分析和管道试件上微生物生长情况的分析可知，生物膜上微生物种类和数量繁多。

给水管网生物膜上只有很少部分的有机体对人群有危害。尽管水处理旨在去除所有致病菌，但处理过的水并不是不存在任何微生物，即水不是无菌的。一些微生物可能会在水处理过程中存活下来。其中一部分悬浮于水中，一部分粘附管壁生物膜上。

生物膜上的微生物包含细菌、真菌类、原生动物和其他无脊椎动物，现分别叙述如下。

1. 细菌

细菌是生物膜的主要组成部分。其中，以 C、N、P 等主要元素构成的有机物为营养源、能源的异养菌是最常见的。这些细菌是消毒过程中漏出存活下来，并在管道中逐渐修复、生长、繁殖。此外，也可能是在管道安装时进入给水系统，或是在接口、回流、断管或维修过程中被带入。

（1）大肠菌群

在异养菌中，大肠菌群数与细菌数密切相关。大肠菌通常存在于被人或动物粪便污染的水中，但也有可能在无粪便污染的环境中生存，如水、土壤、植物。尽管它们通常不会引起疾病，但它们总是和肠道病原体同时存在。所以，大肠菌可以作为衡量饮用水水质的一个重要指标。大肠菌数被用来衡量水的处理效率，确定给水管网水质的总体质量；衡量粪便污染的程度。甚至当取样时在取样点所取水样中没有粪便污染时，也具有上述功能。

粪大肠菌群是总大肠菌群的一个子群，大肠杆菌与温血动物的肠道关系密切。由于大肠杆菌一般在水中的存活时间并不长，因此如果饮用水中发现大肠杆菌，则说明水刚刚被粪便污染，由此人的健康很可能会受到威胁，因为人的病原体通常是和粪大肠菌同时存在。

给水管网中大肠菌的种类随着其存在位置的不同和水样分析程序的不同分为不同种类，但主要的大肠菌种类一般包括：阴沟肠杆菌、克雷伯菌属、弗劳地枸橼酸杆菌和聚团肠杆菌，大肠杆菌是最常见的。

详细、精确的探测肠道病原体存在很多问题，因此，非致病病原体细菌可用来代替更加有害的细菌。较好的饮用水污染指标需要满足如下条件：

1）适于各种饮用水；

2）比有害细菌更易于存活于污水中；

3）与病原菌相比，在水中存活时间更长，抵抗消毒剂能力更强；

4）易检测，并且费用低；

5）一般与有害污染物共同存在。

大肠菌数是能满足上述要求的一项水污染指标，它是显示粪便污染的一项重要指标，当在水中发现大肠杆菌时，说明水最近被污染过。即使水经过净化消毒处理，并含有余氯的条件下，粪便类或非粪便类大肠菌在进入给水管网后仍然有可能在生物膜上生长。

（2）机会致病菌

机会致病菌是一种能够引起危害人类免疫系统的细菌，对免疫力低下的人群引发疾病的生物体，但免疫力强的人可以抵抗其危害。老人、婴儿、接受化疗或放射性治疗的癌症患者、AIDS人群、烧伤或进行过器官移植的人尤其容易受到机会致病菌的感染。机会致病菌包括：绿脓假单胞菌、军团菌、气单胞菌属某种、黄质菌属、克雷伯菌属及沙雷菌属。

克雷伯菌属作为机会致病菌，已得到了广泛研究。不同株的克雷伯菌属可能源于水果、蔬菜、木材及其树皮、其他植物和土壤。30%～40%温血动物的肠道中存在克雷伯菌属。一些克雷伯菌属能产生囊状物质，包裹在细胞周围，使它们在消毒过程中得到保护。当这些能产生囊状物质的有机体在生物膜上生长时，便形成一层很薄的物质，使很多细菌在消毒过程中得到保护。

(3) 对抗生素有抵抗性的细菌

一些细菌如果接触过抗生素（如，使用过药物的农场牲畜）、重金属、基因转移等驯化，可能产生或获得对抗生素的抵抗能力。如果这些具有抵抗性的细菌又是病原体，则会损害人体健康。水处理过程通常会增加这种细菌在净化水中的数量，进而在给水管网生物膜上产生大量异养菌，最终，整个供水系统中，这些细菌都有可能对抗生素产生抵抗性。

(4) 对消毒剂有抵抗性的细菌

很多细菌能够寻找或创造一个可以抵抗余氯的环境，从而在消毒后的饮用水中存活。增强细菌在氯化消毒过的水中生存能力的因素包括：对管壁的吸附、囊状物的形成、聚合、低营养生长环境和菌株的变异性。当细菌吸附或粘合在浑浊粒子、大型无脊椎动物、藻类、过滤器上的活性炭粒、管内壁等表面时，能够逃避消毒剂对它们的杀灭作用，且不会失去活性，经Lecher allier（1988）等学者研究，当细菌粘附于管壁内表面时，对消毒剂的抵抗能力能提高600倍。能够在消毒后的饮用水中存活的大部分细菌都吸附在粒子上。

生物膜不仅能保护细菌，使其与消毒剂隔离，使其免受消毒剂的杀灭作用，还可以为那些被消毒剂破坏的细胞提供一个修复破坏细胞并能促进其快速生长繁殖的环境。

囊状物：当细菌在贫营养条件下（如饮用水中）生长时，产生的胞外囊状物能够对自身起到保护作用，它把装入胶囊中的细菌与氯化消毒的饮用水隔离开，防止细菌被消毒剂杀死。Lechevallier等学者研究证明，被囊状物包裹的肺炎克雷伯菌对余氯的抵抗性是未被囊状物包裹的细菌的3倍。

许多氯化消毒中受到损伤的细菌复原后产生了变异，对游离氯的灵敏性降低，耐受能力增强。Murray（1984）等提供了足够的证据，证明氯化作用杀不死那些对许多抗生素有抵抗性的细菌。

Lechevallier（1988）等检验细菌对消毒剂的抵制机制时发现，这些抵制机制是相辅相成的，也就是说，一种抵制机制对氯的抵抗能力因另一种红抵制机制抵抗能力而成倍增长。例如，吸附到玻璃表面的细菌对氯的抵抗能力增加了150倍，由胞外多聚物吸附聚合细菌对游离氯的抵抗能力增加了3倍，由此由利用胞外聚合物附着固体表面的细菌对游离氯的抵抗能力比悬浮菌抵抗能力增强450倍。这就不难理解细菌在经过消毒的配水系统中是怎样在生物膜生存的。

（5）发色细菌和放射细菌

生长在生物膜上的某些异养菌有可能引起一些感官问题，包括味觉、嗅觉和色度等问题。生物膜上这些令人感官不悦的微生物包括：放线菌、链霉菌、诺卡氏菌属、节杆菌属。嗅觉和味觉的不悦是由于链霉菌和诺卡氏菌属的浓度大于10个有机体/100mL；对发色细菌来说，培养细胞的色素形成决定于水样中用来分离细菌的介质。许多从给水管网生物膜上分离出的异养菌，在$R_2A$琼脂培养基上生长时，有的会产生黄色、橘黄色或粉红色菌落（Geldreich等，1990）。若这些有机体大量出现，可能导致供水色度增加。

2. 真菌类

真菌类包括酵母（单细胞球形真菌）和霉菌（多枝、丝状真菌）。处理后的水中可能出现真菌类，真菌类也可能转移到给水管壁上，并在此繁殖。在管道表面发现的真菌类中，酵母菌和丝状菌密度分别为$(0.0 \sim 5.6) \times 10^4$个细胞/$100cm^2$，$(0.0 \sim 2.0) \times 10^3$CFU/$100cm^2$（Olson等，1985）。酵母对消毒剂的抵抗能力大于细菌，这可能是由于它们具有较厚的细胞壁。

真菌类在饮用水中产生的主要问题是给人们带来味觉和嗅觉上的不悦。然而，饮水并不是真菌类感染的主要途径，食物、土壤甚至空气含有更多的真菌类，或许它们才是引起人类感染的更重要的途径。

3. 原生动物和其他无脊椎动物

给水管网的生物膜上可能存在许多非致病原生动物和其他无脊椎动物，包括变形虫、线虫类、片脚类动物、桡脚类动物、两翼昆虫的幼虫。尽管军团菌可能在某些变形虫内生存，这些有机体并不会威胁人们的健康。

4. "红虫"

"红虫"时而在用户水龙头流出成为国内外供水界共同关注的难题。"红虫"是一类体色为红色的水生动物，主要包括终生底棲性的颤蚓类（*Tubifex*）和阶段底棲性摇蚊幼虫（*Tendipes*）两类，由水龙头流出的"红虫"属于前者。颤蚓类红虫成虫体长15~50mm，喜欢生活在氧饱和率为10%~60%的淡水中，在生活污水沟渠中能够栖宿生长，主要分布在湖南、湖北、江西、云南等地的淡水水域。

现有的水厂处理工艺足以对水源水中的"红虫"进行杀灭控制，出厂水携带有红虫的可能性不大。管网水发现的红虫主要是由于供水过程中发生污染所致，但也不能完全排除由于颤蚓类"红虫"卵较小且有卵茧外壁保护（对外界抵抗力强），造成虫卵不能被现有工艺除去，进入管网后随水流动，逐渐粘附在生长环表面及裂缝、空隙处发育为成虫的可能性。

输配水管网出现问题也会导致红虫进入供水系统。管道设计不合理，管道所用材料不符合要求、局部地区管道锈蚀严重、甚至爆裂渗漏严重、低水压或意外停水以及爆管抢修时形成的负压，都可能导致颤蚓类"红虫"或虫卵从周围的污水或土壤中被倒吸入供水管网中。或者在低位水箱或管网末梢等水压较低的地方，也有可能出现红虫逆流进入管网，在供水管网中的一些预留口、消防栓、盲肠管等处的死水区栖息繁殖，并随水流进入用户。

### 3.4.4 生物膜生长因素

如观察配水设施中附着的生物膜，几乎看不到质和量的均一性。显然存在一种细菌比另一种细菌被剪除频率高的情况，菌类的构成却因此有很大差异。另外，也可发现管的内衬物质、腐蚀物质层的表面和内部的不同，细菌数量及分布状态也各相异。如果考虑配水设施内环境的差异，出现这种情况并不奇怪。

管网中营养物、pH、水温、消毒剂及其消毒效率，供水管道的腐蚀及沉积物的聚积等因素对生物膜生长都有不同程度影响。此外，水力因素如水流速度大小及其变化，水在管道中滞留时间等对生物膜的聚集与剥离都有重要影响。本节将分述主要因素的有关影响，从而寻求相应的措施削弱影响因素，控制供水系统中生物膜的生长。

1. 营养基质对生物膜生长的影响

微生物要生长就必须从环境中吸收营养基质以合成细胞物质并产生能量。对大肠菌和异养菌来说，主要养分有氮、磷、有机碳以及微量元素。细菌的生长是必须靠营养基质支持的，当有机物含量高时，即使保持很高的余氯，管网中仍可检出几十种细菌。

莫诺德于1942年用纯种的微生物在单一基质的培养基上进行了微生物生长速率与基质浓度之间关系的试验。试验结果得出了和米凯利斯—门坦于1913年通过试验所取得的酶促反应速度与基质浓度之间关系的结果是一致的。因此，莫诺德认为，可以通过经典的米—门方程式来描述基质浓度与微生物比生长率之间的关系，即：

$$u = u_{\max} \frac{S}{K_S + S} \tag{3-22}$$

式中 $u$——微生物的比生长率，[时间]；

$u_{\max}$——微生物最大比生长率，[时间]；

$K_S$——饱和常数，$u = \frac{1}{2}u_{\max}$时的基质浓度，[质量]，[容积]$^{-1}$；

$S$——限制生长的基质浓度，[质量]，[容积]$^{-1}$。

因为给水系统中基质浓度很小，可以假设$S \ll K_s$，这时式（3-22）可变为：

$$u = u_{\max}\frac{S}{K_S} \qquad (3-23)$$

假设 $t$ 时刻的微生物量为 $Y$，则

$$u = \frac{dY}{dt} = u_{\max}\frac{S}{K_S} \qquad (3-24)$$

对式（3-24）两边积分得

$$Y = u_{\max}\frac{S}{K_S}t + Y_0 \qquad (3-25)$$

式中  $Y_0$——初始微生物量。

设 $M = \mu_{\max}\dfrac{t}{K_s}$，则

$$Y = MS + Y_0 \qquad (3-26)$$

由式（3-26）可见，微生物数量 $Y$ 与基质浓度 $S$ 呈线性正相关性。因此控制给水管网中的有机物浓度即能有效地控制微生物数量。

(1) 有机碳

异养菌利用有机碳合成新的细胞物质（同化作用）并作为能量来源（异化作用）。由于异养菌需要碳、氮、磷的比例大约为100:10:1，且水源中磷和氮的含量相对较高，通常都能满足微生物生长要求。因此，有机碳是一种制约生长的养分。水中大部分有机碳化合物来自腐烂的植物体。这些化合物包括腐殖酸、富里酸、聚合碳水化合物、蛋白质、羧酸。

饮用水中有机物种类繁多、复杂，目前，不可能，也没有必要测定每种有机物。与生物膜生长相关的代表参数有 AOC、BDOC。

清华大学针对 AOC 浓度对生物膜稳态生物量的影响进行了实验研究，如图3-31所示。

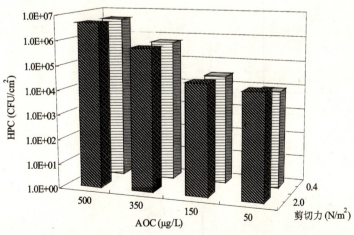

图3-31 无消毒剂条件下 AOC 浓度对生物膜稳态生物量的影响

该研究表明：

1）AOC 浓度越高，稳态生物膜量越高。当 AOC = 500μg 乙酸碳/L 时，膜上异养菌密度可达 $4.9 \times 10^6 \mathrm{CFU/cm^2}$。

2）无消毒剂条件下，即使 AOC 浓度为 50μg 乙酸碳/L，膜上细菌密度仍可达到 $10^4 \mathrm{CFU/cm^2}$ 量级，膜表面细菌数无法有效控制。

3）当 AOC 浓度由 350 上升到 500μg 乙酸碳/L 时，膜生物量细菌密度迅速升高，6d 内由 $5.3 \times 10^5 \mathrm{CFU/cm^2}$ 上升为 $4 \times 10^6 \mathrm{CFU/cm^2}$，响应较快。

随着 AOC 浓度的逐步下降至 50μg 乙酸碳/L，膜生物量在下降后的前 13d 基本不变，以后才开始逐渐下降。当 AOC 浓度下降为 50μg/L 后，其生物量仍然高达 $4.2 \times 10^5 \mathrm{CFU/cm^2}$。

因此，单纯依靠控制 AOC 浓度无法快速有效的控制生物膜的生物量。对于实际管网而言，水质的突然恶化（可生物降解有机物含量的增加）将可能导致管网水微生物安全性长期不能得到保障。

他们还发现，AOC 浓度升高时，出水悬浮菌的数量与生物膜生物量同时迅速增加。AOC 浓度降低时，随着生物膜生物量的减少出水悬浮菌数量降低。这表明悬浮菌数量与生物膜生物量有密切关系。

饮用水生物稳定性的另一评价指标——生物可降解溶解性有机碳 BDOC 为例，它是水中细菌和其他微生物新陈代谢的营养物和能量的来源，包括其同化作用和异化作用的消耗。哈尔滨工业大学研究了 BDOC 浓度与生物膜上细菌数之间的关系。实验中，将某出厂水与原水及蒸馏水按不同的比例配出不同的 BDOC 值。研究了 BDOC 值与生长环表面吸附性细菌的关系。结果如图 3-32 所示。从图中可看出生长环表面吸附性细菌数量随着 BDOC 值的减小而降低。且当 BDOC 值从 0.235mg/L 降至 0.213mg/L 的区

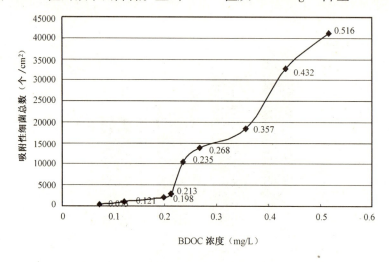

图 3-32 吸附性细菌浓度—BDOC 浓度关系

间中，吸附性细菌数量急剧下降，曲线斜率明显较大。说明微生物在该区间范围内繁殖迅速。因此应尽量将水中 BDOC 值控制在 0.2mg/L 以内。

（2）氮和磷

氮常被微生物用来合成氨基酸和遗传物质。原水中的氮主要是来自植物腐烂、溶有化肥的径流、垃圾渗出液、废水排放等。氮的另一种形式氨，能促进管网中细菌的生长。当地下水中氨氮浓度很高时，足以维持细菌生存和生长。在管网中使用氯胺作为消毒剂时，细菌利用氨生长的同时，仅需要二氧化碳作为碳源（自养硝化细菌）。因为自养细菌生长缓慢，停留时间长、水温适宜有助于他们生长。氨氧化细菌的繁殖既消耗了余氯，又增加了亚硝酸盐浓度，促进了 HPC 细菌生长。

1996 年，Miettinen 等指出，在有机物含量相对较高的管网水中，磷会取代有机物成为细菌再生长的限制因子。近年来，各国学者都广泛开展了磷与饮用水生物稳定性的相关研究，并发现相当部分的管网水中磷含量极低，已成为细菌再生长的限制因子。有文献表明，管网水中细菌生长所需的 C:P 为 100:(1.7~2)。虽然细菌对有机碳的需求大大高于磷元素，但水源水中的磷含量本身就处于较低水平；并且磷元素一般是与大分子有机物结合或以胶体状态存在，常规制水工艺对磷的去除非常有效，去除率可达 90% 以上，而对可生物降解有机碳的去除效果却并不显著，这样就可能形成出厂水中磷源相对缺乏的状况，使磷成为管网水中细菌再生长以及生物稳定性的限制因子。有研究者认为，水中溶解性正磷酸盐（SRP）浓度低于 10μg/L 时，水中微生物的生长可能受到磷的限制。大量研究表明，在大部分管网水中，磷元素较可降解有机碳对细菌再生长表现出更为重要的限制作用。这一发现改变了可降解有机碳是管网水细菌再增殖的惟一限制因素的传统观念。环境中的磷主要以磷酸盐（$PO_4^{3-}$）的形式存在。有时，增加水中磷的量可以控制腐蚀，但也可能促进细菌的生长，磷酸盐腐蚀抑制剂并不影响大肠菌某些菌株的生长。

此外，某些建筑材料，如，橡胶、硅、聚氯乙烯 PVC、聚乙烯、沥青涂料都能促进细菌生长。消费者对水质的抱怨大多针对建筑物中清水池、配件、管道等的聚合材料上微生物的生长。

2. 环境因素

水温是影响微生物生长的主要因素之一。温度直接或间接地影响其他控制微生物生长的因素。温度会影响水厂处理效果、微生物增长速率、消毒剂用量、消毒速率、残留量及消毒效率、腐蚀速度、水力分布及流量、流速。但对如此庞大的供水系统，改变水温是不可能的，因此研究的重点应集中在控制温度影响的一些参数，如：温度变化会影响余氯的消毒效果，并依此作为调节余氯量的一项因素。

温度在 15℃ 以上时，微生物表现出较高的生物活性。Fransolet（1985）发现水温不但影响细菌生长速度，而且延长对数生长期以及使产率因子升高。此外，还影响滞后期（即从细菌进入系统到细胞分裂这段时间）和细胞增长。且滞后期的长短对微生物在给水管网中的生长十分重要。对恶臭假单胞菌来说，在7.5℃时滞后期为3d，而在17.5℃时仅为10h。可见，在低温下，细胞还尚未完成生长就要流出给水管网。美国的一项调查显示（Smith，1990），在81个给水管网中，大肠菌群呈现季节性变化，高峰期出现在夏季。大肠菌群的种类也随温度变化而不同。见表3-20。

大肠菌群季节变化　　　　　　　　　　　表3-20

| 季　节 | 平均温度（℃） | 含大肠菌群样品的平均百分比 | 平均大肠菌群数（个/100mL） |
| --- | --- | --- | --- |
| 春季（3、4、5月） | 10.2±2.9 | 5.2±4.9 | 0.57±1.07 |
| 夏季（6、7、8月） | 19.2±3.1 | 12.3±8.3 | 1.98±1.89 |
| 秋季（9、10、11月） | 16.0±3.2 | 9.4±6.0 | 1.15±1.41 |
| 冬季（12、1、2月） | 7.1±1.8 | 2.0±2.1 | 0.14±0.28 |

降雨使地面的污染物及大量微生物随雨水径流汇入水域，经过运转和滞后期，导致了水源浊度、有机物、微生物浓度大量增加，处理设备水力、负荷、有机负荷增大，在一些系统中，使细菌或含有较多有机物能够越过处理系统进入管网，为生物膜的生长提供了更多的微生物和营养物。

3. 水力因素

管道水流速度大小对生物膜生长有正、反双向影响，如高流速能快速传递溶解氧和微生物必需的营养物，并促进有机固体物分解，促进微生物生长；但是流速大也能快速传送消毒剂，能加大对生物膜的剪切力，削弱了生物膜的生长。正常运行时，流速变化主要取决于季节变化，夏季需水量增加，冬季需水量减少，管网中流速、水压随之产生相应变化。

由突发事件如爆管、管线泄漏、冲洗以及消火栓启闭引起水击，管网供水分界出现反向水流等都能造成管线水力状况的改变，造成生物膜剥离，使供水中悬浮微生物增加。

管线设计不合理也能引起管内微生物生长状况的变化，如管径太小，造成流速过大，生物膜可能受到冲刷剥离；反之如管径太大，则流速过慢，滞留时间增加。管路中水力滞留能引起游离氯减少，管道沉积物增多，促进微生物生长，在管网末梢能形成死水区，水质恶化，微生物大量繁殖。

清华大学利用试验装置中对稳定条件下水流速度、剪切力对生物膜的生长特性进行了研究，该研究表明：在稳定水力条件下，水质相同时，水流速度、剪切力大小仅影响生物膜达到稳态所需的时间，流速、剪切力小，生物膜达到稳态所需时间短；反之流速大，剪切力大，达到稳态耗费时间长。如流速仅为0.5m/s，剪切力0.4N/m$^2$和流速1.0m/s，剪切力2.0N/m$^2$两种条件下，生物膜达到稳态时间分别为6~8d、10~

12d。生物膜达到稳态时，两种条件下生物量无显著差异，如图3-33、图3-34所示。

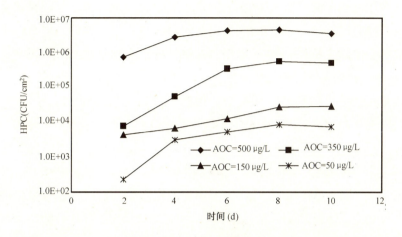

图3-33　剪切力=0.4N/m² 时，管壁生物膜的生长曲线

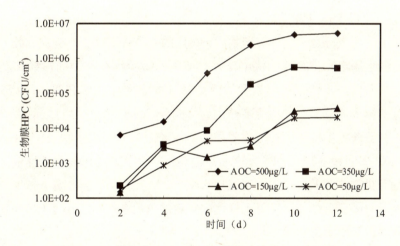

图3-34　剪切力=2N/m² 时，管壁生物膜的生长曲线

4. 余氯浓度及消毒剂种类对生物膜的影响

20世纪80年代，国外许多研究者针对余氯量对生物膜上异养菌生长的影响进行考察研究，他们通过对城市管网生物膜较长期的探测，提供了下列信息。目前，国内外绝大多数水厂仍使用氯消毒并保持管网一定的余氯以控制细菌生长。但即使保持较高的余氯（3～5mg/L）仍难以完全抑制生物膜的形成，甚至与氯直接接触，也不会长期阻止生物膜的生长。例如，在曼彻斯特的两处水厂中，水中余氯量高于0.2mg/L，仍有63%的水样被检出大肠菌群。再如，洛杉矶某水厂探测到，水中余氯量为1～2mg/L可减少生物膜上细菌数量，但细菌仍能达到$10^4 CFU/cm^2$；3～5mg/L的余氯量使生物膜上的细菌减少到$10^3 CFU/cm^2$。还有如下的几个研究结果：给水管网中余氯（0.15～

0.94mg/L）对生物膜上 HPC 细菌的浓度没有影响；用200mg/L的氯溶液清洗水池，一周后，又出现了大肠菌群；15～20mg/L 的余氯对控制反渗透膜上生物膜的生长是必需的；12.5mg/L 的余氯在60min 内能减少生物膜29%的厚度。预计使用5mg/L 以下的氯消毒，生物膜会继续生长；3～4mg/L 余氯对铸铁管上生物膜控制效率不高，只有氯胺高于2mg/L 时才能减少生物膜上细菌数。

以高投氯量控制生物膜是不可取的。加氯量过高会引起氯化消毒副产物的生成，如三卤甲烷（THMs）、卤乙酸（HAAs）等，使饮用水中的"三致"物质增加，增大了饮用水的致癌风险，并增加用户对水中氯味的抱怨以及加速了管道腐蚀。要实现对管网水中细菌生长的控制应该将消毒与有机物的去除相结合。清华大学的研究表明，AOC 和余氯量的双重控制可以有效降低生物膜的稳态生物量；随着余氯量的增加，稳态生物膜的生物量呈下降趋势。余氯量高于1.0mg/L 时，几种 AOC 浓度下生物膜的生长都得到了抑制；随着 AOC 浓度的降低，稳态生物膜的生物量也呈下降趋势。当 AOC 浓度低于150μg/L，余氯量控制在0.3～0.5mg/L 时，生物膜稳态生物量基本低于 $10^3 CFU/cm^2$，可以实现有效控制。

生物膜的主要成分之一胞外多聚物（EPS）的一个作用是它作为支撑物质使多种微生物能长时间地固定在膜的某一特定位置，使不同微生物在底物的选择和利用方面专一性更强，以及使一些具有互利关系的微生物（如氨氧化细菌和亚硝酸盐氧化细菌）距离更近，实际上形成了一种功能多样化、协同分工的微生物共生体。另一个作用是，生物膜微生物对外界不良环境的抗性明显强于游离态的同种微生物，Wingender 发现氧化性消毒剂 $Cl_2$，可以通过与 EPS 反应而被消耗掉。也就是说在消毒过程中，消毒剂需要穿透这些有机物才可灭活细菌。这就是0.05mg/L 余氯量对生物膜稳态生物量没有显著影响的主要原因。可见，国家卫生规范中规定的末梢余氯量不小于0.05mg/L 的要求可能无法满足控制管壁生物膜生长的要求。

不同的消毒剂对生物膜表面产生的作用不同。一些研究表明：采用氯胺消毒相对于氯消毒的管网水大肠菌群数较低。低投氯量（1mg/L），不论是游离氯还是氯胺，都可能使镀锌管、铜管、PVC 管表面生物膜的数量减少100多倍。然而，当微生物生长在铁管上时，自由性余氯浓度在3～4mg/L 对控制生物膜生长效率并不高。在这种情况下，只有当氯胺的量高于2mg/L 时才能有效减少生物膜的量。由于自由余氯的反应速率较高，在穿透生物膜前就被大量消耗了。而和氯胺反应的化合物种类有限，这使氯胺更容易穿透生物膜并灭活附着的微生物。消毒剂无法穿透生物膜解释了即使水中余氯浓度很高依然存在大肠菌群这一现象。故进一步研究消毒剂和给水管网管内壁生物膜之间的反应机理，对于选择合理的生物膜控制措施是至关重要的。

5. 管道腐蚀

腐蚀能为微生物提供保护层，降低流速，并能在腐蚀的铁管处产生倒流。给水管道的腐蚀是由于化学、物理和生物学等作用所产生的。在铁管中，管内壁的电化学反应能溶解铁在表面形成凹陷，释放出亚铁离子，而在不远处则形成氢氧化铁组成的节瘤。形成的这些凹陷和节瘤可聚集养分并保护微生物免受水的剪切力作用。从管内壁刮下的碎屑中，锈瘤上发现了大量的大肠菌群。铁管表面的腐蚀可以保护HPC细菌和大肠菌群免受余氯杀死。余氯本身可以与亚铁离子反应并迅速生成氢氧化铁沉淀对管道造成腐蚀。这不仅加快了腐蚀，也增加了需氯量。还有一些腐蚀则是由铁细菌或硫细菌引起的。

铁可能是微生物生长的一种重要营养物质。大肠菌的主要生长在管内壁锈瘤中，铁氧化物可刺激大肠菌群的生长。另外，由于管道腐蚀而造成的铜含量增加，会促进对抗生素有抵抗性的细菌繁殖。

6. 沉积物

管网中的沉积物和碎片会为微生物生长提供合适环境，并叫阻止微生物被消毒剂杀灭。混凝沉淀处理产生的大量铝絮凝体，及用于防止管网中管道腐蚀的碳酸钙投量不当，都会在管壁上形成凹凸不平的堆积物，从而增加了可同化有机化合物的浓度，保护细菌免受消毒剂杀灭。

有机沉淀物和无机沉淀物可以携带微生物进入给水管网，并使之免受消毒剂杀灭。由于在处理工艺中采用了粉末活性炭或颗粒活性炭滤池，所以炭粉末可能会透过工艺进入给水管网。一旦检测到炭粉，就表明发生了穿透。此时，附着在这些微粒表面的细菌，被带进了给水管网，并由此避免了被杀灭。如果这些有机的和无机的沉淀物堆积在给水管网的末端或者低流速区域，它们就可以为微生物提供保护并且为其提供养分。

### 3.4.5 生物膜的检测

供水系统中大肠菌群数出现异常即预示管网水可能受到污染。污染物进入给水管网的途径可能从给水处理设施进入；或管道破损、接口泄漏，污染物由漏损处进入；或由于生物膜上微生物大量繁殖所引起的。但是很难区分大肠菌群是来自生物膜或其他来源。因此，要彻底检查水处理设备、管网系统和用于检测、控制污染事件的管网维护程序。由于污染可能是间歇性的或是难以被传统的监测方法所检测到的，因此作出正确判断是很重要的。如果处理系统是稳定可靠的，而且给水管网是完好的，那么就应集中在定位和控制生物膜细菌的生长上。

1. 进入给水管网的污染物的检测

污染物进入管网和再生长的特征是：开始长时间的出现大肠菌群有机体，随着时间的过去，细菌逐渐减少，有可能长达几个月。若给水管网出现大肠菌群，那么应首先确定是否出现了粪便污染。

虽然大肠埃希氏菌通常是无害的，而且在给水管网生物膜上的大肠埃希氏菌可能与病原体无关，但是它的出现暗示近期可能受到了粪便污染，所以应该立即采取措施以保证人们的健康。

如果检测出大肠菌群，浊度升高或低余氯量，粒子数目增加，异养菌数量增加等现象都说明处理效果有问题。水厂的监测不仅包括出厂水，也包括各滤池的出水。很可能滤池组中一个滤池的不良运行会被其他滤池的良好运行掩饰或抵消。运行不良的滤池中，微粒和微生物会进入给水管网并引发细菌问题。进入管道系统中的污染源包括滤池运行不良出水浑浊、雨水渗入滤床、管道误接及清水池的污水污染。操作者只有通过细致的检查才能定位并解决这些问题。然而，每一次污染都会导致给水管网中长期出现大肠菌群。

解决细菌进入系统的方法是消除污染源。全面检测有助于确定水处理和管网中的问题，如管道误接、破裂及倒虹吸。使用生物酶可以支持识别受损大肠菌（如，m-T-7琼脂）、密集取样、大容量分析以及解吸粒子上的细菌，这对识别污染源是必要的。

2. 生物膜的检测

存在生物膜问题的系统中，细菌生长现象的最大特点是，管道系统水中出现持续稳定的大肠菌群。

以下几个因素可以辨识出给水管网中大肠菌群的慢性生长：

（1）即使采用敏感的分析方法（m-T7琼脂，大容量采样或浓缩分析），在出厂水中仍不能或只能发现极少量的大肠菌群；

（2）给水管网水样，通过常规手段就检测到了高浓度大肠菌群；

（3）尽管维持了一定浓度的余氯，给水管网的水样中仍存在大肠菌群；

（4）大肠菌群存活时间较长，可达几年；

（5）实施正确的操作和维护措施之后，也能检出大肠菌群，这些措施包括：

1）在给水管网中始终保持正压；

2）有效的管道误接预防措施；

3）对维修和新建的管道进行彻底冲洗。

出现大肠菌群后，管网中的管道、阀门和装置等任何部位中细菌数都会增加。严重时，即使进入管网水中大肠菌群浓度小于1CFU/100mL，细菌数也能持续增加。在不太严重的情况下，管网中大肠菌的出现是个别的、随机的，而且只存活较短的时间，可能在几年内重复出现这种短期存活的现象，这种情况一般与水处理干扰无关。通常，其他水质参数，如HPC、氯浓度、水温，均不能指示水质的恶化，只有水样中大肠菌群浓度才能指示水质的恶化。

3. 生物膜问题的特点

管网水中大肠菌群数季节性的变化、种类的多样性以及尽管水中含有余氯仍存在大肠菌群等。特点可表明管壁上有生物膜生长。

(1) 季节性

大肠菌群经常呈现季节性分布,这可能是适宜气候下的生物膜问题的特点。典型的模式如下:

1) 管网中大肠菌群修复性增加通常在3月份或4月份开始;

2) 大肠菌群阳性(coliform-positive)水样通常在7月份或8月份出现高峰;

3) 在多次取样中,50%以上的水样中发现了大肠菌群阳性;

4) 大肠菌群通常在10月中旬开始衰减。

大肠菌群在春季出现,在8月份达到峰值。例如,表3-20所示是美国某地各季节大肠菌群平均密度。但大肠菌群的季节性变化有时并不能表明生物膜的存在,因为在温度较高时,水源中的微生物繁殖速率加快,雨水径流等因素都会导致其浓度增加。

(2) 大肠菌群数特征

在温暖的天气或生物膜脱落的地方,大肠菌群数通常在1~125CFU/100mL范围内变化。水中大肠菌群的增加并不是出厂水带入管道造成的,例如,在美国某水厂附近1.13km长的管道中,大肠菌群浓度约为出厂水的20倍左右。给水管网模型显示,水从水厂到采样点之间的流经时间约1.0h。大肠菌在适宜条件下1小时仅能分裂2次,受损的大肠菌群浓度很低,又处在低营养水平、低温及高余氯条件下,如此高的大肠菌群不是自身繁殖修复的结果,也不是由水厂漏出的。最后,排除了管道误接和倒虹吸等问题,可以推定生物膜才是引起大肠菌群产生的重要原因。

(3) 大肠菌群种属的多样性

生物膜中的优势种群通常为克雷伯菌属(Klebsuella)或埃希氏菌属。理论上来讲,生长速率较高的菌种更易在生物膜上固定下来。在给水管网中常常可检出多种大肠菌属的事实表明,生物膜为细菌的生长提供了一个非常适宜的环境。例如,在某市的给水管网靠近水厂的区域仅检出了3种大肠菌属,而在管网末端区域则检出了6~10种。

(4) 大肠菌群在余氯中的存留

如果存在生物膜,即使给水管网中存在余氯,也能发现大肠菌群。例如,1984年,美国某地管网中,尽管余氯浓度超过5mg/L,仍能在管网中发现肺炎克雷伯菌。再如,在美国新泽西州供水公司,即使余氯量为4.2mg/L,平均大肠菌群仍能恢复到19CFU/100mL。甚至有研究者发现在余氯介于10~12mg/L时,大肠菌群仍可达51CFU/100mL。根据生物膜上大肠菌群耐氯性远远高于游离大肠菌群的特性,可采用下面的方法确定水中的大肠菌群是否来自生物膜:

选择一个既有大肠菌群又有适当余氯的采样点,并收集两个水样:一个放入不含硫代硫酸钠的无菌采样瓶中,另一个放入含有硫代硫酸钠的采样瓶。将无硫代硫酸钠的水样在无光条件下静置10min,加入0.01%的硫代硫酸钠。重复几次该实验。如果在实验中发现两个水样所含大肠菌群数量相等，则表明，该水样中的大肠菌耐氯性强，是附着生长的大肠菌，是聚集而来的或存在于颗粒上的，而且有可能来自取样点附近的生物膜上。

（5）异养菌平板计数（HPC）增加

将 HPC 浓度变化趋向图形化，能帮助我们确定生物膜的存在。在检测出大肠菌群之前，经常出现异养菌。尽管 HPC 的背景值随系统的不同而变化，但如果其数值大于 1000CFU/mL，则表明大量的细菌是来源于生物膜。

4. 管道内表面的检测

生物膜分析的一个直接方法是检查管道内表面。这种方法比较复杂，并且需要进行长期研究。由于大肠菌群出现在管网中特定的、离散的位置，从管道内表面随机采样有时可能无法检测出这些微生物。

5. 养分浓度的测定

养分浓度对生物膜微生物的生长起重要作用。在给水管网中延线各点测定 AOC 或 BDOC 浓度变化有助于确定管道内生物膜的活性。水流经过给水管网时，如 AOC 或 BDOC 浓度下降幅度较大，表明管网中生物膜的活性较高。

6. 水力学条件

管网中水力学条件的变化会影响管壁—水界面上物质的传输与分离。减小流量会导致水流的停滞和余氯的消耗，而流量突然增大会增强生物膜的分离。消防、逆流、管道冲刷而引起的管网中水力条件的变化，会导致大肠菌群浓度的增加。另外，应该对管网进行定期取样以评估降雨引起的大肠菌群浓度增加问题。

管网末梢由于余氯的消耗及上游生物膜上分离的细菌的积聚会引起大肠菌群浓度的增加。采样点离水厂越远，余氯量越低，pH 值及异养菌浓度就越高。统计模型显示，为保持 HPC 浓度低于 100CFU/mL，需要 1.2mg/L 的余氯量。管网中低流速区域内大肠菌群呈阳性样品平均数。几乎是高流速区的两倍。

### 3.4.6 生物膜对供水水质的影响

管道内壁生物膜上微生物大量生长繁殖对供水水质产生许多不良影响。诸如：

1. 供水中大肠菌群、细菌数增加；
2. 供水浊度、色度升高；
3. 出现黑水、红水；
4. 产生异臭味。

生物膜上聚集、繁殖着各种微生物，其中有少数病原微生物。病原微生物的聚集可能会存在以水为媒介传播某些疾病的风险。

自然界中有着十分丰富的生物资源，微生物就是其中重要的一种。所谓微生物

（microbe，microorganism）通常是描述一切肉眼看不到的、需借助显微镜才可观察到的微小生物。这些微生物包括病毒、细菌、真菌、原生动物和某些藻类。微生物有一些共同特点：个体极小，从几纳米到几微米；分布广，种类多；繁殖快，在合适的环境条件下，繁殖下代的时间从几十分钟到数小时；较易变异。

大多数微生物对人类而言是有益的，自古就被人类广泛应用。例如，将微生物用于酿酒工业，现代将之应用于发酵工业及废水处理等领域。也有少数微生物是有害的，如细菌、病毒、霉菌等能引起各种疾病。病原微生物的重要特征是，它具有毒性，分为外毒素和内毒素。外毒素的作用具有专一性，它损坏组织的一定器官，毒容易扩散到周围介质中；内毒素的毒性较小，不具有严格的专一性，在器官中只能引起中毒的一般症状。内毒素是由聚合糖和蛋白质组成的，而外毒素具有蛋白质的本性。这些病原微生物存在于饮用水中，即使很少，病原体进入人体也会使人感染患病，对人的危害比饮用水中存在的微量有机污染物更大。各国对这一问题都十分重视。我国现行生活饮用水标准（GB 5749—2006）微生物指标由2项增加至6项，其中，常规指标限值有总大肠菌群、耐热大肠菌群、大肠埃希氏菌、菌落总数4项，前3项限值为100mL水样不得检出，菌落总数小于100CFU/mL。非常规指标有贾第鞭毛虫、隐孢子虫2项，限值均为小于1个/10L。

通过饮用水传播的病原微生物主要分为细菌、原生动物和病毒三类。

1. 细菌类

通过饮用水传播疾病的病原细菌较多，如伤寒——沙门氏菌、霍乱——霍乱弧菌、痢疾——志贺氏菌等。

（1）病原性大肠埃希氏菌（*Enteropathogenic Escherichia Coli*）

大肠杆菌是人体肠道中的组成菌属，并非所有的大肠杆菌都是危险的，只有病原性大肠杆菌才对人体造成威胁，主要有肠道出血性大肠杆菌、肠道病原性大肠杆菌、肠道组织侵入性大肠杆菌、肠毒素性大肠杆菌。其中危害性最大的是肠道出血性大肠杆菌，它产生一种 *Vero* 的蛋白质毒素，使感染者出现出血性大肠炎及溶血性尿毒症等肾功能障碍，重者将导致急性肾功能衰竭、血小板减少、贫血合并症。它广泛分布于动物的肠道、河水和被污染的食物中，人类若被感染潜伏期可达 $9 \sim 11d$，在日本由于 EHEC 的 *E. Coli* 0157：H7 引起的小儿溶血性尿毒症而为世人所注目，其中最为严重的是1996年全日本感染的人数达到10000人，19人死亡。这是典型的由于水污染而引发的事件。肠道侵入性大肠杆菌不产生毒素，赤痢菌，侵入大肠黏膜上皮产生赤痢症状；肠毒素大肠杆菌产生肠毒素，引起霍乱样痢疾；肠道病原性大肠杆菌引起婴儿沙门菌样痢疾。图3-35为大肠埃希氏菌电镜形态，四周边有多根细短的普通菌毛，极端一根粗长者为性菌毛。

（2）军团菌（*Legionella pneumophila*）

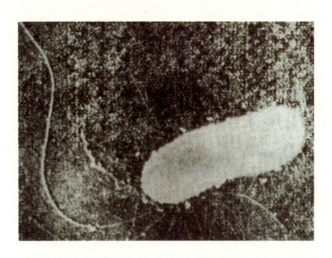

图3-35 大肠埃希氏菌

军团菌是大小一般为0.5~2μm的好氧杆菌,生有1~2根鞭毛,可运动,相当普遍的存在于河水与土壤中。军团菌也可存活在生活饮用水中引发称之为军团病的传染病。

军团菌感染爆发的首次确认是在1976年。当时在美国费城举行的退伍军人协会(American Legion)宾夕法尼亚州年会期间,有大约7%的会议代表染上了原因不明的伴有严重胃肠炎症状的急性肺炎,其中有34人死亡。直到6个月以后,美国疾病预防中心(Centers for Disease Control)才从验尸的肺组织中成功的分离和发现了这一新型病原菌,并将之命名为军团菌,所引起的疾病称之为军团病(Legionellosis),如图3-36所示。

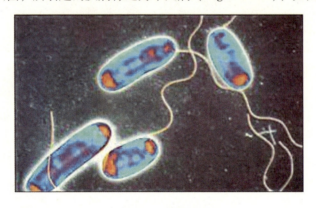

图3-36 军团菌

军团病的症状分为感冒症状的非肺炎型和肺炎症状的肺炎型两种。前者的潜伏期为1~2d,呈现以发烧为主的感冒症状。后者的潜伏期为2~10d,早期症状为高烧,有头痛、呕吐、呼吸困难及意识和步行障碍等症状出现;对于重症病人如不及时治疗,有数日内死亡的可能性。虽然军团菌主要是引发呼吸器官感染,但在日本也有通过洗澡水和温泉水而感染的病例。

(3) 沙门氏菌

沙门氏菌病有四类综合症：沙门氏菌病、伤寒、非伤寒型沙门氏菌败血症和无症状带菌者。沙门氏菌胃肠炎是由除伤寒沙门氏菌外任何一型沙门氏菌所致，通常表现为轻度，持久性腹泻。伤寒实际上是由伤寒沙门氏菌所致。未接受过治疗的病人致死率可超过10%，而对经过适当医疗的病人其致死率低于1%，幸存者可变成慢性无症状沙门氏菌携带者。非伤寒型沙门氏菌败血症可由各型沙门氏菌感染所致，能影响所有器官，有时还引起死亡。幸存者可变成慢性无症状沙门氏菌携带者。

沙门氏菌胃肠炎，潜伏期一般 6~72h，主要症状为恶心、呕吐、腹绞痛、腹泻、发热寒颤头痛。病程一般 1~2d 或更长。感染剂量为 15~20 个菌，死亡率达 1%~4%。最易感群体是年幼儿童、虚弱者、年长老人、免疫缺陷者等。污染源主要是人和家畜的粪便，沙门氏菌常存在于动物中，特别是禽类和猪。在许多环境中也有存在。从水，土壤，昆虫中，从工厂和厨房设施的表面和动物粪便中已发现该类细菌。

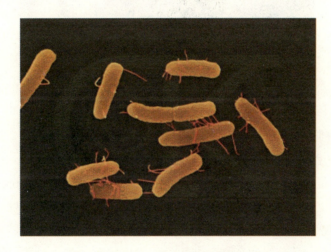

图 3-37 伤寒沙门氏菌

(4) 霍乱弧菌

主要通过污染水源或食物而引起肠道感染。人类是霍乱弧菌的惟一易感者。霍乱弧菌进入消化道到达小肠，在肠黏膜表面吸附并迅速繁殖。产生的霍乱肠毒素作用于小肠黏膜，引起小肠液过度的分泌。严重者出现上吐下泻，导致脱水和代谢性酸中毒、循环衰竭，甚至产生休克和死亡。霍乱弧菌曾引起 6 次霍乱病的世界大流行，造成了人类的大量死亡。

(5) 志贺氏菌

志贺氏菌属即通称的痢疾杆菌，为一类能使人和猿产生痢疾疾病的革兰氏阴性杆菌。通常志贺氏杆菌（Bacillus, shigae）仅指 I 型痢疾志贺氏菌。志贺氏杆菌是日本志贺洁在 1898 年首次分离得到的，因此而得名。志贺氏杆菌是侵入性细菌，只需千个、百个、甚至几个就可能引起疾病发生,与大肠埃希氏菌不同,后者需要食入大量细菌才会引起中毒。菌体进入体内后侵入空肠黏膜上皮细胞繁殖,产生外毒素,菌体破坏后产生内毒素作用于肠壁、肠壁黏膜和肠壁植物性神经。

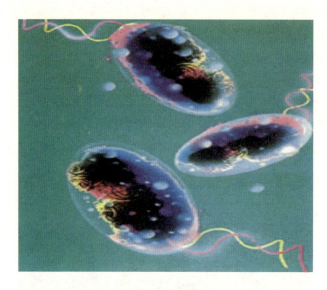

图 3-38　霍乱弧菌

2. 原生动物类

(1) 贾第鞭毛虫(*Giardia lamblia*)

贾第鞭毛虫是病原性原生动物,属鞭毛虫类。其原虫是由相当于细胞芽孢的胞囊形成的,其生活世代分为营养性世代和胞囊世代。

贾第鞭毛虫感染是通过含胞囊的水和食物造成的。发病时呈现腹痛、食欲不振等症状,婴幼儿将导致营养吸收障碍,并引发维生素缺乏的视力障碍。当水处理过程发生事故时,有可能使贾第鞭毛虫进入饮用水中。

贾第鞭毛虫多次引发水传染病的爆发,是美国爆发水传染病最多的肠道寄生虫。美国饮用水标准中已将贾第鞭毛虫列入微生物学指标。在我国北京、甘肃及辽宁部分地区也有流行,儿童感染尤为多见。

(2) 隐孢子虫(*Cryptosporidium parvum*)

隐孢子虫是寄生在动物体内和细胞内的孢子虫类原虫,是一种可人畜共同感染的病原体,其生活世代为卵囊(配子体)→孢子虫→营养体(种虫)→卵囊,卵囊在环境中可以稳定存在,经口腔进入人体肠道后,脱卵囊为营养体进入肠道上皮细胞,引起剧烈的腹泻、腹痛、发热、呕吐、低烧等似流感的症状,对于一般患者

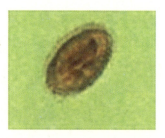

图 3-39　蓝氏贾第鞭毛虫包囊

病症可自我控制，通常3～20d（平均6d）可痊愈，而对免疫机能不全者（如艾滋病患者），往往导致死亡。

隐孢子虫的卵囊很小（3～5μm）用常规的过滤技术难以去除，而且对氯消毒也有很强的抗药性，因此隐孢子虫成为目前水处理界最受关注的病原体。

隐孢子虫对人的致病性1985年才开始受关注，1993年美国威斯康辛州密尔沃基市爆发了由隐孢子虫引起的水传染疾病，全市160万人中有40万人患病，4000余人住院，122人死亡。

(3) 环孢子虫 (*Cyclospora cayetanensis*)

环孢子虫大小为8～10μm。原虫的孢囊有自发荧光的特性，可利用这一性质对其检测。环孢子虫感染发病时呈现腹痛、下痢、呕吐、体重减少等症状，病情可持续数星期，并有很高的复发率。1996年，世界卫生组织（WHO）已将其列为需要采取紧急对策的微生物。

(4) 赤痢阿米巴 (*Entamoeba histlytica*)

赤痢阿米巴原虫是阿米巴赤痢的病原体，孢囊为10～20μm的球形体，有4个核，对药品和环境抵抗力很强。

赤痢阿米巴的感染是由于含有赤痢阿米巴原虫的粪便排泄污染了水和食品而造成的。发病时，皮肤溃疡；由于激烈的下痢而出血量多，脱水。可引发其他的并发症，死亡率极高。

赤痢阿米巴是流行性很广的世界性水传染病，尤其以热带和亚热带为甚。

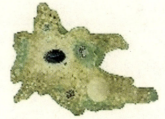

图3-40 阿米巴原虫

3. 病毒（Virus）

病毒没有细胞结构，专性寄生在活的敏感宿主体内，可通过细菌过滤器，是大小在0.2μm以下的超微小微生物。

根据不同的专性宿主，可把病毒分为动物病毒、植物病毒、细菌病毒（噬菌体）、放线菌病毒、藻类病毒及真菌病毒。水是肠道病毒传染疾病的最重要媒介，通过水体传染爆发的主要病毒有肝炎病毒、肠病毒、脊髓灰质炎病毒、柯克斯萨奇病毒、艾柯病毒等。

甲肝是最常见的通过水传播的感染症。甲肝病毒为直径27nm的小病毒。甲肝的症状包括高烧、恶心、厌食，并伴随轻微的腹泻，肝细胞极易感染而使细胞组织受损、坏死，发病期通常为1～2个星期或数星期。

在淡水中，温度是影响病毒存活的主要因素。例如，在3～6℃时，肠道病毒传染性效价损失3个对数所需时间是7～67d；在18～27℃时，只需3～10d。病毒对酸性环境不敏感，而对高pH敏感。碱性环境可破坏蛋白质衣壳和核酸，pH达到11以上会严重破坏病毒。氯和臭氧灭活病毒的效果极好，它们对蛋白质和核酸均有作用。

在水传染疾病爆发过程中，确定存在新病原体并分离出来是极为困难和复杂的。隐孢子虫病存在多年，但直到研究艾滋病的时代才分离出小隐孢子虫。军团病也存在多年，但病原因子在美国费城肺炎爆发后的第2年才被分离出来。自来水中不断发现新的病原微生物，这是现代文明进步的反映。出现这一现象的具体原因是：由于微生物

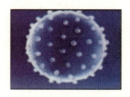

图3-41 病毒

学、医学以及有关学科的进步，一些流行病爆发后，就能及时确认是水传播的，同时也能做到鉴定并分离出水中有关的病原微生物；由于人类活动对环境，特别是对环境污染的影响，不仅有利于许多病原微生物的大量繁殖，还有可能为产生病原微生物的变种创造条件；由于人类活动的多样化，以及各种活动的强化，为病原微生物的传播创造了更佳的条件。这些原因也间接指出，在现代的环境条件下，不只是自来水中已有的一些病原微生物尚未被鉴定和分离出来，而且自来水中病原微生物数目将永远随着人类的活动规模的扩大而不断增加。

### 3.4.7 生物膜的控制

确定了存在生物膜问题后，也不能将所有的大肠菌群归结为由于生物膜的存在。如果水中存在大肠菌，则表明水处理过程或管网系统存在严重不足，因此，有可能对人们的健康构成威胁。如果饮用水水样中总大肠菌群呈阳性，特别是以前没有此类问题的情况下，应检查水处理过程是否有问题，或者管道是否有误接。应随时仔细监控、沿程测定，以采取预防措施确保安全供水。图3-42描述了控制生物膜的各种方法。

一旦出现生物膜问题，应立即采取措施限制促进细菌生长的因素。必要时，应成立专门的处理小组。

避免生物膜问题的最好方法是预测它们的出现，了解促进生物膜生长的因素并预先加以控制，以抑制管网中生物膜的生长。在出现阳性大肠菌群之前实施生物膜控制计划。

1. 管道生物膜的控制

管网的维护对预防和控制生物膜的生长至关重要。管网维护的重要措施之一是定期冲洗管道。然而，由于节省经费人员短缺，常常忽略了这一重要措施。定期冲洗有助于将余氯分配到管网各部分，有助于去除管网中存在的生物膜。在腐蚀严重的地方，应使用更加有效的机械清洗去除锈瘤。

1981年Rae对美国某给水系统的17个管网末梢进行了考察发现，距离水厂的远近对于微生物数量起决定性作用。管网末梢处，距水厂8km的水样中的细菌数比距水厂1.6km之内的水样中的细菌数高2倍。

```
水源    ┌─────────────────────────────────┐
        │ 水源流域综合保护                │
        │ 1. 点源污染物控制(污水处理厂的建设等) │
        │ 2. 面源污染物控制(家禽粪便流入控制等) │
        │ 3. 水源保护区域设置             │
        │ 4. 水源内部保护措施等           │
        └─────────────────────────────────┘

水厂    ┌──────────────────┐ ┌──────────────┐ ┌──────────────┐
        │ 降低养分浓度:    │ │ 清水池的维护: │ │ 适当消毒方法: │
        │ 1. 强化混凝沉淀  │ │ 1. 定期清洗  │ │ 1. 提高自由氯浓度 │
        │ 2. 强化过滤(碳沙混合滤池等) │ │ 2. 限定停留时间 │ │ 2. 使用其他消毒剂 │
        │ 3. 采用高度处理(生物处理、 │ │ 3. 保持足够的余氯 │ │ 3. 管网多点投氯 │
        │    臭氧活性炭、膜处理等) │ │ 4. 池顶加覆盖物 │ │                │
        └──────────────────┘ └──────────────┘ └──────────────┘

管网    ┌──────────────────┐ ┌──────────────────────────┐ ┌──────────────┐
        │ 管网合理规划设计: │ │ 给水管网综合维护:        │ │ 腐蚀控制:    │
        │ 1. 区块化         │ │ 1. 管道定期冲洗、消毒   │ │ 1. 使用化学抑制剂 │
        │ 2. 合理选择管材   │ │ 2. 管道涂衬              │ │ 2. 调整pH值与碱度 │
        │ 3. 制订人员培训计划 │ │ 3. 管道更新,消毒        │ │              │
        │                   │ │ 4. 管道误接检查          │ │              │
        │                   │ │ 5. 定期检测水质,管内壁卫生状况 │ │          │
        └──────────────────┘ └──────────────────────────┘ └──────────────┘
```

图 3-42 生物膜控制措施

出厂水中的余氯和管材基本不影响管网末梢的细菌浓度,聚氯乙烯(PVC)管和铸铁管管道末梢的细菌浓度差别甚微。这种情况下,用消火栓对管道末梢进行冲洗就足以恢复水质。

当新增管道或对管网进行改扩建时,应该遵循下列程序:

(1) 选择无孔隙的管段连接材料,如:塑料、橡胶或者是经过特殊加工的纸。选用无营养性润滑剂。因为微生物能够进入垫圈,吸取用来密封的润滑剂中的养分,生物膜也可能从释放溶解物的无孔填料中吸取养分;

(2) 在储存运输新管道、配件以及阀门过程中,要防止动物污染,避免受到土壤、降雨及给水或排水管漏失;

(3) 使用新管之前,应注意以下问题:

1) 用清水清洗所有的管段以去除明显的碎片、尘土及其他各种污染物;

2) 在管道中灌满含 50mg/L 自由氯的水并保持 24~48h,在整个过程中控制余氯含量不低于 25mg/L;

3) 测定总大肠菌群和异养菌。重复以上消毒步骤,直到水中的大肠菌群完全去除,并且 HPC 细菌在 500 个/mL 以下为止。

2. 蓄水池维护

用于存贮净化水的蓄水池通常有地下式、地上式和地面式三种。所有的蓄水池都会由于各种原因而出现细菌的生长。地上式蓄水池通常为钢结构，涂有防腐涂层，其表面可能出现细菌的生长。蓄水池使用的前几个月，细菌生长问题比较严重，因为在这期间有机化合物从涂衬表面溶解到水中。因此，蓄水池在使用之前应先进行冲洗，限制水的停留时间，而且，必须保持蓄水池中含有足够的余氯。经常监测蓄水池水质，尤其是蓄水池刚刚运行的时候，及时发现问题。

地下和地面式蓄水池更容易受到鸟类、动物以及人类的污染。蓄水池必须覆盖防止受到动物、鸟类、昆虫、大气污染、意外泄漏、地表水径流等产生的污染。很多水厂的大肠菌污染都是由于露天蓄水池的污染造成。然而，即使是覆盖良好的蓄水池，也可能由于从通风口换气而使蓄水池受到污染。安装空气过滤器可以预防污染物进入蓄水池。

3. 防腐

腐蚀物的积聚为微生物的生长提供了一个良好的环境。通过减少微生物可附着的场所可以限制管网的腐蚀，进而限制生物膜的生长。

由于腐蚀发生在管道表面，并且伴有管材和水之间发生的化学反应，因此，防止腐蚀的重要方法是将管材与水隔离，或改变两者中任何一者的腐蚀特性，防腐的方法包括：

（1）改善水质，减弱其腐蚀性，例如，改变水的 pH 值或减少水中氧的含量；

（2）在水和管道之间设置保护性隔层，例如，防腐衬里、涂衬；

（3）使用阻蚀剂（如：硅酸钠或磷酸盐抑制剂），在管道表面形成分子层，使管材与水隔离。

化学抑制剂、调节 pH 值等防腐措施可提高对铁管生物膜进行氯消毒的效率。使用多聚磷酸盐、磷酸锌、调节 pH 值和碱度可以改善余氯对生物膜的消毒效果 10～100 倍，向处理后的水中投加石灰有利于增大 pH 值，并抑制细菌的生长。但是如果防腐的化学药品使用不当，则很容易使生物膜脱落从而导致大肠菌群的出现。适当的投加防腐剂可以抑制腐蚀，改善水质，如美国某公司将腐蚀抑制剂（SHAN—NO—CORR®，一种偏磷酸锌混合剂）的投加量从 1mg/L 提高到 2mg/L，供水管道中总磷的平均浓度从 0.31mg/L 提高到 0.43mg/L。起初效果不明显，运行一段时间后才发现，大肠菌群和浊度都有显著改善。腐蚀控制加强前，大肠菌群平均出现概率是 12.9%，加强后是 5.1%；浊度平均从 0.19NTU 降至 0.14NTU。

4. 消毒措施

水厂控制细菌生长的第一步是增加剩余消毒剂的量，必须谨慎的选择消毒剂。这就要求消毒剂能够穿透生物膜，灭活附着的微生物，而且能够稳定地存在于管网中。另外，消毒剂必须可饮用，尽可能少产生有害副产物。

控制余氯量是目前控制细菌在管网中生长的普遍方法，但氯消毒并不能完全抑制细菌在管网中的生长繁殖。一般来说，保持一定的消毒剂剩余量能够有效控制在水溶液中悬浮生长的细菌，但对于在管壁及在颗粒物表面形成的生物膜中的细菌，往往无法有效杀灭。而管网中的微生物是以固定生长形成生物膜为主要存在方式，所以，一般的供水管网中都存在着一定数量的生物膜。据国外研究，即使保持 3～5mg/L 的自由氯或氯胺仍难以完全抑制生物膜的形成。

近年来的国内外研究已经表明，氯胺在生物膜控制方面比余氯更有效，保持 2～4mg/L 的氯胺量能够有效地控制生物膜。

5. 营养物浓度控制

控制细菌生长所需营养物是解决生物膜问题最直接的方法。为控制细菌所需养分，水厂必须采用新的监控和水处理技术。

前面叙述了 AOC、BDOC 与微生物生长的关系。基于此，可将 AOC 浓度降低到 100μg/L 以下或使 BDOC ＜ 200μg/L，以控制管网中生物膜上细菌的生长。降低 AOC、BDOC 浓度的好处在于：不仅限制了细菌的生长，而且减少了余氯与有机化合物发生反应所消耗的量，从而可降低投氯量和消毒副产物形成量。

利用活性碳吸附技术降低水中溶解性有机物（DOC）是目前广泛应用的最成熟、有效的可行方法。由于活性碳具有发达的孔隙结构，每克活性碳比表面积高达数百至 1200m$^2$，甚至更大。在孔隙结构中小于 2mm 的微孔特别发达，因而，活性碳吸附溶解有机物能力很强，吸附量大小主要决定于活性碳的比表面积大小。活性碳的孔隙结构及有机物在微孔表面富集，使活性碳成为微生物的最佳载体，活性碳处理设备运行一段时间后，会自然形成生物活性碳床，使吸附有机物中的可生物降解的部分降解，活性碳不断得到部分再生。

臭氧作为消毒剂用于净水工程已有 100 多年的历史，现今世界各国已广泛应用，成为饮用水深度净化的最常用的技术。

臭氧-活性碳联用技术使臭氧与活性碳的优势得到互补，其互补作用如：

（1）臭氧氧化可使水中部分有机物氧化分解为 $CO_2$ 和 $HO_2$，降低了后续活性碳处理的有机负荷；

（2）臭氧氧化能使大部分高分子有机物氧化分解为易于被活性碳吸附和生物降解的小分子有机物；

（3）臭氧在水中能自行分解，产生氧气，增加了水中的溶解氧，从而为活性碳内好氧微生物生长提供了更多的溶解氧，促进了好氧菌在活性碳上生长繁殖，提高了微生物对吸附有机物的降解能力，促进了活性碳的生物再生作用，延长了活性碳使用寿命。

（4）活性碳的吸附，生物降解作用能去除臭氧氧化产生的某些有毒、有害的副产物。

## 3.5 给水管网水中细菌多样性的分子生物学概述

在实际的生产实践中，对水质卫生质量的评价和控制，是无法对各种可能存在的致病微生物——进行检测，而一般利用对指示菌的检测和控制，了解水体是否受到过人畜粪便的污染，是否有肠道病原微生物存在的可能，从而评价水的质量，以保证水质的卫生安全。我国水质控制采用大肠菌群作为指示菌，GB 5749—2006《生活饮用水卫生标准》规定，100mL 生活饮用水中总大肠菌群不得检出，菌落总数 <100CFU/mL。

国内外最新研究表明：许多病原菌的存在条件与指示粪便污染的微生物的存在条件并不是完全相关的。因此，需要更为敏感的方法来检测环境中和管网水中的主要病原细菌。而目前使用的传统检测方法，需要消耗大量人力，并且在对微生物菌群进行培养时，不可避免地会造成菌株的富集或衰减，这就人为改变了原始菌群的微生态构成，会对研究结果造成较大的偏差。

为了弥补传统研究方法的不足，最近几年来，国际上逐渐发展起一套基于分子生物学前沿的研究方法，即分子生物学技术。这套方法避开了传统微生物培养分离的环节，而是采取直接从样品中抽取所含微生物总 DNA（deotyribouu < leic acid 脱氧核糖核酸），然后通过 16SrDNA、聚合酶链反应（Polymerase Chain Reaction，PCR）技术、RAPD（Random Amplified polymorphic DNA 随机扩增多态 DNA）、DGGE（Denaturing Gradient Gel Electrophoresis 变性梯度凝胶电泳）和 RFLP（RFLP Restriction Fragment length polymorphism 限制性片段长度多态性）等多种分子生物学研究手段，对直接提取的总 DNA 进行分析，了解其中所包含的微生物 DNA 的种类和含量，以研究样品中微生物的实际组成，同时可以利用直接提取得到的总 DNA 建立基因文库，并从中筛选有用的基因。其中 PCR 技术和 16SrDNA 基因技术已被逐渐应用到环境科学领域中。

### 3.5.1 PCR 技术

PCR 是 polymerase chain reaction（聚合酶链反应）的简称，它是一种快速、灵敏和操作简便的分子生物学检测方法。它是由美国 Cetus 公司的 Mullis 等在 1985 年建立起的一套大量快速扩增特异 DNA 片段的系统。目前，PCR 已经成为分子生物学家手中不可缺少的工具，通过 PCR，可在几小时内将一个分子的遗传物质成百万乃至上亿倍的复制。

PCR 是以待扩增的目的 DNA 两条链为模板，由一对人工合成的寡核苷酸引物介导，通过 DNA 聚合酶酶促反应，快速扩增特异 DNA 序列。它实际上是在体外模拟体内的 DNA 复制过程，其特异性依赖于与目的序列两端互补的寡核苷酸引物。PCR 技术的过程主要是首先用加热的办法让所研究的双链 DNA 片段变性，变成两个单链；之后将人工合成的两个引物，结合到 DNA 模板的两端；最后在 DNA 聚合酶的作用下大量复制该模板。整个过程的实现，完全是通过控制不同温度来进行的。

PCR 反应以变性、退火和延伸三步为一个循环，如此反复进行约 30 个循环后，目的基因即可被扩增亿倍，整个反应可在几个小时内完成。

随着 PCR 技术的发展，除了标准的 PCR 外，还发展了适应各种需求的 PCR，如锚定 PCR（anchored PCR）、不对称 PCR（asymmertric PCR）、反向 PCR（reverse PCR）、多重（multiplex PCR）、荧光 PCR（fluorescent PCR）和实时荧光定量 PCR（real‐time quantitative PCR）等。图 3-36 为几种自动化 PCR 仪。

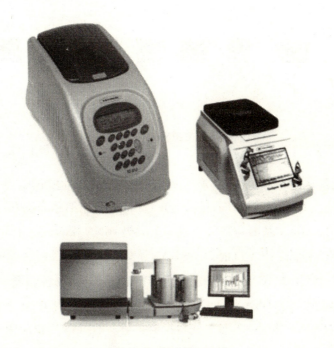

图 3-43 自动化 PCR 仪

### 3.5.2 16SrRNA 基因技术

分子生物学研究表明 DNA 分子不适合作为研究微生物的目的分子。Woese 等（1977）首次用 16SrRNA（ribomecleic acid 核糖核酸）分子作为研究微生物的目的分子，Pace 等（1986）首次利用 16SrRNA 基因确定环境样品中的微生物，随后 Weisburg 等（1991）、Kreader 等（1995）、Kaufmann 等（1997）经研究一致发现 16SrRNA 基因或 16SrRNA 分子是研究微生物的最佳目的分子。16SrRNA 及其类似的 rRNA 基因序列作为生物系统发育指标主要依据是：它们为细胞所共有，其功能同源且最为古老，既含有保守序列又含可变序列,分子大小适合操作,它的序列变化与进化距离相适应。图3-37为16SrRNA基因结构模式图。从图3-37可见,选用的PCR扩增引物及测序引物对应的序列是16SrRNA中高度保守的序列,其中PCR引物8~27位的16(+)和1512~1492位的16(-)扩增分离物的16SrRNA全基因,选择位于8~27位的16(+)、683~702N3R和1512~1492位的16(-)保守序列作为测序引物,可准确测定16SrRNA的一部分序列。根据核糖体16SrRNA结构变化规律,在所测定的区域中包括了$V_1$、$V_2$、$V_3$和$V_4$ 4个高变区,尤其是$V_2$这一高变区,由于进化速度相对较快,其中所包含的信息足够用于物种属及属以上分类单位的比较分析。因此,测定16SrRNA部分序列即可达到对分离物的分子鉴定的目的。

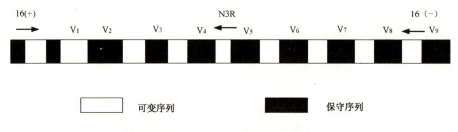

图3-44　16SrRNA基因结构模式

现在人们已经认同16SrRNA/DNA基因序列可用于评价生物的遗传多态性(genetic diversity)和系统发育关系(phylogenetic relationship),在细菌分类学中可作为一个科学可靠的指标。16SrRNA基因是细菌染色体上编码rRNA相对应的DNA序列,存在于所有细菌的染色体基因组中。目前,16SrRNA基因序列分析已广泛应用于微生物多样性的研究。图3-38为16SrRNA/DNA分子生物技术的基本方法流程图。

环境样品中提取到的DNA量通常较低,为了获得能够用于后续分析的大量DNA,提取纯化后的16SrDNA需要进行聚合酶链反应扩增。不同PCR反应中最为特异性的是引物对,目前已经有适用于不同分类单元的许多引物可用于16SrDNA特异性PCR扩增中。

环境样品中的微生物DNA提取物通常是不同微生物的DNA混合物,经过PCR后,其产物是序列等长但不同源DNA片段的混合物。混合物中序列的多样性和不同序列的丰度在一定程度上反映了原始样品中微生物种群的多样性和不同物种的丰度。如果可以将这些序列等长但不同源DNA片段分离开,则可对样品中微生物群落的组成进行初步的分析。经过多年的研究,现在已经有多种DNA指纹技术,又称为多态性分析,可以用于上述DNA片段的分离,它们包括如变性梯度凝胶电泳(Denaturing Gradient Gel Electrophoresis, DGGE)、温度梯度凝胶电泳(Temperature Gradient Gel Electrophoresis, TGGE)、单链构象多态性分析(Single Strain Conformation Polymorphism，SSCP)，限制性片段长度多态性分析（Restriction Fragment Length Polymorphism，RFLP)，末端限制性片段长度多态性分析(Terminal Restriction Fragment Length Polymorphism，T-RFLP）等。

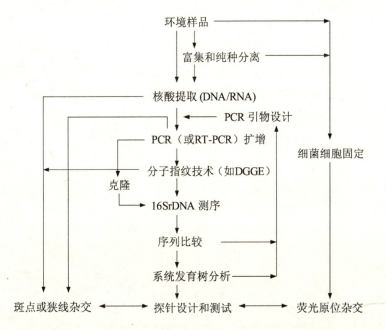

图 3-45　16SrRNA/DNA 分子生物技术的基本方法流程图

### 3.5.3　PCR-DGGE 技术的应用

韩国科学家 Dong-Geun Lee 等采用了变性梯度凝胶电泳（DGGE）和 DNA 序列法研究了韩国首都首尔市的给水管网末端生物膜中细菌的种类和卫生学安全性的变化情况。实验过程中使用了内径为 13mm、长 8.8m 的半导中间试验镀锌铁管（semi-pilot galvanized iron pipe)，实验系统与配水管网末端的首尔大学的一个水龙头相连，实验周期为 84d。

在模拟实验进行 1d 后，依次出现了好氧 Sphingomonas sp.（aerobic Sphingomonas sp.），厌氧 Rhodobacter sp.（anaerobic Rhodobacter sp.）及未知细菌的生物共存体，这表明在所研究的给水管网末端的镀锌铁管中形成生物膜是很容易的。在运行了 70d 后，观察到了更多复杂的扩增产物，如贫营养的 α-蛋白细菌（D70-c，D70-d，and D70-e)，富营养的 γ 蛋白细菌（D70-a, D70-f）和 β-蛋白细菌（D70-b)。具体实验结果可参照表 3-21。

**余氯≤0.3mg/L 的饮用水中生物膜的 PCR-DGGE 样品中 16SrDNA V3 区域的细菌片段序列分析**　　　　表 3-21

| DGGE 片段序列号 | 系统分类 | 最接近的相关细菌序列 | 序列长度(bp) | 相似性(%) | Genbank 序列号 |
|---|---|---|---|---|---|
| D1-a, D7-a (AY214392) | α | Uncultured alpha proteobacterium<br>*Sphing omonas* spp.（248-420） | 173 | 98 | AY144206<br>AY026948 |
| D1-b (AY214393) | β | Uncultured *Duganella* spp.（307-504）<br>Uncultured beta proteobacterium clone | 198 | 98 | AY129794<br>AY043674 |
| D1-c (AY214394) | β | Uncultured beta proteobacterium（322-490） | 169 | 99 | AY043784 |
| D1-d (AY214395) | β | Uncultured beta proteobacterium（292-477）<br>*Zoogloea* sp.（302-483） | 185 | 97 | AY043784<br>D84590 |
| D1-e (AY214396) | α | Uncultured bacterium<br>*Rhodobacter gluconicum*（301-470） | 170 | 99 | AJ504015<br>AB077986 |
| D1-f (AY214397) | β | Uncultured beta proteobacterium（293-490） | 198 | 97 | AY043784 |
| D3-a (AY214398) | β | Uncultured beta proteobacterium（293-490） | 198 | 98 | AY043784 |
| D3-b (AY214399) | β | Uncultured beta proteobacterium（306-490） | 186 | 98 | AY043784 |
| D3-c, D21-c (AY214400) | β | Uncultured beta proteobacterium（292-490） | 197 | 98 | AY043784 |
| D3-d | | | | | AY043784 |
| (AY214401) | β | Uncultured beta proteobacterium（293-490）<br>*Janthinobacterium agaricidamnosum*（304-501） | 198 | 98 | Y08845 |
| D7-b | | Uncultured *Duganella* spp.（307-504） | | | AY129794 |
| | β | Uncultured beta proteobacterium clone | 198 | 98 | AY043784 |
| (AY214402) | | Agricultural soil bacterium | | | AS0252575 |
| D14-a (AY214403) | β | Uncultured bacterium clone Can-H19（2）-A-2 | 165 | 98 | AF203838 |
| D21-a (AY214404) | β | Uncultured beta proteobacterium（322-519） | 198 | 99 | AF445688 |
| D21-b | | | | | |
| | γ | *Pseudomonas* spp.（269-466）<br>Uncultured gamma proteobacterium clone | 198 | 99 | AF456220<br>AY133072 |
| (AY214405) | | | | | |
| D42-a (AY214406) | β | Uncultured beta proteobacterium（305-486） | 182 | 96 | AY043784 |
| D42-b (AY214407) | α | Uncultured bacterium<br>*Rhodobacter gluconicum*（301-473） | 173 | 98 | AJ504515<br>AB077986 |
| D42-c | | E. coli | | | AE016770 |

续表

| DGGE 片段序列号 | 系统分类 | 最接近的相关细菌序列 | 序列长度(bp) | 相似性(%) | Genbank 序列号 |
|---|---|---|---|---|---|
| (AY214408) | γ | Shigella flexneri<br>Uncultured bacterium clone | 198 | 99 | AE015391<br>AY135915 |
| D56-a<br>(AY214409) | β | Uncultured beta proteobacterium (293-491) | 197 | 98 | AY043784 |
| D70-a<br>(AY214410) | γ | Pseudomonas spp. (269-466)<br>Uncultured gamma proteobacterium | 198 | 100 | AF456220<br>AY133072 |
| D70-b<br>(AY214411) | β | Zoogloea spp. (303-479)<br>Uncultured beta proteobacterium (293-469) | 179 | 92 | D84590<br>AY043784 |
| D70-c<br>(AY214412) | α | Uncultured bacterium clone 1CBTE8<br>Sphingomonas spp. (278-450) | 173 | 100 | AF390907<br>AB047364 |
| D70-d<br>(AY214413) | α | Hyphomicrobium spp. (279-499)<br>Uncultured Eubacterium WD238. | 171 | 95 | AF534572<br>AJ292597 |
| D70-e<br>(AY214414) | α | Acidocella spp.<br>Sphingomonas spp. (242-415)<br>Novosphingobium aromaticivorans (5823-5650) | 174 | 97 | X91797<br>AF361178<br>NZ_AAA-V01000115 |
| D70-f<br>(AY214415) | γ | Pseudomonas spp. (268-466)<br>Uncultured gamma proteobacterium | 201 | 99 | AF408901<br>AY048886 |
| D70-g<br>(AY214416) | Clostridia | Uncultured bacterium (326-498)<br>Eubacterium formicigenerans (353-525) | 174 | 9291 | AF371595<br>L34619 |
| D84-a<br>(AY214417) | α | Uncultured bacterium<br>Rhodobacter gluconicum (300-470) | 173 | 97 | AJ504015<br>AB077986 |
| D84-b<br>(AY214418) | γ | Pseudomonas spp. (269-466)<br>Uncultured gamma proteobacterium | 199 | 99 | AF456220<br>AY133072 |
| D84-c<br>(AY214419) | β | Uncultured beta proteobacterium clone (175-355) | 181 | 94 | AF35156920 |

## 参 考 文 献

1. 王占生，刘文君. 微污染水源饮用水处理 [M]. 北京：中国建筑工业出版社, 1999, P237.
2. Van der kooij, Visser D A, Hijnen W A M. Determining the concentration of easily assimilable organic carbon in drinking water [J]. J Am Water Works Assoc, 1982, 74 (10): 540~545.
3. Van der kooij D. The ovvurrence of Pseudomonas spp. in surface water and in tap water as determined on citrate media [J]. Antonie van Leeuwenhoek J. Microbiol, 1978, 43: 187~197.
4. Van der kooij D. Characterization and classification of fluorescent pseudomonads from tap water and surface water [J]. Antonie van Leeuwanhoek J. Microbiol, 1979, 45: 225~240.
5. Kaplan L A, Reasoner DJ. A Survey of BOM in US Drinking Waters. J AWWA, 1994, 86 (2): 121~133.
6. Van Der Kooij. Characterization and Classification of Fluorescent Pseudomonads Isolated from Tap Water and Surface Water. J Microbiol, 1979, 45: 225.
7. Kaplan L A, Bott T, et al. Evaluation and Simplification of the Assimilable Organic Carbon Nutrient Bioassay for Bacterial Growth in Drinking Water. Appl Environ Microbiol, 1993, 59 (5): 1532~1539.
8. Huck P M, Fedorak P M. Formation and Removal of Assimilable Organic Carbon During Biological Treatment. J AWWA, 1991, 83 (12): 69~80.
9. Van Der Kooij. Assimilable Organic Carbon as an Indicator of Bacterial Regrowth. J AWWA, 1992, 84 (2): 57~65.
10. Paode R D, Amy GL. Predicting the Formation of Aldehydes and BOM. J AWWA, 1997, 89 (6): 79~93.
11. 刘文君，王亚娟等. 饮用水中可同化有机碳（AOC）的测定方法研究 [J]. 给水排水, 2000, 26 (11): 1~5.

# 第4章 给水管网中余氯衰减动力学

饮用水采用氯消毒方法始于20世纪初，氯作为消毒剂已经有100多年的历史。1854年伦敦霍乱流行，John Snow博士经过对流行病学深入研究之后，确定水是这种疾病的传播途径。1881年Koch在实验室证明，氯气可以杀死病菌。1904年英国Lincoln发生了一场通过饮用水传染而引发伤寒病大流行的事件，为了达到杀菌的目的，水厂首次采用次氯酸钠（NaClO）做消毒剂，对出厂水进行消毒，此后世界各地水厂陆续使用氯消毒以达到杀菌的效果。1912年，液氯消毒被应用到大型水处理设施中，从此氯化工艺迅速发展。

与其他消毒剂相比，氯消毒方法主要具有如下优点：消毒效果良好，对细菌有很强的灭活能力；在水中能长时间地保持一定数量的余氯，从而具有持续消毒能力；使用管理方便，易于贮存、运输，成本较低，价格便宜。在水中维持一定量的余氯，不仅可以抑制水中的细菌再繁殖，而且，当水在输送过程中受到二次污染时，还可以起到"卫士"的作用。我国《生活饮用水卫生标准》（GB 5749—2006）规定出厂水游离性余氯在接触30min后，不应低于0.3mg/L，在管网末梢不低于0.05 mg/L。

自20世纪70年代开始，氯仿等氯化消毒副产物相继在自来水中被检出，氯化消毒工艺的地位开始受到挑战，从而采用氯胺代替氯作为第二消毒剂维持给水管网中的消毒作用。目前，我国水厂中使用的消毒剂仍以液氯为主。

## 4.1 给水处理中的氯消毒

### 4.1.1 氯的"歧化反应"

氯易溶解于水（在20℃和98kPa时，溶解度7160mg/L），可发生"歧化反应"，生成盐酸和次氯酸。次氯酸是弱酸，可部分离解为氢离子和次氯酸根，反应方程式为：

$$Cl_2 + H_2O \rightleftharpoons HOCl + HCl \tag{4-1}$$

$$HOCl \rightleftharpoons H^+ + OCl^- \tag{4-2}$$

次氯酸离解的平衡常数为：

$$K_i = \frac{[H^+] \cdot [OCl^-]}{[HOCl]} \tag{4-3}$$

在20℃时，$K_i$为$3.3 \times 10^{-8}$（mol/L）。

可见，次氯酸与次氯酸根在水中的相对比例取决于温度和pH值。pH<6时，次氯

酸几乎完全为分子状态。pH=6~9 范围内两种形态所占比例有剧烈变化，pH=7.5、温度为20℃时，次氯酸与次氯酸根在水中的数量大体相等，pH<7.5，次氯酸为优势物种，pH>7.5，次氯酸根为优势物种（图4-1）。

次氯酸具有强氧化性，可由下列电极电位（25℃）看出。

在酸性介质中：

$$2HOCl + 2H^+ + 2e \rightleftharpoons Cl_2 + 2H_2O \qquad E° = 1.63V \qquad (4-4)$$

$$HOCl + H^+ + 2e \rightleftharpoons Cl^- + H_2O \qquad E° = 1.49V \qquad (4-5)$$

在碱性介质中：

$$OCl^- + H_2O + 2e \rightleftharpoons Cl^- + 2OH^- \qquad E° = 0.89V \qquad (4-6)$$

式中　$E°$——标准氧化还原电位，V。

在电化学中，一般可根据反应物质氧化还原能力的电极电位值来判断电化学反应进行的可能性。大部分氧化还原的进行都与溶液的 pH 值有关，图4-2 为氯的电极电位–pH 图。

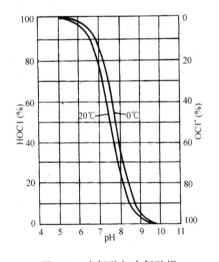

图4-1　次氯酸与次氯酸根
所占的百分数与 pH 的关系

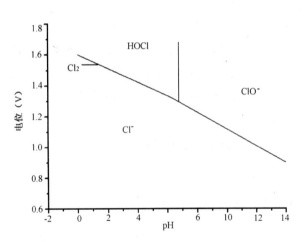

图4-2　氯的电极电位-pH 图

氯的消毒主要通过次氯酸（HOCl）起作用。HOCl 是很小的中性分子，只有它才能扩散到带负电荷的细菌表面，并通过细菌的细胞壁穿透到细菌内部。当 HOCl 分子到达细菌内部时，能起到氧化作用破坏细菌的酶系统而使细菌死亡。次氯酸根虽亦为具有杀菌能力的有效氯，但它带有负电荷，难于接近带负电荷的细菌表面，所以杀菌能力低于次氯酸，例如：次氯酸杀死大肠埃希氏菌的能力比次氯酸根大80~100 倍。

### 4.1.2 氯与水中物质的反应及消毒副产物的生成

氯加入含有一定量氨氮的水中发生如下反应：

$$Cl_2 + H_2O \rightleftharpoons HOCl + HCl \tag{4-7}$$

$$NH_3 + HOCl \rightleftharpoons NH_2Cl + H_2O \tag{4-8}$$

$$NH_2Cl + HOCl \rightleftharpoons NHCl_2 + H_2O \tag{4-9}$$

$$NHCl_2 + HOCl \rightleftharpoons NCl_3 + H_2O \tag{4-10}$$

当水中存在氯胺时，仍然依靠次氯酸起消毒作用，由式（4-7）～式（4-10）可见，只有在水中的 HOCl 因消毒而消耗后，反应才向左进行，继续产生消毒所需的 HOCl。因此当水中存在氯胺时，消毒作用效果比较缓慢，需要较长的接触时间。有研究表明，静态试验中，用氯消毒，5min 内可杀灭细菌达 99% 以上，而用氯胺消毒，相同条件下 5min 内仅达 60%，需将水与氯胺的接触时间延长到十几小时，才能达到 99% 以上的灭菌效果。水中所含的氯以氯胺的形式存在时被称为化合性或结合性余氯（combined residual chlorine），而 $Cl_2$、次氯酸和次氯酸根则被称为自由性余氯（free residual chlorine）。氯还能与还原性物质，如 $Ca^{2+}$、$Mn^{2+}$、$Fe^{2+}$ 及 $S^{2-}$ 等反应，而且反应速度很快。

氯能与分子中带有胺基、酚基等的化合物发生反应，如氯与甲胺的反应：

$$HOCl + CH_3NH_2 \longrightarrow CH_3NHCl + H_2O \tag{4-11}$$

$$HOCl + CH_3NHCl \longrightarrow CH_3NCl_2 + H_2O \tag{4-12}$$

20 世纪 70 年代首次在自来水厂净化水中发现三卤甲烷，此后许多氯化消毒副产物（DBPs，Disinfection by products）在自来水中相继被检测出来，氯化消毒的安全性及消毒副产物对人类健康的影响等问题受到越来越广泛的重视。

氯仿是主要的三卤甲烷物种，它在小白鼠身上已被发现是有毒和具有致癌作用的。一溴二氯甲烷，二氯乙酸及溴仿等也被怀疑为致癌物质，其他的大部分氯化消毒副产物也都具有一定的毒性，对人体各器官产生刺激或麻醉作用，部分消毒副产物还具有致突变性。

为了符合饮用水水质标准，控制水中有机卤代物的产生，目前国内外采用的主要方法有：

（1）防止水源污染，加强卫生防护；
（2）预处理除去原水中在氯化消毒时形成消毒副产物的前驱物质；
（3）后处理已生成的消毒副产物；
（4）改革传统的消毒工艺，采用替代消毒剂或使用其他消毒方法。

## 4.2 常用的余氯衰减模型

### 4.2.1 简单一级反应模型

余氯在管网中的消耗可以用下列通式表示：

$$Cl_2 + X \longrightarrow 产物 \tag{4-13}$$

式中 $Cl_2$——自由性余氯；

X——所有与氯反应的物质。

假设式（4-13）是一个简单反应。根据质量作用定律，氯的消耗速率可以写成：

$$-\frac{d[Cl_2]}{dt} = k'[Cl_2][X] \tag{4-14}$$

可以合理的假设 $[X] \gg [Cl_2]$，$[X]$ 就可被当成常数，因此有：

$$-\frac{d[Cl_2]}{dt} = k[Cl_2] \tag{4-15}$$

$$k = k'[X] \tag{4-16}$$

$$C_t = C_0 e^{-kt} \tag{4-17}$$

式中 $C_t$——氯在反应时间为 $t$ 时的浓度；

$C_0$——氯在反应时间为零时刻的浓度。

此余氯衰减水质模型没有考虑流速、管径、管壁界面处的传质扩散等影响因素，因此这种模型过于简单。

### 4.2.2 多元重回归方程模型

在简单一级反应模型的基础上，此模型考虑了影响余氯浓度衰减速率系数 $k$ 也称余氯衰减系数的几个主要影响因素，如管材、管径、水温、管内卫生状况和水质等。余氯浓度衰减速率系数 $k$ 与这些影响因素的关系可以用下面的回归式表示：

$$k = f(净水水质、水温、配管材料、接触率) \tag{4-18}$$

$$k = e^{k_D \times D + k_T \times T + k_0} \tag{4-19}$$

式中 $k_D$——对管径的回归系数；

$k_T$——对水温的回归系数；

$k_0$——对其他影响因素的回归系数。

俊藤圭司选用水泥砂浆涂衬铸铁管（FCD）、环氧树脂涂衬铸铁管（EPX）及无涂衬铸铁管（FC）在三种管径、三种温度下进行余氯衰减三元配置试验研究，试验数据列于表4-1。

**余氯衰减速率** 表 4-1

(a) FCD 管余氯衰减速率

| 管径<br>水温 | φ100 | φ200 | φ300 | φ400 |
|---|---|---|---|---|
| 26.3℃（高水温） | $1.46 \times 10^{-2}$ | $1.14 \times 10^{-2}$ | $6.33 \times 10^{-3}$ | $4.42 \times 10^{-3}$ |
| 16.4℃（中水温） | $7.35 \times 10^{-3}$ | $3.62 \times 10^{-3}$ | $2.75 \times 10^{-3}$ | $1.56 \times 10^{-3}$ |
| 6.3℃（低水温） | $3.67 \times 10^{-3}$ | $2.43 \times 10^{-3}$ | $1.04 \times 10^{-3}$ | $5.95 \times 10^{-4}$ |

(b) EPX 管余氯衰减速率

| 管径<br>水温 | φ100 | φ200 | φ300 |
|---|---|---|---|
| 24.7℃（高水温） | $1.34 \times 10^{-2}$ | $1.15 \times 10^{-2}$ | $7.64 \times 10^{-3}$ |
| 15.0℃（中水温） | $7.76 \times 10^{-3}$ | $4.93 \times 10^{-3}$ | $2.84 \times 10^{-3}$ |
| 5.4℃（低水温） | $4.10 \times 10^{-3}$ | $1.48 \times 10^{-3}$ | $9.54 \times 10^{-4}$ |

(c) FC 管余氯衰减速率

| 管径<br>水温 | φ100 | φ200 | φ300 |
|---|---|---|---|
| 24.9℃（高水温） | $2.11 \times 10^{-1}$ | $1.26 \times 10^{-1}$ | $6.97 \times 10^{-2}$ |
| 15.9℃（中水温） | $1.76 \times 10^{-1}$ | $1.02 \times 10^{-1}$ | $6.30 \times 10^{-2}$ |
| 5.1℃（低水温） | $1.32 \times 10^{-1}$ | $7.82 \times 10^{-2}$ | $2.61 \times 10^{-2}$ |

依据表 4-1 数据进行偏回归分析，得到不同管材的回归系数列于表 4-2，由此得出如下关系式：

FCD 管：$\ln k = -5.135D + 0.084T - 5.758$

EPX 管：$\ln k = -5.042D + 0.092T - 5.778$

FC 管：$\ln k = -6.260D + 0.033T - 1.617$

**不同管材的回归系数值** 表 4-2

| 管 类 | $k_D$ | $k_T$ | $k_0$ |
|---|---|---|---|
| FCD | -5.1349 | 0.0842 | -5.7582 |
| FC | -6.2598 | 0.0329 | -1.6168 |
| EPX | -5.0419 | 0.0918 | -5.7775 |

依据上述 3 元配置实验所获得的有关 $K$ 值进行分散分析，其结果列于表 4-3。表中

影响因素 A、B、C 分别代表管径水温、管材的影响。

表 4-3 数据显示管材影响度约占 70%，其次管径 X 管材占 15%，管径占 9%，水温影响不大仅占 3%。

**影响因素分散分析表**　　　　　　　　　　　　　　　　　表 4-3

| 影响因素 | 平方和 | 自由度 | 平均平方 | $F$ 值 | 影响度 |
|---|---|---|---|---|---|
| A | 85.1289 | 2 | 42.5644 | 109.06 | 9.29 |
| B | 27.3470 | 2 | 13.6735 | 35.03 | 2.98 |
| C | 640.8100 | 2 | 320.4050 | 820.92 | 69.93 |
| A×C | 134.2070 | 4 | 33.5518 | 8.96 | 14.65 |
| B×C | 24.1925 | 4 | 6.0481 | 15.50 | 2.64 |
| 误差 | 4.6836 | 12 | 0.3903 | | 0.51 |
| 合计 | 916.3690 | 26 | | | 100 |

余氯在 FC 管中衰减速率与其它两种管材相比差异很大，而 FC 新管现已很少使用，故采用 FCD、EPX 两种管为水准，即层别因子为 2，用上述数据进行重回归分析，求出一系列系数如下：

$$K_D = -5.4408 \quad K_T = 0.0706 \quad K_0 = -5.4245$$

由此，可确定余氯衰减速率系数式（4-20）：

$$\ln k = -5.4408D + 0.0706T - 5.4245 \tag{4-20}$$

余氯浓度算式（4-21）：

$$\ln \frac{C_t}{C_0} = -\exp(-5.4408D + 0.0706T - 5.4245) \tag{4-21}$$

### 4.2.3　余氯衰减的数学实验模型法

假设水是沿圆柱形管道的轴向流动，氯在 1 个可控体积内（control volume）的质量平衡方程可以写成：

$$\begin{aligned}
\frac{\partial}{\partial t}(2\pi r \Delta X C) =& \\
& [Uf(r)C 2\pi r\Delta r]_x - [Uf(r)C 2\pi r\Delta r]_{X+\Delta X} \\
& + \left(-D\frac{\partial C}{\partial X} 2\pi r\Delta r\right)_x - \left(-D\frac{\partial C}{\partial X} 2\pi r\Delta r\right)_{X+\Delta X} \\
& + \left(-D\frac{\partial C}{\partial r} 2\pi r\Delta X\right)_r - \left(-D\frac{\partial C}{\partial r} 2\pi r\Delta X\right)_{r+\Delta r} \\
& - kC 2\pi r\Delta r\Delta X
\end{aligned} \tag{4-22}$$

式中　$U$——水在管网中的平均流速；

$D$——氯在水中的扩散系数；

$r$——从管中心算起的辐射距离；

$k$——一级反应速率常数；

$X$——沿轴方向离管入口处的距离。

在准稳态条件下（$\partial C/\partial t = 0$），经过一系列的数学变换可得：

$$\frac{\partial C}{\partial X} = \frac{A_0}{r} \frac{\partial}{\partial r}\left(r \frac{\partial C}{\partial r}\right) - A_1 C \tag{4-23}$$

其中，边界条件为：

$0 \leqslant r \leqslant 1$ 时，$X=0$，$C=1$；

$0 \leqslant X \leqslant 1$ 时，$r=0$，$\partial C/\partial r = 0$；

$0 \leqslant X \leqslant 1$ 时，$r=1$，$\partial C/\partial r = -(V_d r_0/D)C = -A_2 C$。

式中 $A_0$、$A_1$、$A_2$ 3个无尺度参数；

$r_0$——管半径；

$V_d$——代表管壁表面粗糙度的经验参数。

用变换分离技术可得氯的平均浓度值的公式：

$$C(X,r) = 2 \sum_{n=1}^{\infty} \frac{\lambda_n J_0(\lambda_n r) J_1(\lambda_n)}{(\lambda_n^2 + A_2^2) J_0^2(\lambda_n)} \times \exp[-(A_1 + \lambda_n^2 A_0)X] \tag{4-24}$$

$$C_{av} = \int_0^1 2C(X,r) r \mathrm{d}r \tag{4-25}$$

$$C_{av} = \sum_{n=1}^{\infty} \frac{4A_2^2}{\lambda_n^2(\lambda_n^2 + A_2^2)} \times \exp[-(A_1 + \lambda_n^2 A_0)X] \tag{4-26}$$

式中 $J_0$——零阶贝塞尔函数（Bessel function）；

$J_1$——一阶贝塞尔函数；

$\lambda_n$——$A_2$ 的函数。

用现场实验的方法确定 $A_0$、$A_1$、$A_2$ 这3个参数值。由公式（4-24）就可求出管网中每个节点氯的平均浓度值。

此方法是一种数学实验法。它没有考虑余氯在管网中衰减的动力学机制，也反映不出余氯在管网中消耗的本质。

## 4.3 余氯衰减的动力学机制

余氯在管网中的消耗受到许多因素的影响，这些影响因素概括起来包括两个主要方面：

1. 与管道水中有机物和无机物的反应，即主体水中余氯的衰减；
2. 在管壁生长环的消耗，即与生物膜的反应和管壁腐蚀过程中的消耗。

水管中余氯消耗的示意图见图4-3。

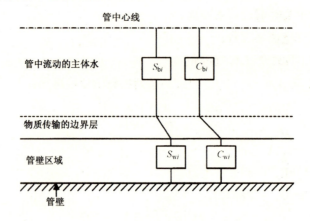

图4-3 水管中余氯消耗的示意图

$S_{bi}$为管中$i$点主体水中反应物质的浓度；$C_{bi}$为管中$i$点主体水中消耗余氯的浓度；
$S_{wi}$为管中$i$点管壁上反应物质的浓度；$C_{wi}$为管中$i$点管壁上消耗的余氯的浓度。

基于上述余氯消耗的两个主要因素，余氯在水管中的衰减可表示为：

$$\frac{dC}{dt} = -k_b C - W - \frac{k_f}{r_h}(C - C_w) \tag{4-27}$$

式中　$k_b$——管道水中余氯浓度减少的速率系数；

　　　$k_f$——传质系数；

　　　$r_h$——水力半径；

　　　$C$——管道水中余氯浓度；

　　　$C_w$——管壁上余氯浓度；

　　　$W$——管壁腐蚀消耗的氯。

$-k_b C$代表与管道水中有机物和无机物反应所消耗的氯；$-W$为管壁腐蚀消耗的氯；$-\frac{k_f}{r_h}(C-C_w)$为氯在管壁上的消耗，即氯与管壁附着的生物膜反应以及在管壁与水流之间余氯质量传输的消耗。

### 4.3.1 水中余氯的消耗

余氯在管道水中的消耗可以用下列通式表示：

$$Cl_2 + P \rightarrow 产物 \tag{4-28}$$

式中　$Cl_2$——自由性余氯；

　　　$P$——代表在管道水中所有与氯反应的物质。

假设式（4-28）是一个简单反应，根据质量作用定律，氯的消耗速率可以写成：

$$\frac{\mathrm{d}[\mathrm{Cl}_2]}{\mathrm{d}t} = -k[\mathrm{Cl}_2][P] \tag{4-29}$$

式中 $k$——氯消耗的速率常数。

在管道水中，与余氯反应的有机物和无机物的浓度 $P$ 应远远大于余氯的浓度，因此，可以将 $[P]$ 看作 1 个常数，定义余氯在管道水中衰减的速率常数 $k_b = k[P]$，这表明式（4-28）的反应是一个准一级反应，可以写成：

$$\frac{\mathrm{d}[\mathrm{Cl}_2]}{\mathrm{d}t} = -k_b[\mathrm{Cl}_2] \tag{4-30}$$

根据阿累尼乌斯（Arrhenius）经验公式：

$$\frac{\mathrm{d}\ln k_b}{\mathrm{d}T} = \frac{E}{RT^2} \tag{4-31}$$

式中 $E$——表观活化能，一般可将它看成与温度无关的常数；

$R$——摩尔气体常数；

$T$——绝对温度。

将式（4-31）在两个温度之间作定积分可得：

$$\lg \frac{k_{b2}}{k_{b1}} = \frac{E(T_2 - T_1)}{2.303RT_2T_1} \tag{4-32}$$

如果已知两个任意温度下的速率常数 $k_b$ 值，将它们代入式（4-32），即可求出反应的表观活化能，也就可以求出任意其他温度下的速率常数 $k_b$ 值。

余氯在管道水中消耗的半衰期可由下式求得：

$$t_{1/2} = \frac{0.6932}{k_b} \tag{4-33}$$

### 4.3.2 管壁生长环余氯消耗

1. 管壁腐蚀引起的余氯消耗

在旧金属管道中，管壁腐蚀可能在余氯消耗上起了很大作用。给水铸铁管道腐蚀主要是以电化学腐蚀为主。

电化学腐蚀过程可以看作在腐蚀微电池阴极和阳极发生氧化还原反应的过程。在阳极，金属溶解并以离子的形式进入溶液中，发生氧化反应；在阴极，从阳极迁移来的电子被电解质溶液中的物质所获得，发生还原反应。

由氯的"歧化反应"一节的讨论可知，当 pH<7.5 时，次氯酸（HOCl）占优势。因为普通自来水的 pH = 7±0.5，所以在阴极发生还原反应的是次氯酸（HOCl）。对于余氯所导致的腐蚀，在阳极铁发生氧化反应：

$$\mathrm{Fe} - 2e = \mathrm{Fe}^{2+} \quad E° = 0.44(\mathrm{V}) \tag{4-34}$$

在阴极发生还原反应：

$$\text{HOCl} + \text{H}^+ + 2e^- = \text{Cl}^- + \text{H}_2\text{O} \qquad E^\circ = 1.49 \text{ (V)} \tag{4-35}$$

可得到完整的腐蚀电池反应:

$$\text{HOCl} + \text{Fe} + \text{H}^+ = \text{Fe}^{2+} + \text{Cl}^- + \text{H}_2\text{O} \qquad E^\circ = 1.93 \text{ (V)} \tag{4-36}$$

$FeCl_2$ 是其中一种腐蚀生成物,它能够发生水解:

$$\text{FeCl}_2 + 2\text{H}_2\text{O} = \text{Fe}(\text{OH})_2\downarrow + 2\text{H}^+ + 2\text{Cl}^- \tag{4-37}$$

生成的氢离子和氯离子刺激了铁的溶解,腐蚀过程随时间而加速进行,整个腐蚀过程具有一种"自催化"的性质。

方程(4-36)的电动势可以由能斯特(Nernst)方程求出:

$$E = E^\circ - \frac{RT}{zF} \ln \frac{[\text{Cl}^-][\text{Fe}^{2+}]}{[\text{HOCl}]} \tag{4-38}$$

式中 $E$——腐蚀电池的电极电位;

$E^\circ$——标准电极电位;

$R$——通用气体常数;

$F$——法拉第(Farady)常数;

$T$——绝对温度;

$z$——反应进行的摩尔数,也是电极反应中得失电子的数目。

方程(4-38)可以用来确定氯的浓度([HOCl]):

$$\lg[\text{HOCl}] = \frac{zF(E - E^\circ)}{2.303 \times RT} = \frac{10078.26}{T}(E - E^\circ) \tag{4-39}$$

$$[\text{HOCl}] = 10^{\left(\frac{10078.26\Delta E}{T}\right)} \tag{4-40}$$

在腐蚀过程中,余氯的浓度随温度和电动势的变化而变化。在式(4-40)中,对于每一个给定的 $\Delta E$ 值,就有一条余氯浓度随温度变化的曲线。

电动势值与管材、管道年代及管壁表面的粗糙度有关。对于某一确定的管道,电动势值 $E$(或 $\Delta E$)是定值。因此,余氯在腐蚀过程中的消耗量可以用下式表示:

$$W = \frac{[\text{HOCl}]}{r_h} = \frac{1}{r_h} 10^{k_c/vT} \tag{4-41}$$

$$k_c = 10078.26\Delta E \tag{4-42}$$

式中 $W$——余氯在腐蚀过程中的消耗量;

$k_c$——腐蚀过程余氯衰减系数。

2. 与管壁表面生物膜反应的余氯消耗

用下列通式来代表在管壁上发生的所有消耗余氯的化学反应:

$$\text{HOCl} + \text{En} = [\text{En}\cdots\text{HOCl}] \rightarrow \text{产物} \tag{4-43}$$

余氯浓度的消耗可以表示为:

$$\frac{d[\text{HOCl}]}{dt} = -k[\text{HOCl}][\text{En}] \tag{4-44}$$

式中　[HOCl]——余氯浓度；

　　　[En]——在管壁上所有与余氯反应的细菌及腐蚀瘤的物质浓度。

可以合理地假定，在管壁 [En] ≫ [HOCl]，即可把 [En] 作为常数。令 $k_W = k$[En] 为余氯在管壁的衰减速率常数。式（4-43）为准一级反应，可写成：

$$\frac{dC}{dt} = \frac{d[\text{HOCl}]}{dt} = -k_w[\text{HOCl}] = -k_w C_w \tag{4-45}$$

式中　$k_W$——余氯在管壁的衰减速率常数；

　　　$C_W$——余氯在管壁的浓度。

水在给水管道中实际流动呈紊流状态，在靠近管壁的极薄的环形层中存在流速分布不均匀的区域，这个区域叫边界层。边界层内液流形态可能是层流，也可能是紊流，管壁附近边界层内的液流往往是层流。见图 4-4。在紊流区，由于液流的混杂和紊动，可认为在这个范围内余氯浓度 $C$ 是均匀的。而在靠近管壁的层流层范围内，余氯浓度是不均匀的，愈接近管壁余氯浓度愈低。余氯在与近管壁处接触不断被消耗，构成了以余氯浓度差为推动力、通过层流层的传质过程。

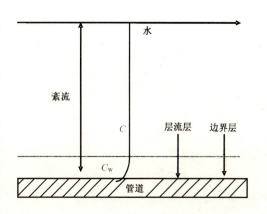

图 4-4　管壁固液界面处余氯浓度梯度及流态

根据费克（Fick）定律，余氯在管壁固液界面处通过层流层的传质速率为：

$$V_N = k_f(C - C_W) \tag{4-46}$$

式中　$k_f$——传质系数；

　　　$C$——余氯在管道内水中的浓度；

　　　$C_W$——余氯在管壁处的浓度。

假设余氯穿越界面传递被管壁所消耗的反应是由余氯通过层流层的传质所控制，则可认为余氯在管壁上没有浓度的积累。在这种情况下，管壁上的物质消耗余氯的速度也就等于余氯通过层流层的传质速度：

$$k_W C_W = k_f(C - C_W) \tag{4-47}$$

$$C_W = \frac{k_f}{k_w + k_f} C \tag{4-48}$$

传质系数通常可用舍伍德（Sherwood）数来表示：

$$k_f = Sh \frac{D}{d} \tag{4-49}$$

式中 $Sh$——Sherwood 数;

$D$——余氯在水中的扩散系数(在20℃时,$D = 5.8 \times 10^6 \text{m}^2/\text{d}$);

$d$——管径。

在层流层,$Sh$ 数可用下式表示:

$$Sh = 3.65 + \frac{0.0668(d/L)Re \times Sc}{1 + 0.04[(d/L)Re \times Sc]^{2/3}} \tag{4-50}$$

式中 $Re$——雷诺(Reynolds)数;

$Sc$——施密德(Schmidt)数;

$L$——管长。

它们的值可由下式求出:

$$Re = \frac{ud}{\gamma} \tag{4-51}$$

$$Sc = \frac{\gamma}{D} \tag{4-52}$$

式中 $\gamma$——水的运动黏滞度(在20℃时,$\gamma = 1.011 \times 10^{-6} \text{m}^2/\text{s}$);

$u$——水的流速(m/s)。

利用上述关系式,$k_f$ 可以表示为:

$$k_f = \left[3.65 + \frac{0.0668\left(\frac{ud^2}{LD}\right)}{1 + 0.04\left(\frac{ud^2}{LD}\right)^{2/3}}\right]\frac{D}{d} \tag{4-53}$$

从公式(4-53)可以看出,$k_f$ 是水的流速、管长、管径及温度(扩散系数决定于温度的变化)的函数。

### 4.3.3 余氯衰减的动力学方程

将式(4-41)、式(4-48)代入式(4-27)。在稳态下,可以得到余氯在配水管道中消耗的动力学方程:

$$\frac{dC}{dt} = -k_b C - \frac{k_w k_f}{r_h(k_w + k_f)}C - \frac{10^{k_c/T}}{r_h} \tag{4-54}$$

令 $k = k_b + \frac{k_w k_f}{r_h(k_w + k_f)}$,则

$$\frac{dC}{dt} = -kC - W \tag{4-55}$$

$$C_t = \left(C_0 + \frac{W}{k}\right)e^{-kt} - \frac{W}{k} \tag{4-56}$$

式中 $C_0$——氯的初始浓度;

$C_t$——氯在某一时刻的浓度。

从上述余氯在给水管道中的衰减动力学方程可以看出，余氯的消耗受到管长、管径、水的流速、管材、管的铺设年代、管表面粗糙度、温度及反应活化能等诸多因素的影响。

如果忽略因管壁腐蚀而引起的余氯消耗，则余氯在给水管道中的衰减动力学方程可以表示为：

$$\frac{dC}{dt} = -kC \qquad (4\text{-}57)$$

$$C_t = C_0 e^{-kt}$$

对于新管、大口径管及内壁涂衬管，可以认为在管壁上余氯浓度为零（$C_w = 0$），即有：

$$C - C_w \approx C$$

此时，余氯衰减的动力学方程可表示为：

$$\frac{dC}{dt} = -\left(\frac{k_f}{r_h} + k_b\right)C = -k_a C \qquad (4\text{-}58)$$

$$C_t = C_0 e^{-k_a t} \qquad (4\text{-}59)$$

$$k_a = k_b + \frac{k_f}{r_h} \qquad (4\text{-}60)$$

利用上述各个关系式可确定在配水管道内各种条件下余氯浓度的变化情况。

### 4.3.4 管壁余氯衰减系数计算

管壁余氯衰减是余氯衰减过程中的一个重要组成部分。目前，国内外都是通过实测获得管壁余氯衰减系数。在本章中，根据实测数据，采用人工神经网络的方法建立了管道属性和管壁衰减系数之间的映射关系，通过仿真计算得到给水管网中所有管道的管壁衰减系数。

1. 人工神经网络

人工神经网络（Artificial Neural Network，简称 ANN）是模仿大脑神经网络结构和功能的一种数学模型。该算法具有较强的非线性动态处理能力，可实现高度非线性映射。具有较强的学习、储存和计算能力，特别是较强的容错特性，适用于从样本中提取特征、获取知识。

神经系统的基本构造单元是神经元。神经元细胞的树突和轴突都具有突触，通过轴突的突触向其他神经元传递信号，通过树突的突触接收其他神经元传递来的信号，从而实现神经元的互相连接，构成神经网络。作为人工神经网络的基本处理单元，人工神经元一般是多输入—多输出的非线性处理器，本章采用的神经元基本结构如图 4-5 所示。其中，$x_1, x_2, \cdots\cdots, x_n$ 为输入向量；$b_i$ 为阈值，表示神经元内部因素的影响；

以 $\omega_{ij}$ 表示连接的权值；$y_1$，$y_2$，……，$y_m$ 表示该神经元的输出向量。上述模型可表示为：

$$\sigma_i = \sum_{j=1}^{n} \omega_{ij} x_j + b_i \quad (4-61)$$

$$y_i = f(\sigma_i) = f\left(\sum_{j=1}^{n} \omega_{ij} x_j + b_i\right) \quad (4-62)$$

式中 $\sigma_i$——该神经元接收前一级神经元的输出形成的对该神经元的总作用。

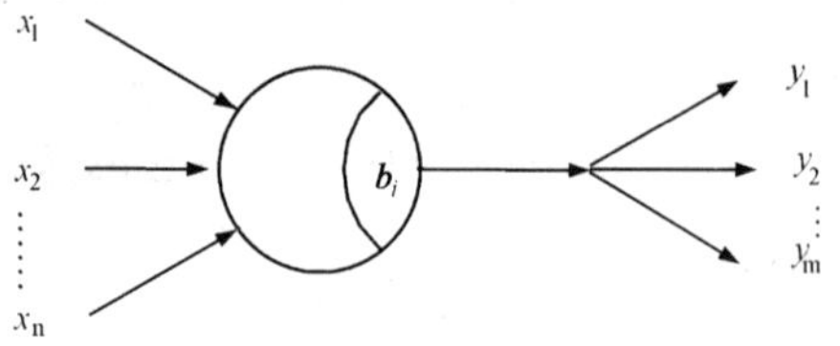

此神经元没有内部状态，其输出为总作用 $\sigma_i$ 的函数。$f(\cdot)$ 为传递函数。

图 4-5 神经元的结构模型

传递函数是一个神经元及网络的核心。其基本作用包括控制输入对输出的激活作用；对输入、输出进行函数转换；或将可能无限域的输入变换成指定的有限范围的输出。以下为本章将用到的几种传递函数：

（1）线性型

线性传递函数的输出等于输入的加权和加上偏差，输入输出关系为：

$$f = \sum_{j=1}^{n} \omega_{ij} x_j + b \quad (4-63)$$

式中 $b$——偏差，没有偏差时 $b=0$。

（2）S 型

对数 S 型传递函数将任意的输入压缩至（0，1）范围内，函数关系为：

$$f = \frac{1}{1 + e^{-\left(\sum_{j=1}^{n} \omega_{ij} x_j + b\right)}} \quad (4-64)$$

双曲正切 S 型传递函数将任意的输入压缩至（-1，1）范围内，函数关系为：

$$f = \frac{1 - e^{-2\left(\sum_{j=1}^{n} \omega_{ij} x_j + b\right)}}{1 + e^{-2\left(\sum_{j=1}^{n} \omega_{ij} x_j + b\right)}} \quad (4-65)$$

S 型传递函数具有非线性的输出特性。通常，一个人工神经网络为线性或非线性函数是由网络神经元的传递函数的性质决定的。

2. BP 网络

两个或两个以上的神经元并联起来构成一个神经元层，将几个神经元层逐级串联起来则构成人工神经网络。目前，神经网络模型已有 40 多种，可从不同的角度分类。根据拟解决问题的特点，本章选择了发展比较成熟又具有特点的 BP 网络。

BP 网络在结构上属于多层次的人工神经

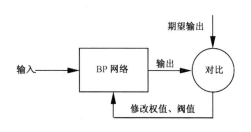

图 4-6 有导师的神经网络训练

网络，上下层之间各神经为权连接，即下层的每一个神经元与上层的各神经元都实现权连接，而每层各神经元之间无连接。如图4-6所示，网络按有导师的学习方式进行学习，当学习样本输入值提供给网络后，神经元的激活值从输入层经各中间层逐层向输出层传播，在输出层输出响应并与样本的希望输出值进行比较，然后按照使实际输出与希望输出之间误差最小的原则，根据一定的算法从输出层往前逐层修正网络连接的权值和阈值，BP网络的结构如图4-7所示。

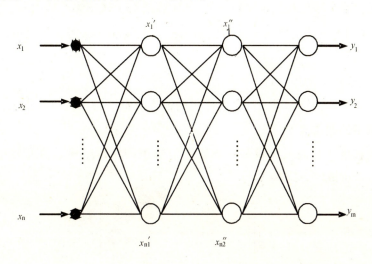

图4-7 BP网络结构示意图

（1）BP网络的学习

BP网络的学习规则为有导师的学习算法。BP算法由两部分构成：一是信息的正向传递；二是误差的反向传播。在数学上已经证明，隐含层采用S型传递函数，输出层采用线性函数，并且隐含层的神经元数目足够多，则具有输入层、隐含层和输出层3层的神经网络能够以任意精度逼近任意连续函数的映射。为叙述方便，本章以3层BP网络为例说明BP算法。

设输入为$X$，输入层神经元为$n$个，隐含层神经元为$n1$个，对应的传递函数为$f1$，输出层神经元为$m$个，对应的传递函数为$f2$，实际输出为$Y$，期望输出为$T$。在信息正向传递过程中，隐含层神经元的输出为：

$$y1_i = f1\left(\sum_{j=1}^{n} w1_{ij}x_j + b1_i\right)(i = 1,2\cdots\cdots,n1) \tag{4-66}$$

输出层第$k$个神经元的输出为：

$$y_k = f2\left(\sum_{i=1}^{n1} w2_{ki}y1_i + b2_k\right)(k = 1,2,\cdots\cdots,m) \tag{4-67}$$

对于$q$个样本的学习，总误差可定义为：

$$E_{\text{total}} = \frac{1}{2} \sum_{q1=1}^{q} \left[ \sum_{k=1}^{m} (t_k^{q1} - y_k^{q1})^2 \right] \tag{4-68}$$

均方误差定义为：

$$E_{\text{ms}} = \frac{1}{qm} \sum_{q1=1}^{q} \left[ \sum_{k=1}^{m} (t_k^{q1} - y_k^{q1})^2 \right] \tag{4-69}$$

由以上分析可知，总误差 $E_{\text{total}}$ 和均方误差 $E_{\text{ms}}$ 都是各神经元之间连接的权值和阈值的非线性函数。本章采用收敛速度较快的 L-M 算法对上式求最小值并得到各权值与阈值的修正值，即 BP 网络的训练。然后把新的输入矢量输入已经训练完成的 BP 网络计算其响应，即仿真。

(2) BP 网络数据的预处理

在进行人工神经网络训练之前应对网络的输入矢量与输出矢量作正则化的前处理，以提高神经网络的训练效率。

采用下述关系式对输入矢量和目标输出矢量正则化，则使其落在较小的区间内。设 $q$ 个输入样本组成的矩阵为 $X$：

$$X = \begin{bmatrix} x_{11} & x_{12} & \cdots & x_{1q} \\ x_{21} & x_{22} & \cdots & x_{2q} \\ \vdots & \vdots & \ddots & \vdots \\ x_{r1} & x_{r2} & \cdots & x_{rq} \end{bmatrix}$$

$$\bar{x}_{i,\text{mean}} = \frac{1}{q} \sum_{j=1}^{q} x_{ij} \quad (i = 1, 2, \cdots, r)$$

$$\bar{x}_{i,\text{std}} = \left( \frac{1}{q-1} \sum_{j=1}^{q} (x_{ij} - \bar{x}_{i,\text{mean}})^2 \right)^{\frac{1}{2}} \quad (i = 1, 2, \cdots, r)$$

$$X_{\text{mean}} = [\bar{x}_{1,\text{mean}} \quad \bar{x}_{2,\text{mean}} \quad \cdots \quad \bar{x}_{r,\text{mean}}]^{\text{T}}$$

$$X_{\text{std}} = [\bar{x}_{1,\text{std}} \quad \bar{x}_{2,\text{std}} \quad \cdots \quad \bar{x}_{r,\text{std}}]^{\text{T}}$$

$$[X_{\text{mean}}] = \begin{bmatrix} \bar{x}_{1,\text{mean}} & \bar{x}_{1,\text{mean}} & \cdots & \bar{x}_{1,\text{mean}} \\ \bar{x}_{2,\text{mean}} & \bar{x}_{2,\text{mean}} & \cdots & \bar{x}_{2,\text{mean}} \\ \vdots & \vdots & \ddots & \vdots \\ \bar{x}_{r,\text{mean}} & \bar{x}_{r,\text{mean}} & \cdots & \bar{x}_{r,\text{mean}} \end{bmatrix}_{r \times q}$$

正则化公式为：

$$X_{\text{norm}} = (X - [X_{\text{mean}}]) / X_{\text{std}} \tag{4-70}$$

网络训练完成后，用于网络输入的矢量或矩阵也需要正则化。正如权值与阈值一样，正则化是网络的有效部分。假设输入的矩阵为 $X'_{r \times s}$，令

$$[X'_{\mathrm{mean}}] = \begin{bmatrix} \bar{x}_{1,\mathrm{mean}} & \bar{x}_{1,\mathrm{mean}} & \cdots & \bar{x}_{1,\mathrm{mean}} \\ \bar{x}_{2,\mathrm{mean}} & \bar{x}_{2,\mathrm{mean}} & \cdots & \bar{x}_{2,\mathrm{mean}} \\ \vdots & \vdots & \ddots & \vdots \\ \bar{x}_{r,\mathrm{mean}} & \bar{x}_{r,\mathrm{mean}} & \cdots & \bar{x}_{r,\mathrm{mean}} \end{bmatrix}_{r \times s}$$

则正则化的计算公式为：

$$X'_{\mathrm{norm}} = (X' - [X'_{\mathrm{mean}}])/X_{\mathrm{std}} \tag{4-71}$$

如果在网络训练时输出也进行了正则化，则须把输出变换为与初始输入相同的量纲才具有物理意义，即进行正则化的逆运算，方便起见以矩阵 $X$ 说明其正则化矩阵的逆运算方法。

$$X = X_{\mathrm{norm}} * X_{\mathrm{std}} + [X_{\mathrm{mean}}] \tag{4-72}$$

式中，符号"$*$"表示左边矩阵的各元素分别乘以的右端列向量对应行的元素，而不表示矩阵相乘。

(3) BP 神经网络模型应用

本章使用 BP 神经网络的目的是建立管道属性和管壁衰减系数之间的映射关系。其模型建立过程如下：

1) 模型选择：采用 3 层 BP 神经网络。选择与管壁衰减系数密切相关的 4 个管道属性作为输入向量，分别为管径、管材、敷设年代和有无防腐，所以输入层神经元数为 4。以管壁衰减系数作为输出向量，输出层神经元数为 1。隐含层神经元数取为 6，网络训练的均方误差选为 $10^{-6}$。网络初始权重随机给定。隐含层传递函数为带有偏差的双曲正切型 S 型传递函数，输出层传递函数为带有偏差的直线型传递函数。

2) 样本产生和预处理：网络训练的样本输入数据为实测管段的管道属性，输出数据是根据实测水质数据计算得到的管壁衰减系数。由于神经网络只能处理数字输入的数据，因此，对于文字输入量都必须以一定的方式转化为数字。以实测管段的管道属性为列向量组成输入矩阵，以计算得到的管壁衰减系数为列向量组成输出矩阵。

然后，对输入和输出矩阵进行正则化处理。

3) 网络训练：在网络初始化完成后即可进行训练。均方误差的变化如图 4-8 所示。

从图中可以看到，网络训练收敛速度较快，迭代几百次即可达到预先设定的误差限，且不存在振荡现象和过拟合现象。

4) 性能检验：把所有正则化后的样本输入网络，计算其输出。将实际输出反正则化后与相应的期望输出作线性回归分析，结果如图 4-9 所示。

图中以所有样本的实际输出值为纵坐标，以各自对应的期望输出值为横坐标，两者构成平面直角坐标系的点集。回归直线基本与 45°线重合，斜率接近 1，纵截距接近 0，线性相关系数接近 1，都接近理想值。因此，综合分析迭代次数-输出误差曲线，最终误差和回归分析结果，网络训练基本是成功的。

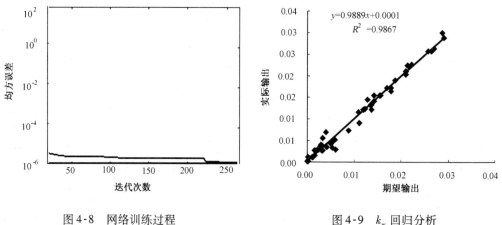

图 4-8　网络训练过程　　　　　　图 4-9　$k_w$ 回归分析

5）仿真：将 STJ 给水管网所有管段的管道属性作为输入矩阵，按与训练样本同样的方法及相同的均值和方差正则化后输入训练完毕的网络。将输出矢量反正则化后即得所要确定的参数-管壁衰减系数 $k_w$。

在获得管网中所有管段的管壁衰减系数 $k_w$ 以后，结合实验室获得的主体水余氯衰减系数，就可以得到管网中每条管段的总余氯衰减系数，这样就可以应用到给水管网水质模型中进行计算。由于管壁衰减系数 $k_w$ 并非通过实验获得，所以，即使在实测管段上计算结果与实测数据相吻合，也不能保证管网中其他管段精确符合。所以，在进行给水管网水质计算时，需要利用实测数据进行校核，其基本方法就是通过调整管壁衰减系数 $k_w$，使水质计算结果与实测数据吻合，从而确定最佳的管壁衰减系数 $k_w$。

### 4.3.5　管网中余氯浓度的计算

**1. 单管和并列管道余氯浓度的计算**

图 4-10 所示管道 ABC，管段 AB 和 BC 的余氯浓度减少速率常数和滞留时间分别为 $k_{AB}$、$t_{AB}$、$k_{BC}$、$t_{BC}$。已知 A 点的余氯浓度为 $C_A$，则在 C 点的余氯浓度 $C_C$ 可求出：

$$C_B = C_A e^{-k_{AB}t_{AB}} \tag{4-73}$$

$$C_C = C_B e^{-k_{BC}t_{BC}} = C_A e^{-(k_{AB}t_{AB}+k_{BC}t_{BC})} \tag{4-74}$$

图 4-11 所示为并列管道，从起点 A 沿管道 1 至终点 B 时，余氯浓度为：

$$C_{B1} = C_A e^{-k_1 t_1} \tag{4-75}$$

从起点 A 沿管道 2 至终点 B 时，余氯浓度为：

$$C_{B2} = C_A e^{-k_2 t_2} \tag{4-76}$$

管道 1 和管道 2 的流量分别为 $q_1$ 和 $q_2$，水在 B 点混合，因此水在 B 点流出时，其余氯浓度可用下式求出：

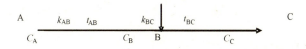

图 4-10 单管余氯浓度的变化

$$C_B = \frac{C_{B1}q_1 + C_{B2}q_2}{q_1 + q_2} = \frac{C_A(q_1 e^{-k_1 t_1} + q_2 e^{-k_2 t_2})}{q_1 + q_2} \tag{4-77}$$

2. 环状管网余氯浓度的计算

环状管网与单管和并列管道不同，从起点到终点的水流方向数与管网的环数有关。如图 4-12 所示为 4 个环的环状管网，从起点 A 处，水可以沿 6 个水流路径流至终点 J。如果已知管网各管段的 $d$、$L$、$q$、$t$、$k$ 及 A 点的余氯浓度 $C_A$ 等，则节点 B、C、D、H 的余氯浓度可由公式 (4-73) 和式 (4-74) 求出。节点 E 的余氯浓度可由公式 (4-75) 求出。

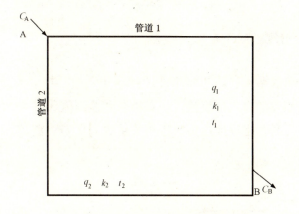

图 4-11 并列管道余氯浓度的变化

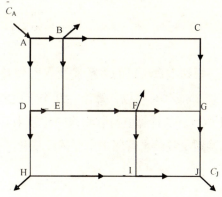

图 4-12 环状管网余氯浓度的变化

下面研究终点 J 的余氯浓度计算方法。对于任意一条流至终点 J 的水流路径，有如下关系式：

$$C_{ji} = C_A \exp\left(-\sum_{j=1}^{m} k_{ij} t_{ij}\right) \tag{4-78}$$

式中　$m$——管段数；

$k_{ij}$——沿第 $i$ 条水流路径，第 $j$ 根管段的余氯浓度减少速率常数；

$t_{ij}$——沿第 $i$ 条水流路径，第 $j$ 根管段水的滞留时间。

沿各水流路径流过各管段的滞留时间不同，到达 J 点的 $C_{ji}$ 值也不同，水在 J 点混合后，其余氯浓度为：

$$C_{\mathrm{J}} = \frac{C_{\mathrm{A}} \sum_{i=1}^{n} q_{ji} \exp\left(-\sum_{j=1}^{m} k_{ij} t_{ij}\right)}{Q_{\mathrm{J}}} \quad (4\text{-}79)$$

式中 $n$——水流路径数；

$q_{ji}$——沿第 $i$ 条水流路径，第 $j$ 根管段的管段流量；

$Q_{\mathrm{J}}$——从节点 J 流出的流量。

同理，用公式（4-77）也可以求出节点 I、G 处的余氯浓度。

利用上述计算式及管网的基础数据对管网系统进行了核算。该管网服务人口约 4 万人，日供水量 16500m³，所用管道为水泥砂浆涂衬的铸铁管，$DN75 \sim 700\text{mm}$，管线总长度为 49km，在此管网上设置了 9 个监测点，参见图 4-13 监测点分布图。

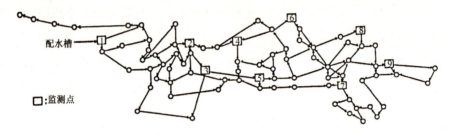

图 4-13 管网监测点分布

根据本章所得的关系式及管网的基础数据，利用初始条件 $T = 23.3℃$，$[Cl_2]_0 = 0.38$（mg/L）可以计算出在 9 个水质监测点的余氯浓度值。计算结果和监测值如图 4-14 所示。从计算值与监测值的比较来看，两者比较接近，两者相关系数为 0.77，能较准确地反映给水管网中余氯浓度变化。

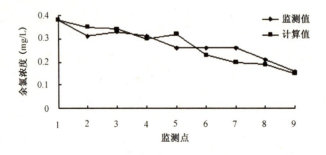

图 4-14 在 9 个水质监测点余氯浓度计算值和监测值对比

## 4.4 反应器中余氯衰减变化规律

给水管网中水质的研究一直是水处理专家研究的热点。然而实际的城市给水系统深埋于地下，管网情况复杂，水质参数的监测和获得十分困难。利用模拟仿真技术，用实验室模型来研究给水管网中的水质变化规律,不仅可以实现较真实的管网水质变化模拟,而且可以节省大量的人力、物力和财力。

### 4.4.1 余氯衰减反应器模型

1. 局部管段反应器

局部管段反应器,也叫批量式反应器。是一种小型的实验设备,它截取一段管段,在设计好的设备上通过皮托管测量流速;热交换器改变温度,还可以装上其他的测试仪器,实现不同指标的测试。可以进行余氯衰减的模拟实验,消毒副产物的模拟实验,管壁腐蚀的实验,管壁生物增长的实验等与管材有关的实验室实验。F. A. Digiano 等设计了局部管段反应器并进行管壁余氯消耗的实验。该实验装置的局部管段反应器的管材为普通铸铁管,球墨铸铁管,设计管径为 100mm,长为 450mm。具体的实验装置如图 4-15 所示。

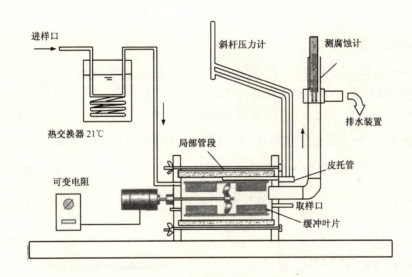

图 4-15 局部管段反应器实例

局部反应器的优点:体积小;流速很容易控制;管壁反应速率可以根据单位管段的体积直接获得;批量式操作节省水;可以很容易地截取不同管材进行更换,做不同管材的实验。

局部反应器的缺点:每一种管径需要设计不同的反应器,在低速反应时控制流速较困难。

2. 环形反应器

环形反应器,是一种比局部管段反应器大的反应器。这种反应器的实验方法是,在一个圆形的管道中,上下两端封闭,同时在上下两端预留出进水口以及出水口,在环形反应器内设置搅拌装置。当水进入反应器内,便在里面随着搅拌器进行循环运动,实验者从取水口获取水样进行测试、研究。在很多研究中都用这种反应器来模拟给水管网系统。Gagnon 等用此种反应器进行给水管道中生物膜及去除可降解有机物的研究,这个反应器的容积为 670mL,表面积为 $0.18m^2$,该反应器的示意图如图 4-16 所示。

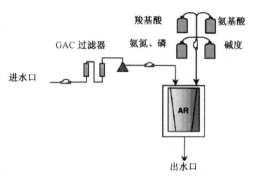

图 4-16 环形反应器实例

环形反应器的优点:实用性强,是一种便利的实验室研究手段,可以用来模拟一系列不同水龄的水质变化。

环形反应器的缺点:由于主体水只能在一个管路里循环流动,所以不能模拟整个管道中氯的衰减情况;水样少,不能做长时间的循环实验;管壁反应速率较难测量;很难做不同管材的实验。

3. 管网反应器

管网反应器是一种简化的试验模拟装置。它可以很方便的模拟不同的水力停留时间下的水质变化情况,可以很接近实际的给水管网中的情况,不需要构建和实际给水管网一样长度的管道。管网反应器可以根据测试的不同需要,设计成直流系统或循环系统,如图 4-17 所示。在直流系统中,水流经管路后直接排放或贮存到一个蓄水池中,然后通过提升泵,再将水提升到管路系统中。循环流动反应器不需要蓄水池,直

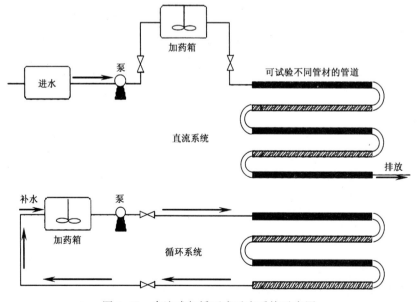

图 4-17 直流式与循环式反应系统示意图

接将管路的末端与循环提升泵连接。直流系统本质上为推流式反应器（plug flow reactor，PFR），可生物降解有机物随着管道距离的增加而连续被微生物消耗。循环系统可理想化为连续搅拌池反应器（continuous stirred tank reactor，CSTR），系统内部完全混合，出水水质与系统内部水质条件基本相同。直流系统更接近于实际管网条件，试验过程中需要大量的供水和较大的占地面积。而循环系统中则可简化对试验数据的处理及对动力学过程的评价，用水量少。

环状管网反应器在设计时，最大程度的模拟了实际配水系统的情况，考虑到了水力条件对水质的影响。但目前，世界范围很少应用。美国的辛辛那提有一个循环的环状管网反应器，是美国环保局为了研究管网中水质变化情况设计制造的，该反应器的管径为150mm，管长为27m，管材为球墨铸铁。在整个装置中设计了若干个取样点，可以进行生物指标的测试。该环状管网反应器的示意图如图4-18所示，2001年Rossman等应用这套系统研究了消毒副产物在管网中变化的概况。

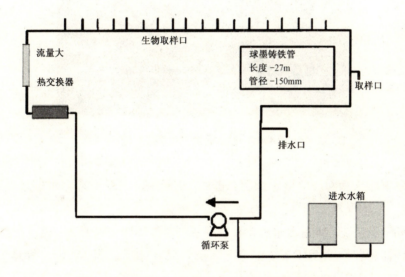

图4-18 美国EPA的循环式环状管网反应器实例

环状管网反应器优点：与现场的水力条件相似，可以更真实的控制流量、流速以及主体水的初始性质，氯的衰减情况与现场情况更加接近。

环状管网反应器缺点：需要很大的实验室空间，建设实验装置需要很大的资金投入，需要大量体积的水，需要长时间的研究来验证。

4. 哈尔滨工业大学给水管道卫生学实验室

哈尔滨工业大学给水管道卫生学实验室中的环状管网反应器是国内率先建成的动态模拟管网水质的实验装置。它是由哈尔滨工业大学给水排水系统研究所设计，于2004年5月建成。图4-19为给水管道卫生学实验室实景图。

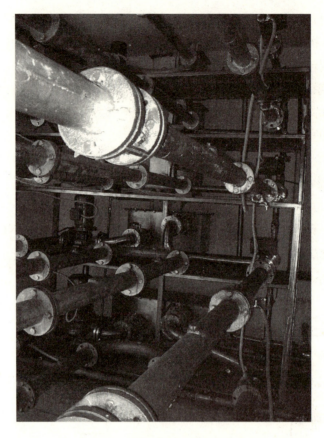

图 4-19　给水管道卫生学实验室

实验室中环状管网反应器示意图如图 4-20 所示。本系统自由水压最大可以达到 $6mH_2O$。

在循环管路系统上装有取水水龙头、观察口、流量计、压力表、温度传感器、pH、余氯等在线监测仪表。循环系统中上下 5 层管路，每层长为 16.8m，管径为 $DN$100、$DN$80、$DN$50，管材可以任意改变。

该反应器循环管路系统不仅可以由每层的小水箱供水，由管路上的变频调速泵提供循环动力来实现单层循环；也可由大水箱供水，用大变频调速泵提供循环动力实现任意层组合循环。可以实现改变管道长度，或不同管径的组合，而且便于更换管材，设置观察口。是一套能满足不同的实验要求的灵活组合装置。

### 4.4.2　余氯衰减影响因素

影响余氯衰减的因素很多，针对主要的影响因素（如氯的初始浓度、温度、TOC、管材、管径、流速、pH 值等）对余氯衰减影响进行试验分析，其实验流程如图 4-21。

1. 主体水静态试验

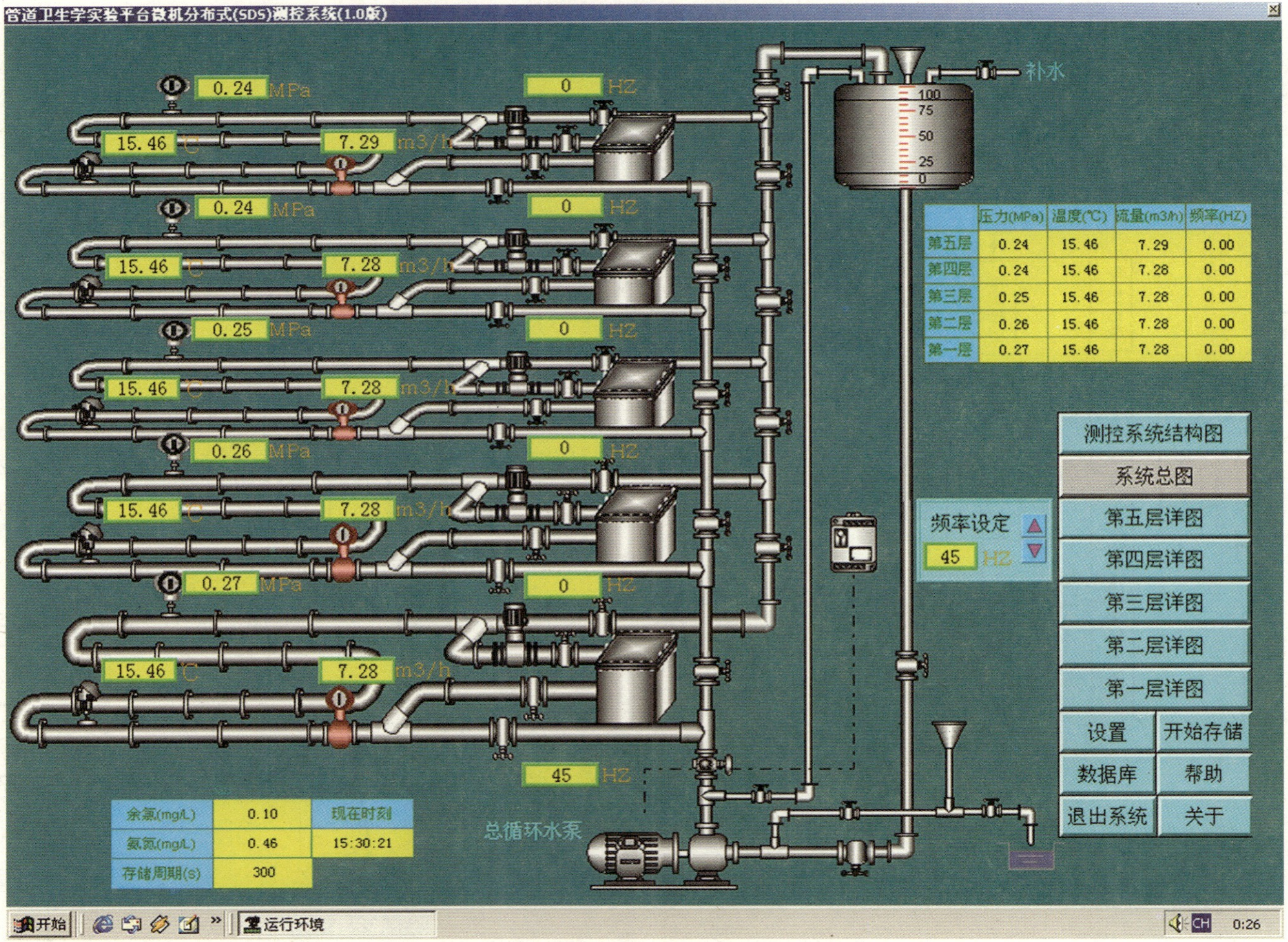

图 4-20 环状管网试验装置（主体部分）

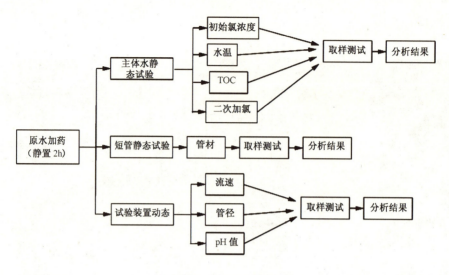

图 4-21 实验流程简图

（1）初始氯浓度的影响

对某水厂出厂水水样先进行脱氯处理，计算加入不同量的氯液，控制水样初始氯浓度分别为 0.6，1.09，1.44mg/L 和 1.84mg/L。记录不同时刻的余氯浓度，作余氯衰减曲线，见图 4-22。各曲线相关系数 $R^2$ 都在 0.95 以上。

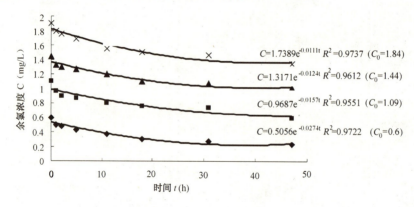

图 4-22 初始氯浓度 $C_0$ 对 $k_b$ 值的影响

显而易见，对于完全相同的水样，初始氯浓度越高，衰减速率越低。图 4-23 给出的是 25℃下初始氯浓度与主体水衰减常数间的关系。在实验范围内，衰减速率常数与初始氯浓度的关系可以用下式近似：

$$k_b = \frac{0.0147}{C_0} + 0.0027 \tag{4-80}$$

实验结果与模型的 $R^2 > 0.99$，非常吻合，说明初始氯浓度与主体水余氯衰减常数成负线性关系。

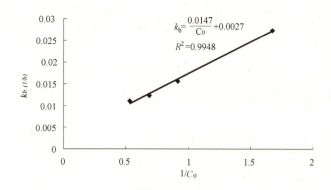

图 4-23 衰减速率 $k_b$ 与初始氯浓度 $C_0$ 的关系

**（2）温度影响**

水中余氯一方面用于消毒灭菌，另一方面与水中物质产生化学反应，不论是消毒还是参与化学反应，氯的衰减速率都与温度有关。

由于低温水体中细菌和病毒的生长和繁殖较慢，新陈代谢产物较少，所以消毒所需氯量也相应较少；而随着水温的升高，细菌和病毒的生长繁殖大大加快，代谢产物增加，相应消毒所耗氯量也显著增大。温度升高使次氯酸易于透过细胞壁，并加快它们与酶的化学反应速度。在加氯量相同的情况下，水温高则杀菌快，在 0～5℃ 时杀灭一定量大肠杆菌所需时间比在 20～25℃ 时多 3 倍。但水温对杀菌效果的影响主要体现在余氯的损耗上。当 pH 值为 7.0 时，杀灭 2～5℃ 水中大肠杆菌，需氯量为 0.03mg/L；杀灭 20～25℃ 水中大肠杆菌，需氯量为 0.04mg/L。一般夏季水温较高，余氯消耗大，往往需提高清水池的余氯量，从而增加了投氯量。据实践统计，TJ 市自来水公司水厂夏季水温平均为 22.5℃，在正常情况下加氯量为 2.3mg/L 左右；冬季水温平均为 3.7℃，其加氯量一般为 2.1mg/L 左右。

在化学反应的影响因素中，温度对反应速率的影响是最明显的。动力学方程式中的 $k$ 值显著地取决于温度的高低。$k$ 值与反应温度的函数关系可用阿雷尼乌兹（Arrhenius）方程来描述：

$$k = k_0 \exp\left[-\frac{E}{RT}\right] \tag{4-81}$$

式中 $k_0$——指前因子，是与温度无关的常数；

$R$——气体常数，8.314；

$E$——反应的活化能；

$T$——开尔文温度，$T = ℃ + 273.15$。

对于基元反应，活化能 $E$ 的物理意义是把反应分子"激发"到可进行反应的"活化状态"时所需的能量。对于非基元反应，$E$ 仅是关联速率常数 $k$ 与温度 $T$ 的经验参数，$E$ 的数值反映了温度对反应速率影响的程度。

为了确定氯在主体水反应中的活化能 $E$、$k_0$，本章进行了 4 个不同温度下的氯衰减实验。选定的实验温度分别为：5℃，14℃，25℃，32℃。初始时刻的余氯浓度为 1.3mg/L 左右。实验过程中，水样保持恒温、避光、静置。图 4-24 显示了 4 种温度下的余氯衰减曲线。各条曲线相关系数 $R^2$ 为 0.98 左右。

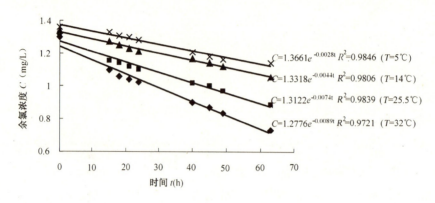

图 4-24 不同温度下的余氯衰减情况

将实验数据代入式(4-81)，求得反应的活化能 $E = 29063J$，指前因子 $k_0 = 4.57E+3$。所以得到不同温度下 $k_b$ 的经验公式为：

$$k_b = (4.57 \times 10^3) \exp\left(-\frac{29063}{8.314 \times T}\right) \quad (4\text{-}82)$$

根据公式（4-82）就可计算得到在不同温度下的氯在主体水中的衰减速率系数。值得注意的是，氯与主体水中物质的反应存在多个平行反应，属非基元反应。所以，对于不同的源水水质，氯在水中发生的反应也不相同，因而，其总反应的活化能也存在差异。

（3）TOC 浓度影响

为获取 TOC 浓度梯度，实验取用芥园水厂中试模型不同工艺出水，TOC 浓度分别为 2.5mg/L，3.1mg/L 以及 4.6mg/L。在满足温度、初始氯浓度以及 pH 值基本相同的条件下，做各个 TOC 浓度下主体水余氯衰减实验，得到的结果见图 4-25。

从图中可以得知，当 TOC 浓度分别为 2.5mg/L，3.1mg/L 以及 4.6mg/L 时，相应的主体水余氯衰减系数 $k_b$ 值分别为 0.0127/h，0.0184/h 和 0.0246/h。本章中，TOC 浓度与衰减常数间存在强正相关关系，相关系数 $R^2$ 均在 0.99 左右，但是关系曲线不经过原点，应该用下列方程来建模：

$$k_b = a(\text{TOC} - b) \quad (4\text{-}83)$$

对于芥园水厂中试模型水样，$a$ 和 $b$ 的最优值分别为 0.0054 以及 0.0003。

（4）二次加氯点的影响

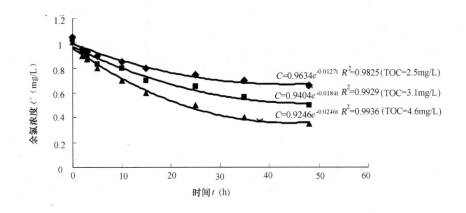

图 4-25 不同 TOC 下的余氯衰减曲线

对水样进行了如下的实验：让水样先自然衰减到一定浓度，再加氯至初始氯浓度，比较原水样和二次加氯后水样的余氯衰减情况。可以观察到，二次加氯后水样的衰减速率明显小于原水样的衰减速率。对于不同的水样进行了 6 次上述的重复实验，每次二次加氯后水样的衰减速率都比原水样下降 40% 以上，具体结果见图 4-26 和图 4-27。

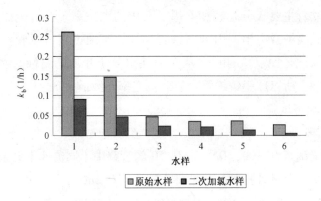

图 4-26 二次加氯前后 $k_b$ 比较

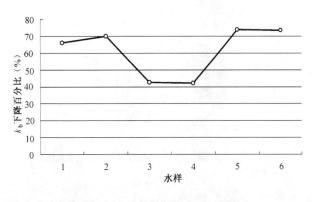

图 4-27 二次加氯对 $k_b$ 的影响

2. 短管静态试验

管材对余氯衰减的影响是利用不锈钢管、PVC 管、球墨铸铁管 3 种材质的短管进行的。短管 $DN100$，长 $50cm$，两端密闭，安装有进、出水阀，静态放置，定时取水样，测定余氯。试验结果如图 4-28 所示。

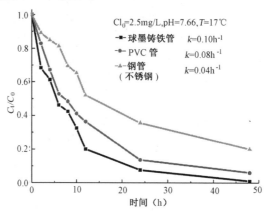

图 4-28 不同管材余氯衰减情况比较结果

由于球墨铸铁管主要成分是铁和石墨，石墨的电位高于铁，造成了管壁表面电化学不均匀性，形成腐蚀微电池，引起铸铁管腐蚀，腐蚀过程可以看作在腐蚀微电池的阴极和阳极发生氧化还原反应过程，从而消耗余氯，并加剧腐蚀。而不锈钢管、PVC 管不存在这种腐蚀，所以球墨铸铁管余氯衰减速率 $k$ 值最大。

3. 试验装置动态试验

（1）流速影响

试验中分别测试了 $DN100$，$DN80$，$DN50$ 的管路中不同流速下的余氯衰减情况。试验中用变频调速泵和流量计控制，分别将流速调至 $0.2m/s$，$0.6m/s$ 和 $0.9m/s$。

图 4-29 给出了 $DN100$，$DN80$，$DN50$ 的管路中不同流速下的一级衰减系数。可以看到衰减系数随着流速的增加而增大。但是，这种影响随着管径的增大而减弱。

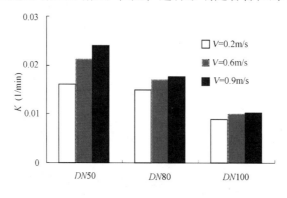

图 4-29 不同管径不同流速时衰减系数 $k$ 值比较

由于管段内发生如下反应过程：

$$2Fe + O_2 + 2H_2O \rightleftharpoons 2Fe^{2+} + 4OH^- \tag{4-84}$$

$$2Fe^{2+} + HOCl + H^+ \rightleftharpoons 2Fe^{3+} + Cl^- + H_2O \tag{4-85}$$

可见余氯的消耗随着水中氧的消耗增加而增加。在水管内表面有一层似乎不流动的薄水层，当流速增大时，水层减薄，通过该水层水流中氧的扩散补给容易，故促进锈蚀。流速增大时，氧的补给增大促进了反应的进行，不仅增加了腐蚀程度，而且增加了对氯的消耗。这也就是余氯衰减系数与流速成正比的原因。

$DN50$ 的管路中余氯衰减系数受流速的影响最大随着管径增大，衰减速率受流速的影响逐渐减弱。

（2）管径影响

通过相同条件不同管径的余氯衰减系数比较（图4-29），发现 $DN100$ 的衰减系数最小其次是 $DN80$，而 $DN50$ 的管路中余氯衰减系数最大，多组实验均得到相同结论：管壁条件相同的条件下管径越小衰减速度越快。

管道中单位体积的水与管壁的接触面积称为接触率，接触率与管道直径成反比。即：

$$R = \frac{2\pi rl}{\pi r^2 l} = \frac{4}{d} \tag{4-86}$$

式中　$R$——接触率；

　　　$d$——管道直径；

　　　$r$——管道半径；

　　　$l$——管道长度。

由式（4-84）可知，管径愈小，接触率愈大。水与管壁的接触率越大，余氯衰减速度就越快。管内生长环增加，过水断面逐渐变小，也是旧管内余氯衰减速度越来越大的原因之一。

（3）pH影响

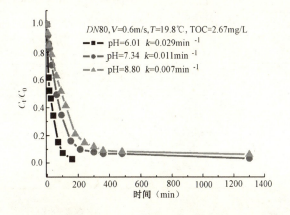

图4-30　pH对余氯衰减的影响

当改变管网中的 pH 值时发现，pH 对余氯衰减系数有较大影响。pH 值越大，相同管径的余氯的衰减系数越小。具体试验结果如图 4-30 所示。从图中可以看出，当 pH 值为 6.01 时，余氯的衰减比较显著；当 pH 值为 8.80 时，余氯的衰减速率较慢。

## 4.5 给水管网中余氯衰减变化的实例

### 4.5.1 测试地点与方法

测试在南方某水厂给水管网主干管和 STJ 配水管网进行。在该管网水质监测点中，根据水源、供水路径和管道属性选择，确定三条线路为主要研究对象，其他水质监测点为辅助研究对象。这三条路线的监测点为：Ⅰ路线：12 号—10 号—7 号—4 号—102 号—101 号—1 号；Ⅱ路线：13 号—14 号—19 号—18 号—22 号—23 号—26 号—27 号；Ⅲ路线：13 号—14 号—15 号—17 号—22 号—23 号—26 号—27 号。参见图 4-31 给水管网取样点分布图。

这三条路线基本包含了该配水系统的两个水源以及管材、管径、内防腐、使用年限等方面的不同情况。共测试 43 次，每次实验的目的、侧重点不尽相同。其中包括：

不同管道属性对余氯衰减变化规律的影响；

不同季节因素对余氯衰减变化规律的影响；

不同水力工况对余氯衰减变化规律的影响。

按照预定的测试时间进行取样检测。水样取自消火栓，余氯采用便携式余氯仪检测。

### 4.5.2 统计结果分析

实验期间余氯检测数据的统计结果见表 4-4。其中，出厂水检测数据 95 个，管网水检测数据 812 个。表中合格率按照《生活饮用水卫生标准》（GB 5749—85）中对余氯的规定计算，即出厂水不小于 0.3mg/L，管网末梢不小于 0.05 mg/L。

**余氯检测统计结果**　　　　　　　　　　　表 4-4

| 项　目 | 出　厂　水 | 市政管网 | 某　小　区 | 二次供水用户 |
|---|---|---|---|---|
| 统计次数 | 95 | 812 | 24 | 24 |
| 最大值（mg/L） | 1.98 | 2.16 | 1.66 | 0.22 |
| 最小值（mg/L） | 0.50 | 0 | 0.78 | 0 |
| 平均值（mg/L） | 1.34 | 0.96 | 1.05 | 0.11 |
| 合格率（%） | 100 | 99.01 | 100 | 70.83 |

检测数据表明该供水系统余氯合格率达到 99%而二次供水用，之合格率仅为 70%。

表中出现管网水余氯最大值和最小值大于出厂水的现象，这是因为无论是人工检测还是仪器在线检测，其结果都是在时间离散点上取得的，检测结果并不表示连续时间序列中的最大值。值得说明的是，管网取样点中的27#检测点，其所在管道用户用水量很小，但其管径比较大，为$DN300$，管内流速很慢，部分时间段内甚至不流动，所以属于管网死水区域，水质比较恶劣，属于"死水端"，该点合格率是根据《生活饮用水卫生标准》（GB 5749—85）对管网末梢余氯的规定计算的，为54.17%。

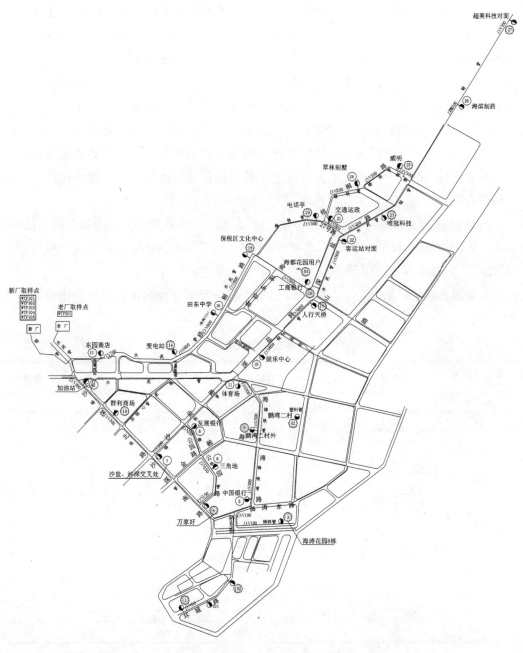

图4-31　给水管网取样点分布图

### 4.5.3 管道属性影响

由于管道内壁对余氯的消耗是余氯总消耗的重要组成部分，因此管道属性是影响余氯衰减变化规律的主要因素。这些管道属性包括管材、敷设年代、管径、有无防腐及防腐情况好坏等。

STJ 地区给水管网中，管道组成主要为水泥管、铸铁管、钢管和塑料管。市政管道最大管径为 $DN800$，最小管径为 $DN40$。目前，管网中年代最久的管道是 1982 年敷设的。防腐情况是，1990 年以前的管道部分有内防腐，1990 年以后绝大部分有内防腐。这些管道属性交叉组合，导致给水管网中几乎每条管道的属性都不相同。即使有些管道在敷设之初属性相同，由于在管网中所处的位置不同，长期处于不同的水力工况下，也会造成管道属性发生不同的变化。所以，即使在规模较小的给水管网中，管道属性也是错综复杂的，给研究工作带来一定的难度。然而，研究者不必研究每一条管道，选择有代表性的管道进行研究，然后进行适当的分析和推理，即可得到管道属性对余氯衰减变化规律的影响。管壁余氯衰减速率系数是管道属性对余氯衰减变化规律影响的最好表现形式。

STJ 管网测试共有 36 个监测点，其中一些监测点的检测数据只作为校核模型使用。其中，WTP105 为 STJ 二水厂出厂水。水由监测点 14[#] 分为两部分，之后在监测点 17[#]、18[#] 之后，监测点 22[#] 之前汇合。

各管段属性情况见表 4-5，图 4-32 显示了不同管道属性对余氯衰减变化规律的影响。

管 段 属 性 表　　　　　　　　表 4-5

| 起始取样点 | 终止取样点 | 管材 | 管径 (mm) | 敷设年代 (a) | 防腐 | 路径 |
|---|---|---|---|---|---|---|
| WTP105 | 13[#] | 钢管 | $DN700$ | 1994 | 有 | |
| 13[#] | 14[#] | 水泥管 | $DN700$ | 1993 | 无 | |
| 14[#] | 19[#] | 水泥管 | $DN600$ | 1993 | 无 | |
| 19[#] | 18[#] | 水泥管 | $DN500$ | 1990 | 无 | 2 线 |
| 18[#] | 22[#] | 水泥管 | $DN500$ | 1989 | 无 | |
| 14[#] | 15[#] | 钢管 | $DN400$ | 1997 | 有 | |
| 15[#] | 17[#] | 钢管 | $DN600$ | 1995 | 有 | 3 线 |
| 17[#] | 22[#] | 水泥管 | $DN500$ | 1989 | 无 | |
| 22[#] | 23[#] | 水泥管 | $DN400$ | 1989 | 无 | |
| 23[#] | 26[#] | 钢管 | $DN300$ | 1989 | 无 | |
| | | 钢管 | $DN300$ | 1999 | 有 | |
| 26[#] | 27[#] | 钢管 | $DN300$ | 1999 | 有 | |

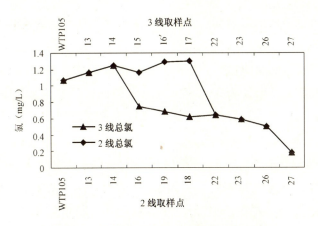

图 4-32　不同管道属性对余氯衰减的影响

由图 4-32 可以看出，余氯在水泥管中消耗速率是很慢的。这主要是因为，水泥管中不存在金属腐蚀，管壁反应只发生在余氯和管壁生物膜之间。而且水泥管一般管径较大，属于配水干管，离水厂较近，管内流速较快，管壁生物膜数量也较少，所以管壁对氯的消耗就很小。而未做防腐的金属管道对氯的消耗是相当大的，主要表现在氯与金属以及金属腐蚀物之间的反应，金属与管壁生物膜之间的反应。氯本身具有一定的氧化性，次氯酸可以在一定程度上氧化管壁的金属成分，所以暴露于自来水的金属管道内消耗的余氯高于非金属管道内消耗的余氯。从得到的管壁腐蚀物实验可以清楚地看到，未做防腐的金属管道若干年后腐蚀非常严重，腐蚀锈瘤厚度高达几厘米，而且凹凸不平，为管壁生物膜的生存以及水中悬浮细菌的附着提供了有利的环境。微生物可以在这样的管壁表面大量繁殖，形成抗消毒剂能力较强的生物膜，所以在水流过时消耗大量的余氯。某些有防腐的金属管道，防腐层质量较差，或使用年限较长，容易脱落，沉积在管道底部，这不仅恶化了水力条件，同时也暴露出了管壁金属，促进腐蚀，而且在管壁处和沉积物处为微生物的附着和孳生提供了条件，加速了余氯的消耗。

此外，从图中还看出管径是影响余氯消耗速率的又一个重要因素。大管径管道余氯消耗速率小于小管径管道消耗速率。这是由于管道直径越大，水与管壁接触率越小，腐蚀、锈瘤、沉积物、微生物构成的生长环消耗的余氯相对较少所致。

### 4.5.4　季节因素影响

季节因素对余氯衰减变化规律的影响主要有两方面：第一，由于季节性的原因，水源水各指标存在很大差异，通常，夏季水的原水浊度、耗氧量高于其他季节，处理后，残留于出厂水中消耗余氯的物质相对较多。第二，季节间温度的差异造成化学反应速率的不同。温度高时，氯与水中有机物、无机物的反应及参与管壁腐蚀以及与生长环等物质的化学反应速率较快，余氯衰减速率较大，反之，总余氯衰减速率较小。

季节因素在这两方面造成的影响都会直接或间接反映在水厂加氯量的控制上。

在源水水温较高时，主体水需氯量较大，而且氯与水中物质反应速率较快。因此，要在出厂水中保持相同的余氯量，就要提高水厂的加氯量，如11月份二水厂加氯量为4.5mg/L左右，而在1月份仅为3.1mg/L左右。即使出厂水中余氯保持相同，水温较高时自由氯易与管道内壁生物膜反应，消耗速度也相对较快，这样对管网中余氯的保持是相当不利的。

图4-33和图4-34分别表示1月份和4月份对管网中部分取样点进行24h连续检测时的余氯变化曲线。分别代表冬季和春季两个季节对管网中余氯变化的影响。其中，1月份检测水温大约在17℃左右，4月份检测水温大约在23℃左右。

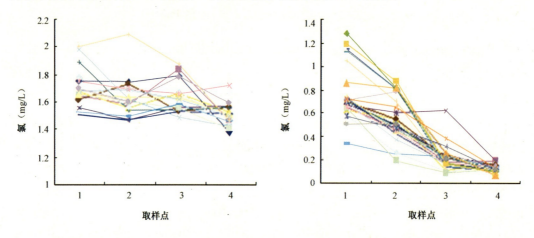

图4-33　1月份余氯衰减变化曲线　　　　图4-34　4月份余氯衰减变化曲线

从图中可以看到，尽管冬季水厂加氯量比春季低，然而出厂水中余氯浓度冬季却比春季高。这说明不同季节间水体耗氯量和耗氯速度之间存在很大的差异。

余氯因季节不同而在给水管网中衰减速率的差异可通过对比图4-33和图4-34中余氯衰减曲线的斜率获得。从图中可以看到，4月份余氯在给水管网中的衰减速率远远大于1月份。4月份给水管网中的耗氯量比1月份要大得多，因此管网末梢余氯降低到了最低限度，甚至有时余氯值接近为0。而在1月份，即使在管网末梢，余氯值也保持在1.4mg/L以上。

综合上述，季节因素造成水渠水水质不同以及水温不同，使得主体水中余氯衰减速率存在较大差别，即在水温较高时，出厂水保持较大的主体水衰减速率。温度的不同导致水与管壁反应速率存在较大的差异，即在温度较高时，氯在管壁处的消耗速率较大。

### 4.5.5　水力工况影响

水从处理厂流入给水管网至流出用户水龙头结束的这段时间称为水在给水管网中

的滞留时间。管网中不同位置的用户用水滞留时间不同，同一用户在不同时段用水的滞留时间也不相同，这是由于给水管网中水力工况时刻变化造成的。不同用水性质的用户用水习惯不同，造成不同时段总用水量在整个管网中的分配也不同。所以，随着时间的推移，水在管道中的流速会时刻发生变化，流向在不同时段也会发生改变。而时间又是研究余氯衰减动力学过程中的一个主要参数，所以，不同的水力工况会对管网中的水质形成不同的变化模式。

图 4-35 显示了某水厂干管在不同用水时段取样点的余氯变化曲线。测试期间所采用的时段是根据某水厂供水变化曲线选择的。测试分 3 个时段进行，分别是 9:00～11:00，20:00～22:00，4:00～6:00，分别代表平均用水时段，用水高峰时段和用水低谷时段。

从图 4-35 中可以看到，用水高峰时段各取样点余氯浓度较高，而且衰减速率最慢。这是因为在用水高峰时段，用户总用水量较大，干管中流速较快，使得水在管道中的停留时间较短，水中余氯与主体水及管壁之间不能充分反应，所以在每个取样点检测到的余氯较高；而在用水平均时段和用水低谷时段，由于用户用水量较小，配水干管中流速较低，导致水在管道中停留时间较长，造成管壁对水中余氯的消耗较大，所以在相邻检测点间余氯差异较大。

从图 4-35 中也可以看到，在季节、管道属性等其他边界条件相同的情况下，水力工况条件对管网中水质的变化也具有较大的影响程度，主要体现在对水力停留时间或者说水龄的影响上。

管网末梢余氯很低的现象也属于水力工况影响的范畴。如图 4-36 所示，在取样点 26#、27# 之间的管段属于管网末梢，管径为 DN 300。然而在这条管段上用户用水量很小，造成水在管道内的停留时间很长，氯耗很大，有时甚至余氯值为零，水质恶化。

从这个角度出发，优化给水管网水力条件，使水在管道中保持一定的流速，充分降低水力停留时间，就可以减少水中余氯与管壁发生反应的接触时间，减少氯的消耗量和消毒副产物的生成量。

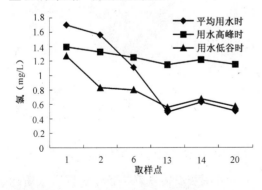

图 4-35　不同用水时段余氯变化曲线

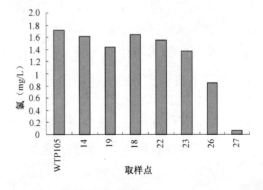

图 4-36　管网末梢余氯衰减

# 第5章 给水管道材质对供水水质影响

## 5.1 给水管道材质现状及发展

近年来对给水管道的质量要求越来越严格，对管材及配件技术的发展相当重视，投入大量资金进行开发和研究工作。经过几十年的探索，给水工作者们发现，管道本体材料对管内水质的二次污染影响很大。管材选择是技术经济比较的结果；水中碳酸钙（镁）的结垢，水中溶解性铁离子氧化对管道的腐蚀、结垢以及一些生物性的腐蚀、堵塞等情况，往往是选择管材的重要影响因素。

目前，在我国许多省市，如广东、福建、湖北、湖南、上海、大连等地建设部门已发布通知禁止给水管道采用镀锌钢管，推广使用PVC（聚氯乙烯）给水管。

20世纪90年代，对国内40多个城市的管材使用情况进行了调查，各种管材的使用比例如表5-1和图5-1所示。

各种管材的使用比例  表5-1

| 灰口铸铁管 | 球墨铸铁管 | 钢管 | 自应力管 | 预应力管 | 石棉水泥管 | 聚氯乙烯管 |
| --- | --- | --- | --- | --- | --- | --- |
| 88.56% | 0.28% | 2.31% | 1.7% | 6.28% | 0.72% | 0.15% |

不锈钢管于20世纪60年代中期开始应用于国外饮用水工业，如今在经济发达的国家，不锈钢管的应用已非常普遍。我国薄壁不锈钢管是20世纪90年代末才问世的新型管材。该管材具有多方面优越性，如，耐腐蚀性强，管内卫生状况良好，在输配水过程中水质较稳定；管壁表面光滑，水头损失小，输配水能耗较低；强度高且具有良好的延展性和韧性；使用寿命高达100年，减少了维护管理费用。因此，这种管材值得在城市供水行业中推广应用。

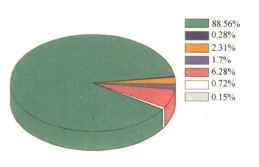

图5-1 各种管材的使用比例

从表5-1可以看出，20世纪90年代，各城市多用灰口铸铁管。必将对管道水质问题带来明显的影响。

### 5.1.1 金属管

金属材料具有高力学性能,其耐久性仅受腐蚀的影响。目前,常用的金属管主要有:钢管、铸铁管、铜管。铜管因价格较高,主要用于热水管道。

1. 钢管

钢管包括钢板直缝焊管与螺旋焊管(适用于大口径管道)、无缝钢管(适用于中、小口径管道)、不锈钢管(中、小口径)、镀锌钢管(小口径)、薄壁不锈钢管。钢管的特点是机械强度高。镀锌钢管是当前仍在使用的建筑供水管的主要管材,它比铜管价格低,但防腐性差。尤其是随着工业的发展,水源污染,一些水厂为保证供水的卫生指标,采取了加大投氯量的措施,使水的侵蚀性增加,管内壁腐蚀结垢情况加剧,严重影响到镀锌钢管的使用寿命。钢管的内壁保护是一层油漆和一层热釉层;外壁保护是由完善的外壁涂层加上阴极保护系统组成。如果这种保护措施是严格执行的并经常加以维修,是可以保证钢制管道的耐久性。

2. 铸铁管

铸铁管一般包括普通灰口铸铁管、铸钛球墨铸铁管和球墨铸铁管。前者为刚性管,后者为柔性管。灰口铸铁管制成的管子以离心法制造并经热处理以使金属均匀,随后以浸入法涂沥青。如果没有加工故障,这一保护可使使用期限延长。由于灰口铸铁管质量不稳定,爆管事故较多,导制对球墨铸铁管研制、开发,尽管国内起步较晚,但现已形成规模。球墨铸铁管的特点是强度高、韧性大、具有较强的抗腐蚀能力,与钢管相比,其腐蚀速度只有钢管的 1/5~1/3,且安装施工也较方便。目前,我国城市供水工程中使用球墨铸铁管的比重在不断上升。

### 5.1.2 非金属管

1. 钢筋混凝土管系列

其中包括钢筋混凝土管、预应力钢筋混凝土管及防腐钢筋混凝土管。管径基本都在 300mm 以上,大多数都用于大流量的输水排水工程中。特点是价格低于其他材料的大口径管,而强度较高。

2. 塑料管材

用于给水排水系统中的塑料管有热塑性塑料管和热固性塑料管两大类。

热塑性塑料管又分为:单材质高分子聚合物塑料管和复合塑料管。前者有聚氯乙烯管(PVC)、聚乙烯管(PE)、聚丙烯管(PP)、聚丁烯管(PB)及 ABS 管。ABS 管为丙烯腈、丁二烯、苯乙烯三种单体共聚物为基材的工程塑料管。后者有铝塑复合管(PAP)、铝衬塑管、孔网钢带、塑料复合管、钢衬塑复合管等。

塑料管材与其他管材相比具有重量轻、耐腐蚀等优点。目前,我国给水系统中较为广泛使用的是 PVC、PE 管，特别是在沿海地区的南方，室内外已大量采用 PVC 管。其他各种塑料管主要用于室内冷、热水管。

热固性塑料管（GRP）通常是指玻璃纤维增强树脂塑料管，又称玻璃钢管，在大口径管道上有较大的适用前景。

复合管大多由工作层、支承层、保护层组成。其中，工作层要求耐水腐蚀，保护层要求耐腐蚀。应该说，复合管材是管径≥300mm 给水管道最理想的管材。复合管材又是目前发展较缓慢的一种管材，因为：(1) 它要求各种材料之间亲和力较强。(2) 要求各种材料的物理性能接近，且越接近越好。(3) 生产工艺复杂。(4) 需要良好可靠的接头方法。常见的复合管有：以铸铁作支撑材料，以环氧树脂和水泥为内衬。这种复合管的特点是重量轻、内壁光滑、阻力小、耐腐性能好；以高强软金属作支撑，内衬聚氯乙烯的钢管，这种复合管的特点是管道内壁不腐蚀结垢，保证水质，使用寿命长。

## 5.2 给水管道材质对供水水质影响

在上述管材中，我国输配水管网应用的主要管材为球墨铸铁管、环氧树脂涂料的球墨铸铁管、不锈钢管、PVC 和玻璃钢管等。我们在实验室中针对这几种管材对供水水质的影响进行了分析研究。

实验中所用的实验管段长为 50cm、直径为 75mm。实验管段由观察口、取水口、进水口、放气孔等几个主要部分组成，照片如图 5-2 所示。把某市出厂水注入实验管段中，72h 后取出进行水质检测。

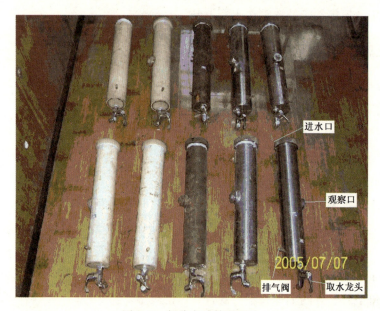

图 5-2 部分实验管段照片

### 5.2.1 色谱-质谱联机定性检测

由于水中有机物含量较低,须对待测水样进行浓缩处理。使水样以 30~50mL/min 的流速向下流,通过碳十八($C^{18}$)小柱,过水量各为 2.5L,将吸附了有机物的小柱冷却后用高浓度的氮气吹除柱内滞留的水分,然后用重蒸 2 次、无过氧化物的乙醚溶出有机物,每柱洗 3 次,每次 60mL 乙醚。第一次用乙醚浸泡 30min,后两次慢过柱,将溶有有机物的乙醚放入分液漏斗,弃去水层后加入无水 $Na_2SO_4$ 少许,再用 KD 浓缩器浓缩样品。45℃左右水浴,浓缩至 1mL 进行 GC/MS 分析。

出厂水与各种管材色质联机谱图如图 5-3~图 5-8 所示。具体检测结果如表 5-2~表 5-7 所示。不同材质管道水中有害物质的比较见表 5-8。

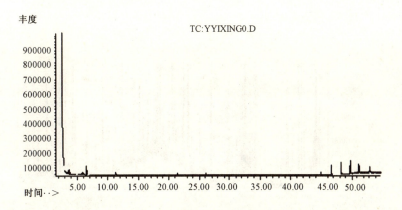

图 5-3 溶剂 GC-MS 谱图

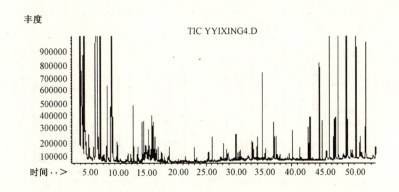

图 5-4 出厂水 GC-MS 谱图

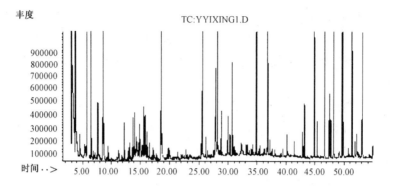

图 5-5 不锈钢管水的 GC-MS 谱图

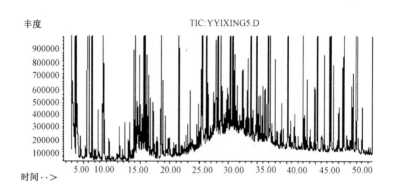

图 5-6 PVC 管水的 GC-MS 谱图

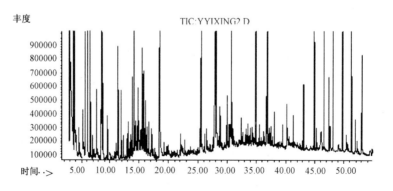

图 5-7 球墨铸铁管水的 GC-MS 谱图

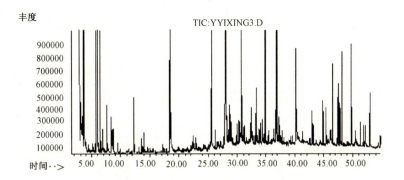

图 5-8 环氧树脂涂衬球墨铸铁管
网水的 GC-MS 谱图

**出厂水的 GC-MS 检测结果** 表 5-2

| 序号 | 化学名称 | 保留时间 | 峰面积 | 总面积百分比（%） | 匹配度（%） |
|---|---|---|---|---|---|
| 1 | 二氯甲烷 | 1.984 | 9.38E+08 | 13.08 | 76 |
| 2 | 乙酸乙酯 | 2.709 | 2322488 | 0.03 | 74 |
| 3 | 1,1-二氯丙烷 | 3.041 | 22471075 | 0.31 | 95 |
| 4 | 甲苯 | 4.484 | 4278159 | 0.06 | 90 |
| 5 | 3,4 二甲基-（E）-3-戊烯 | 5.27 | 3323324 | 0.05 | 87 |
| 6 | 6-羟基-6-甲基-3-戊酮 | 6.609 | 1.69E+08 | 2.35 | 83 |
| 7 | p-甲苯 | 7.156 | 2401283 | 0.03 | 95 |
| 8 | 环己醇 | 7.672 | 15311221 | 0.21 | 97 |
| 9 | o-二甲苯 | 7.868 | 1637736 | 0.02 | 70 |
| 10 | 1,1,2,3-四氯乙烷 | 8.526 | 87714694 | 1.22 | 96 |
| 11 | 二乙基二硫化物 | 8.526 | 87714694 | 1.22 | 93 |
| 12 | 癸烷 | 11.308 | 1642058 | 0.16 | 96 |
| 13 | 亚辛基环四硅氧烷 | 11.351 | 1769643 | 0.03 | 80 |
| 14 | 1,6-二乙基苯 | 13.144 | 4862366 | 0.07 | 96 |
| 15 | 1-乙烯-6-乙基苯 | 14.109 | 15613861 | 0.22 | 90 |
| 16 | 三十四碳烷 | 14.643 | 1967035 | 0.03 | 72 |
| 17 | 1,3-二甲基金刚烷 | 15.024 | 4396984 | 0.06 | 81 |
| 18 | 2,2,3,5,6-五甲基-3-庚烷 | 15.091 | 5667216 | 0.08 | 74 |
| 19 | 2,6-二甲基-十氢化萘 | 17.131 | 1559082 | 0.02 | 83 |
| 20 | 十二碳烷 | 17.696 | 1776437 | 0.03 | 96 |
| 21 | 苯并噻唑 | 18.519 | 2576956 | 0.04 | 95 |
| 22 | 8-甲基十七烷 | 20.097 | 983073 | 0.01 | 78 |

续表

| 序号 | 化 学 名 称 | 保留时间 | 峰面积 | 总面积百分比（%） | 匹配度（%） |
|---|---|---|---|---|---|
| 23 | 十三碳烷 | 20.662 | 660275 | 0.01 | 95 |
| 24 | 3-乙基-5-（3-乙烷基丁基）十八烷 | 21.43 | 677632 | 0.01 | 80 |
| 25 | 十二碳甲基环六硅氧烷 | 21.491 | 1318378 | 0.02 | 90 |
| 26 | 十碳甲基环五硅氧烷 | 23.045 | 3172739 | 0.04 | 81 |
| 27 | 十四碳烷 | 23.469 | 1243238 | 0.02 | 93 |
| 28 | 2,6-二(1,1-甲基乙烷基)-2,5-环己二烯-1,6-二酮 | 25.404 | 586543 | 0.01 | 96 |
| 29 | 二（3-甲基丙烷基）酯丁二醇酸 | 25.582 | 1985641 | 0.03 | 90 |
| 30 | 十四碳烷基七硅氧烷 | 26.153 | 6054446 | 0.08 | 93 |
| 31 | 十五烷基酯三氯乙酸 | 28.45 | 1077359 | 0.01 | 87 |
| 32 | 十六烷 | 28.634 | 3502972 | 0.05 | 98 |
| 33 | 3-硫甲烷苯并噻唑 | 28.886 | 3909700 | 0.06 | 99 |
| 34 | 二（3-甲基丙烷基）酯己二酸 | 30.704 | 2907740 | 0.04 | 91 |
| 35 | 1-十九碳烯 | 30.858 | 1025302 | 0.01 | 83 |
| 36 | 十七碳烷 | 31.018 | 2702940 | 0.04 | 97 |
| 37 | 阿特拉津 | 32.381 | 7611909 | 0.11 | 99 |
| 38 | 1-十八碳烷 | 33.13 | 4826162 | 0.07 | 99 |
| 39 | 十八碳烷 | 33.278 | 2886764 | 0.04 | 98 |
| 40 | 十八碳甲基环十九硅氧烷 | 33.96 | 4726371 | 0.07 | 91 |
| 41 | 二（3-甲基丙烷基-）酯-1,3-二羧基苯酸 | 34.881 | 21830199 | 0.30 | 86 |
| 42 | 17-三十五碳烯 | 35.034 | 552850 | 0.01 | 76 |
| 43 | 二醇-1,3,5（10）-三烯-17β-醇 | 36.723 | 1710403 | 0.02 | 78 |
| 44 | 二丁基邻苯二甲酸 | 36.846 | 11390826 | 0.16 | 95 |
| 45 | 二十碳烷 | 37.491 | 1481339 | 0.02 | 98 |
| 46 | z-8-十二碳烯 | 39.18 | 1175220 | 0.02 | 91 |
| 47 | 甘一烷 | 39.457 | 1251286 | 0.02 | 95 |
| 48 | 甘二烷 | 41.336 | 2685697 | 0.04 | 98 |
| 49 | 二十五碳烷 | 46.545 | 44977077 | 0.63 | 97 |
| 50 | 单（3-甲基己基）酯-1,3-二羧基苯酸 | 47.435 | 10229055 | 0.14 | 91 |
| 51 | 二十六碳烷 | 48.148 | 51190004 | 0.71 | 99 |
| 52 | 二十七碳烷 | 49.689 | 56324034 | 0.79 | 98 |

续表

| 序号 | 化学名称 | 保留时间 | 峰面积 | 总面积百分比（%） | 匹配度（%） |
|---|---|---|---|---|---|
| 53 | 2,6,10,15,19,23-六甲基-(全-E)-2,6,10,14,18,23-四氰乙烯 | 51.876 | 5011176 | 0.07 | 99 |
| 54 | 1-碘十六碳烷 | 53.055 | 38820853 | 0.54 | 95 |

**不锈钢管水的GC-MS检测结果**（与出厂水所含相同的有机物略） 表5-3

| 序号 | 化学名称 | 保留时间 | 峰高 | 峰面积 | 总面积百分比（%） | 匹配度（%） |
|---|---|---|---|---|---|---|
| 1 | 1,1-二乙基乙烷 | 3.827 | 1560603 | 39755494 | 0.51 | 83 |
| 2 | 1,1,2-三氯乙烷 | 4.595 | 64916 | 2107434 | 0.03 | 98 |
| 3 | (E)-3,6-二甲基-3-戊烯 | 5.27 | 93646 | 3183372 | 0.04 | 83 |
| 4 | p-二甲苯 | 7.156 | 49785 | 2525936 | 0.03 | 95 |
| 5 | 二甲基硫代氨基甲酰酸-s-甲基酯 | 11.996 | 23671 | 1311235 | 0.02 | 91 |
| 6 | 3-乙基-1-己醇 | 12.278 | 283048 | 9615927 | 0.12 | 83 |
| 7 | 三氟辛基酯乙酸 | 13.648 | 90853 | 4353763 | 0.06 | 86 |
| 8 | 1,6-二甲基-3-(3-甲基丙烷基)-环己胺 | 14.109 | 355074 | 18299018 | 0.23 | 78 |
| 9 | 1-甲基-3-乙烷基金刚烷 | 15.024 | 154109 | 5406747 | 0.07 | 80 |
| 10 | 2,2,3,5,6-五聚物乙苈-3-庚烯醇 | 15.079 | 149817 | 6984147 | 0.09 | 81 |
| 11 | 1,3-二异丙基环己胺 | 15.38 | 106358 | 3219893 | 0.04 | 87 |
| 12 | 萘 | 17.241 | 95622 | 4404945 | 0.06 | 86 |
| 13 | 十二甲基环六硅氧烷 | 21.485 | 62485 | 2057575 | 0.03 | 90 |
| 14 | 二甲基邻苯二甲酸酯 | 25.054 | 23605 | 1018271 | 0.01 | 87 |
| 15 | 丁二酮酸环(3-甲基丙烷基)酯 | 25.588 | 1703196 | 49345793 | 0.63 | 91 |
| 16 | 丁醇酚酮 | 26.577 | 35073 | 904931 | 0.01 | 96 |
| 17 | 2,5-二丁基噻吩 | 27.633 | 59472 | 2161930 | 0.03 | 83 |
| 18 | 3-(亚甲基)-苯并噻唑 | 28.856 | 352531 | 17103171 | 0.22 | 99 |
| 19 | 己二酸二(3-甲基丙烷基)酯 | 30.704 | 708491 | 23907075 | 0.30 | 91 |
| 20 | 9H-芴-9-酮 | 32.117 | 44892 | 3034172 | 0.04 | 87 |
| 21 | 6-甲基氧芴 | 32.209 | 40500 | 2354515 | 0.03 | 89 |
| 22 | 3,5-二-三-丁基-6-羟基苯甲醛 | 32.682 | 47611 | 1940459 | 0.03 | 95 |
| 23 | E-15-十七基溴 | 33.124 | 94556 | 4599846 | 0.065 | 99 |

续表

| 序号 | 化学名称 | 保留时间 | 峰高 | 峰面积 | 总面积百分比（%） | 匹配度（%） |
|---|---|---|---|---|---|---|
| 24 | 喹啉衍生物苯 | 34.101 | 54353 | 3549038 | 0.05 | 95 |
| 25 | N,N-二甲乙醇胺 | 34.261 | 93394 | 4892176 | 0.06 | 93 |
| 26 | 1-甲基咔唑 | 36.011 | 34392 | 1505405 | 0.02 | 91 |
| 27 | 3-甲基咔唑 | 36.054 | 25852 | 919595 | 0.01 | 92 |
| 28 | 苯基苯砜 | 36.201 | 59188 | 2932954 | 0.04 | 91 |
| 29 | 二丁基邻苯二甲酸酯 | 36.846 | 1257097 | 41546537 | 0.53 | 95 |
| 30 | n-十六烷基甲基酮 | 37.596 | 52162 | 1824537 | 0.02 | 91 |
| 31 | 异丙基棕榈酸酯 | 38.001 | 45741 | 1337234 | 0.02 | 78 |
| 32 | 芘 | 39.014 | 26440 | 1270155 | 0.02 | 81 |
| 33 | 2,6,10,16-四甲基十六烷 | 43.142 | 397766 | 12439166 | 0.16 | 98 |
| 34 | 二十烷甲基环十硅氧烷 | 54.885 | 68682 | 3490045 | 0.04 | 80 |

PVC管水的GC-MS检测结果（与出厂水所含相同的有机物略） 表5-4

| 序号 | 化学名称 | 保留时间 | 峰高 | 峰面积 | 总面积百分比（%） | 匹配度（%） |
|---|---|---|---|---|---|---|
| 1 | 1,1-二羟基-乙烷 | 3.851 | 4314074 | 1.08E+08 | 0.61 | 74 |
| 2 | 1,1,3-三氯乙烷 | 4.613 | 58386 | 1498062 | 0.01 | 98 |
| 3 | 3-乙烯-3-酮 | 5.289 | 96627 | 3661028 | 0.02 | 81 |
| 4 | N,N-甲酰胺二甲苯 | 5.479 | 89895 | 4354139 | 0.03 | 80 |
| 5 | 乙苯 | 6.929 | 40932 | 763497 | 0.00 | 76 |
| 6 | 5-庚烯-3-酮 | 10.939 | 55393 | 2222044 | 0.01 | 92 |
| 7 | 八甲基环四硅氧烷 | 11.351 | 259542 | 10525556 | 0.06 | 91 |
| 8 | 1,3-二乙基苯 | 12.954 | 158945 | 5740605 | 0.03 | 96 |
| 9 | 1,6-二乙基苯 | 13.144 | 284478 | 11354530 | 0.06 | 97 |
| 10 | 1,3-二乙基苯 | 13.341 | 68307 | 3025291 | 0.02 | 97 |
| 11 | 苯乙酮 | 13.513 | 38327 | 2079779 | 0.01 | 87 |
| 12 | 萘 | 17.241 | 434956 | 18948779 | 0.11 | 86 |
| 13 | 3-癸酮 | 17.499 | 110722 | 4024787 | 0.02 | 81 |
| 14 | 癸醛 | 17.898 | 169427 | 5374077 | 0.03 | 91 |
| 15 | 己内酰胺 | 19.323 | 442006 | 35389677 | 0.20 | 94 |
| 16 | 八甲基环四硅氧烷 | 19.673 | 78191 | 3234081 | 0.02 | 78 |
| 17 | 1-甲基-萘 | 20.582 | 72242 | 2609578 | 0.02 | 95 |
| 18 | N,N-二丁基甲酰胺 | 20.816 | 72059 | 2552839 | 0.01 | 90 |

续表

| 序号 | 化学名称 | 保留时间 | 峰高 | 峰面积 | 总面积百分比（%） | 匹配度（%） |
|---|---|---|---|---|---|---|
| 19 | 9-甲基十九碳烷 | 22.658 | 55403 | 1779531 | 0.01 | 90 |
| 20 | 壬基-环丙烷 | 23.254 | 81332 | 3382132 | 0.02 | 96 |
| 21 | 2,7-二甲基苯 | 24.095 | 83393 | 3509712 | 0.02 | 95 |
| 22 | 2,6-二甲基苯 | 24.206 | 77313 | 4224013 | 0.02 | 95 |
| 23 | 6,10-二甲基（E）5,9-十一碳二烯-3-酮 | 24.949 | 389736 | 15083991 | 0.09 | 94 |
| 24 | 二（3-甲基丙基烷）酯丁二醇酸 | 25.625 | 6040773 | 2.03E+08 | 1.15 | 91 |
| 25 | Z-8-十六烷 | 25.932 | 142598 | 6347277 | 0.04 | 95 |
| 26 | 丁基化羟基甲苯 | 26.589 | 547566 | 18569146 | 0.11 | 97 |
| 27 | 1,2,3,6-四氢-1,6-二甲基-6-(1-甲基乙烷基)-(1S-联)-萘 | 26.921 | 214478 | 13804799 | 0.08 | 78 |
| 28 | 1,4,5-三氯萘 | 27.068 | 191040 | 11870294 | 0.07 | 90 |
| 29 | 1-十六碳 | 27.173 | 158207 | 6651563 | 0.04 | 91 |
| 30 | 3-甲基十五烷 | 27.738 | 399304 | 14995009 | 0.09 | 86 |
| 31 | 2,6,10-三甲基色氨酸-十五（烷）酰 | 29.82 | 487202 | 23241620 | 0.13 | 93 |
| 32 | 3-甲基-十六烷 | 30.158 | 319577 | 18128293 | 0.10 | 96 |
| 33 | 2,6,10,16-四甲基十五烷 | 31.171 | 738173 | 35704809 | 0.20 | 98 |
| 34 | 1-十九烷 | 31.84 | 185233 | 5060319 | 0.03 | 78 |
| 35 | N-(3-三氟甲基苯基)嘧啶-3-羟乙二酰二胺肼 | 31.945 | 169284 | 4332239 | 0.03 | 90 |
| 36 | 4,11-二甲基-（正）十四（碳）烷 | 32.338 | 219632 | 9727933 | 0.06 | 83 |
| 37 | 十四碳酸 | 32.485 | 612444 | 42266969 | 0.24 | 96 |
| 38 | 菲 | 33.075 | 245914 | 12061945 | 0.07 | 96 |
| 39 | 十八烷二酸 | 33.284 | 695665 | 26759472 | 0.15 | 98 |
| 40 | 2,6,10,16-四甲基-十六烷 | 33.505 | 429955 | 20496985 | 0.12 | 98 |
| 41 | 十八烷二酸-环烷烃 | 33.984 | 1.3E+07 | 3.67E+08 | 2.08 | 91 |
| 42 | 3-十二烷-1-基（-）丁二酸酐 | 34.224 | 295600 | 14362050 | 0.08 | 78 |
| 43 | 3-(六氢-1H-锌-1-基)-1,1-二氧化-1,3-苯并噻唑 | 34.402 | 127421 | 5117716 | 0.03 | 91 |
| 44 | 十五（烷）酰酸 | 34.635 | 180176 | 5504987 | 0.03 | 74 |

续表

| 序号 | 化学名称 | 保留时间 | 峰高 | 峰面积 | 总面积百分比（%） | 匹配度（%） |
|---|---|---|---|---|---|---|
| 45 | E-16-十六碳烯 | 35.034 | 260542 | 12641952 | 0.07 | 98 |
| 46 | 十六烷基溴乙酸酯 | 35.532 | 117983 | 6594367 | 0.04 | 80 |
| 47 | 7,9-二-三-丁基-1-螺环烃（4,5）十-6,9-二烯（烃）-2,8-酮 | 36.017 | 469113 | 22663013 | 0.13 | 99 |
| 48 | Z-11-十六碳烯酸 | 36.355 | 450786 | 29846349 | 0.17 | 98 |
| 49 | n-十六（烷）酸 | 36.791 | 857887 | 36975489 | 0.21 | 95 |
| 50 | 酞酸二丁酯 | 36.901 | 6889103 | 2.61E+08 | 1.47 | 95 |
| 51 | 异丙基棕榈酸酯 | 38.007 | 664557 | 21587289 | 0.12 | 83 |
| 52 | E-5-十八碳烯 | 39.168 | 345172 | 13952802 | 0.08 | 72 |
| 53 | 环十六烷 | 41.532 | 110344 | 3308830 | 0.02 | 97 |
| 54 | 3,7,11-三甲基-2,6,10-十二碳三亚乙基四胺 | 43.4 | 99040 | 3559383 | 0.02 | 93 |
| 55 | 异三十烷 | 49.026 | 349474 | 18518138 | 0.11 | 94 |
| 56 | 二（3-乙基己基）癸二酸酯 | 51.464 | 608080 | 22875356 | 0.13 | 95 |
| 57 | 二十九（碳）烷 | 53.055 | 359020 | 17096390 | 0.10 | 95 |

**铸铁管水的 GC-MS 检测结果**（与出厂水所含相同的有机物略） 表 5-5

| 序号 | 化学名称 | 保留时间 | 峰高 | 峰面积 | 总面积百分比（%） | 匹配度（%） |
|---|---|---|---|---|---|---|
| 1 | 1,1-二氯乙醛-丙烷 | 3.05 | 1649606 | 22581376 | 0.233 | 94 |
| 2 | 含氧二氯甲烷 | 3.57 | 945107 | 21327404 | 0.22 | 83 |
| 3 | 1,1-二乙基乙烷 | 3.93 | 160744 | 7403993 | 0.076 | 78 |
| 4 | 1,1,3-三氯甲烷 | 4.59 | 99484 | 3060261 | 0.032 | 99 |
| 5 | 6-甲基-3-五亚乙基六胺-3-酮 | 5.26 | 350637 | 10911198 | 0.113 | 90 |
| 6 | 氯乙烯 | 6.41 | 350637 | 10911198 | 0.113 | 78 |
| 7 | N,N-二甲基乙酰胺 | 7.37 | 33779 | 810235 | 0.008 | 74 |
| 8 | 1,1,2,3-四氯乙烷 | 8.51 | 2086354 | 71912563 | 0.743 | 97 |
| 9 | 氰化苯 | 9.94 | 55069 | 2424835 | 0.025 | 90 |
| 10 | 四甲基碳酸二胺 | 11.07 | 121094 | 5969355 | 0.062 | 87 |
| 11 | 8-甲基环四硅氧烷 | 11.35 | 839434 | 26606234 | 0.275 | 91 |
| 12 | （3-甲基环氧乙烷-3-甲基）甲醇 | 11.46 | 511734 | 12732380 | 0.131 | 72 |
| 13 | 二甲基硫代氨基乙酰酸-s-甲基酯 | 11.99 | 25444 | 666948 | 0.007 | 83 |

续表

| 序号 | 化学名称 | 保留时间 | 峰高 | 峰面积 | 总面积百分比（%） | 匹配度（%） |
|---|---|---|---|---|---|---|
| 14 | 3-乙基-1-乙醚 | 12.28 | 720630 | 25264325 | 0.261 | 83 |
| 15 | 1,3-二乙基苯 | 13.34 | 63980 | 1784618 | 0.018 | 95 |
| 16 | 苯乙酮 | 13.5 | 132781 | 5812808 | 0.06 | 90 |
| 17 | 辛醇 | 13.65 | 180022 | 8832856 | 0.091 | 86 |
| 18 | 1-乙烯基-6-乙基苯 | 14.34 | 166949 | 7160434 | 0.074 | 96 |
| 19 | 1-乙烷基-3-丙基环己烷 | 15.9 | 132888 | 3508036 | 0.036 | 91 |
| 20 | 1,6-二甲基-3-（3-甲基乙烷基）-环己烷 | 16.4 | 222756 | 7246377 | 0.075 | 76 |
| 21 | 联-1,6-二甲基金刚烷 | 16.96 | 50395 | 3032233 | 0.031 | 89 |
| 22 | 萘 | 17.23 | 223318 | 11626790 | 0.12 | 90 |
| 23 | 噻吩酮（2,3-c）嘧啶 | 18.95 | 28910 | 1488529 | 0.015 | 91 |
| 24 | 己内酰胺 | 19.22 | 116555 | 6883182 | 0.071 | 96 |
| 25 | 3-甲基-萘 | 21.08 | 26059 | 1057563 | 0.011 | 81 |
| 26 | 邻苯二甲酸二甲酯 | 25.04 | 60511 | 2975049 | 0.031 | 96 |
| 27 | 环（3-甲基乙烷基）酯丁二酮酸 | 25.6 | 3637323 | 105942893 | 1.094 | 94 |
| 28 | 十四烷甲基环七硅氧烷 | 26.15 | 146122 | 6022789 | 0.06 | 91 |
| 29 | 丁醇改性酚酮 | 26.58 | 186398 | 5981748 | 0.062 | 97 |
| 30 | 十二烷酸 | 27.93 | 1388862 | 102427950 | 1.058 | 96 |
| 31 | 十六碳酯三氯乙酸 | 28.46 | 65543 | 2260711 | 0.023 | 93 |
| 32 | 邻苯二甲酸二乙酯 | 28.63 | 65543 | 2260711 | 0.023 | 96 |
| 33 | 2（3H）-苯并噻唑 | 30.5 | 197129 | 13477446 | 0.139 | 91 |
| 34 | 二（3-甲基乙烷基）酯己二酸 | 30.7 | 1173532 | 39649715 | 0.409 | 98 |
| 35 | （正）十七（碳）烷 | 31.02 | 175146 | 6957697 | 0.072 | 98 |
| 36 | 十四碳烷 | 32.44 | 227643 | 11418289 | 0.118 | 91 |
| 37 | 3,5-二-三-丁基-6-羟基苯甲醛 | 32.68 | 128342 | 10416310 | 0.5 | 96 |
| 38 | 联苯乙炔 | 33.06 | 80238 | 3371528 | 0.035 | 83 |
| 39 | N,N-二甲基十二氨 | 34.26 | 146915 | 7147392 | 0.074 | 93 |
| 40 | 环十四（碳）烷 | 35.03 | 37486 | 1518018 | 0.016 | 91 |
| 41 | 1,7,11-三甲基-6-（1-甲基亚乙基）环十四烷 | 35.52 | 20727 | 721011 | 0.007 | 90 |
| 42 | 1,3-二羧基苯酸丁辛酯 | 35.86 | 69908 | 2373504 | 0.025 | 78 |
| 43 | 9-十六碳烯酸 | 36.31 | 116298 | 6375449 | 0.066 | 95 |
| 44 | n-十六碳烯酸 | 36.74 | 390151 | 14740014 | 0.152 | 90 |
| 45 | 3-十二烷基-2,5-呋喃二酮 | 38.49 | 23952 | 921176 | 0.01 | 78 |

续表

| 序号 | 化学名称 | 保留时间 | 峰高 | 峰面积 | 总面积百分比（%） | 匹配度（%） |
|---|---|---|---|---|---|---|
| 46 | 环十五烷 | 39.17 | 51326 | 2854729 | 0.029 | 83 |
| 47 | 环六烷 | 41.53 | 46085 | 2397702 | 0.025 | 93 |
| 48 | （z）-9-十八碳氨 | 44.73 | 31016 | 1257192 | 0.013 | 92 |
| 49 | N,N-二甲基-9-十八碳氨 | 45.51 | 21191 | 619222 | 0.006 | 78 |
| 50 | P,P,P-三苯基亚磷酸酯酰亚胺 | 47.29 | 27972 | 1079725 | 0.011 | 78 |
| 51 | 亚磷酸酯 | 47.43 | 934658 | 30959944 | 0.32 | 91 |

**环氧树脂涂衬铸铁管内水的 GC-MS 检测结果**（与出厂水所含相同的有机物略）

表 5-6

| 序号 | 化学名称 | 保留时间 | 峰高 | 峰面积 | 总面积百分比（%） | 匹配度（%） |
|---|---|---|---|---|---|---|
| 1 | 三氟化硼乙醚络合物 | 2.211 | 19005002 | 1.41E+09 | 15.46 | 72 |
| 2 | 3-己烯-3-酮 | 5.178 | 59758 | 1913382 | 0.02 | 76 |
| 3 | 3,6-二甲基-3-己酮 | 6.886 | 187583 | 7451660 | 0.08 | 72 |
| 4 | 1,3-二甲基苯 | 7.1 | 35776 | 1807862 | 0.02 | 87 |
| 5 | 甲氧基苯基肟 | 8.341 | 14264 | 304425 | 0.01 | 83 |
| 6 | 1,1,2,3-四氯二十六烷 | 8.556 | 170090 | 9098602 | 0.10 | 96 |
| 7 | 二乙基二硫化物 | 8.772 | 187406 | 7745845 | 0.09 | 92 |
| 8 | 3-乙基-1-己醇 | 12.266 | 428254 | 14595230 | 0.16 | 72 |
| 9 | 1-辛醇 | 13.629 | 112581 | 4821696 | 0.05 | 91 |
| 10 | 5-甲酸-6-甲基-4,5-二氢吡喃 | 13.869 | 43864 | 1559904 | 0.02 | 80 |
| 11 | 十一碳烷 | 14.551 | 47731 | 2050287 | 0.02 | 80 |
| 12 | 壬醛 | 14.71 | 21723 | 919213 | 0.01 | 93 |
| 13 | 磷酸三乙酯 | 15.503 | 28595 | 832445 | 0.01 | 91 |
| 14 | 萘 | 17.222 | 63795 | 3627467 | 0.04 | 94 |
| 15 | 3-甲基苯并噻唑 | 20.582 | 27154 | 2045953 | 0.02 | 90 |
| 16 | 正八烷 | 21.424 | 23294 | 760328 | 0.01 | 72 |
| 17 | 邻苯二甲酸二甲酯 | 25.035 | 52975 | 2828566 | 0.03 | 90 |
| 18 | 3-氯苯亚甲基丙酮 | 25.471 | 480641 | 14922796 | 0.16 | 70 |
| 19 | 1-(2,4,5-三羟基苯基)-1-丁酮 | 27.633 | 88985 | 3509302 | 0.04 | 76 |
| 20 | 十二碳酸 | 27.928 | 1440598 | 94877436 | 1.04 | 96 |

续表

| 序号 | 化学名称 | 保留时间 | 峰高 | 峰面积 | 总面积百分比（%） | 匹配度（%） |
|---|---|---|---|---|---|---|
| 21 | 邻苯二甲基二乙酯 | 28.628 | 334352 | 15097310 | 0.17 | 96 |
| 22 | 3-一硫甲基苯并噻唑 | 28.843 | 263864 | 14127774 | 0.16 | 99 |
| 23 | 2（3H）-苯并噻唑 | 30.508 | 101733 | 5904083 | 0.07 | 81 |
| 24 | 十四碳酸 | 32.436 | 297305 | 14584441 | 0.16 | 95 |
| 25 | 蒽 | 33.056 | 56676 | 1931811 | 0.02 | 94 |
| 26 | 1-十八碳烯 | 33.124 | 70467 | 2439888 | 0.03 | 96 |
| 27 | N,N-二甲乙醇胺 | 34.26 | 180089 | 6486658 | 0.07 | 94 |
| 28 | 二（3-甲基丙烷基）酯-1,3-二羧基苯酸 | 34.887 | 2163047 | 70049817 | 0.77 | 83 |
| 29 | 3-甲基苯并噻唑 | 35.857 | 40342 | 1356201 | 0.02 | 72 |
| 30 | 联苯砜 | 36.195 | 50492 | 2706327 | 0.03 | 90 |
| 31 | 十四碳烯酸 | 36.723 | 267505 | 11692523 | 0.13 | 91 |
| 32 | 二丁基邻苯二甲酯 | 36.877 | 4755796 | 1.72E+08 | 1.88 | 95 |
| 33 | （Z,Z）-9,13-十八碳二烯酸 | 40.261 | 251778 | 19248922 | 0.21 | 99 |
| 34 | 7-甲基-Z-十四烯-1-醇乙酸 | 40.544 | 55449 | 3232426 | 0.04 | 78 |
| 35 | 3-甲基环十五酮 | 41.526 | 18408 | 705900 | 0.01 | 64 |
| 36 | P,P,P-三苯基亚胺膦 | 47.287 | 63581 | 2856323 | 0.03 | 93 |

**玻璃钢管水的 GC-MS 检测结果**（与出厂水所含相同的有机物略）　　表 5-7

| 序号 | 化学名称 | 保留时间 | 峰高 | 峰面积 | 总面积百分比（%） | 匹配度（%） |
|---|---|---|---|---|---|---|
| 1 | 1,1-二乙基乙烷 | 3.152 | 14560603 | 39755494 | 0.51 | 83 |
| 2 | 1,1,2-三氯乙烷 | 5.642 | 64916 | 2107434 | 0.03 | 98 |
| 3 | p-二甲苯 | 8.189 | 49785 | 2525936 | 0.03 | 95 |
| 4 | 1,7-双环庚酮 | 11.475 | 25254 | 2282875 | 0.39 | 91 |
| 5 | 2-甲基异冰片 | 12.365 | 403989 | 39132869 | 6.61 | 94 |
| 6 | 三氟辛基酯乙酸 | 13.648 | 90853 | 4353763 | 0.06 | 86 |
| 7 | 1,6-二甲基-3-（3-甲基丙烷基）-环己胺 | 14.109 | 355074 | 18299018 | 0.23 | 78 |
| 8 | 1-甲基-3-乙烷基金刚烷 | 15.024 | 154109 | 5406747 | 0.07 | 80 |
| 9 | 1,3-二异丙基环己胺 | 15.38 | 106358 | 3219893 | 0.04 | 87 |
| 10 | 萘 | 17.241 | 95622 | 4404945 | 0.06 | 86 |

续表

| 序号 | 化学名称 | 保留时间 | 峰高 | 峰面积 | 总面积百分比（%） | 匹配度（%） |
|---|---|---|---|---|---|---|
| 11 | 丁醇改性酚酮 | 19.584 | 98616 | 3251653 | 0.55 | 98 |
| 12 | 二乙基邻苯二甲酸酯 | 21.226 | 37048 | 2499598 | 0.42 | 96 |
| 13 | 邻苯二甲酸 | 21.226 | 37048 | 2499598 | 0.42 | 72 |
| 14 | 乙烷丙烯酯 | 21.226 | 37048 | 2499598 | 0.42 | 72 |
| 15 | 十二甲基环六硅氧烷 | 21.485 | 62485 | 2057575 | 0.03 | 90 |
| 16 | 二甲基邻苯二甲酸酯 | 25.054 | 23605 | 1018271 | 0.01 | 87 |
| 17 | 丁二酮酸环（3-甲基丙烷基）酯 | 25.588 | 1703196 | 49345793 | 0.63 | 91 |
| 18 | 2,5-二丁基噻吩 | 27.633 | 59472 | 2161930 | 0.03 | 83 |
| 19 | 3-（亚甲基）-苯并噻唑 | 28.856 | 352531 | 17103171 | 0.22 | 99 |
| 20 | 己二酸二（3-甲基丙烷基）酯 | 30.704 | 708491 | 23907075 | 0.30 | 91 |
| 21 | 4,11-二甲基-（正）十四（碳）烷 | 32.338 | 219632 | 9727933 | 0.06 | 83 |
| 22 | 十八烷二酸 | 33.284 | 695665 | 26759472 | 0.15 | 98 |
| 23 | 3-十二烷-1-基（-）丁二酸酐 | 34.224 | 295600 | 14362050 | 0.08 | 78 |
| 24 | 3-（六氢-1H-锌-1-基）-1,1-二氧化-1,3-苯并噻唑 | 35.402 | 127421 | 5117716 | 0.03 | 91 |
| 25 | 十五（烷）酰酸 | 36.635 | 180176 | 5504987 | 0.03 | 74 |
| 26 | 二丁基邻苯二甲酸酯 | 37.846 | 1257097 | 41546537 | 0.53 | 95 |
| 27 | n-十六烷基甲基酮 | 38.596 | 52162 | 1824537 | 0.02 | 91 |
| 28 | 异丙基棕榈酸酯 | 40.001 | 45741 | 1337234 | 0.02 | 78 |

**各种管材水中检出的疑似有害物质**　　　　　　　　　　表 5-8

| 序号 | 化合物名称 | 出厂水 | 不锈钢管 | PVC 管 | 球墨铸铁管 | 环氧树脂涂衬铸铁管 | 玻璃钢管 |
|---|---|---|---|---|---|---|---|
| 1 | 二氯甲烷 | √ | √ | √ | √ | √ | √ |
| 2 | p-甲苯 |  | √ | √ | √ | √ | √ |
| 3 | o-二甲苯 |  | √ | √ | √ | √ | √ |
| 4 | 环己醇 |  | √ | √ | √ | √ | √ |
| 5 | 1,1,2,3-四氯乙烷 |  | √ | √ | √ | √ | √ |
| 6 | 2-乙基苯 |  | √ | √ | √ | √ | √ |
| 7 | 1-乙烯-6-乙烷基苯 |  | √ | √ | √ | √ | √ |
| 8 | 2,6-二甲基-十氢化萘 |  | √ | √ | √ | √ | √ |

续表

| 序号 | 化合物名称 | 出厂水 | 不锈钢管 | PVC管 | 球墨铸铁管 | 环氧树脂涂衬铸铁管 | 玻璃钢管 |
|---|---|---|---|---|---|---|---|
| 9 | 1,1-二氯乙烷 | √ | √ | √ | √ | √ | √ |
| 10 | 十六烷 | √ | √ | √ | √ | √ | √ |
| 11 | 二(3-甲基丙烷基-)酯-1,3-二羧基苯酸 | √ | √ | √ | √ | √ | √ |
| 12 | 二丁基邻苯二甲酸 | √ | √ | √ | √ | √ | √ |
| 13 | 甘二烷 | | √ | √ | √ | √ | √ |
| 14 | 1-碘十六碳烷 | √ | √ | √ | √ | √ | √ |
| 15 | 1,1,2-三氯乙烷 | | √ | √ | √ | | |
| 16 | p-二甲苯 | | √ | √ | √ | | |
| 17 | 萘 | | √ | √ | | √ | √ |
| 18 | 二甲基邻苯二甲酸 | | √ | | √ | √ | √ |
| 19 | 3,5-二-三-丁基-6-羟基苯甲醛 | | √ | √ | √ | | |
| 20 | 芘 | | √ | | | | |
| 21 | 1,1-二氯乙醛-丙烷 | | | | √ | | |
| 22 | 含氧二氯甲烷 | | | | √ | | |
| 23 | 氯乙烯 | | | | √ | | |
| 24 | 1,1,2,3-四氯乙烷 | | | √ | √ | | |
| 25 | 氰化苯 | | | | √ | | |
| 26 | 3-乙基-1-乙醚 | | | | √ | | |
| 27 | 1,3-二乙基苯 | | | | √ | | |
| 28 | 1-乙烷基-3-丙基环己烷 | | | | √ | | |
| 29 | 1,3二甲基苯 | | | √ | | | |
| 30 | 乙苯 | | | √ | | | |
| 31 | 苯乙酮 | | | √ | | | |
| 32 | 1-甲基-萘 | | | √ | | | |
| 33 | 2,7-二甲基萘 | | | √ | | | |
| 34 | 2,6-二甲基萘 | | | √ | | | |
| 35 | 丁基化羟基甲苯 | | | √ | | | |
| 36 | 1,2,3,6-四氢-1,6-二甲基-6-(1-甲基乙烷基)-(1S-联)-萘 | | | √ | | | |
| 37 | 1,4,5-三氯萘 | | | √ | | | |
| 38 | 菲 | | | √ | | | |
| 39 | 环十六烷 | | | √ | | | |

续表

| 序号 | 化合物名称 | 出厂水 | 不锈钢管 | PVC管 | 球墨铸铁管 | 环氧树脂涂衬铸铁管 | 玻璃钢管 |
|---|---|---|---|---|---|---|---|
| 40 | 蒽 | | | √ | | √ | |
| 41 | P,P,P-三苯基亚胺膦 | | | √ | | √ | |
| 42 | 1,3-二甲基苯 | | | √ | | √ | |
| 43 | 三氟化硼乙醚络合物 | | | √ | | √ | |

不同材质管道水质比较结果如下：

(1) 出厂水总共检测出54种有机物。其中，14种有机物为疑似有害物质，包括对人和动物有不同程度的毒性的六种苯系有机物。此外，二氯甲烷、1,1-二氯丙烷等有机物有不同程度的致癌性。

(2) 不锈钢管水与其他的管材水相比，有机物的种类比较少。这是因为，不锈钢管材稳定，对水中有机物的影响很小。总共测出88种有机物，与出厂水相比增加了34种，且增加有机物的峰面积比较小，说明增加的有机物在水中的浓度很低。所增加的有机物主要来自于出厂水中本来存在的有机物在管中发生一些物理、化学、微生物学反应后的生成物。在新增的34种有机物中，有6种为有害物。

(3) PVC管水中有机物的种类是最多的。总共测出111种有机物，与出厂水相比增加了57种有机物。这是因为PVC管内除了出厂水含有的有机物所发生一系列的物理、化学、微生物学反应产生新的有机物外，PVC管材本身会向水中溶出一些有机物，使管道水中的有机物种类增加最多。在新增的57种有机物中，有19种有害物，其中菲、芘是多芳烃。近年的研究认为致癌烃是菲等衍生物。

(4) 铸铁管水中有机物的种类仅次于PVC管材，总共检测出了105种有机物，比出厂水增加了51种。这是因为铸铁管内壁腐蚀严重，在水中发生的各类物理、化学、微生物学反应更加复杂，更加剧烈，从而使水中有机物的种类显著的增加。新增的51种有机物中，有12种有害物。

(5) 在各种管材水中有机物的种类增加最少的是玻璃钢管材，总共测出有机物82种，新增有机物28种。新增的有机物中疑似有害物的种类是4种。这是因为，玻璃钢管材化学稳定性良好向水中溶出有机物，在管内发生的各类物理、化学、微生物学反应均比较少。

(6) 在环氧树脂涂衬的铸铁管水中有机物增加了36种，新增加的36种有机物中查出的有害物质有6种。管内水中有机物的浓度和种类比未涂衬的铸铁管少。分析其原因，可能是在铸铁管内壁涂衬有防护层，使铸铁管的腐蚀程度降低，水中发生的物理、化学、生物学反应速度降低，相应生成的有机物的种类随之减少。由此可见，对铸铁管进行涂层后,管内有机物的种类以及有毒有机物的种类都得到了减少,起到改善管道内水质的作用。

### 5.2.2 扫描电镜观察

为了进一步研究不同材质的管道的腐蚀程度,对城市供水管道实际应用的 4 种管材进行了扫描电镜观察。

PVC、球墨铸铁、环氧树脂涂衬的球墨铸铁、不锈钢 4 种管材的电镜照片如图 5-9~图 5-12 所示,照片放大倍数为 1000 倍。

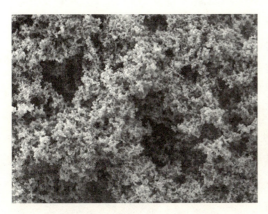

图 5-9 球墨铸铁管内壁照片(1000x)

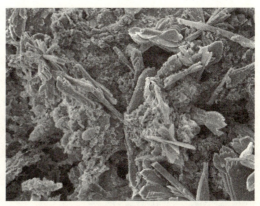

图 5-10 PVC 管内壁照片(1000x)

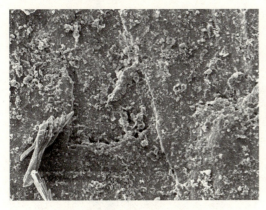

图 5-11 不锈钢管内壁照片(1000x)

图 5-12 环氧树脂涂衬球墨铸铁管内壁照片(1000x)

从图 5-9~图 5-12 中照片并结合对实物的观察可以看出:

(1) 图 5-9 为球墨铸铁管内壁照片,腐蚀很厚,且腐蚀物较疏松,有许多孔洞和缝隙,大量的微生物可藏匿孔洞里而避免了消毒剂的杀灭作用。

(2) 图 5-10 为 PVC 管内壁照片,管壁几乎没有腐蚀,管垢成分大部分为管道后沉淀物。

(3) 图 5-11 为不锈钢管内壁照片,管壁几乎没有腐蚀。说明不锈钢管不易腐蚀。也不利于管道沉淀物的附着。

(4) 图 5-12 为环氧树脂涂衬球墨铸铁管内壁照片,管壁腐蚀较厚,有许多孔洞和缝隙。说明球墨铸铁管在经环氧树脂涂衬后,管壁仍有一定程度的腐蚀。这可能是涂衬不均匀或部分涂衬材料脱落所致。

众所周知,球墨铸铁管的主要成分是铁和石墨。石墨的电位高于铁,这就造成了球墨铸铁管壁表面的电化学不均匀性,当与水接触时会在管壁表面上出现许多微小的电极,形成腐蚀微电池,引起铸铁管的腐蚀。当铸铁管涂衬防腐层时,防腐层阻碍水与铸铁管表面接触,使铸铁表面难以形成引起腐蚀的微电池,从而减弱电化学腐蚀。而不锈钢表面具有电化学均匀性,没有腐蚀微电池,且比其他 3 种管材表面光滑,不利于微生物和微粒在其表面沉积黏附,所以不锈钢管腐蚀最轻。

综上所述,以上 4 种管材的腐蚀程度依次为:

不锈钢 ＜PVC ＜环氧树脂涂衬球墨铸铁管 ＜球墨铸铁管。

为了进一步的了解环氧树脂涂料对铸铁管段的防护效果,对实验管段中观察试片的表面进行了电镜扫描检测,所拍的腐蚀形貌电镜照片如图 5-13,图 5-14 所示,照片的放大倍数为 500 倍。

从图中可以看出:

 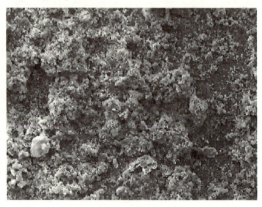

图 5-13 铸铁挂片腐蚀照片　　　　图 5-14 环氧树脂涂衬铸铁挂片腐蚀照片

(1) 图 5-13 中,铸铁管内铸铁挂片的腐蚀严重。腐蚀深入到内壁的深处,出现很多腐蚀坑,其最外表面是一些沉淀物,且腐蚀表面的腐蚀产物和沉淀物交织在一起,腐蚀产物比较疏松,因而易脱落。且腐蚀产物之间有许多的缝隙和孔洞,可以为细菌的生长和繁殖提供场所，细菌的生长和繁殖又会促进铸铁管内壁的腐蚀。可见，未涂衬铸铁挂片的电化学腐蚀和细菌腐蚀都很严重。

（2）在图 5-14 中，环氧树脂涂衬铸铁挂片基体平整，没有出现腐蚀坑，壁表面主要是一些沉淀物，沉淀物之间接触较紧密，不易脱落。但沉淀物之间也有很多的孔洞和缝隙，因此，也会导致细菌的孳生。可见，由于环氧树脂涂层的防护，其挂片电化学腐蚀程度大大降低。

### 5.2.3 X 射线衍射检测（XRD）

对各种管材观察试片上的腐蚀产物的成分进行了 XRD 分析，所测得 XRD 谱图见图 5-15～图 5-18。

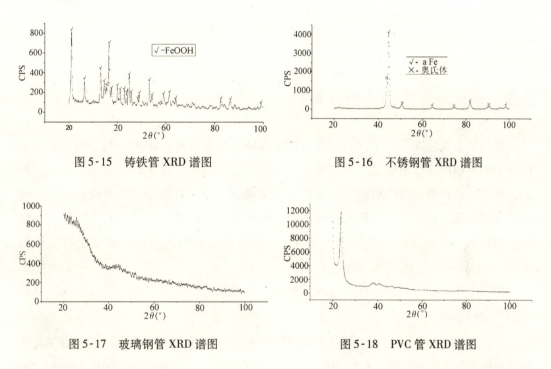

图 5-15 铸铁管 XRD 谱图　　　　　图 5-16 不锈钢管 XRD 谱图

图 5-17 玻璃钢管 XRD 谱图　　　　图 5-18 PVC 管 XRD 谱图

在图 5-15 中可以发现，铸铁管壁已经发生了严重的腐蚀，腐蚀产物主要是 FeOOH。而在图 5-16、图 5-17 和图 5-18 中则没有发现此类腐蚀产物，所得到谱图都是各自管材的 XRD 谱图。可见，在实验期间，这 3 种管材的管道没有发生腐蚀，其吸附的物质基本上都是管道的后沉积物。因此，玻璃钢、不锈钢和 PVC 管材具有很好的抗腐蚀能力。

在铸铁管内，水与管内壁直接接触，管壁会发生电化学腐蚀。电化学腐蚀的过程是 Fe 首先被溶氧氧化成 $Fe^{2+}$，然后进一步被氧化成 $Fe^{3+}$，$Fe^{3+}$ 与水中的 $OH^-$ 结合形成 $Fe(OH)_3$ 沉淀堆积在管道内壁上，$Fe(OH)_3$ 逐渐脱水转化成 FeOOH。因此，一般的铸铁管道内壁的腐蚀产物主要成分是 FeOOH，而不是 Fe(OH)$_3$。

对涂衬铸铁管观察试片上的腐蚀产物的成分进行了 XRD 分析，所测得 XRD 谱图如图 5-19 所示。从中发现有 TiO$_2$ 和 FeOOH 存在。TiO$_2$ 属于涂料本身的成分，FeOOH 在表面约占有 7%的比例，表明其表面受到了轻微的腐蚀。

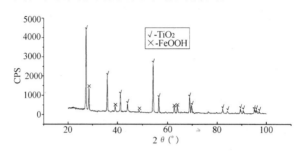

图 5-19 环氧树脂涂料涂衬铸铁管 XRD 谱图

## 5.3 管材对细菌再生长的影响

在较低余氯浓度下，管材的性质对供水系统中的细菌有一定的影响。供水系统中的管材的粗糙度是影响细菌吸附的因素。同时，管材的稳定性也影响细菌的吸附。例如，腐蚀的铸铁管为微生物的生长繁殖提供了场所，并且对微生物具有保护作用，使之免受消毒剂的灭活。国外研究也发现，与水直接接触的管材能够向水中释放可生物降解的物质，从而促进了生物膜的形成，另外管材也影响到生物膜中微生物群体的结构。

研究 PVC、球墨铸铁、涂衬的球墨铸铁、不锈钢 4 种管材对微生物的影响，结果如图 5-20 所示。

在图 5-20 中，球墨铸铁管管壁的吸附性细菌密度为 $9.0 \times 10^4$ 个/cm$^2$，涂衬球墨铸铁管管壁的吸附性细菌密度为 $3.7 \times 10^4$ 个/cm$^2$，PVC 管管壁的吸附性细菌密度为 $0.96 \times 10^4$ 个/cm$^2$，不锈钢管管壁的吸附性细菌密度为 370 个/cm$^2$。可见，球墨铸铁管、涂衬球墨铸铁管和 PVC 管上的吸附性细菌密度差别不太大。而不锈钢管的吸附性细菌密度与其他 3 种管材的差别较大，这主要与管材的自身性质有关：

(1) 球墨铸铁管容易腐蚀，导致管壁粗糙度增加，为微生物的吸附创造了有利条件，并提供了微生物生长繁殖的场所。所以球墨铸铁管管壁的细菌密度最大。

(2) 与没有涂衬的球墨铸铁管相比，涂衬的球墨铸铁管虽然不易腐蚀，但是由于管壁长时间与水接触，会有部分涂层脱落，管壁仍然会产生一定程度的腐蚀；同时，由于大部分涂衬材料均由高分子有机物合成，在与水接触的过程中，会向水中释放一些可生物降解的有机物质。所以涂衬的球墨铸铁管管壁细菌密度也较大。

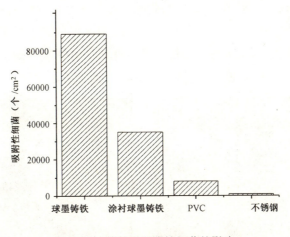

图 5-20 管材对吸附性细菌的影响

（3）PVC 管虽然不易发生腐蚀，但是与不锈钢管相比，水中各种有机物可能通过与水相互作用、表面化合反应等较易吸附到 PVC 管内壁。被吸附的有机物为微生物生长提供了所需的营养物质，并为它们黏附于管壁创造了有利条件。而且，PVC 管还可向水中溶出一些可生物降解有机物。所以 PVC 管管壁的细菌密度也较大。

（4）由于不锈钢管内壁比较光滑，并且不易腐蚀，不利于细菌黏附；同时，不锈钢管不能向水中释放可生物降解有机物。所以不锈钢管与其他另外几种管材相比管壁细菌密度最小。

图 5-21～图 5-24 给出了不同管材试片上吸附性细菌的生长情况。图 5-25 显示了管材对游离性细菌的影响。

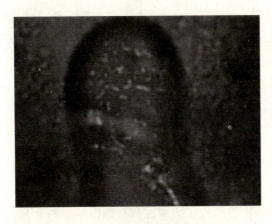 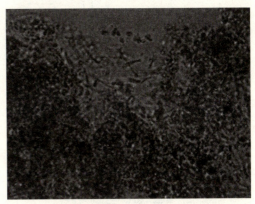

图 5-21 球墨铸铁管材吸附性细菌照片　　图 5-22 涂料涂衬球墨铸铁管材吸附性细菌照片

169

在图 5-25 中，4 种管材对游离性细菌的影响与对管壁吸附性细菌的影响顺序是相同的。目前，研究认为，管网中游离性细菌的增加主要是由管壁生物膜的脱落所致，而游离性细菌自身的生长繁殖对其影响较小，游离性细菌的生长繁殖并不能解释其在供水系统中数量的显著增加。因为管材对吸附性细菌有影响，所以它也间接的影响了游离性细菌。因此，管材对游离性细菌的影响与对管壁吸附性细菌的影响是一致的。

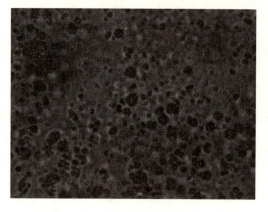
图 5-23 PVC 管材吸附性细菌照片

图 5-24 不锈钢管材吸附性细菌照片

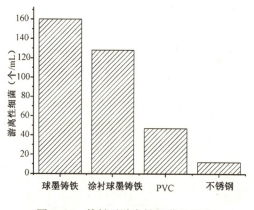
图 5-25 管材对游离性细菌的影响

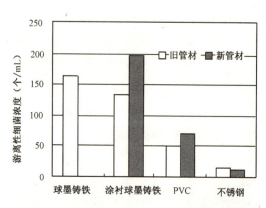
图 5-26 新、旧管材对游离性细菌的影响

经实验研究还发现，新、旧管材对游离性细菌有不同的影响，如图 5-26 所示。

由图 5-26 可以看出：

（1）球墨铸铁管旧管材的游离性细菌浓度远大于新管材。这主要是因为球墨铸铁管管壁较粗糙、易腐蚀，有利于细菌吸附于管壁上形成生物膜。生物膜的细菌密度是影响游离性细菌的主要因素，所以旧管上的生物膜导致了水中游离性细菌浓度的升高；而新管由于在管壁上还没有形成生物膜，水中游离性细菌自身生长繁殖对水中游离性细菌浓度的影响很小，所以新管中游离性细菌较少。

（2）涂衬球墨铸铁管新管材的游离性细菌浓度大于旧管材。这主要是因为涂衬球墨铸铁管的内衬材料为脂或胺，其化学成分为高分子有机物，在管道使用初期可向水中释放大量有机物，容易被微生物吸收，导致了水中细菌的大量增加。其对水中游离性细菌的影响程度大于管壁生物膜对水中游离性细菌的影响程度，所以纳米涂衬球墨铸铁管新管材的游离性细菌浓度大于旧管材。

（3）PVC管新管材的游离性细菌浓度大于旧管材。这主要是因为PVC管内的游离性细菌主要受两个因素的影响：管壁溶出物和管壁生物膜。新管主要受管壁溶出物的影响，旧管主要受管壁生物膜的影响。PVC的化学名称为聚氯乙烯，在与水接触时能向水中释放高分子有机物，易被微生物吸收，导致新管中细菌的大量繁殖。随着使用时间的延长，向水中释放的有机物逐渐减少，所以旧管材中游离性细菌的增加主要受管壁生物膜的影响。由于管壁溶出物对游离性细菌的影响大于管壁生物膜对它的影响，所以PVC管的新管中的游离性细菌浓度大于旧管中的游离性细菌浓度。

（4）不锈钢管新、旧管材的游离性细菌浓度差别不大。因为不锈钢性质稳定，所以不锈钢管不会向水中释放溶出物，游离性细菌浓度主要受管壁生物膜的影响。不锈钢管不易腐蚀，管壁光滑，不利于细菌吸附；旧管管壁生物量较少，游离性细菌受管壁生物膜的影响很小。因此，新与旧管材的游离性细菌浓度差别不大。

## 5.4 管材对管道的余氯衰减的影响

给水管道中余氯衰减受到很多因素的影响，主要影响因素有管材、管径、水温、水质以及管内卫生状况。管道内水中的氯一方面消耗在与主体水中各种物质的反应之中。另一方面与管壁上各种物质反应消耗大量的余氯。管壁上的消耗与管道材质、敷设年代，有无防腐涂衬、涂衬材质以及涂衬质量等等因素有关，其中管道材质的影响占具首位。

若管材化学稳定性良好、表面光滑，则管壁不易产生腐蚀、沉积也不利于微生物的生长。这样，在管壁上极少量的腐蚀产物、沉积物以及抑制微生物生长所消耗的余氯量甚微。相反，管壁粗糙、化学稳定性弱均易形成腐蚀、沉积物聚集并促进微生物的生长繁殖，微生物的繁殖又能促进腐蚀。在这种情况下氯的衰减速度加快，氯的消耗量增加。

实验研究表明管材对管内余氯的影响顺序为钢管＞球墨铸铁管＞水泥砂浆或环氧树脂涂衬的球墨铸铁管及钢管＞PVC管；管材、管径、水温对余氯衰减影响试验表明管材对管材对余氯衰减的影响度最大，约占70%，其次为管径与管材的交互作用达15%，管径的变化对余氯衰减的影响约为10%，而水温以及水温与管材的交互作用约为3%。由此可知水泥砂浆涂衬或环氧树脂涂衬，可有效降低管网水中余氯衰减速度，对保证管网水质稳定性具有重要意义。

我国南方某市统计，二次供水管材问题引起的水质问题占供水水质问题的80%，因水箱、水池造成的水质问题占15%，其他原因导致的水质问题占5%。

## 5.5 管材对水质影响的综合评价

管材对管网水质的影响，主要表现在以下几个方面：
1) 无机物与有机物的溶出；
2) 生长环的生长难易程度（包括腐蚀，后沉淀及细菌再生长等）；
3) 余氯衰减以及由此所产生的消毒副产物的种类与浓度变化；
4) pH的变化；
5) 管道涂衬材料的脱落所产生的杂质以及浊度的增加；
6) 有机溶剂的渗入。

表5-9将各种管材对管网水质的影响进行了归纳与整理。但应该指出的是，在选择管材时除了应该注意管材对管网水质的影响外，同时还应综合考虑管材价格与寿命，管道施工以及运行维护的难易程度等多方面因素。

**各种管材对管网水质的影响** 表5-9

| 主要管材 | | 对水质的影响 |
|---|---|---|
| 金属管 | 铸铁管 | 诸多研究表明，使用铸铁管时，过夜自来水初流水中铁含量以及镀铬水龙头的初流水锌含量均高于相应中段水，且均超过生活饮用水标准。故使用铸铁管时应注意铁含量，尤其是当水厂处理水铁的含量较高时 |
| | 钢管 | 实验表明，约6h，钢管水中的余氯即可从1.0mg/L衰减至0。并且钢管易腐蚀 |
| | 铅管 | 日本对铅管的水质调查结果表明，过夜自来水初流水，30%~40%水样铅的浓度超过饮用水水质标准（0.01 mg/L），其他时间段仍有5%~10%水样铅的浓度超过饮用水水质标准。英国对使用铅管的水道局水质调查结果表明，有2.5%的水样的浓度超过饮用水水质标准。在日本、美国，铅管已被禁止使用，并积极对旧有铅管进行更换 |
| | 镀锌管 | 实验表明，短时间（数小时）内由于锌的溶出可使管道内水中锌的浓度超过饮用水水质标准（1.0 mg/L），最高时可达10 mg/L。20多年前日本、新加坡等国镀锌管已被禁止使用，目前我国已有许多省份禁止其使用，并积极更换PVC管 |
| | 水泥砂浆涂衬球墨铸铁管及钢管 | 有调查表明，水泥砂浆涂衬可使溶解性物质含量的提高，硬度发生变化，$NH_3$渗出，管网水pH值增加，水被碱化。另一方面，水的不稳定性也会影响内衬的水泥砂浆，当水中$CO_2$超平衡量浓度达到7mg/L时会导致砂浆受损、砂粒流失，在一定程度上也影响了水质。pH值的增加，将刺激三卤甲烷等消毒副产物的形成，当水厂处理水pH缓冲能力较弱时，或有机物浓度较高时应慎重选择水泥砂浆涂衬管 |

续表

| 主要管材 | | 对水质的影响 |
|---|---|---|
| 金属管 | 环氧树脂涂衬球墨铸铁管及钢管 | 当管道内部环氧树脂涂衬不均匀时,有可能使涂斑或空穴处的腐蚀速度较快,导致"红水"的产生 |
| 非金属管 | 硬聚氯乙烯(U-PVC)管 | 在使用初期存在防腐剂、固化剂渗入水中的情况。<br>当土壤中有汽油,煤油等渗入时,有机溶剂有可能渗入管中,产生异嗅。美国塑料管的渗透事故发生率为7.4次/100000km/a。故在选择U-PVC管材时,应首先确认管路铺设地土壤中有机溶剂浓度 |
| | 无规共聚聚丙烯(PP-R)管 | 对管网水中钡浓度有较大影响。另外抗紫外线性能差 |
| | 聚乙烯(PE)管 | 对管网水中 TOC 浓度有较大影响。故有可能造成管网水中三卤甲烷等消毒副产物浓度的增加 |
| | 玻璃钢管 | GC/MS 分析结果表明玻璃钢材质对水质的影响最小 |
| | 石棉水泥管 | 腐蚀性水与碳酸钙中和,导致水泥结构减弱,会使石棉纤维脱落,已发现石棉纤维有致癌性 |
| | 预应力钢筋混凝土管 | 在腐蚀性地带如盐碱地带及海滨地区,预应力钢筋混凝土管材腐蚀速度较快,甚至发生爆管事故。由于硅酸钙、硅酸铝和石灰 $Ca(OH)_2$ 的完全混合,才使混凝土中的骨料牢固结合,但是石灰的溶解平衡是可移动的: $Ca(OH)_2 \rightleftharpoons Ca^{2+} + 2OH^-$。反应向右会导致混凝土的空隙增加,内涂衬构件腐蚀,可造成渗漏和破损,此外有可能导致水中浊度与溶解性物质浓度的增加 |

应该指出,理论与实践都已证明,任何管材的接口都是管道安全的薄弱环节,水锤的冲击、局部真空的破坏、管基土壤的不均匀沉降等。管道的所有震动都将传递到管的接头上,往往都是从接口处破损,泄漏以及外部水的渗入,这些都直接危害管道的卫生状况,影响管道水质。

# 第6章 给水管网中消毒副产物变化规律

氯是给水处理中使用最广泛的消毒剂，与其他消毒剂相比除了价格便宜管理方便之外，它还具有后效作用，在水中维持一定量的余氯，不仅可以抑制水中的细菌再繁殖，而且当水在输送过程中受到二次污染时，还可以起到"卫士"的作用。在管网末端保持余氯浓度不低于0.05mg/L是我国生活饮用水水质的一项主要指标。

水的氯化消毒可以杀死细菌，但同时又产生了氯化消毒副产物（见图6-1）。

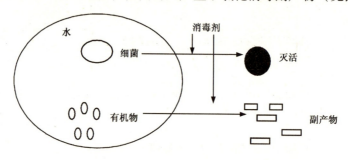

图6-1 氯化消毒剂与细菌和有机物的反应

## 6.1 消毒副产物的危害性

1974年，美国发现New Orlean水厂出厂水中含有三卤甲烷等有机化合物，1976年美国癌症研究机构（NCI）公布，三氯甲烷会使老鼠致癌；美国有机物监测中心（天然有机物）的数据显示三卤甲烷是到目前为止水中分布最广的合成有机物，此后相继研究指出氯与原水中的有机前体物反应能生成加氯消毒副产物（Disinfection by-products，DBPs），由于其具有致癌性，所以应尽量在水处理工艺中去除产生DBPs的前体物质。

目前，已经确定的氯消毒副产物有三卤甲烷（trihalomethanes，THM）、卤乙酸（Haloacetic acids，HAA）、卤代氰（Cyanogen halides）、卤代醛（Haloadehydes）、卤代酚（Halophenols）、卤乙腈（Haloacetonitriles，HANs）、卤代酮（Haloketone，HK）等，卤代硝基甲烷如三氯硝基甲烷（CP）在Ames试验中证明为间接的致突变物质。另外，还有强致突变物3-氯-4-(二氯甲基)-5-羟基2（5H）-呋喃酮（MX）等对人体有害的消毒副产物。

三卤甲烷被确认是代表挥发性的有机卤代物，它的性质及致癌风险见表6-1。近年来，卤乙酸被确认是代表非挥发性的有机卤代物。可能产生的卤乙酸有9种，水中存在量最大的是二氯乙酸（DCAA）和三氯乙酸（TCAA）。

**三卤甲烷及卤乙酸分子量、沸点和致癌风险** 表 6-1

| 三卤甲烷（Trihalomethanes, THM） | 英文名称 | 分子量 | 沸点（℃） | 致癌风险（$\times 10^{-6}$） |
|---|---|---|---|---|
| 三氯甲烷（$CHCl_3$） | Chloroform | 119.36 | 61.2 | 0.056 |
| 二氯一溴甲烷（$CHCl_2Br$） | Bromodichloromethane | 163.82 | 90.1 | 0.35 |
| 一氯二溴甲烷（$CHClBr_2$） | Dibromochloromethane | 208.28 | 120 | ND |
| 三溴甲烷（$CHBr_3$） | Bromoform | 252.74 | 151.2 | 0.10 |
| 一氯乙酸 | Monochloroacetic acid（MCAA） | 187.80 | 94.50 | ND |
| 二氯乙酸 | Dichloroacetic acid（DCAA） | 194.00 | 128.94 | 2.6 |
| 三氯乙酸 | Trichloroacetic acid（TCAA） | 197.50 | 163.39 | 5.5 |
| 一溴乙酸 | Monobromoacetic acid（MBAA） | 208.00 | 138.95 | ND |
| 二溴乙酸 | Dibromoacetic acid（DBAA） | 195.00 | 217.84 | ND |

注：ND 未检出

据国外研究，氯消毒副产物可能具有不同程度的致癌、致突变、损害肝、肾、生殖功能的风险。在消毒副产物中，最常见的为三氯甲烷（俗名氯仿），可通过吸入或摄入而引起肝或肾的伤害，经由动物实验已证实其具有致癌性，并可能导致基因突变。在我国，由于居民习惯饮用开水，三卤甲烷等挥发性有机物在烧水过程中被挥发，而卤乙酸等难以挥发，其中有的在高温下分解，一卤乙酸、二卤乙酸却有所增加，总的卤乙酸不会明显降低。所以，卤乙酸具有更高的致癌等风险。

## 6.2 消毒副产物的前体物

在加氯消毒过程中水中有机物同时会与氯作用产生消毒副产物，此类有机物称为消毒副产物前体物。一般认为腐殖酸和富里酸是消毒副产物共同的前体物，三卤甲烷的前体物（THMFP）主要为腐殖物天然大分子有机物，疏水性较强；只有一部分是小分子如酚类化合物、苯胺、苯醌、氨基酸等有机物。一般认为在两个羟基之间含有一个活性碳原子结构的芳烃类化合物，是三卤甲烷最强的前体物。卤乙酸前体物（HAAFP）则是低分子、亲水性有机酸的成分更多，苯酚氯化后也会产生三卤乙酸。藻类及其代谢产物和一些主要以溶解性物质、悬浮物及吸附于其他悬浮物表面的物质也被认为是前体物。

### 6.2.1 前体物来源

消毒副产物前体物大部分来源于自然水体中的腐殖质。Amy（1990）分析加州萨克拉门托河三角洲农业排水中消毒副产物前体物对饮用水的影响，发现灌溉排水中含有大量的三卤甲烷前体物，这些前体物是高分子量、高反应性的物质；Johnson（1986）亦发现植物死亡后经微生物分解的产物渗入饮用水水体中会成为 THM 及总有机卤素（total organic halogen TOX）的主要前体物。

存在于天然水中的前体物种类繁多且分布随地域、季节及人为污染程度有很大的不同。某些物质之间会互相转变，自然水体中消毒副产物前体物的来源大致可分为：

（1）天然物质：它们来源于泥炭土壤湖泊底泥，浮游生物以及动、植物残体通过化学和生物降解合成作用产生的腐殖质、黄腐酸、木质素等；

（2）工业污染物：如 USEPA 于 1978 年列出的 59 种工业污染标准污染物；

（3）城市废物及其他污染物：如蛋白质、碳水化合物、脂肪酸等，在废污物处理过程中的衍生物。农药、杀虫剂、油田排出的溶剂、废油污、废弃物掩埋处理排出物。

### 6.2.2 腐殖质

腐殖质是土壤有机质的主要组成部分，是由动植物残体通过化学和生物降解、合成转化后重新组合而成的有机胶体，含有可溶性蛋白质和腐殖酸等，具有适中的黏结性，能使黏土疏松，砂土黏结成团粒结构，含有多种养分，又有较强的吸收性，能提高土壤的保肥、保水能力，并能缓冲土壤酸碱度变化，有利于微生物活动和农作物生长。腐殖质是一类亲水的、酸性的多分散物质，其分子量在几百到数百万之间，可以看成是多元酚和多元醌的芳香核的高聚物。腐殖质可吸附在黏土矿物的表面和板片之间，对黏土胶体有保护作用。

腐殖质是天然水体中有机物的主要组成部分，约占水中溶解性有机碳（DOC）的 40%～60%。其中 50%～60% 是碳水化合物及相关物质，10%～30% 是木质素及其衍生物，1%～3% 是蛋白质及其衍生物。

### 6.2.3 腐殖酸

腐殖酸（HA）又称胡敏酸，是一种天然有机高分子化合物。存在于土壤的腐殖质和低级煤之中。根据溶解度和颜色的不同，溶于碱溶液的部分称作黑腐酸或胡敏酸；溶于丙酮、乙醇等溶液的部分称作棕腐酸或草木犀酸；溶于水中的部分称为黄腐酸或富里酸（FA）。腐殖酸含有碳、氢、氧、氮等元素，含有芳香酸、羟基、羧基、羰基、醌基、甲基等活性基团。这些活性基团决定了腐殖酸具有弱酸性、亲水性、离子交换性、络合性、氧化还原性及生理活性等，能与碱性溶液作用而形成可溶性有分散和乳化作用的腐殖酸盐，可用作土壤改良剂、肥料、植物生长刺激素、杀虫剂、除草剂、锅炉用软水剂和石油钻井用泥浆稳定剂等。也有学者根据腐殖酸在 pH<2.0 条件下能析出和非析出两部分的特性，称前者为腐殖酸，分子量较高；后者为富里酸，分子量较低，且含有更多的—OH 和—COOH 基团。

富里酸是酚酸和苯羧酸通过氢键连接而成的具有一定稳定性的多聚结构，具有很大的比表面积和极性官能团，可以吸附固着水中大量有机物。富里酸可在广泛的 pH 值范围内与许多有机化合物和无机物竞相发生水合反应形成水溶性络合物，而腐殖酸仅仅在 pH>6.5 时才能发生这种反应，它能吸附有机物质和聚集有机质表面的无机质。这一作用由于其结构特征所决定，其分子中遍布着不同直径的空洞或洞穴，能容纳许多低分子量的有机化合物，如农药等。众多有关腐殖质化学结构的资料表明，腐殖酸和富里酸重量的 50%～60% 由—COOH 和—OH 基团替代的芳香族结构构成。大部分烷烃、脂肪酸、碳水化合物和含氮化合物都被吸附于芳香结构块上。

## 6.3 消毒副产物的形成

饮用水氯消毒过程中，氯溶解于水后，水解成次氯酸（HOCl）和次氯酸根离子（OCl$^-$）。天然水中常含有少量的溴化物，其中，溴离子被氯氧化成溴，并水解产生次溴酸（HOBr）和次溴酸根离子（OBr$^-$）。通常，在酸性和中性溶液中，氯和溴以次氯酸和次溴酸形式存在，而在碱性溶液中则以次氯酸根离子和次溴酸根离子形式存在。次卤酸是强的亲电试剂，它们能与水中的有机化合物发生加成和取代等化学反应。

1. 与烯烃等的反应

次卤酸可与烯烃进行加成反应，生成 $\beta$-卤代醇：

$$CH_2 = CH_2 + HOCl \longrightarrow \underset{\underset{Cl}{|}}{CH_2} - \underset{\underset{OH}{|}}{CH_2}$$

当次卤酸与不对称烯烃加成时，卤素作为亲电试剂，首先进攻到双键中含氢较多的碳原子上，结果是氯或溴加到双键中含氢较多的碳原子上，而羟基加到了双键含氢较少的碳原子上，符合不对称加成规则（Markovnikov 规则）：

$$CH_3 - CH = CH_2 + HOCl \longrightarrow CH_3 - \underset{\underset{OH}{|}}{CH} - \underset{\underset{Cl}{|}}{CH_2}$$

## 2. 与醛或酮的反应

醛和酮分子中，与羰基直接相连的碳原子上的氢原子为 α 氢原子，它比较活泼，由于碳氢的 σ 键与碳氧π键发生的超共轭效应，使得 α 氢原子更显活泼。

醛或酮的 α 氢原子易被卤素取代。凡结构式为 $CH_3\overset{\overset{O}{\|}}{C}-R$ 的醛或酮与卤素的碱溶液作用时，甲基上的 3 个 α 氢原子都被取代，得到的三卤衍生物在碱性溶液中易分解成三卤甲烷和羧酸盐，这个生成三卤甲烷的反应被称为卤仿反应（Haloform-reaction）。图 6-2 给出了由醛或酮生成 THM 的反应历程。

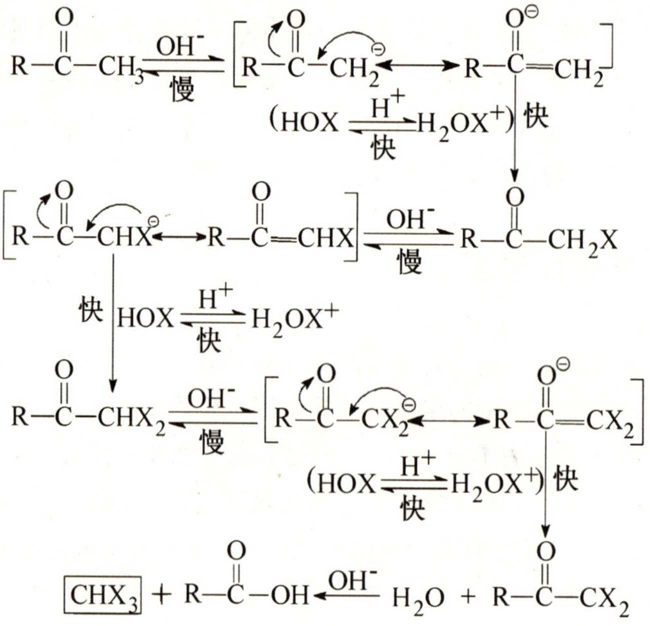

图 6-2 THM 生成的反应历程

## 3. 与水中 THM 前体物质的反应

水体中含有许多天然有机物，其中腐殖质是消毒副产物的主要前体物，此外，藻类及其代谢产物、蛋白质、酶以及多种氨基酸氧化后也产生一定数量的 THMs。腐殖质为结构组成复杂的同系高分子有机混合物，主要由碳、氢、氧、氮及硫等元素组成。根据其溶解性，可分成富里酸（FA，fulvic-acid）及腐殖酸（HA，humic-acid），而 FA 和 HA 是水氯化中形成 THMs 的主要前体物质。表 6-2 给出了 FA 和 HA 的物理及化学特性。

腐殖酸和富里酸的物理及化学特性　　　　　　　表6-2

| 特　性 | | 腐殖酸（HA） | 富里酸（FA） |
|---|---|---|---|
| 成分（%） | C | 50~60 | 40~50 |
| | H | 4~6 | 4~6 |
| | O | 30~35 | 44~50 |
| | N | 2~4 | <1~3 |
| | S | 1~2 | 0~2 |
| 氧含量（%） | 乙醇基 | 13~15 | 11~16 |
| | 羧基 | 14~45 | 58~65 |
| | 酚羟基 | 10~38 | 9~19 |
| | 羰基 | 4~23 | 4~11 |
| | 甲氧基 | 1~5 | 1~2 |
| | 在强酸中 | 不溶 | 溶 |
| | 分子量 | 数百~数百万 | 180~1000 |

从官能团分析，腐殖质分子含有碳环和杂环结构的芳香环，还具有羟基及羧基、醌基等，这些活性基团有较强的离子置换和络合等能力。图6-3给出了HA的构造模型，图6-4给出了尝试性结构式。

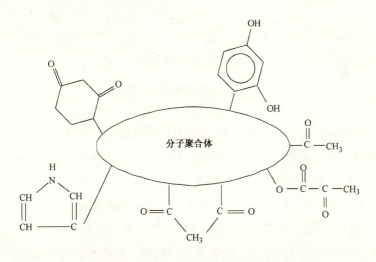

图6-3　腐殖酸的构造模型

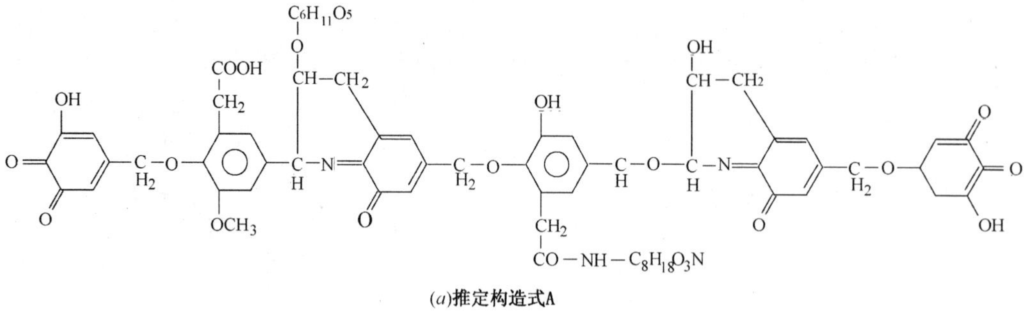

(a)推定构造式A

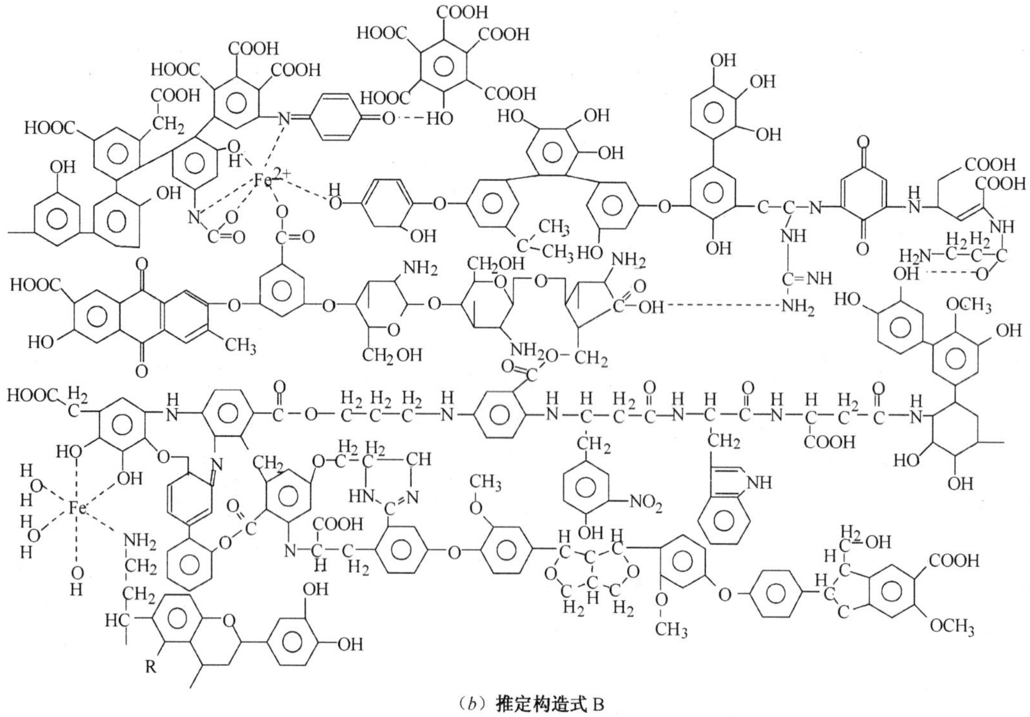

(b)推定构造式 B

图 6-4 腐殖酸的尝试性结构式

运用半经验的量子化学计算方法 PM3 对 HA 分子进行了分子结构几何优化；使用 MolSurf 软件构建了水中有机污染物的 VRML（Virtual Reality Modeling Language）模型。VRML 模型如图 6-5 所示。该模型分子式为 $C_{39}H_{43}NO_{15}$，各元素百分组成如下，C：61.17%，H：5.66%，N：1.83%，O：31.34%。HOMO（最高占据轨道）和 LUMO（最低空轨道）的电子能级分别为：$-10.515eV$ 和 $-5.230eV$。

在 Cosmo player 插件的支持下，能够从各种视角，在各种位置和按各种缩放比例对 HA 分子全貌及其细节进行动态观察和研究。

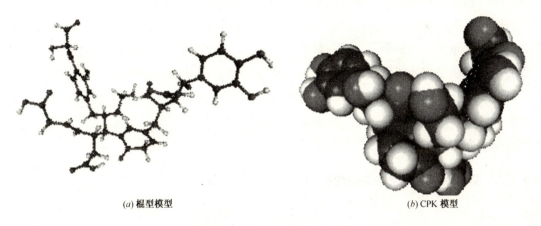

(a) 棍型模型　　　　　　　　　　　(b) CPK 模型

图 6-5　HA 分子的 VRML 模型

间苯二酚是腐殖质中最多和最基本的部分，它在水氯化过程中的反应历程为：

该反应首先发生亲电取代反应，生成 2,4,6-三氯间苯二酚，此产物与氯加成形成环己二酮中间产物，进一步水解氧化成酮羧酸，再与氯氧化生成戊酮，经碱催化水解成氯仿和有机氯代物。

## 6.4　卤乙酸的测定

### 6.4.1　研究概况

目前国内尚无完善、统一的测定卤乙酸的标准方法。美国环保局（USEPA）有两种测定卤乙酸的方法：标准方法 6251.B 和 EPA 的改进 552 方法。标准方法 6251.B 采用甲基叔丁基醚做萃取试剂，重氮甲烷做酯化剂，用气相色谱进行分析。EPA552 方法改用酸化的甲醇做酯化剂，在一定程度上解决了用重氮甲烷做酯化剂的危险性。国内外许多给水学者对卤乙酸测定方法进行了研究，其中有人采用液-液萃取的方法提取卤乙酸，选用重氮甲烷做酯化剂，但重氮甲烷有毒、不稳定，在试验室制取困难且易爆炸；有人用离子交换树脂提取水中的卤乙酸，但卤乙酸从水中分离效果不是很好，而且树脂容易带来杂质从而影响 GC 分析效果；还有用毛细管电泳法检测卤乙酸，但色谱图易受杂峰干扰，出峰不对称，有拖尾现象，检测灵敏度不高。现有方法都存在一些缺点如：对 MCAA 干扰峰多、检测灵敏度低，且 GC 运行时间长。

### 6.4.2　测定原理及测定方法的改进

1. 检测原理

卤乙酸沸点高、在水中难挥发、溶解性强，不容易气化。由于强酸性和极性会引起在色谱柱上吸附，不能产生特征峰造成拖尾无法分析。因此在进入气相色谱（GC）前要对卤乙酸进行衍生化处理，使之生成相应的容易气化的酯，然后进入 GC 在色谱柱上把卤乙酸酯化物的混合组分分离，利用不同组分的保留时间来定性。因此卤乙酸的测定主要考虑 3 个步骤：即如何将卤乙酸从水中提取出来，如何将样品衍生成易于分析的酯及如何进行样品的分析。

衍生化方法是指通过化学反应将样品中难于检测的目标化合物定量转化成另一种易于分析检测的化合物，通过它的分析对目标化合物进行定量和定性分析。一般色谱分离前将样品进行柱前衍生化处理，作用有：

（1）将不适合直接用色谱分析的化合物转化成易于分析的物质；

（2）提高检测器灵敏度；

（3）改变化合物色谱分离性能；

（4）帮助进行化合物结果定性。

柱前衍生化处理常用甲醇酯化法，是指在加热条件下，发生酯化反应生成卤乙酸甲酯，反应式为：

$$RCOOH + CH_3OH \xrightarrow{\triangle} RCOOCH_3 + H_2O$$

本研究在参考国外测定卤乙酸方法的基础上进行了改进和优化，用液-液萃取方法，采用甲基叔丁基醚（MTBE）做萃取试剂，改用酸化的甲醇做酯化剂。由于带电子捕获器的气相色谱（GC-ECD）对含卤素化合物有很高的灵敏度，而且进样量少，因此采用 GC-ECD 进行分析。为了弥补样品在前处理中的损失或克服每次分析条件差异引起的系统误差，在色谱定量分析时采用内标法，即前处理时在水样中定量加入内标（IS），使其和卤乙酸共同被酯化出来，依据卤乙酸和内标在检测器上的响应值之比及内标加入量进行定量分析，选择 1,2-二溴丙烷做内标。建立了一种灵敏可靠、适合我国国情、方便在实验室应用的测定5种卤乙酸方法。

2. 测定方法的改进

(1) 色谱升温程序的改进

对比方法6251.B，根据卤乙酸甲酯的不同沸点及分离物和色谱柱的特性，经过反复试验对比，对色谱升温程序进行了优化。下式是6251.B和改进后方法升温程序对照：

$$37℃（21min）\xrightarrow[15min]{11℃/min}200℃\xrightarrow[2min]{20℃/min}236℃（3min）\quad t：41min$$

$$40℃（5min）\xrightarrow[10min]{10℃/min}140℃\xrightarrow[4min]{25℃/min}240℃（3min）\quad t：22min$$

相比之下，减少了在低温（37℃）时的停留时间，因为此时间内主要对溶剂和甲醇进行分离，减少时间不会影响卤乙酸甲酯的分离。40~140℃之间主要是对内标和5种卤乙酸进行分离，在此时间内减慢升温速度，以便于内标和卤乙酸能很好的分离出来。最后在140~240℃之间分离的主要是杂质，因此可以加快升温速度。试验测定结果表明这不会影响卤乙酸的分离精度。经过对升温程序的调整和优化，整个色谱升温时间由原来的41min缩短到22min，大大缩短了测试时间，没有影响卤乙酸的分离精度。

(2) 脱氯剂的选择

现场取样后，一般难以保证水样及时测定，如果水中含有余氯，则在水样测定之前这段时间内余氯有可能和有机物继续反应生成消毒副产物。因此取样后要对水样进行脱氯，以抑制取样后水中消毒副产物继续生成。

USEPA标准方法6251.B和EPA552方法均建议采用氯化铵（$NH_4Cl$）做脱氯剂，二者能将水中自由余氯转化为化合性余氯，从而抑制水中自由余氯和有机物反应生成消毒副产物。其他利用还原性将水中余氯中和，从而抑制消毒副产物的继续生成脱氯剂有：抗坏血酸、硫代硫酸钠。

本方法在改用酸化甲醇做酯化剂、并减少试剂使用量的同时，对3种脱氯剂：抗坏血酸、氯化铵、硫代硫酸钠的脱氯效果对测定卤乙酸稳定性的影响进行了试验，确定了最佳脱氯剂。

试验方法：取管网水为试验用水，测定余氯量为1.2mg/L，总卤乙酸为20.8μg/L。将3种脱氯剂各2.5mg分别加入到25mL此自来水中，分别将pH调为7和10，然后将水样放入25℃恒温箱中，在0d、2d、5d测定水中卤乙酸。此时每种脱氯剂完全过量，检验不同脱氯剂对卤乙酸测定值影响的大小，试验结果见图6-6。从图中看出，无论在测定水样中加入哪种脱氯剂，都会对测定值产生影响，一般使测定值偏低，在pH由7到10的范围内，抗坏血酸对卤乙酸稳定性影响最小，是最佳的脱氯剂。氯化铵和硫代硫酸钠对卤乙酸的测定影响较大。硫代硫酸钠在酸化过程中会产生硫沉淀物，在前处理操作过程中易将沉淀物带入检测器，影响 ECD 工作性能，最不宜采用。

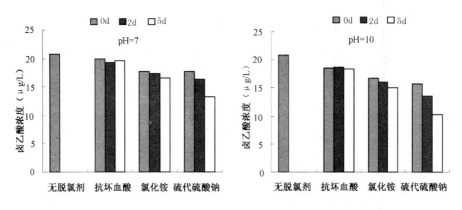

图 6-6　不同 pH 值时不同脱氯剂对 HAAs 测定的影响

通过以上研究，用带有电子捕获器的气相色谱检测饮用水中卤乙酸的方法已经建立起来，与 USEPA6251.B 方法比较，改用安全的酸化的甲醇做酯化剂、并对试剂用量、酯化所用仪器及色谱升温程序进行了优化，同时通过试验确定了最佳脱氯试剂为抗坏血酸，使脱氯剂的加入对卤乙酸测定值的影响达到最小。但本方法对 MCAA 检测效果不好，国外的最新资料表明，现存的所有方法对 MCAA 检测效果均不好。本方法也证明了这点，MCAA 在浓度低于 80μg/L 时色谱响应值极低。但对其他 4 种卤乙酸的检测效果很好，完全适合在试验室推广测定，此方法的进一步完善，对卤乙酸的研究工作具有一定的推动作用。

### 6.4.3　测定结果

1. 色谱图

图 6-7 是在色谱柱上分离出的卤乙酸标准物质和内标的色谱图。从图中可以看出，5 种卤乙酸和内标的分离效果很好，内标位于所分离组分中间，色谱峰没有拖尾现象产生。有机酸中含卤原子多的相应色谱响应值高，TCAA 的峰值最高。试验证明 MCAA 在浓度低于 80μg/L 时色谱响应值较低，也许因为其分子中只含有一个卤素原子，ECD 对其响应不高；或者在衍生化的过程中酯化的效果不好所致。本试验在 MCAA 浓度低于 80μg/L 时无法检测。

2. 标准曲线

配制浓度约为 0、10、20、60μg/L 和 100μg/L 的卤乙酸混合溶液进行酯化，得出卤乙酸标准曲线如图 6-8 所示。卤乙酸保留时间、标准曲线及拟合系数见表 6-3。

由表 6-3 可见，5 种卤乙酸标准曲线的拟合系数在 0.995 以上，说明此酯化衍生法很适合测定卤乙酸。

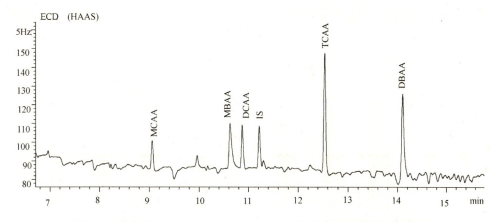

图 6-7　浓度为 60μg/L（MCAA 为 300μg/L）的卤乙酸和内标色谱图

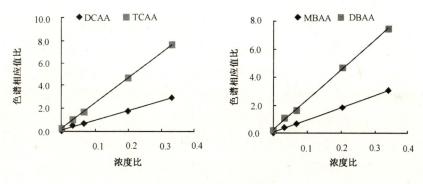

图 6-8　卤乙酸标准曲线

5 种卤乙酸标准曲线 $R^2$ 和保留时间　　　　　表 6-3

| 名称 | 保留时间（min） | 标准曲线方程 | 标准曲线拟合系数（$R^2$） |
| --- | --- | --- | --- |
| MCAA | 9.0 | $Y = 0.51x + 0.004$ | 0.998 |
| MBAA | 10.6 | $Y = 8.81x + 0.05$ | 0.998 |
| DCAA | 10.8 | $Y = 8.43x + 0.11$ | 0.995 |
| TCAA | 12.5 | $Y = 22.6x + 0.26$ | 0.999 |
| DBAA | 14.1 | $Y = 21.62x + 0.26$ | 0.999 |

由图 6-8，方法标准曲线采用直线拟合。横坐标是卤乙酸和内标浓度的比，反映了假设卤乙酸完全转化成相应的酯的浓度。纵坐标是每种卤乙酸色谱响应值和内标响应值之比，通过标准物质和内标的比值代表卤乙酸甲酯的相对峰面积。

### 6.4.4　测定方法质量控制

卤乙酸的测定方法已经建立，由于此方法前处理操作步骤多，酯化过程存在的干扰因素较多，不可避免的会带来试验的误差，因此需要对改进方法的性能进行评价。

本试验对方法的准确度、精密度和检出限进行了评价，以此作为控制常规分析质量的依据。由于用此方法测定一氯乙酸的检出限很高，实际水样中一氯乙酸含量不可能那么高，因此未对一氯乙酸的检测限、精密度及回收率进行测定。

1. 方法准确度

准确度是指测定值和已知值或真值之间差异的程度，用误差或相对误差表示，计算公式如下：

$$误差(E) = \mu - \tau$$

$$相对误差 = \frac{\mu - \tau}{\tau} \times 100$$

式中　$\mu$——测定值；
　　　$\tau$——真值。

分析结果的误差是客观存在的，由于受方法、仪器测定环境等因素的限制，使在实际测定中难以得到真值，常用测定标准样品来评价一个分析方法的准确程度，即以标准样品的名义值代替真值，求得分析结果的误差。为了准确反映分析结果的误差，要使标准样品的组分尽可能和测定的样品接近。常规工作中一个非常有用的试验是分析"加标样品"，根据与期望回收率相符合的程度计算回收率来估计分析结果的准确度。因此回收率试验能用来反映分析结果准确程度的优劣，测定不同浓度被测物的回收率，作为常规分析中数据可靠性的控制依据。回收率计算如下：

$$回收率 P（\%） = \frac{A - B}{T} \times 100$$

式中　$A$——加标水样测定值；
　　　$B$——水样测定值；
　　　$T$——加入标准量。

方法的准确程度用测定卤乙酸不同浓度加标回收率来控制。此方法测定卤乙酸的范围为 $0 \sim 100\mu g/L$，分别对低浓度和高浓度时卤乙酸加标水样进行了测定。在不同时间从城市给水管网中取水样，加标量约为 $10\mu g/L$ 和 $40\mu g/L$。用本方法分别测定了 10 次，水样测定值取平均值，计算卤乙酸回收率和准确度结果列于表 6-4 和表 6-5 中。

加标量约 $40\mu g/L$ 卤乙酸加标回收率　　　　　表 6-4

| 项目 | 水样测定值（μg/L） | 加标值（μg/L） | 加标水样测定值（μg/L） | 回收率（%） | 相对误差（%） |
|---|---|---|---|---|---|
| MBAA | 0 | 40.98 | 38.74 | 94.5 | 5.4 |
| DCAA | 3.0 | 40.00 | 46.51 | 108.8 | 8.7 |
| TCAA | 2.01 | 39.33 | 41.07 | 99.3 | 4.0 |
| DBAA | 0 | 40.26 | 37.33 | 92.7 | 7.3 |

测定水样卤乙酸加标回收率在高浓度时平均为98.8%，低浓度时平均为110.6%。回收率的理想值为100%。在卤乙酸浓度约为40μg/L时，用本方法测定的卤乙酸的回收率分别为：一溴乙酸：94.5%、二氯乙酸：108.8%、三氯乙酸：99.3%、二溴乙酸：92.7%，除二氯乙酸略高外，其余在100±8%内。在卤乙酸浓度约为10μg/L时，用本方法测定的卤乙酸的回收率分别为：一溴乙酸：104.9%、二氯乙酸：109.1%、三氯乙酸：119.9%、二溴乙酸：108.3%，除三氯乙酸略高外，其余在100±10%内。美国标准方法6251.B规定，加标回收率在100±30%内即可以。说明此方法的准确度不但满足要求，而且很高。但可以看出，在低浓度时方法的回收率高于在高浓度时的回收率。

**加标量约10μg/L 卤乙酸加标回收率** 表6-5

| 项目 | 水样测定值（μg/L） | 加标值（μg/L） | 加标水样测定值（μg/L） | 回收率（%） | 相对误差（%） |
|---|---|---|---|---|---|
| MBAA | 0 | 10.25 | 10.76 | 104.9 | 5.0 |
| DCAA | 0 | 10.00 | 10.91 | 109.1 | 9.1 |
| TCAA | 1.98 | 9.83 | 13.77 | 119.9 | 4.4 |
| DBAA | 0 | 10.07 | 10.90 | 108.3 | 8.2 |

2. 方法精密度

精密度是指在一定条件下，对同一被测物多次测定的结果与平均值偏离的程度，是评价一个分析方法的可靠性和一组测定数据之间一致性接近程度的重要指标。精密度反映了随机误差大小，常用标准偏差（S）表示：

$$S = \sqrt{\frac{\sum_{i=1}^{n}(x_i - \bar{x})^2}{n-1}}$$

式中　$S$——标准偏差；

　　　$\bar{x}$——$n$次重复测定结果的算术平均值；

　　　$n$——重复测定次数；

　　　$x_i$——$n$次测定中第$i$个测定值。

精密度与被测物浓度有关，因此又常用相对标准差 CV（%）$=\dfrac{S}{\bar{x}} \times 100$ 表示。

本方法精密度用相对标准差表示。在同一实验室用去离子水配制浓度约为6μg/L的卤乙酸标准溶液，对水样进行酯化衍生，重复测定19次，由此计算卤乙酸测定平均值（$\bar{x}$）、标准偏差（S）和相对标准差（CV），结果见表6-6。

精密度测定结果 表6-6

| 名称 | 水样真值 (μg/L) | 水样测定平均值 (μg/L) | 标准偏差 S (μg/L) | 相对标准差 CV (%) |
|---|---|---|---|---|
| MBAA | 6.10 | 6.06 | 0.118 | 6.10 |
| DCAA | 6.00 | 6.04 | 0.090 | 1.50 |
| TCAA | 5.90 | 5.85 | 0.077 | 1.32 |
| DBAA | 6.04 | 5.88 | 0.059 | 1.00 |

可以看出，用该方法测定的卤乙酸相对标准差CV为1.00%~6.10%，除MBAA相对标准差稍高之外，其他的均小于1.50%。对于酯化衍生方法，测定卤乙酸的精密度能小于1.50%，说明该方法很适于测定卤乙酸，且测定精度较高。

### 6.4.5 测定方法检测限

实验测定计算结果见表6-7。检出限、测定下限是评价分析方法的重要指标，由于明确定义的缺少和术语上的混淆，方法检测限是有争议的概念。通常认为，检出限是在一定置信水平范围内，高于分析过程产生的噪声的最小可检测量。目前，没有统一的计算方法确定检出限，实验用如下方法确定检出限：配制浓度约为6μg/L的卤乙酸标准溶液，对水样进行萃取酯化，重复测定7次，计算标准偏差（S）。由单侧$t$分别查表得出，当置信水平为99%，自由度$t=7-1=6$时的$c$值，$c=3.14$，将标准偏差乘以$c$，所得的结果为所求的方法检测限。表6-7表明4种卤乙酸的检测限均在1μg/L以下。

4种卤乙酸检测限（μg/L） 表6-7

| 序号 | MBAA | DCAA | TCAA | DBAA |
|---|---|---|---|---|
| 1 | 6.13 | 5.90 | 5.81 | 5.83 |
| 2 | 6.16 | 5.90 | 5.81 | 5.97 |
| 3 | 6.13 | 6.07 | 5.82 | 5.90 |
| 4 | 6.20 | 6.07 | 5.82 | 5.84 |
| 5 | 6.00 | 6.10 | 6.01 | 5.80 |
| 6 | 5.90 | 6.10 | 5.90 | 5.92 |
| 7 | 5.90 | 6.14 | 5.80 | 5.90 |
| 真值 | 6.10 | 6.00 | 5.90 | 6.04 |
| 平均值 | 6.06 | 6.04 | 5.85 | 5.88 |
| 标准偏差 | 0.118 | 0.090 | 0.077 | 0.059 |
| 方法检出限 | 0.37 | 0.28 | 0.24 | 0.18 |

## 6.5 消毒副产物生成潜能的确定

消毒副产物是消毒剂与水中天然存在的有机物如腐殖酸和富里酸等反应而产生的，和水中有机物的性质有密切的关系。水中能与消毒剂反应生成副产物的有机物称为前体物（precursor）。

建立消毒副产物前体物的测定方法，对于预测原水中消毒副产物可能生成量和确定水处理工艺，或是用来预测给水管网中消毒副产物量很有意义。由于水中有机物种类很多，要定量的测出每种副产物的前体物很难实现。试验建立了一种间接测定副产物前体物的方法，即用测定消毒副产物生成潜能的大小来表示其前体物的多少。

消毒副产物生成潜能是指在一定的加氯量下，在足够的反应时间内水样所能生成消毒副产物的最大量。要控制如温度、反应时间、加氯量、pH 值等变量才能获得有意义的结果。但对于不同水中有机物含量和性质存在差异，水中有机物需氯量和反应达到平衡的时间也不同。因此，对于不同的水体测定生成潜能之前首先要确定两个变量因素：最佳加氯量和最大反应时间。试验建立测定生成潜能的条件是针对某水厂水质进行的。

试验将 pH 值控制在 7.0，温度为 25℃，加入过量的氯反应，在反应末使水中自由余氯保持 3~5mg/L，能够保证 THMs 或 HAAs 的形成不受余氯浓度变化的影响。USEPA 标准方法 5710 上测定生成潜能是指在加氯量为 5mg/L 反应 7d 时测定的消毒副产物的量。在沙头角某水厂试验确定了最佳投氯量及 THMs 及 HAAs 生成最大量的时间。THMs 和 HAAs 生成潜能分别以 THMFP 和 HAAFP 表示。

### 6.5.1 加氯量的确定

由于原水在水厂中经过各处理工艺后，有机物浓度逐渐降低，水样的耗氯量也在减少。利用原水和滤后水作为试验用水。

在 pH 值为 7.0、25℃恒温避光条件下，选取加氯量（以游离余氯浓度为准）为 11、13、15、19 mg/L，在反应 0、12、24、48、72、96、120、144、168h 连续 7d 测定游离余氯。

原水和过滤水余氯变化曲线如图 6-9 所示。在不同加氯量下余氯随反应时间的增加逐渐降低，原水和滤后水的余氯变化趋势相似，都是在反应第 5d 趋于稳定。在保证游离余氯浓度在 3~5mg/L 的情况下，确定试验水质的最佳投氯量为 13 mg/L。

### 6.5.2 反应时间的确定

试验证明余氯随时间增加而衰减 5d 后基本稳定不变化。为确定 THMFP 和 HAAFP

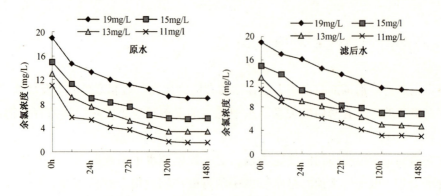

图6-9 原水和滤后水余氯随时间变化曲线

的反应时间,分别取原水和滤水,投氯量为13mg/L下,在0、24、48、72、96、120、144、168h分别测定THMs和HAAs浓度。本试验测定的三卤甲烷包括:三氯甲烷、一溴二氯甲烷、二溴一氯甲烷、三溴甲烷4种,卤乙酸包括:MCAA、DCAA、TCAA、MBAA、DBAA 5种。此水质条件下THMs检测出了三氯甲烷、一溴二氯甲烷。HAAs测出了DCAA和TCAA。绘制其浓度随反应时间变化曲线见图6-10（a）和（b）。看出无论THMs、HAAs,在第5d二者生成量均达到最大浓度。由图可看出,该厂原水和滤后水THMFP分别为130,90μg/L左右,HAAFP分别为130,60μg/L左右。

初始水样中THMs和HAAs量几乎为零,这时可用反应5d的数值直接表示生成势的大小,如水样自身含有$THMs_5$和$HAAs_5$,则应由投氯后在pH=7,25℃下反应5d所生成的$THMs_5$,$HAAs_5$减去初始值,用ΔTHMFP和ΔHAAFP表示(5d测得的值减去初始值)。

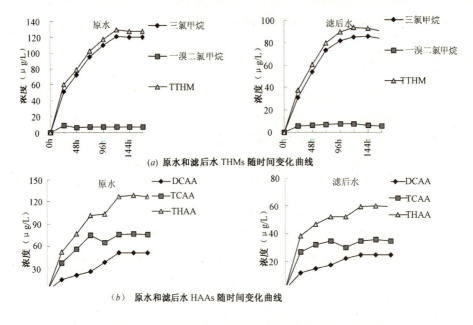

(a) 原水和滤后水THMs随时间变化曲线

(b) 原水和滤后水HAAs随时间变化曲线

图6-10 原水和滤后水THMs及HAAs随时间变化曲线

## 6.6 消毒副产物形成影响因素

水厂处理水加氯后随着在清水池和供水管网中停留时间的增加,消毒副产物生成量继续增加,其形成和变化是一个极其复杂的过程。所谓消毒副产物即意味着是消毒剂与副产物前体物两种物质的化合,因此,DBPs 生成量的决定因素一是前体物的多少,二是投氯量的大小。除此以外还取决于一些反应条件,如反应时间、温度、pH、氨氮及溴离子浓度等因素。通过不同因素对形成 DBPs 影响程度的分析,从而寻求更好的控制措施,并为建立相应的水质模型奠定基础。

### 6.6.1 有机物浓度对形成 DBPs 的影响

由于天然有机物种类、组成和数量、芳香族功能团结构、有机物芳香性及芳香环位置等影响,因此氯化 DBPs 种类和数量随水中有机物含量的不同有很大差别。

1. 有机物替代参数

在水处理工艺中广泛使用 2 种水质参数:一种是直接反映水中具体物质的,如金属离子浓度等;一种是替代参数,如总有机碳(TOC)、耗氧量($COD_{Mn}$)、紫外吸光度($UV_{254}$)等,都可以作为水中污染物的替代参数。替代参数能迅速、简便反映水的物理、化学及生物学的特征。

总有机碳(TOC)是代表性较强的有机物污染指标,它几乎代表了水中所有有机物的含量,且操作方便,在国外得到了较广泛的应用。有研究表明它与消毒副产物生成量的相关性显著。

紫外吸光度值($UV_{254}$)是 70 年代提出的评价水中有机污染物的参数。其吸光值间接反映了水中有机物污染程度,特别是对水中一大类芳香族有机物和不饱和共轭双键有机物尤为灵敏。$UV_{254}$ 可以作为 TOC、DBPs 前体物等指标的替代参数。DBPs 前体物与 $UV_{254}$ 之间密切相关,以 $UV_{254}$ 作为其替代参数简便可行且使用成本低。更重要的是 $UV_{254}$ 与 DBPs 前体物相关性的重现性、精密度高于用 TOC 测定结果,使得多组数据之间具有可比性。

2. TOC、$UV_{254}$ 和三卤甲烷生成量的关系

取松花江水为试验用水,用超纯水稀释江水。配制成 6 种有机物浓度不同的水样,测定各水样的 TOC,$UV_{254}$,见图 6-11,由图可看出,TOC 和 $UV_{254}$ 具有很好的线性关系,相关系数为 0.9963。

在加氯量相同的情况下,调节水样的 pH = 7.3 ± 0.3,放在恒温箱中 20℃ 下反应 24h,将水样用抗坏血酸脱氯后测定 THMs 的生成量。由于松花江水源水中所含溴离子

浓度极低，测定的 THMs 中只检测出三氯甲烷和一溴二氯甲烷，以二者的浓度之和表示 TTHM 生成浓度。图 6-12 和图 6-13 分别表示了 TOC、$UV_{254}$ 浓度对 THMs 形成的影响，从两图中可以得到，TTHM 生成量随着 TOC、$UV_{254}$ 浓度的增加而增长，且 TOC、$UV_{254}$ 与 TTHM 生成量有很好的线性关系，相关系数分别是 0.9747 和 0.9851。由此可知，$UV_{254}$ 是 THMs 很好的替代参数，能够反应 THMs 生成量的变化，且从相关性来说优于 TOC。

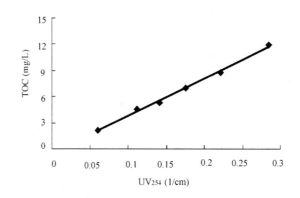

图 6-11 TOC 与 $UV_{254}$ 之间的线性关系

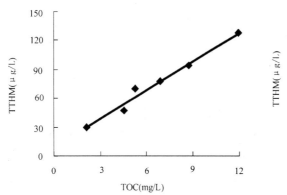 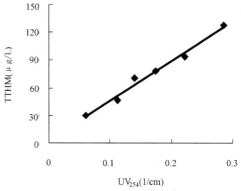

图 6-12 TOC 与 TTHM 的关系曲线　　图 6-13 $UV_{254}$ 与 TTHM 的关系曲线

3. $COD_{Mn}$、$UV_{254}$ 和卤乙酸关系

取新洲河水为试验用水。用超纯水将河水配制成 6 个有机物浓度不同的试验用水。将水样 pH 调为 7.0，加氯量为 5mg/L，放在 25℃恒温箱中反应 24h，将水样用抗坏血酸脱氯后测定 THMs 和 HAAs。

试验结果见图 6-14 和图 6-15，分别是 $COD_{Mn}$、$UV_{254}$ 浓度对 HAAs（卤乙酸）、

DCAA（二氯乙酸）、TCAA（三氯乙酸）关系曲线。HAAs 检测出了 DCAA、TCAA 2 种。从中可以看出卤乙酸浓度随 $COD_{Mn}$ 浓度、$UV_{254}$ 吸光度的增加逐渐增加，其中的 DCAA 和 TCAA 浓度也随 $COD_{Mn}$ 浓度、$UV_{254}$ 吸光度的增加逐渐增加，都具有较好线性相关性，基本呈直线关系，将数据代入进行线性回归后得出 $COD_{Mn}$、$UV_{254}$ 与 HAAs 线性方程为：

$$[HAAs] = 1.917[COD_{Mn}] + 2.787$$

$$[HAAs] = 280.03[UV_{254}] + 2.790$$

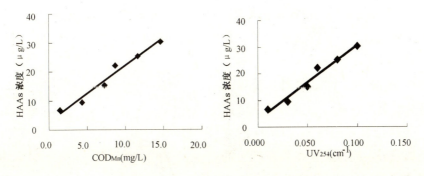

图 6-14 $COD_{Mn}$、$UV_{254}$ 与卤乙酸关系曲线

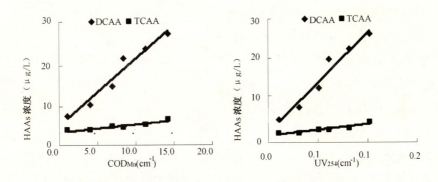

图 6-15 $COD_{Mn}$、$UV_{254}$ 与 DCAA、TCAA 生成浓度关系曲线

相关系数分别为 0.969 和 0.975。

同时得出 DCAA、TCAA 和 $COD_{Mn}$、$UV_{254}$ 的线性回归方程为：

$$[DCAA] = 1.72[COD_{Mn}] + 1.857$$

$$[TCAA] = 0.196[COD_{Mn}] + 0.929$$

相关系数分别为 0.958 和 0.867。

$$[DCAA] = 251.38[UV_{254}] + 1.861$$

$$[TCAA] = 28.65[UV_{254}] + 0.929$$

相关系数分别为 0.958 和 0.868。

试验结果表明，卤乙酸生成浓度随水中有机物浓度的增加而加大，与有机物的替代参数 $COD_{Mn}$、$UV_{254}$ 值具有很好的线性关系。可见水中 DBPs 的生成量与有机物污染程度有关，污染减轻可以减少其生成量，污染严重生成量随之增加。

### 6.6.2 加氯量对三卤甲烷生成的影响

取净水厂滤后水，其 TOC 为 3.15mg/L，分别在单位水样中投加 0.06、0.1、0.2、0.4、0.5mL 的 NaOCl 溶液，5 组水样的余氯浓度分别为 0.39、1.45、2.95、6.75、8.47 mg/L。使其混合均匀并模拟清水池停留时间 2h 后，将 5 组加氯水样分别装于水样瓶中密封，放置暗处，保持室温 20℃。分别在反应时间为 0, 4, 12, 24, 48h 测定该时刻的 THMs 浓度。

如图 6-16 所示，加氯量对三氯甲烷的生成有着显著的影响。在前体物质浓度一定时，随着投氯量的增加，THMs 的生成量呈增加趋势。高投氯量水样所产生的氯仿的量在总体上比低投氯量的水样要高，且增长速率也相应要大于低投氯量的情况。当加氯量低即出厂水的 $Cl_2/TOC<0.2$ 时，氯被立即消耗，THMs 产量较少；随着加氯量的增加，$Cl_2/TOC=0.2\sim2$，水中的氯与前体反应生成 THMs，此时余氯的衰减量与 THMs 呈线性关系；当 $Cl_2/TOC>2$ 时，前体物几乎都参与了反应，THMs 增加不很明显。

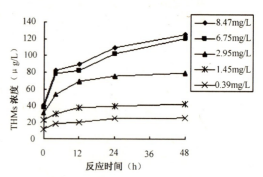

图 6-16 不同投氯量对三卤甲烷生成浓度的影响

另外有研究表明，三卤甲烷的产生和投氯量之间的量化关系还受到饮用水中天然有机物（NOM）分子量大小的影响。随着 NOM 分子量的减小，三卤甲烷相对于氯的产率系数将增大。其原因可能是由于对那些具有较小分子量的 DOC 合成的卤化中间体来说，它们的分解更加容易，也更容易形成三卤甲烷。

### 6.6.3 反应时间对 DBPs 形成的影响

取天然水加氯 13mg/L，分别在 7d 内的不同时间测定水中三卤甲烷和卤乙酸。生成量曲线见图 6-17 和图 6-18 所示。三卤甲烷检测出了氯仿、一溴二氯甲烷，由于天然水中溴离子含量较少，因此一溴二氯甲烷生成量很少，随时间变化不大。卤乙酸检测出 DCAA、TCAA。三卤甲烷和卤乙酸生成量随氯化时间延长而逐渐增加，在最初的几个小时内生成速度快，5d 后 DBPs 浓度趋于稳定，前 24h 生成量达 5d 生成总量的 47%

和42%，可以看出，三卤甲烷生成速度要比卤乙酸略快，其中一溴二氯甲烷生成量很少，24h后达到稳定，没有监测到溴代乙酸。余氯量却随时间的增加降低，最初24h余氯减少42%，这是原水中耗氯物质和氯反应的结果。这些耗氯物质中有无机物、有机物，有机物中消毒副产物前体物质是其中主要部分。

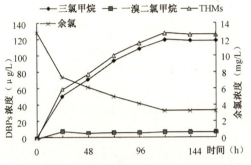

图6-17 三卤甲烷和余氯随时间变化曲线

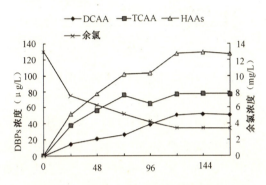

图6-18 卤乙酸和余氯随时间变化曲线

完成任何化学反应都需要经历一定的时间，有些反应短时间内即可完成，有些反应需要较长时间才能完成。通过本试验证明，水中有机物和氯反应生成有机卤化物需要时间较长，出厂水中三卤甲烷和卤乙酸在24h内生成了65%和75%，生成的速度比较快。如果水在给水管网中停留1d以上，将会产生大量的消毒副产物。这意味着用户离水厂或二次氯化点越远，消毒副产物的危险程度越大。有机卤化物中有些是可生物降解的，在配水系统中由于各种因素如微生物等相互复杂的作用，浓度会逐渐减少，但多数消毒副产物仍是随水在管网中停留时间的增加而增加。氯化反应时间对三卤甲烷和卤乙酸生成量有很大影响，一般消毒效果是由$C \times T$值决定的，$C$是消毒剂在水中的浓度，$T$是氯化反应时间。因此要严格控制氯化反应时间，使氯既起到消毒灭菌的作用，又尽可能减少消毒副产物的生成量。可通过减少前加氯和滤后水加氯量，在清水池或管网中补充加氯的方法来减少氯和水中有机物作用时间。

### 6.6.4 温度对DBPs形成的影响

取STJ水厂原水做试验用水，在此天然水中将溴离子浓度调节为0.4mg/L，加氯量5mg/L，在15、25、30℃下进行氯化反应24h后，测定水中三卤甲烷和卤乙酸。其生成浓度、生成速度分别见图6-19和图6-20。在溴离子浓度为0.4mg/L下，很容易形成溴氯代混合甲烷，因此总三卤甲烷中有三氯甲烷和三种溴代甲烷检测出。但溴代卤乙酸较难形成。这点通过后面的试验也得到了证明，当溴离子浓度为0.4mg/L时，几乎没有溴代乙酸产生。

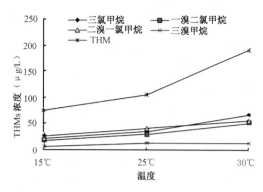

图 6-19 温度对三卤甲烷生成浓度的影响

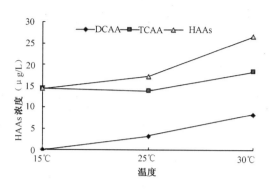

图 6-20 温度对卤乙酸生成浓度影响

对一般不可逆化学反应，温度升高反应速度加快，在一定时间内反应物生成量多。氯和天然水中消毒副产物前体物反应也是如此，表 6-8 是三卤甲烷和卤乙酸在不同温度下的生成浓度。试验结果表明，三卤甲烷和卤乙酸生成浓度和生成速度都随温度升高而增加，两者变化趋势相似。

不同温度下 THMs 和 HAAs 生成浓度　　　　　　表 6-8

| 项　　目 | 15℃ | 25℃ | 30℃ |
| --- | --- | --- | --- |
| THMs（μg/L） | 74.07 | 106.63 | 190.64 |
| HAAs（μg/L） | 14.38 | 17.12 | 26.73 |

通常消毒副产物的生成受原水水质、季节性变化的影响较大，温度高会导致动力学反应速度加快，同时改变水中有机物的性质和其他离子浓度，使需氯量增加，从而导致氯耗、消毒副产物量增加。因此氯消毒，反应温度低可以减少消毒副产物的生成，但要达到消毒效果，则须要增加接触反应时间，又可能使消毒副产物增加。如果增加反应温度则会增加消毒副产物生成量，但减少了接触时间。通常在夏季高温情况下，水厂中产生的消毒副产物量往往高于冬季。

### 6.6.5　pH 值对三卤甲烷生成的影响

取水厂滤后水，在相同投氯量的情况下，调整不同的 pH 值，测试 THMs 的生成量。由图 6-21 可知，THMs 生成量随着 pH 值的升高而增加，即在中性和碱性条件下，饮用水中的三卤甲烷生成量要高于酸性条件下的生成量。

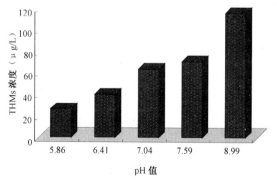

图 6-21　不同 pH 值对 THMs 生成浓度的影响

### 6.6.6 氨氮浓度对 DBPs 形成的影响

许多地表水和地下水中都含有氨氮，地下水中因天然还原过程而出现氨氮是很常见的，地表水中的氨氮来源于植物和动物蛋白质被自然环境中的微生物降解产物，及水体受到化肥、煤气等工业废水和生活污水的污染。

由于地表水受到日益严重的污染，有些水体中的氨氮已经超过 2mg/L，最高达到 10mg/L。氨氮的存在能够影响三卤甲烷和卤乙酸形成。当水中不含有氨时，氯以游离氯的形式存在，化合性氯很少，但如果有氨存在时，加入水中的氯与氨反应生成各种形式的氯胺，如果加氯量很大时，还可以将氨氧化为氮气和硝酸盐。下面是氯和氨在一定条件下可能发生的各种化学反应：

$$NH_4^+ + HOCl \longrightarrow NH_2Cl + H_2O + H^+ \tag{6-1}$$

$$NH_2Cl + HOCl \rightleftharpoons NHCl_2 + H_2O \tag{6-2}$$

$$NHCl_2 + HOCl \rightleftharpoons NCl_3 + H_2O \tag{6-3}$$

$$2NH_4^+ + 3HOCl \rightleftharpoons N_2 + 5H^+ + 3Cl^- + 3H_2O \tag{6-4}$$

$$NH_4^+ + 4HOCl \rightleftharpoons NO_3^- + 6H^+ + 4Cl^- + H_2O \tag{6-5}$$

pH7~9 时，产生一氯胺的反应数秒内完成，二氯胺生成很缓慢，因此在给水系统的 pH 条件下，主要以一氯胺形式存在于水中。

形成的氯胺等化合物不能和水中 DBPs 前体物反应生成对人体有害的三卤甲烷和卤乙酸，从这个角度讲，在加氯量较高的原水中如含有氨氮，有利于减少消毒副产物的产生，而且生成的氯胺也具有消毒作用。

本试验取 STJ 水厂原水作为试验用水。用氯化铵溶液将水样氨氮浓度调节为：0.3、0.6、1.0、2.0、3.0、4.0mg/L。水样加氯 5mg/L，放在 25℃恒温箱中反应 24h，用抗坏血酸脱氯测定 DBPs。

图 6-22 和图 6-23 是三卤甲烷和卤乙酸生成量受不同氨氮浓度影响变化曲线。从试验结果可以看出，总三卤甲烷和总卤乙酸变化趋势相同。氨能和氯不断反应生成氯胺等化合物，随氨氮浓度增加，游离余氯含量迅速降低，结合氯不断升高，由于氯胺等不能和水中有机物反应生成三卤甲烷和卤乙酸，水中生成的消毒副产物量逐渐降低。当氨氮浓度小于 1.0mg/L 时，随着氨氮浓度的增加，氨和氯迅速结合，三氯甲烷、一溴二氯甲烷、二溴一氯甲烷、DCAA 和 TCAA 生成量迅速降低。当氨氮浓度大于 1.0mg/L 时，水中的氯几乎以化合氯形式存在，不能将溴离子氧化成 HOBr，没有其他溴代三卤甲烷形成。此时卤乙酸生成量变化缓慢，基本趋于不变。由于氯和有机物反应与氯和氨氮反应是同时进行的，即使氨氮浓度高达 4.0mg/L 时，仍有少量的氯仿和 DCAA、TCAA 产生。

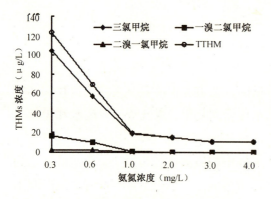
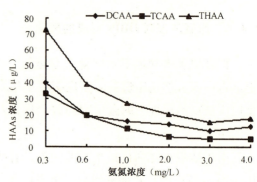

图 6-22　三卤甲烷随氨氮浓度变化曲线　　　图 6-23　卤乙酸随氨氮浓度变化曲线

从图 6-22 和图 6-23 中可以看出，氨氮浓度是影响三卤甲烷和卤乙酸生成种类的重要因素。当氨氮浓度小于 1.0mg/L 时（氯/氨氮大于 5∶1），氯在水中的浓度较高，虽能优先将水中氨氮全部氧化形成一氯胺等化合氯，但此时仍有大部分氯以游离氯形式存在，能将水中溴离子氧化成 HOBr，因此有氯代、溴代甲烷共存。由于溴代卤乙酸较难生成，所以没有溴代卤乙酸形成。但当氨氮浓度大于 1.0mg/L 时（氯/氨氮小于 5∶1），氯浓度相对较低时，除一部分氯和水中有机物反应生成少量氯仿外，其余氯和氨氮反应生成一氯胺速度远快于氯和溴离子反应生成 HOBr 的速度（$10^3$ 倍），全部形成氯胺后无 HOBr 存在，没有溴代化合物形成。

### 6.6.7　溴离子浓度对 DBPs 形成的影响

若水中不含溴化物，则氯与有机物反应只生成三氯甲烷、氯乙酸，当水中存在溴化物时，则会生成各种溴代 THMs、HAAs。由于海水入侵和海浪引起的地面沉降，沿海地区的地下水和地表水中常存在溴离子。此外，工业废水排放和盐田水渗透都能导致水源水含溴离子。溴离子的存在对水中 THMs、HAAs 生成总量和成分都有较大的影响。

取 STJ 水厂原水作为试验用水。用溴化钾溶液将水样溴离子浓度调节为：0.2、0.4、0.6、0.8、1.0、1.2、2.0mg/L。水样加氯 5mg/L，置于 25℃恒温箱中反应 24h，用抗坏血酸脱氯测定 DBPs。

1. 溴离子浓度和三卤甲烷关系

溴、氯和天然有机物反应速率会受到天然有机物种类、组成、数量、芳香族功能团结构、有机物芳香性及芳香环位置等的影响，因此氯化 DBPs 种类和数量随水中有机物和无机物含量不同有很大差别。溴和氯的共存对取代天然有机物（NOM）上的碳原子具有竞争性，使得最终产生了不同的溴代和氯代 DBPs。

溴代副产物是溴化物被氯氧化成次溴酸和溴离子的结果。当水中溴离子存在时，自由氯（HOCl）迅速将溴离子氧化成次溴酸（HOBr）和次溴酸根离子，反应如下：

$$Cl_2 + H_2O \rightleftharpoons HOCl + H^+ + Cl^-$$

$$HOCl \rightleftharpoons OCl^- + H^+$$

$$HOCl + Br^- \rightleftharpoons HOBr + Cl^-$$

$$OCl^- + Br^- \rightleftharpoons OBr^- + Cl^-$$

$$Br_2 + H_2O \rightleftharpoons HOBr + H^+ + Br^-$$

HOCl、OCl⁻、HOBr、OBr⁻等在水中存在的形态取决于水的 pH 值。一旦形成次溴酸和次溴酸根离子，溴可以象氯一样参加反应生成溴代副产物。当水中没有溴离子存在或是浓度极低，不会有溴代 DBPs 产生。天然水中 $Br^-$ 含量一般较低（0～0.01mg/L），但沿海地区由于海水侵入或降水等原因，使溴离子含量较高（0.1～1.5mg/L）。图 6-24 (a) 是三卤甲烷随溴离子浓度变化曲线。可以看出溴离子浓度为 0.2 mg/L 时就有一溴二氯甲烷和二溴一氯甲烷产生，且一溴二氯甲烷生成浓度大于二溴一氯甲烷。三氯甲烷生成浓度随溴离子浓度增加逐渐降低，当溴离子＜0.6mg/L 时，一溴二氯甲烷和二溴一氯甲烷生成浓度都是随溴离子浓度增加而增加。在溴离子浓度为 0.6mg/L 时两者皆达到最大值，然后浓度缓慢降低。但三溴甲烷浓度却随溴离子浓度增加连续增加。当溴离子浓度为 0.4 mg/L 以后，二溴一氯甲烷的浓度始终超过一溴二氯甲烷的浓度，而且有三溴甲烷产生。说明溴离子和氯离子共存时，如果溴离子达到一定浓度后，溴就能优先于氯和天然有机物发生取代，此时次溴酸作用远大于次氯酸作用。Cowman 和 Singer 研究证明 HOBr 卤化取代能力比 HOCl 大 25 倍。

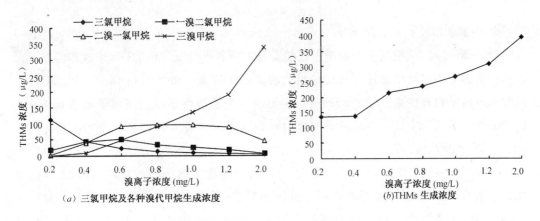

图 6-24 溴离子浓度对 THMs 生成浓度的影响

由图可知，水中溴离子浓度能够促进 THMs 的产生，随着溴离子浓度增加，THMs 生成总量增大，而三氯甲烷浓度降低。三卤甲烷种类逐渐由氯代三卤甲烷种类转化成溴氯混合种类，最后随溴离子浓度增加变成溴代三卤甲烷。即使在溴离子浓度较低的情况下 0.2mg/L，仍有 2 种溴代物产生：含溴原子少的一溴二氯甲烷和二溴一氯甲烷产生，但以三氯甲烷为主。溴离子浓度增加，生成多溴代物。当溴离子浓度为 0.4mg/L 时，开始有三溴甲烷生成。当溴离子浓度 >0.6mg/L 时，一溴二氯甲烷、二溴一氯甲烷随溴离子浓度的增加而降低，三溴甲烷则随着溴离子浓度的增加而不断增加。

当 [Br⁻] =0.2mg/L 时水中生成 THMs 的组成和所占百分比见图 6-25 (a)，水中只生成了氯仿和一溴二氯甲烷，并以氯仿为主，其各占 TTHM 量的 85% 和 15%。由图 6-25 (b) 可知，当 [Br⁻] =1.0mg/L 时，水样中生成的 4 种 THMs 分别占 THMs 总量的百分比大小顺序为 $CHBr_3 > CHClBr_2 > CHCl_2Br > CHCl_3$。这说明了溴离子和氯离子共存时，溴能优先于氯和天然有机物发生取代，这也证明了 HOBr 卤化取代能力比 HOCl 大。

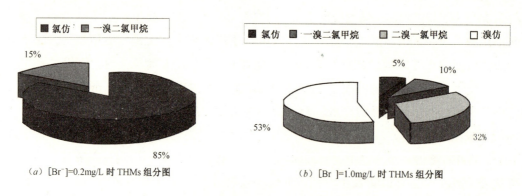

(a) [Br⁻]=0.2mg/L 时 THMs 组分图　　(b) [Br⁻]=1.0mg/L 时 THMs 组分图

图 6-25　不同溴离子浓度时 THMs 的组成百分比

### 2. 溴离子浓度和卤乙酸关系

图 6-26 (a) 是溴离子浓度对卤乙酸形成影响变化曲线。和 THMs 形成相类似，卤乙酸也随溴离子浓度增加逐渐转变成溴代种类。在溴离子浓度为 0.4mg/L 时，溴代乙酸很难形成，只有少量二溴乙酸产生，未形成一溴乙酸。该试验溴离子浓度 0.4mg/L 时，氯代乙酸大量生成。当溴离子浓度为 0.6mg/L 时，有 4 种卤乙酸产生，氯代卤乙酸逐渐被溴氯混合或溴代卤乙酸取代。随溴离子浓度的增加，DCAA（二氯乙酸）和 TCAA（三氯乙酸）的量在逐渐地减少，当溴离子浓度达到 0.8mg/L 时，TCAA 难以形成，总量为 0。DCAA 浓度基本稳定。而 MBAA（一溴乙酸）和 DBAA（二溴乙酸）浓度却是随溴离子浓度的增加在不断的增加，在溴离子浓度大于 0.6mg/L 以后，DBAA 生成的量大于 MBAA。当溴离子浓度很高为 2.0mg/L 时，二溴乙酸生成量是溴离子浓度 0.4mg/L 时生成量的 30 多倍。

图 6-26 (b) 是 4 种卤乙酸总浓度随溴离子浓度变化曲线。可以看出，总卤乙酸浓度和总三卤甲烷浓度变化趋势不同，其浓度随溴离子浓度增加先降低，在溴离子浓度大于 0.8mg/L 时总卤乙酸浓度开始增加，但增加的较少。

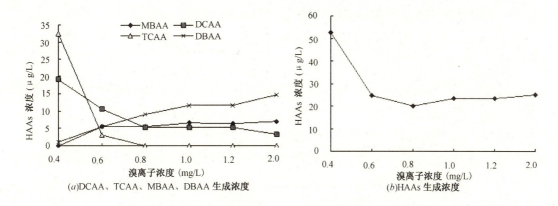

图 6-26 溴离子浓度对卤乙酸生成浓度的影响

试验结果表明，氯消毒过程中溴离子的存在对消毒副产物的形成有一定的作用。其中氯和溴离子浓度是影响三卤甲烷和卤乙酸总量的重要因素。显然 HOBr 和 HOCl 产生消毒副产物的机理是相同的，当溴离子浓度大于 0.6mg/L 时，HOBr 作用要比 HOCl 强。随溴离子浓度的增加，溴代三卤甲烷或是卤乙酸逐渐取代氯代 DBPs。并最终以溴代物为主。溴代甲烷的形成比溴代乙酸的形成更容易些。

### 6.6.8 水力条件对三卤甲烷生成的影响

利用哈尔滨工业大学管道卫生学实验室的配水管网模拟装置，在保证投氯量、pH 值和环境影响等因素相同的情况下改变水力运行条件，考察 THMs 在不同水力条件下的变化规律。

1. 相同停留时间、不同流速对三卤甲烷的生成浓度的影响

在供水水箱 500L 试验用水中加入 30mL 次氯酸钠使用溶液，启动大循环水泵使水箱试验用水和余氯充分混合、扩散，静置 2h 模拟清水池停留时间后，当水样进入管网之前自由余氯值为 1.41mg/L，pH=7.33。水样注入各层管径为 50mm 的循环管网中，调节不同的流速，$v=0.3m/s$、$v=0.6m/s$、$v=0.9m/s$，在相同停留时间从取样口接取水样测定自由余氯浓度和 THMs 浓度，同时也做了主体水的平行试验。具体结果如图 6-27 所示。

通过主体水试验和动态试验的比较（图 6-27），可以看出在相同的停留时间里管网中水体的余氯衰减速率远大于主体水的余氯衰减速率，而对于不同流速下管网水中余氯衰减速率随着水流流速的增加而增大。这是因为水在管网流动相同时间中，随着流速的增大，一方面水在管道中流经距离增加，另一方面水中余氯与生长环充分接触反应，使耗氯量增加。

在试验水箱中注入次氯酸钠溶液，充分混合后，水中含余氯为 1.41mg/L，pH=7.33。将试验用水抽入自行循环的各层管道，各层管道中流速分别调节到 0.3、0.6、

0.9m/s。定时取样测定 THMs 浓度，其结果如图 6-28 所示。

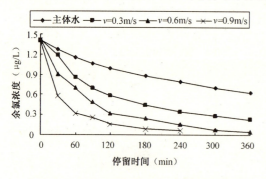

图 6-27 不同流速下余氯衰减的变化曲线

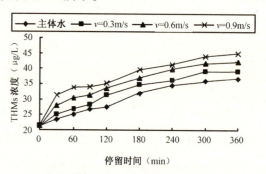

图 6-28 停留时间相同不同流速下 THMs 生成浓度变化曲线

从图 6-28 可以看出，在相同的反应时间里，水体在动态管网中三卤甲烷的生成浓度大于主体水试验中的生成量，且二者 THMs 的生成变化规律总体上一致。随着管网流速的增大，水体中的余氯和 THMs 的前体物质更加充分混合反应，有利于 THMs 的生成。

2. 流经相同距离、不同流速对 THMs 的生成浓度的影响

在实际配水管网中，当水从水厂流至某用户，其水流路径基本不变（即流经距离不变）时，所改变的是水流流速、停留时间以及管道管径。故在管网动态试验中，设定一定的流经距离 $L=3500\mathrm{m}$，流速 $v$ 为 0.3m/s、0.6m/s、0.9m/s 的情况下，水流经该距离所需的时间分别是 3.23h、1.62h、1.07h，在这些时刻测定水中 THMs 的生成浓度。

由图 6-29 中可以看出，流经 3500m 的相同距离时，在 0.3m/s 的低流速下，经历 3.23h 的氯化反应，形成的 THMs 浓度明显高于流速大、反应时间短的条件下形成的浓度。这表明，管道中氯与水中 DBPs 的前体物质反应速度缓慢，停留时间长短是 DBPs 生成浓度大小的主要影响因素之一。此外，随着管径的增加，THMs 生成量有所增加。这是因为管径愈大，水与管壁的接触率就愈小，消耗于管壁的余氯就越少，水中余氯浓度相对较大，促使水中生成的 THMs 浓度也相应的略大于小管径的管段内生成的浓度。

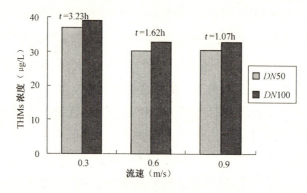

图 6-29 流经距离相同、不同流速下 THMs 生成浓度

## 6.7 消毒副产物在供水系统中的变化

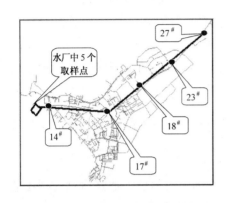

图 6-30 STJ 给水系统分布图

水处理过程中形成的消毒副产物进入管道系统中仍在随时随地的产生变化，为了解变化状况，对南方某市一独立的区供水系统中 DBPs 进行了采样、监测分析，图 6-30 为该地区供水系统分布图。出厂水中余氯和残留的 DBPs 的前体物在管道流动过程中会继续反应，随着管线的延伸，水力停留时间增长，THMs 和 HAAs 产生相应变化，为此，选取水力停留时间最长的一条管线作为研究对象，在这条管线上按等距离设定 5 个管网监测点，管线末梢为最后一监测点。

### 6.7.1 供水系统中消毒副产物

该供水系统中（原水、处理工艺水和管网水）THMs 和 HAAs 的浓度范围见表 6-9。

STJ 供水系统中 THMs 和 HAAs 的浓度范围（μg/L） 表 6-9

| DBPs 采样点 | 三氯甲烷 | 一溴二氯甲烷 | 二溴一氯甲烷 | 三卤甲烷 | 二氯乙酸 | 三氯乙酸 | 卤乙酸 |
|---|---|---|---|---|---|---|---|
| 原水 | 0~4.2 | 0~1.7 | 0~0.4 | 0~6.8 | 0~6.7 | 0~7.6 | 0~14.3 |
| 沉淀水 | 0~32.7 | 1.2~7.2 | 0~1.9 | 8.0~41.2 | 1.6~5.4 | 0.8~8.3 | 2.4~12.4 |
| 过滤水 | 1.3~26.3 | 0~5.1 | 0.6~1.1 | 4.4~31.9 | 0~9.7 | 1.4~9.1 | 1.4~14.6 |
| 出厂水 | 3.3~54.2 | 1.1~16 | 0~4.4 | 4.4~75.3 | 3.7~13.5 | 4.2~22 | 7.9~30.4 |
| 管网水 | 4.6~61.2 | 1.0~18.5 | 0.3~5.5 | 5.8~84.6 | 3.7~11 | 2.8~26 | 9.6~37 |
| 管网末梢 | 70~80.2 | 3.5~7.7 | 0.5~1.7 | 22~124 | 0~5.9 | 0~4.6 | 3.6~8.2 |

原水中卤乙酸的含量大于三卤甲烷的含量，可能因为使用各种农药、杀虫剂中含有 DCAA 或 TCAA 的成分，给原水带来了更多的卤乙酸污染。测得的三卤甲烷中检测出三氯甲烷、一溴二氯甲烷、二溴一氯甲烷。卤乙酸以 DCAA 和 TCAA 为主，由于其他溴代乙酸较难形成，因此很少被检测出。水中的溴离子浓度在 0.05~0.16mg/L 之间变化，因为溴的氧化性要比氯强得多，即使水中溴离子浓度很低，仍会形成溴代副产物。

203

Nieminiski, E. C. 等对美国尤他州 35 个水厂的饮用水进行调查，发现三卤甲烷平均值为 31.3μg/L, 卤乙酸平均值为 17.3μg/L。对加拿大 3 个水厂饮用水调查得到：三卤甲烷平均值为 34μg/L, 卤乙酸平均值为 20.1μg/L。通过调查试验我们得到的数据如下：该地区出水厂中三卤甲烷平均值为 27.4μg/L, 卤乙酸平均值为 17.1μg/L。以上三组数据表明饮用水中三氯甲烷通常占总消毒副产物的 60% 左右。

THMs 和 HAAs 的生成量和原水水质、温度、加氯量等有密切关系。该水厂采用 2 次加氯，加氯量一般为 5~8mg/L, 管网水中的余氯量也很高，平均为 0.7~1.6mg/L, 因此管网水中三卤甲烷量相对较高，平均为 30.1μg/L, 末梢点有时达到 80μg/L 以上。

### 6.7.2 预氯化对 THMs、HAAs 及其前体物的影响

预氯化主要是为了降低水的色和味、抑制藻类和细菌的繁殖，加强后续处理工艺的保护作用。预氯化对水中 THMs 和 HAAs 及生成潜能的影响见图 6-31 和图 6-32。水源水中几乎不含有 THMs 和 HAAs, 只有少量的 TCAA, 是有机化学污染带来的。但经过预氯化后，THMs 的量大大升高，增加 16.7μg/L, HAAs 生成 11.6μg/L。原水中前体物的含量很高，THMFP 和 HAAFP 分别为 185.8μg/L、129.12μg/L, 经过预氯化后 THMFP 和 HAAFP 下降至 86.2μg/L 和 71.1μg/L, 分别降低了 53% 和 45%。说明原水中含有较多能和氯反应生成 THMs 和 HAAs 的有机前体物，经预氯化部分前体物和氯反应形成 THMs、HAAs, 部分有机物被氧化分解，或产生某些不能形成消毒副产物的中间产物。从表 6-10 中可以看出，预氯化产生的 THMs 和 HAAs 分别占出厂水 THMs 和 HAAs 总量的 44% 和 38%, 占给水管网中最大值的 32% 和 21%。

即使水源水中不含有 THMs 和 HAAs, 但由于其前体物的含量较高，经过预氯化后将会产生较多的副产物，而且多数在后续处理工艺中难以被去除，残留在管网水中，影响饮用水的化学风险。

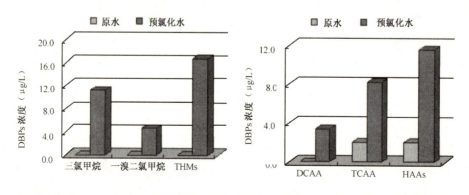

图 6-31 预氯化对三卤甲烷和卤乙酸形成的影响

预氯化产生 THMs 和 HAAs 与出厂水、管网水生成量比较　　　表 6-10

| 名　　称 | 三卤甲烷（μg/L） | 卤乙酸（μg/L） |
| --- | --- | --- |
| 预氯化产生量 | 16.7 | 11.6 |
| 出厂水产生量 | 38.3 | 30.4 |
| 管网中最高值 | 51.6 | 54.3 |

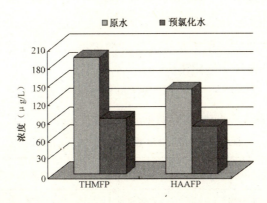

图 6-32　预氯化对三卤甲烷和卤乙酸生成势的影响

### 6.7.3　THMs 变化规律

该地区给水管网中三卤甲烷含量在 12.1～85μg/L（管网末端点除外）之间变化。表 6-11 和图 6-33、图 6-34 列出了上述管线中各观察点 THMs 浓度变化状况。

THMs 在管网中变化（μg/L）　　　表 6-11

| 时　间 | 温度（℃） | 出厂水 | 管网 14# | 管网 17# | 管网 18# | 管网 23# | 管网 27# |
| --- | --- | --- | --- | --- | --- | --- | --- |
| 6 月 25 日 | 31 | 4.40 | 6.30 | 6.20 | 10.60 | 5.80 | 21.50 |
| 7 月 24 日 | 29 | 12.12 | 20.40 | 22.97 | 19.20 | 20.76 | 49.90 |
| 8 月 13 日 | 27 | 75.26 | 81.69 | 79.46 | 76.88 | 84.57 | 124.60 |
| 9 月 25 日 | 25 | 25.31 | 26.73 | 25.06 | 24.10 | 26.43 | 85.79 |

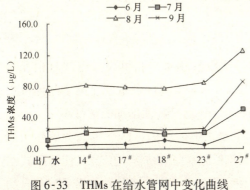

图 6-33　THMs 在给水管网中变化曲线

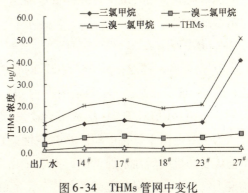

图 6-34　THMs 管网中变化

1. THMs 浓度沿管线延伸逐渐增加

由上面的数据和变化曲线图可以看出，从出厂水到距离较近的 14#、17# 之间 THMs 增加相对较快，因为出厂水中残留的 THMs 前体物和水中余氯继续反应生成 THMs。随着管线的延长（17#~23#）水中 THMs 前体物和余氯浓度逐渐降低，三卤甲烷增加的趋势有所减少且变化相对较缓慢。THMs 是生物难降解性有机物，微生物活动不会改变其浓度，因此 THMs 在给水管网呈现先上升后不变的变化趋势，总体看三卤甲烷在整个管网沿线是增加的，但增加的幅度不是很大，管网末端增加幅度较大，而一溴二氯甲烷和二溴一氯甲烷在整个系统中变化不大。

2. THMs 浓度随原水消毒副产物前体物浓度增加而增加。

表 6-12 列出了各次采集的原水中消毒副产物生成潜能。

原水中 THMs 和 HAAs 生成潜能（$\mu g/L$）　　　　表 6-12

| 名　称 | 2002.6.25 | 2002.7.24 | 2002.8.13 | 2002.9.25 |
| --- | --- | --- | --- | --- |
| THMFP | 148.1 | 104.8 | 429.8 | 185.8 |
| HAAFP | 152.0 | 109.1 | 241.0 | 129.1 |

在 8 月份，由于连续几周下雨，大量山水汇集于水库，山水中含有大量腐殖酸类物质，也就是 THMs、HAAs 前体物，含量高（THMFP 429.8、HAAFP241.0$\mu g/L$）使整个系统中 THMs 大量增加。8 月份 THMs 生成潜能是其他月份的 2.3~4.1 倍。THMs 生成浓度也是其他月份的 4 倍左右，即原水中含消毒副产物的前体物越多，THMs、HAAs 生成量越高，水中前体物含量是消毒副产物生成量大小至关重要的因素。

3. 气温、水力因素的影响

表 6-11、表 6-12 显示，6 月 25 日气温（31℃）高于其他各月取样日气温，THMs 生成潜能（148.1$\mu g/L$）高于 7 月生成潜能（104.8$\mu g/L$），而各监测点 THMs 测定值均低于其他月份数值。分析其原因，在于气温高，用水量增加，管内流动速度加快，水流至各监测点用时最少，此外也可能用水量突然增加，投氯量未相应调整，使 THMs 生成浓度降低。

4. pH 影响

27# 是管网末梢点，从 23# 到 27# 的管线，几乎没有用水户，可视为管网末梢死水区，水中 pH 值较高，4 次测定的平均 pH 为 10.1，水中 THMs 含量明显高于其他各点数值，表明 pH 值对 THMs 形成影响较大。THMs 随 pH 值升高而增加的解释不一。Peter 等认为主要是由于氯化中间产物在碱性条件下大量水解的原因，Dore 等认为碱性条件下前体物的反应活性增加，$OH^-$ 有利于甲基酮转化成烯醇式结构，氢键又使烯醇式结构变为稳定。也有报道在碱性条件下，能够促使水中一些 THMs 前体物如芳香族化合物上的碳环脱落,更容易被氯离子取代形成 THMs。

选择 7 月份的测试数据对三卤甲烷进行分析,如图 6-34 所示。三卤甲烷中以三氯甲烷为主,其浓度在刚出厂时增加很快,随后,浓度增长缓慢,其浓度变化影响着三卤甲烷的变化趋势,一溴二氯甲烷和二溴一氯甲烷在给水管网中浓度变化不大。溴代甲烷主要在水处理工艺中形成,在管道系统中基本上保持稳定。

### 6.7.4　HAAs 变化规律

表 6-13 所列出的数据是 6 月份至 9 月份所测得的卤乙酸在供水管网中的变化情况,其变化规律见图 6-35。该地区供水管网中卤乙酸含量在 0~22μg/L 之间变化。

HAAs 在给供水管网中变化（μg/L）　　　　表 6-13

| 月份 | 加氯量（mg/L） | 温度（℃） | 出厂水 | 管网 14# | 管网 17# | 管网 18# | 管网 23# | 管网 27# |
|---|---|---|---|---|---|---|---|---|
| 6 | 3.3 | 30 | 12.20 | 9.60 | 11.60 | 12.90 | 12.10 | 0.00 |
| 7 | 9.6 | 27 | 7.90 | 10.00 | 10.90 | 9.90 | 4.90 | 0.00 |
| 8 | 5.8 | 26 | 22.01 | 19.57 | 19.74 | 18.95 | 19.70 | 6.36 |
| 9 | 6.0 | 25 | 11.02 | 11.53 | 11.74 | 11.77 | 10.60 | 8.22 |

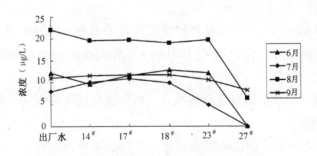

图 6-35　HAAs 在供水管网中变化曲线

HAAs 和 THMs 变化趋势不同,一般出厂水中 HAAs 含量最多,经过一段距离(到 23 号点处)浓度逐渐降低,但降低的幅度不大。管网中的 HAAs 主要受两种作用的影响:水中余氯继续和卤乙酸前体物作用使 HAAs 浓度增加;管道中生长的微生物对 HAAs 的生物降解作用使之减少,二者共同作用使得管网中的 HAAs 变化较复杂。

管网末梢点(27#)的卤乙酸的浓度急剧降低。一般 pH 值会决定加氯反应类型是氧化或取代反应,进行取代作用时氯仅与有机分子进行键结或置换,常生成大分子的卤化有机物;而氧化反应则会使有机分子断裂成分子量较小的卤化有机物,同时当 pH 变化时,氯的存在形态也发生变化。试验证明 pH 升高 HAAs 浓度降低,这和三卤甲烷的变化趋势相反，因为HAAs在高pH下官能团的聚合度发生改变，使氯化反应类型改变。通常有机物官能团和氯形态的改变对卤乙酸形成影响较大。

另外，它是一种有机酸，碱性条件下生成的大部分HAAs被中和或者是由于有机物官能团形态的改变使其生成受到了抑制。因此在管网末梢点处水的pH值高达10.1情况下，卤乙酸浓度迅速降低。在实际中，用pH值很难控制三卤甲烷和卤乙酸的形成。因为pH值低时对强化常规处理和控制三卤甲烷有利，但卤乙酸或者其他一些有机卤化物的生成量会增加；相反三卤甲烷量又升高。因此如何平衡二者关系，尚需进一步研究。

通过对THMs和HAAs在给水管网中变化规律的分析，得知THMs和HAAs在管网中变化是受多种因素的影响，而且作用机理有所不同，主要的影响因素有：

（1）余氯。处理后进入管网水中余氯浓度越高，THMs和HAAs在管网中生成的量越高。

（2）水处理效果。即出厂水中THMs和HAAs前体物含量的多少，出厂水中THMs和HAAs前体物浓度越高，距离水厂很近的管网处产生的THMs和HAAs相对较高，以后其浓度变化不大。

（3）停留时间。在清水池中停留时间越长，进入管网中的THMs和HAAs量越多。

（4）水的pH值。pH值升高，THMs生成量增加，HAAs生成量降低；低pH值有利于HAAs的生成。

（5）用户用水量。管网中消毒副产物变化复杂是因为不同的管网点用户用水时间和用水量不固定，因此用户水中THMs和HAAs的浓度随用水量的不同而在变化曲线上前后推移。

（6）氨氮浓度。原水中氨氮含量较高时，能和氯反应生成氯胺，抑制给水管网中THMs和HAAs的生成。

总之，消毒副产物形成的影响因素很多，各因素不是孤立存在，其影响是综合在一起的结果，其中，原水所含消毒副产物前体物多少、反应时间、投氯量等是主要影响因素。

## 6.8 消毒副产物控制指标

随着人们对消毒副产物所带来健康风险的认识以及现代分析技术和污染毒理学的发展，世界各国对饮用水中消毒副产物的含量制定了越来越严格的标准。国际上许多具备先进技术的国家都建立了相应的消毒副产物法规，以此来控制饮用水中消毒副产物的量，提高饮用水的水质。

美国在这方面研究内容广泛，关于消毒副产物的法规比较完善。1979年美国环保局（USEPA）首次在"安全饮用水法"中提出 0.10mg/L 的三卤甲烷标准。美国国家科学院和 USPEA 的致癌物评价组对饮用含氯仿水增加致癌的风险性进行了估计，规定了服务人口 10 000 人以上的水厂，其最大污染物浓度（MCL）为 0.10mg/L。并且在法规的发展中对各项指标均建立了两类风险目标：一类是最大污染物浓度目标值（MCLG），另一类是最大污染物浓度（MCL）。其中 MCLG 是非强制性目标侧重于对人体健康的影响，即水中污染物不会对人体健康产生未知或不利影响的最大浓度。MCL 是强制执行的标准，即污染物最大允许浓度，是公共供水系统的用户水中污染物最大允许浓度。

美国现行国家一级饮用水法规（NPDWRs，2001 年）规定，总三卤甲烷为 80μg/L，卤乙酸为 60μg/L（MCL）。

欧盟（EC）的《饮用水水质指令》规定了三卤甲烷总量不得超过 100μg/L。由于该法未对消毒剂及消毒副产物做出明确规定，只有非强制性的有机氯化合物的指导浓度和氯仿浓度。在水处理实践中，因水源、水质等情况各异，欧盟成员国对水质要求也不尽相同，其标准见表 6-14。

欧盟国家消毒副产物（DBPs）水质标准　　　表 6-14

| 国　　家 | 消毒副产物 | 标准（μg/L） |
| --- | --- | --- |
| 奥地利 | 总三卤甲烷 | 30 |
| 比利时 | 总三卤甲烷 | 100 |
| 丹麦 | 总三卤甲烷 | 尽可能低：10~15 |
| 芬兰 | 三氯甲烷 | 200 |
| | 一溴二氯甲烷 | 60 |
| 法国 | 三氯甲烷 | 30 |
| 德国 | 总三卤甲烷（出厂水） | 10；特殊情况下为 25 |
| 爱尔兰 | 总三卤甲烷 | 100 |
| 意大利 | 总三卤甲烷 | 30 |
| 卢森堡 | 总三卤甲烷 | 50 |
| 荷兰 | 卤代烃 | 1（每个单位物质） |
| | 总三卤甲烷 | 25（指导值） |
| 瑞典 | 总三卤甲烷 | 50（指导值） |
| 瑞士 | 三氯甲烷 | 100 |
| | 一溴二氯甲烷 | 15 |
| | 二溴一氯甲烷 | 100 |
| | 三氯甲烷 | 100 |
| 英国 | 总三卤甲烷 | 100（平均值） |

我国的饮用水标准（GB—5749—85）中只将三氯甲烷列入毒理学指标中，规定其浓度不超过 0.06mg/L，四氯化碳不得超过 0.03mg/L，对其他消毒副产物没有特别的规定。2006 年我国发布的饮用水标准（GB5749—2006）各项有关标准如下表：

**2006 年我国发布的饮用水标准（GB5749—2006）各项有关标准** 表 6-15

| 消毒副产物 | 标准（mg/L） | 备 注 |
|---|---|---|
| 三氯甲烷 | 0.06 | 三氯甲烷：常规指标限值。其他为非常规指标及限值 |
| 一氯二溴甲烷 | 0.10 | |
| 二氯一溴甲烷 | 0.06 | 该类化合物中各种化合物实测浓度与其各自限值的比值之和不超过 1 |
| 三溴甲烷 | 0.10 | |
| 二氯乙酸 | 0.05 | 非常规指标及限值 |
| 三氯乙酸 | 0.10 | |

# 第7章 水质模型

## 7.1 概述

给水管网水质模型是指利用计算机模拟水质参数和某种污染物质在管网中随时间、空间的分布，或者模拟某种水质参数产生变化的机理。它是在管网拓扑结构的基础上，表达出某种物质变化规律的一种数学表现形式，通过模型求解，可以实时地模拟出管网内的水质状况。按照模拟系统的水力状态，配水系统水质模型可分为稳态水质模型和动态水质模型；按照研究所涉及的水质参数，可分为余氯衰减模型、消毒副产物模型和微生物学模型等。

虽然水质模型有很多种类型，但它们都是以水力模型为基础的。水质模型以水力模型的结果作为它的输入数据，动态模型需要每一管道的水流状态变化和容器的贮水体积变化等水力学数据，这些数据可以通过管网水力分析计算得到。大多数管网水质模拟软件都将水质和水力模拟计算合而为一，因为管网水质模拟计算需要水力模型提供的流向、流速、流量等数据，因此，水力模型是建立水质模型的基础，也直接影响水质模型的应用。

建立给水管网水力模拟系统的平台，可进行给水管网各种计算、分析，在已知给水管网各种水力工况的基础上研究给水管网水质状况，建立给水管网的水质模型，进行管网各种工况的水质计算与动态分析。

## 7.2 管网水力模型

给水管网是一个拓扑结构复杂、规模庞大、用户种类繁多、用水变化随机性强、运行控制为多目标的网络系统。以往，对地下管网的管理多属于经验性管理，难以直接进行试验或大量测试，实现科学的现代化管理十分困难。近年来，随着计算机技术和遥测技术的快速发展，使建立给水管网动态水力模型成为可能。根据输入的动态数据和静态数据，通过水力计算，模型可得到节点和管段的全部信息，及时了解整个管网系统的运行状况，为实现管网的实时水力、水质模拟打下良好的基础。

目前存在的供水管网水力模型主要有：宏观模型、微观模型和简化模型。

宏观模型根据水源及监测点等信息建模，在配水系统的大量生产运行数据基础上，利用统计分析的方法，建立起来的有关管网参数间的经验数学表达式。它不考虑管网中各节点和各管段的所有状态参数与结构参数，从管网系统整体角度出发，直接描述与调度决策有关的主要参数之间的经验函数关系。该模型一般用于需要进行大量水力模拟计算的优化调度，所需数据少，建模快，计算效率高，但适应范围有一定限制。由于是根据管网中所设的测流点、测压点来建模，因而其输出量也只能是相应节点的压力及管段流量，无法了解整个管网的水力运行工况，因而对建立管网水质模型帮助不大。

微观模型考虑供水管网的网络拓扑结构，建立在连续性方程、能量方程以及压降方程的基础上。即建立与实际管网系统相对应的，可计算、可直观显示、可分析的管网数学模型。尽量完善地用数学模型描述管网中的各个元素，通过水力模拟计算来表征系统中所有供水设施的运行状态。微观模型可获得所有管段、节点、水源的工况参数，以及各小时的静态模拟工况和动态实时工况，因而建立给水管网微观水力模型是建立管网水质模型的基础。

简化模型是在微观模型的基础上发展起来的。简化模型就是通过参数估计或水力分析，舍去微观模型中对管网工况影响较小的管线，减少微观模型中的节点数和管段数，从而提高管网水力模拟计算的速度，达到用小规模模型模拟大规模供水管网运行工况的目的。简化模型可缩短管网水力计算时间，从而缩短管网水质计算时间，但是会导致管网水力、水质计算精度下降。由于计算方法的不断改进及计算机性能的快速提高，管网水力、水质计算的速度大大加快，因而简化模型应用的必要性逐渐减小。

### 7.2.1　管网微观水力模型的建立

构建一个翔实的管网水力模型需要的信息很多，大体可分为静态信息和动态信息两大类。管网拓扑结构、管段长度、管径、节点标高等是相对稳定不变的，称为管网静态参数。阻力系数、节点流量、管网漏失量、监测点压力流量、供水点压力流量、水池水塔水位、水泵的开停、变速泵的实际运行转速等在不同的计算时段是变化的，称为管网的动态参数。当然，这种划分也不是绝对的，例如，管径，随着管道内生长环的增长，实际管径也在逐渐缩小。对于阻力系数、节点流量等参数，如何准确地确定是一个很大的难题。在庞大的城市供水管网中，这些众多的参数所构成的数据库是庞大的，其数据的准确与否对于管网模型的计算结果有很大的影响。

管网水力模拟包括：

（1）图形模拟

将供水管网系统图形信息和资料信息，经过处理后录入计算机，组成一个能实现供水管网模拟的计算机模拟图形（包括管段、节点、水泵、阀门等附件）。同时建立相应的数据库，分类保存各类资料。

(2) 属性模拟

包括对管段、节点、水源、阀门等管网组成元素自身信息即属性的模拟。

(3) 参数模拟

海曾-威廉 C 值

给水管网经过多年运行，内壁腐蚀、粗糙度增加，致使管道过水断面积变小，水头损失增大，C 值降低。为获得其初始估计值，采用"4 点法"或"5 点法"对不同年代、不同管径的典型管段进行现场实测。

水泵特性曲线

水泵投入使用后，由于长期的运行磨损以及技术改造等原因，致使实际的水泵特性曲线偏离样本曲线。为提高模型计算的准确性，优化水泵调度，在城市管网建模中，有必要对水泵的特性曲线进行实测。在保证供水安全的前提下，读取水泵在不同工况下的流量、水泵出口压力、吸入口真空度以及高程差，以水泵的流量为横坐标，扬程为纵坐标绘制水泵实测特性曲线。

(4) 状态模拟

建立的供水管网系统模型应该能够反映实际供水管网系统中水流的状态，而管网节点流量是随时间变化的，用水量随机性很强，管网漏失水量又受管网水压、高位水池水位变化的影响，同时阀门的开启度也直接影响管网的通水能力，这就需要对动态资料进行状态模拟。这也是管网模拟仿真的核心内容。

• 总供水量

可按组合预测模型预测日总供水量，由用水量变化曲线计算各时段用水量。

• 阀门开启度

阀门开启度对运行工况影响很大，应准确估计其阻力系数。

• 用水量变化曲线

按照用水规律，将用水量较大的用户进行分类，从每一类中选择有代表性的用户进行连续监测，将实测结果整理、分析，得到每一类用户的用水量时变化曲线。

• 水泵状态模拟

水泵的开启和调速泵的特性曲线是影响管网运行工况的关键因素。监测各时段的调速泵转速，求得该转速 $n$ 与额定转速 $n_0$ 的百分比 $\beta$；额定转速 $n_0$ 时的流量扬程曲线为 $H = A + BQ + CQ^2$，则调速泵转速为 $n$ 时的流量－扬程曲线：$H = \beta^2 A + \beta BQ + CQ^2$。

• 清水池动态水位

清水池水位的误差将影响给水管网中的每个节点，且延时模拟计算时将累计影响到以后各时段，需掌握清水池在不同时段的水位变化。

(5) 节点流量计算

给水管网动态水力模型是在大量现场实测数据、大用户现场读表数据和大用户每月读表抄见数据库的基础上完成。节点流量由大用户、小用户及漏失量等几部分组成。

节点流量是一个计算值,是为进行水力模拟计算而虚拟的一个量。实际管网中沿线配水,且不均匀,随管径、位置、时段而异。由于用水不确定性和动态性以及节点流量的虚拟性,给节点流量计算带来很大难度。传统计算方法是简单的按管长或供水面积平均分配水量,不难发现这种计算与实际用水情况产生了偏差,影响了计算结果的准确性。为此,将节点流量分为大用户、小用户及漏失量等几部分,对影响不太大的小用户部分可按传统计算方法计算或按大用户方式处理。

(6) 水力模拟计算

通过对以上静态和动态信息的模拟,可联立连续性方程、压降方程和水泵特性曲线方程求解。水力模拟计算是管网微观建模的核心,各分析模块都需以水力模拟计算为基础。考虑管网低水压和漏失影响,提出管网压力分析法,与现场监测数据相比较,其计算结果优于传统的管网流量分析法,克服了传统水力平差计算方法是建立在管网系统供水量大于需求量以及管网漏失量不随压力变化的假设之上的缺陷。

(7) 现场实测

在参数模拟和状态模拟中,为了掌握管网的动态运行工况,需要进行现场测试工作。哈尔滨工业大学给水排水系统研究所在20多年中对10多个城市管网建模实践的基础上,开发了自主知识产权的实测仪器,包括智能流量数据采集器、智能压力数据采集器、管道阻力系数测定仪等,见图7-1,图7-3,图7-5和图7-6。

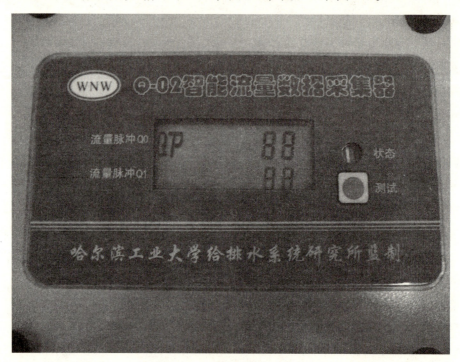

图7-1 智能流量数据采集器

实测是为了保证模型的准确性。

1）用水量变化曲线的测试

用户用水量变化规律的获得对于一个城市的供水行业来说至关重要。该参数在供水优化运行、制定城市优化供水策略方面都是必不可少的。而且对于水力模型的建立，用水量变化规律也是一个关键参数，在节点流量的计算、城市24h用水比例的计算方面该数据都是必需的已知条件。归纳起来，用户用水量变化规律对于一个城市的供水行业来说具有以下三方面的重要意义：

a. 在城市给水管网系统建模中，各类型用户的用水量及变化规律直接影响到模型的计算精度。

b. 研究用水量变化规律是保证城市给水管网系统供水安全可靠的重要组成部分，保证用水户有足够的水量是城市给水管网系统必须完成的任务。

c. 研究城市给水管网系统用水量变化规律可以有效地指导生产、调度。如果按照城市用水量变化曲线规律供水，既能够完成供水任务，又能够节省运行费用。

2）管网压力的测试

为了准确掌握城市的供水现状，模拟城市的供水状况，研究供水管网的压力变化是十分有意义的工作，而压力测试也是进行模型校核必需的工作，它为模型校核提供大量的基础资料。

进行压力测试主要目的如下：

a. 掌握管网正常工作时的压力分布情况。管网的压力分布状况，是现有管网系统工作状况的反映，也影响管网漏失量，同时必须保证管网的服务水头。

b. 了解管网中的异常事故以及造成的后果。管网监测点的异常变化，都有可能是管网异常事故发生的征兆，通过观察监测点信息，可以推断事故发生情况。同时，可以了解非正常供水时的压力分布情况以及由此造成的影响。

c. 获得管网工况的监测量，应用于管网的状态估计。管网模型实现后，水力模拟计算已经在给水管网的日常运行管理中得到应用，然而节点压力和管段流量可能与实际情况有差异，作为仪表监测值的节点压力、管段流量等虽有一定误差，但可靠得多。将这些监测资料应用于模型，把水力模拟计算与误差分析结合起来提供估计值的质量评判是布置监测点的目的之一。

设置测压点的意义在于：

a. 设置测压点进行压力测试是辅助经验调度的需要，更是实现优化调度的需要。实现计算机模拟给水管网在线优化调度，首先应及时地为模型提供必要的运行状态资料。

b. 设置测压点进行压力测试是漏失量控制的需要。如何有效地控制漏失量是供水公司迫切需要解决的问题，利用测压点能有效地控制漏失量。

c. 进行压力测试是模型的需要。城市供水管网模型建立后,模型初具功能。为了保证该模型更加准确地模拟供水管网的实际运行状态,需要用实测所得的节点压力值与管网模型得到的节点压力值进行比较,调整模型,使实测值和计算值间的差值在允许的误差范围内,这样就可以使模型如实的反映城市供水管网的运行状态。

管网中的测压点应分布合理且具有代表性,并能反应整个管网供水压力的全貌。当出现管网压力分布不合理时,能及时调度各水厂的供水量和扬程,经济有效地调整供水压力分布。也只有这样布置的测压点,才有助于提高管网调度的业务质量,使管网压力能够适应用户的需要,不致压力过高或过低,造成供水量不足或浪费供水电耗。城市管网中的控测点应设测压点。所测压力通常是用水高峰时水量调度的重要指标,累积这些数据又是给水系统改造和扩建的必需资料。

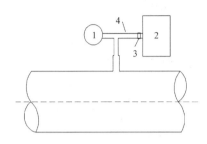

图 7-2 智能压力数据采集仪安装示意图
1—压力表;2—智能压力数据采集仪;
3—管箍;4—三通

安装示意图如图 7-2 所示:

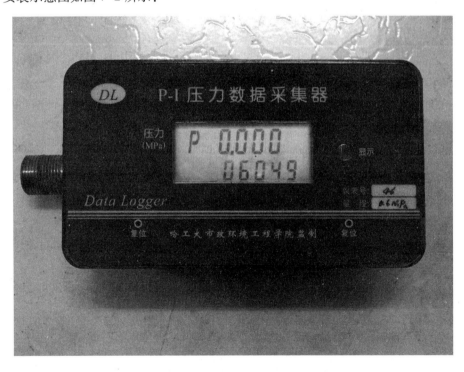

图 7-3 智能压力数据采集器

3) 管道阻力系数的测定

众所周知,管道在运行一段时间后,其摩阻会发生变化,这种变化目前是无法通过数学计算来量化的。但是，管道的摩阻系数又是管道水力计算必不可少的参数。因此，为了提高水力计算的精度和管网数学模型的准确性，须对管道的阻力系数进行实测。

管道阻力测试共有4种不同的实施方法，依据场地及管道附件的具体情况可以从中选择合适的方法进行测试。这4种方法为：2点法、3点法、4点法、5点法。其中两点法为利用水力学的管道比阻公式设计的测管道阻力的最基本方法，3点法为其改进方法，4点法、5点法是在3点法的基础上进行的二次改进。

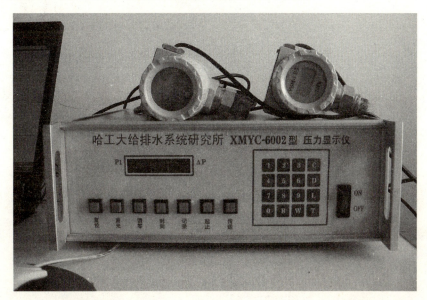

图7-4 管网压力显示仪器

4）阀门阻力系数的测试

管网中的阀门在全开状态下可以忽略其局部阻力，但是通过调节阀门的开启度以控制管段中流量和压力的时候，阀门的局部阻力是很大的，是不能忽略的。为了对整个管网进行准确的模拟计算，必须掌握阀门不同开启度的通水能力和局部阻力。

阀门是通过改变其阻力来实现对流体控制的。通常，供水系统中阀门数占有管网附件的很大比例。通过测定阀门开启度与相对流量的关系，画出其特性曲线。所谓相对流量即在某一开启度条件下的流量值与阀门全开时的最大流量之比，以便在实际运行调节过程中，能由开启度来指导流量的具体调节，或可根据阀门开启度来获得其流量信息。例如：要求流量达到80%时，有一对应开启度作为调节手段。

获得阀门产生的局部阻力是管网水力模拟计算中不可忽视的任务。而由于阀门型号、大小、结构形式、使用时间开启度的不同，阀门局部阻力将有所变化。

利用伯努利方程，在获得压差、流速和测试两点的高程差后，可获得待测阀门在每一个开启度下的局部阻力系数。利用回归模型用最精确和简便的方式对已有的实验资料进行拟合。此外，对获得的回归形式进行误差分析，最终获得阀门的 $k-\zeta$ 的数学描述。

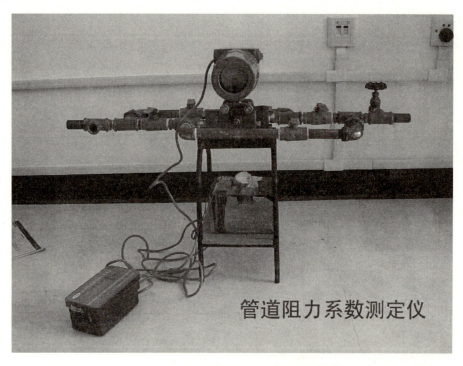

图 7-5　第一代管道阻力系数测定仪

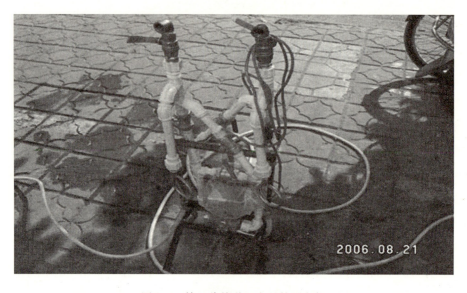

图 7-6　第二代管道阻力系数测定仪

由于阀门的种类与管径的差距，对于阀门的测试分为实验室测试与现场实际测试。

选取管径较小的阀门进行实验室测量，同时选取管径较大的阀门进行现场实测。阀门测试系统图见图 7-7。

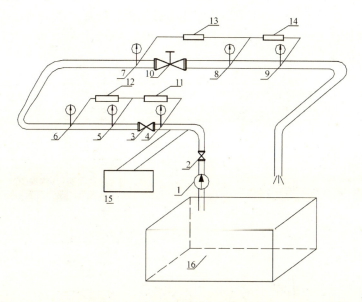

图 7-7　实验室阀门测试示意图

1—循环水泵；2—节流阀；3—测试阀门；4、5、6、7、8、9—测压点；

10—测试阀门；11、12、13、14—压差传感器表头；

15—超声波流量计；16—循环水箱

### 7.2.2　管网水力模型的校核

1. 模型校核的目的与流程

给水管网系统的现状分析、优化改扩建远期规划、运行费用分析及水质模型的建立等都依赖于水力模型计算结果。若模型达不到一定的精度，误差过大，则基于模型的分析结果将会误导最终决策。因此，必须确保水力模型在一定精度范围内与实际管网运行特征相吻合。模型准确性判断依据是监测点模拟值和观察值之间的偏差。通过对水力模型的校核，可以提高模型的精确度和可靠性。

模型校核分两步进行。首先，比较已知运行条件下（水泵运行工况、水池水位、减压阀状态等）压力和流量的模拟值与测量值；第二步，调整模型输入数据，减小模拟值与观测值的偏差，使其在一定范围内吻合。

管网模型的微观校核是指当模型计算得到的结果与现场监测点数据相差不大时，通过调整模型中的节点流量和阻力系数，减小模拟值与监测值之间的差异，使其在允许精度范围之内。给水管网系统微观模型校核是一个调整模型参数直至模型在一定精度范围内与实际管网特征相吻合的过程，也是一个完善模型、调整参数、反复进行水力模拟计算的过程。管网微观模型校核的总体思路：首先比较监测点的监测值与模型计算值之间的差异，找出存在差异的原因，完善、修正模型、消除或减小差值，直到模型计算值与实测值在误差允许范围内。由于管网模型的复杂性，结合实际建模经验，将模型参数校核分为静态参数校核（预校核）和动态参数校核（微观校核）两步，具体过程见流程图7-8。

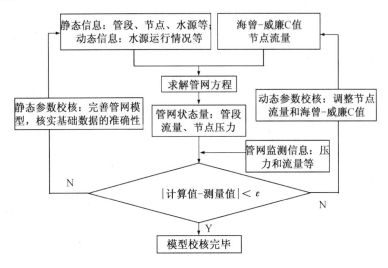

图7-8 给水管网模型参数校核流程图

2. 影响模型精度的因素

建立于专业基础上的管网微观模型的模拟计算结果，不一定能与现场实测结果相吻合，导致它们之间产生偏差的原因很多，包括以下几个方面。

（1）基础数据的准确性：给水管网系统模型的数据非常庞大，来自不同部门，经过逐级的归纳、统计、分析和处理，其中难免出现尚未发现的错误。

（2）管网图简化不完善：大型配水管网系统包括成千上万条管段，一般忽略小管径管线。但管径小的管段不一定对水力条件影响小，而按管径的大小取舍的模型若去掉过多的关键性小管段，将影响模型的准确性。

（3）水泵特性曲线的影响：水泵长期运转导致水泵磨损以及技术改造等原因，导致水泵样本曲线与实际情况不符，而试验绘制的水泵曲线存在测量误差。

（4）节点流量的影响：节点流量是一个计算量，沿管线配水简化为节点配水与实际情况存在差异；且管网中不确定性因素很多，用水量的变化具有相当大的随机性，影响小的用户以及漏失量的部分因素按权值分配，也有误差。

（5）管道阻力系数的不确定性：管道阻力系数的变化受铺设年代、管径、管材、流速的大小及变化、水质以及管道内壁腐蚀等影响，导致阻力系数呈不确定性。

（6）操作条件的不确定性：对管网的操作运行条件特别是一些阀门的开启度、甚至管线等了解不甚清楚等。

(7) 测量设备所造成的测量误差：任何测量设备都带有仪器误差，还有人为的误差，以及随机误差等。

只有对以上影响因素作细致的分析，减小不合理因素对模型的影响，才能逐步提高模型的预测精度。

3. 模型校核标准

我国尚没有制定统一的标准，因为它与校核管网的规模、管网工况以及水源的特征等有关。

参考国外如英国 WRC 校核标准，结合中国的具体情况和我们多年实践的经验，模型校核的标准主要包括以下几个部分。

(1) 水源（或水厂的供水干线）的供水压力、供水流量误差在 ±（2~3）% 以内。

(2) 流量监测点：当干管流量大于总用水量的 10% 时，误差取测量值的 ±5%；否则，误差取测量值的 ±10%。

(3) 压力监测点：80% 的监测点的压力偏差在 ±2m；50% 的监测点在 ±1m；100% 的监测点在 ±4m。

(4) 分界线：模拟计算得到的管网压力分界线应与实际情况相吻合（详见光盘）。

(5) 供水趋势：模拟计算得到的供水趋势应与实际情况相吻合。

(6) 压力分布：模拟计算得到的各节点水压分布情况应与实际情况相吻合，计算得到的高压区和低压区等应与实际情况相吻合。

可以在一种或多种工况下校核模型，为取得良好效果，一般校核的模拟时段至少应为连续 24h。显然，完成校核所用的工况越多，模型越能反映出实际情况，但难度越大。由于模型是真实系统的一个近似，其中含有仪器等误差，因而取小于 0.5 m 的压力误差值是没有必要的。以上标准，也不是一成不变的，应根据实际情况决定。

为消除模拟计算与实测结果之间存在的偏差，许多学者对管网模型校核这一课题作了深入研究，包括灵敏度分析法、解析方法、求解管网非线性方程法、最优化方法、示踪剂和瞬态分析法等。但现有的校核方法在某种程度上尚不完善，有待进一步研究。实际上，预校核是决定实际管网模型实用性的关键环节；在没有进行预校核的前提下直接调整模型参数进行微观模型校核，往往导致模型失真，最终导致模型不能在允许误差内准确模拟实际管网的运行工况。

4. 静态参数校核（预校核）

若监测值与模型计算值之间的差异过大，则产生偏差的原因可能不仅仅是不确定的节点流量和管道阻力系数，还可能包括基础数据的准确性等，此时应进行微观模型的预校核。预校核是指当管网模型计算的模拟量与监测量差异过大时，通过管网水力模拟计算，核实基础资料的准确性、查找错误的主要过程为：

（1）进行管网水力模拟计算，查找管段信息和节点信息错误，核实网络拓扑结构的正确性等；

（2）分析各节点水压的计算值，判断水泵特性曲线偏差、水池运行条件、边界条件和水泵开启情况的准确性；

（3）核实阀门操作条件是否正确。

## 5. 动态参数校核（微观校核）

无论采用什么方法来消除监测点处的偏差，都应使被调整量尽可能符合管网实际情况。从另一个角度来看，无论是用公式计算得到的节点流量，还是通过现场实测得到的管道阻力系数 $C$ 值，都是在前人的研究基础上通过反复实践或反复试验得到的，是一个良好的初始估计值。对它们的调整并不是越多越好，恰恰相反，而应是调整量越少越好。另外，考虑到实测压力时的具体条件和具体情况，现场监测值虽然是实测的，但也有一定误差，所以进行管网模型校核计算时，当偏差降到允许范围之内时，计算便停止，若要完全消除偏差，显然没有实际意义。

目标函数：

设管网压力监测点之集合为 $\Omega_1$，流量监测点之集合为 $\Omega_2$，其中 $\Omega_1$ 和 $\Omega_2$ 均包括水源、水池以及加压站进出口的已知压力和流量。设问题的决策变量 $x_i$，其取值范围满足 $x_{i\min} \leq x_i \leq x_{i\max}$。微观校核需要解决的问题是根据 $x_i$ 的初始估计值 $x_i^{(0)}$ 以及所有监测点的量测量估计 $x_i$ 的真实值，进而通过管网水力模拟计算推求整个管网的工作运行状态。根据最小二乘法原理，建立目标函数如式（7-1）。

$$J_{\min} = \sum_{t=1}^{L} \left\{ \sum_{i=1}^{n} \omega_{Hi}(H_{ti} - H_{ti}^0)^2 + \sum_{j=1}^{m} \omega_{Qj}(Q_{tj} - Q_{tj}^0)^2 \right\} \tag{7-1}$$

式中　$\omega_{Hi}$——反映第 $i$ 个测压点重要性的权系数，$i \in \Omega_1$；

$\omega_{Qj}$——反映第 $j$ 个测流点重要性的权系数，$j \in \Omega_2$；

$n$，$m$——分别为测压点和测流点数目；

$L$——待校核的管网运行工况数目；

$H_{ti}$，$H_{ti}^0$——第 $t$ 种工况下第 $i$ 个测压点的模型计算值和现场监测值；

$Q_{tj}$，$Q_{tj}^0$——第 $t$ 种工况下第 $j$ 个测流点的模型计算值和现场监测值。

为消除量纲的数量级之差对模型的影响，将式（7-1）转化为式（7-2）。

$$J_{\min} = \sum_{t=1}^{L} \left\{ \sum_{i=1}^{n} \omega_{Hi} \left( \frac{H_{ti} - H_{ti}^0}{H_{ti}^0} \right)^2 + \sum_{j=1}^{m} \omega_{Qj} \left( \frac{Q_{tj} - Q_{tj}^0}{Q_{tj}^0} \right)^2 \right\} \tag{7-2}$$

约束条件：

约束条件包括不同管网运行工况下的管网方程组（连续性方程和压降方程）和节点流量模型、阻力系数模型以及调整量的上下限等。

$$f_i = \sum_{j \in u_i} r_{ij} |H_i - H_j|^{\frac{1}{\alpha}} \cdot sgn(H_i - H_j) + q_i = 0 \quad i = 1,2\cdots N \tag{7-3}$$

$$\sum_{i=1}^{N} q_i = Q_T \tag{7-4}$$

$$C = f(D, Y) \tag{7-5}$$

$$x_{i\min} \leqslant x_i \leqslant x_{i\max} \tag{7-6}$$

见式 7-3

式中　　$N$——节点数；

　　　　$q_i$——第 $i$ 个节点的节点流量；

　　　　$\alpha$——指数，一般取 1.852；

　　　　$u_i$——与节点 $i$ 相连的所有节点集合；

　　　　$H_i$，$H_j$——节点 $i$，$j$ 的绝对水压；

　　　　sgn——符号函数；

　　　　$r_{ij}$——连接节点 $i$ 和 $j$ 的管段的关联系数；

$$r_{ij} = \frac{0.27853 C_{ij} D_{ij}^{2.63}}{L_{ij}^{0.54}} \tag{7-7}$$

　　　　$C_{ij}$——连接节点 $i$ 和 $j$ 的管段的海曾－威廉系数；

　　　　$D_{ij}$——连接节点 $i$ 和 $j$ 的管段的管径；

　　　　$L_{ij}$——连接节点 $i$ 和 $j$ 的管段的长度；

$$q_i = q_{i\text{小}} + q_{i\text{大}} + q_{i\text{漏}} \tag{7-8}$$

　　　　$q_{i\text{大}}$——第 $i$ 个节点的节点流量中的大用户部分；

　　　　$q_{i\text{小}}$——第 $i$ 个节点的节点流量中的小用户部分；

　　　　$q_{i\text{漏}}$——第 $i$ 个节点的节点流量中的漏失部分；

$x_{i\min}$，$x_{i\max}$——分别为待调整参数的上下限。

另外，无论是节点流量还是阻力系数，都是在前人的研究基础上经过大量实测得到的，其调整范围不是越大越好，因此需设置其调整上下限。

决策变量分析：

管道阻力系数和节点流量是调整变量，但不能直接将其视为决策变量。有两方面的原因，一方面是单一管段阻力系数的调整和单一节点的节点流量调整将导致变量过多，对大规模给水管网系统，难以计算；另一方面，用户用水具有一定模式，节点流量的变化具有一定的规律性，据此可建立节点流量模型，调整其中的参数以便满足各种运行工况，而仅调整节点流量数值往往导致模型仅适用某一运行工况，在其他运行负荷下难以满足精度要求，因此应调整节点流量模型中的参数；而建立的阻力系数模型发现管道阻力系数变化虽然呈现不确定性，但也有一定规律，若调整逐条管段的 C 值往往会导致最终计算结果与实际情况不符。

6. 水力模型校核实例分析

DE 算法是一种近几年发展起来的利用实数编码的平行搜索方法，该方法除了编码简单和很好的收敛特性外，还由于其控制参数少且在优化过程中不变，所以便于理解和实施，DE 算法在国内外很多优化问题中已经运用。对小型管网校核模型，可采用共轭梯度法进行求解；对于大规模给水管网系统，决策变量的搜索空间是连续的，采用 DE 法求解该模型，求解流程见图 7-9。

上述方法既可校核压力监测点，又可校核流量监测点；既可单独调整阻力系数、节点流量，又可同时调整阻力系数和节点流量。可通过控制 DE 法中的参数 CR 和 F 等调整收敛速度；因模型校核没有严格的时间限制，在不过分追求速度时，可引入迁移算子，改进 DE 法。

按预校核方法对华北某市给水管网系统中 32 个压力遥测点、21 个自动计量点和 100 个 LOGGER 临时压力监测点的数据进行预处理，得到一组不同时段的监测点压力值，加上 13 个主要出厂干管流量监测点校核管网模型，用以验证上述校核模型和 DE 法的实用性。按上述方法用 Delphi5.0 编制程序，计算结果如下：前 20 代中最优个体的目标函数值变化曲线如图 7-10；阻力系数模型中的 dd 值调整见表 7-1；用水量变化曲线的调整见图 7-11，因篇幅有限，仅列出调整前后工业单班制用户日用水量变化曲线；漏失系数 α 调整后为 1.09；分别为压力和流量

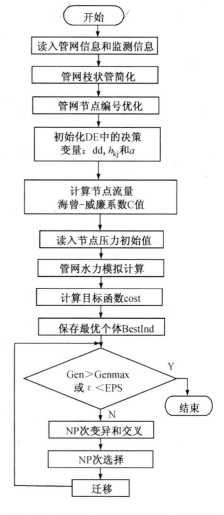

图 7-9 DE 法求解微观校核模型流程图

监测点及三个水厂出水量较核统计结果。表 7-2～表 7-4；监测点压力与流量的计算值和监测值比较见图 7-12～图 7-15，因篇幅有限未全部列出。

DE 法调整后阻力系数模型中的 dd 值的校核结果　　　　表 7-1

| 管径 D (mm) | $D \leq 300$ | $300 < D \leq 400$ | $400 < D \leq 500$ | $500 < D \leq 700$ | $700 < D \leq 1000$ | $D > 1000$ |
|---|---|---|---|---|---|---|
| Dd 初始值 | 0.85 | 0.87 | 0.90 | 0.93 | 0.98 | 1.10 |
| 上限 | 1.7 | 1.74 | 1.8 | 1.86 | 1.96 | 2.2 |
| 调整后 dd 值 | 1.4 | 1.44 | 1.5 | 1.56 | 1.655 | 1.797 |

华北某市给水管网系统 115 个压力监测点 24h 校核结果　　　　表 7-2

| 压力监测点误差 | <1m | <2m | <3.5m |
|---|---|---|---|
| 数据总数 | 1959 | 2522 | 2760 |
| 百分比 | 71.0% | 91.4% | 100% |

华北某市给水管网系统 13 个流量监测点 24h 校核结果　　　　表 7-3

| 流量监测点误差 | <5% 管段流量 | <10% 管段流量 | <12% 管段流量 |
|---|---|---|---|
| 数据总数 | 235 | 309 | 312 |
| 百分比 | 75.3% | 99% | 100% |

华北某市给水管网系统三个水厂出水量 24h 校核统计　　　　表 7-4

| 水厂 \ 计算值与测量值的差值 | <1% 水厂出水量 | <2% 水厂出水量 | <6% 水厂出水量 |
|---|---|---|---|
| A 水厂 | 51.3% | 88.2% | 100% |
| B 水厂 | 45.5% | 89.0% | 100% |
| C 水厂 | 49.2% | 93.1% | 100% |

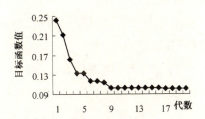

图 7-10　进化过程中最优个体的目标函数

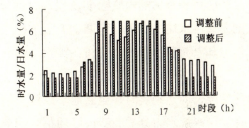

图 7-11　调整前后工业单班制用水量变化曲线

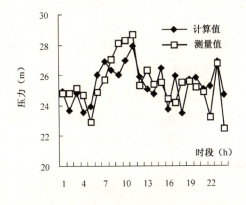

图 7-12　CLZ 压力遥测点计算值与监测值

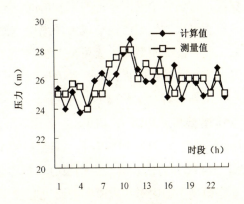

图 7-13　QJD 压力点计算值与监测值

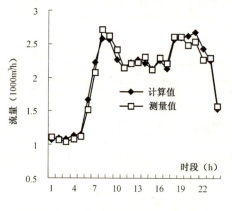

图 7-14 C 水厂三干流量计算值与监测值

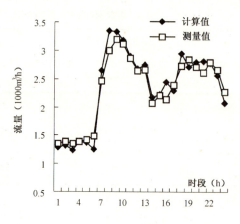

图 7-15 B 二干流量计算值与监测值

## 7.3 管网水质模型

给水管网系统的水质分析基本上有两种方式：一种是直接在给水管网中进行抽样测试；另一种方式是利用计算机数学模型进行水质模拟。前者通常是根据管网系统的具体应用和有关的水质标准及规定，选择某些水质参数进行验证。这种方式主要的目的是管网水质的监测，它具有广泛的应用领域。虽然这种方法有着不可替代的作用，但它却具有监测费用过高、在实际工程中受限制过多等诸多缺点。

由于城市给水管网系统十分复杂、庞大，仅靠有限的监测点进行人工监测水质变化情况，而达到实时、全面地掌握整个管网系统的水质状况是十分困难的。然而，就像管网系统水力分析能够很好的估算出管网系统的水力工况变化一样，可以利用类似的方法较精确全面地获得管网系统水质参数的变化情况。可以运用计算机技术，在管网水力模型的基础上建立管网水质变化的数学模型，从而推算出管网各个节点的水质状况，评估整个管网系统的水质情况。

管网水质模型已逐渐成为预测给水管网系统中水质随空间和时间变化而变化的有效工具。此类模型大体上可分为两种类型：一种为研究影响管网水质的化学、物理特性的变化和转化过程；另一种为研究管网中水质的生物稳定性。

国外学者对水质模型的研究起步较早，从 1980 年 Wood 提出基于稳态水力模型的水质模型后，1986 年 Clark 等提出了一个能够在时变条件下模拟水质变化的模型，Grayman 等在 1988 年提出了一个类似的水质模型，大部分模型都使用了"扩展时段模拟"（EPS）方法，因为它们没有模拟由于流速变化造成的惯性影响，故实际应称作准动态模型。国内对水质模型的研究起步于 20 世纪 80 年代中期，我们在研究管道内壁结垢的基础上提出了"生长环"的概念，并通过现场试验推导了余氯在配水管网中的衰减模型;直到 90 年代末国内才建立了几种配水系统水质模型,吴文燕博士对余氯在配水管网中的变化规律进行了模拟和校核,李欣博士也对余氯衰减模型和消毒副产物的前驱物质进行了较深入的研究,提出了消毒副产物生成的水质模型。

由于管网水质模型是一个影响因素较多的系统,因此目前大多停留在研究和小规模的应用阶段,国内外研究的配水系统水质模型应用于实际的尚为数不多。建模的方法主要有以下两种:

(1) 基于水力模型的拉格朗日法和欧拉法;

(2) 基于经验数据建立的宏观预测模型有神经网络法(ANN)、时间序列法。

按照模拟系统的水力状态,配水系统水质模型可分为稳态水质模型和动态水质模型;按照研究所涉及的水质参数,可分为余氯衰减模型、消毒副产物模型和微生物学模型。

### 7.3.1 水质模型的种类

1. 依据水力状态分类

(1) 稳态水质模型

给水管网系统稳态水质模型主要是在静态水力条件下,根据质量守恒的原理,确定溶解物浓度空间分布(污染物或消毒剂等),跟踪管网系统污染物的传播,流经路径和水流经管道的传输时间。一组线性方程组可来描述管网节点组分的质量平衡。组分质量守恒可利用确定节点方程的迭代解获得,通过直接系数矩阵求解。

典型的稳态水质模型是 Wood 于 1980 年提出的,模型求解了一系列节点质量平衡模拟方程:

$$(\sum QC)_{in} - (\sum QC)_{out} = Q_{ext} C_{ext} \tag{7-9}$$

式中 $Q$——进、出节点的流量;

$C$——进、出节点的某种溶解物的浓度;

$Q_{ext}$——在节点处进、出系统的流量;

$C_{ext}$——在节点处进、出系统的某种溶解物的浓度。

类似于 Wood 的模型,Males 等提出了在稳态系统下混合问题的一个算法,Murphy 为管网中的稳定流提出了一个模型,可用来决定氯浓度的空间分布。

管网稳态水质模型为管网的一般性研究和敏感性分析提供了有效的工具,普遍用在管网系统水质分析阶段。由于即使在管网运行状态接近恒定时,管网中的物质也没有足够的时间传播和达到某种均衡分布,因此稳态水质模型仅能够提供周期性的评估能力,对管网水质预测缺乏灵活性。

(2) 动态水质模型

给水管网动态水质模型更适合对给水管网系统水质的传输和变化过程进行研究,

因为它考虑了变化的管网水力工况。

给水管网动态水质模型主要是在时间变化条件下动态模拟管网中的物质的传播、移动。动态因素表现在用户用水量变化、水池水位的变化、阀门开度的设置、泵的开停及转速变化、管段水流方向的改变、突发的水量变化等。给水管网系统及其过程是时间变化的系统，所以，动态水质模型对系统的实际运行情况和水力、水质特性的瞬时作用给出一个更精确的实际描述。每一种模型在评估给水管网水质方面都有其特殊的作用，因此它将为调查水质有关问题提供有效工具。

1) 管网系统水质分析模型

对于实际的给水管网系统，可以看成边和节点相互连接，构成特定分支和环的网络。管段、泵或阀门用边表示，管段连接点、水源、用户和水池用节点表示。

通常，讨论管网水质模拟的过程是基于以下的假设，这些假设在工程实际中得到验证，符合工程实际情况，可以表达管网水质变化过程。当然，从理论上看，它们是一种使管网模型得到简化的理想状态。假设条件为：

a. 在一个水力时间段内，沿管道水流的对流传输过程是一维传输状态；

b. 在管段交叉节点处，物质在节点断面上完全和瞬间的混合，在节点的纵向传播和蔓延被忽略；

c. 管网系统中的任何溶解物（如，余氯、氟、氮等）动态反应遵循一阶反应规律（指数衰减或指数增加）。

给水管网系统水质模型是在已知的管网水力条件下和水源输入模式下，预测溶解物的浓度随时间的变化。给水管网物质的传输由三个基本过程组成：管段内的物质的对流传输过程；物质动态反应过程；物质的浓度在节点的混合。

2) 管段物质对流传输过程

管段中的对流传输过程可用一维质量守恒的微分方程描述如下：

$$\frac{\partial c_j(x,t)}{\partial t} + u_j \frac{\partial c_j(x,t)}{\partial x} - R[c_j(x,t)] = 0 \quad (7-10)$$

式中　$c_j(x,t)$——管段 $j$ 在 $x$ 处 $t$ 时刻的浓度；

　　　$u_j$——管段 $j$ 的流速；

$R[c_j(x,t)]$——管段中反应物的反应表达式，对非反应物而言，其值为零。

3) 管段物质动态反应过程

描述管网物质变化的反应速率大多数用一阶反应表达式：

$$R(c_j) = \lambda_j c_j \quad (7-11)$$

式中　$\lambda_j$——管段 $j$ 的一阶反应系数，可以是正或负；

　　　$c_j$——管段 $j$ 的浓度。

4) 节点的混合

管段端点处的浓度由物质自身的质量平衡决定，假设物质在节点处瞬间完全混合。

$$c_i(t) = \frac{\sum_{j \in J^+} q_j(t) c_j(t, L_j) + q_s(t) c_s^i(t)}{\sum_{j \in J^+} q_j(t) + q_s(t)} \tag{7-12}$$

式中　$c_i(t)$——$t$ 时刻节点 $i$ 的物质浓度；

　　　$q_j(t)$——$t$ 时刻管段 $j$ 中流量；

$c_j(t,L_j)$——$t$ 时刻管段 $j$ 的末端与节点 $i$ 相连处的物质浓度；

　　　　$L_j$——管段 $j$ 的长度；

　　　$c_s^i(t)$——$t$ 时刻外部水源流入节点 $i$ 的浓度；

　　　$q_s(t)$——$t$ 时刻外部水源流入节点 $i$ 的流量；

　　　　$J^+$——流入节点 $i$ 的管段的集合。

对于变水位的水池，其浓度变化可用质量守恒方程描述：

$$\frac{d(c_r V_r)}{dt} = Q_{in} c_{in} - Q_{out} c_r + R(c_r) \tag{7-13}$$

式中　$c_r$——完全混合的水池中浓度；

　　　$V_r$——水池的几何体积；

　　　$C_{in}$——进入水池的浓度；

　　　$Q_{out}$——流出水池的流量；

　　　$Q_{in}$——流入水池的流量；

　　　$R(c_r)$——水池的物质反应衰减表达式。

对于管网中的控制元件，如泵、阀门，假设物质对流传输是瞬间通过这些控制元件，即流入和流出控制元件的浓度是不变的。

以上利用数学方程描述了给水管网水质模拟的过程，当考虑整个管网时，给水管网系统中所有的构件必须用相应的方程描述。最后，必须解一组偏微分/代数方程组，这种方程组的解析解是无法得到的，除非简化管网参数。因此，我们必须采用数学规划方法来求解。

2. 水质参数模型

（1）余氯衰减模型

管网中的余氯衰减分为主体水中余氯衰减和管壁中余氯衰减。

1）主体水中余氯衰减

主体水中余氯衰减模型主要有以下几个方面：

a. 经验模型

$$D_t = D_1 t^n \tag{7-14}$$

这里 $D_t$ 表示余氯在时间 $t$（h）时的消耗；$D_1$ 表示经过 1h 后余氯的消耗量；$n$ 表

示给定水质的特征参数。对于给定水质，1h 的需氯量和 $n$ 必须经过实验确定。

b. 一级模型

$$C_t = C_0 e^{-kt} \tag{7-15}$$

其中 $C_t$ 表示 $t$ 时刻氯的浓度（mg/L），$C_0$ 表示氯的初始浓度（mg/L），$k$ 表示主体水衰减系数。$k$ 值依赖于水源水质及其处理状况。一级模型不能很好的模拟氯在初始阶段的快速衰减以及在后来较长时间的缓慢衰减。

c. 二级衰减

$$aA + bB \longrightarrow pP \tag{7-16}$$

这里 $A$ 表示余氯；$B$ 表示所有反应物质的集合；$P$ 表示所有反应生成物质的集合；$a$，$b$，$p$ 表示化学计算系数。在方程式（7-16）中，如果 $A$ 和 $B$ 表示反应物质而 $P$ 表示生成物质，则反应速率可以表示为：

$$\frac{dC_A}{dt} = -k_A C_A C_B \text{ 或 } \frac{dC_B}{dt} = -k_B C_A C_B \text{ 或 } \frac{dC_P}{dt} = -k_P C_A C_B \tag{7-17}$$

其中 $k_A$，$k_B$ 和 $k_P$ 表示二级反应速率常数。通过使给定时间内反应的 $A$ 的量与 $B$ 的量相等并结合其结果，任意时间 $t$ 的余氯浓度可以用下式表示出来：

$$C_t = \frac{C_0(1-R)}{1 - Re^{-ut}} \tag{7-18}$$

这里 $R$（无量纲）和 $u$（$\min^{-1}$）表示需要估定的参数；$t$ 表示反应时间（min）；$C_0$ 表示时间为零点时候余氯浓度。在方程式（7-18）中，速率常数的值如下表示：

$$u = M(1 - R) \tag{7-19}$$

这里

$$M = \frac{k_A b C_0}{a} \tag{7-20}$$

其中 $M > 0$

d. 混合级数模型

$$Cl_2 + \alpha X \Rightarrow \text{Products} \tag{7-21}$$

$$\frac{dC}{dt} = -k_0 C [X] \tag{7-22}$$

式中 $C$ 表示氯的浓度；$X$ 表示所有与氯发生反应的物质；$k_0$ 表示反应速率常数

按照反应计量关系推导即可得到：

$$\frac{dC}{dt} = k_1 C - k_2 C^2 \tag{7-23}$$

$n$ 级衰减

$$\frac{dC}{dt} = -k_b C^n \tag{7-24}$$

或者，
$$C = [k_b t(n-1) + C_0^{-(n-1)}]^{-1/(n-1)} \qquad (7-25)$$

$n$ 表示反应级数（无量纲）其中 $n \neq 1$。

2）管壁中余氯衰减

1992 年 Thrussell 首先提出，在金属管道中，腐蚀在余氯衰减上起到支配性作用。并且在一级模型中引入了腐蚀引起的管壁需氯量 $R$（mg/L·d），将模型发展为：

$$\frac{dC}{dt} = -R - kC \qquad (7-26)$$

其中 $C$ 是氯的浓度（mg/L），$k$ 是一级衰减系数（1/d）。$R$ 是腐蚀引起的管壁需氯量（mg/L-d）。

1994 年 Rossman 在研究配水系统中余氯衰减模型的时候提出了基于物质传输的余氯衰减模型。并且将模型应用于一个用于计算机模拟配水系统水质的软件——EPANET 中，并且用现场测试获得的数据进行模型校核。模型的表示形式如下所示：

$$\frac{\partial C}{\partial t} = -u \frac{\partial C}{\partial x} - k_b C - \frac{k_f}{r_h}(C - C_w) \qquad (7-27)$$

式中 $C$——主体水中氯的浓度；

$t$——时间；

$u$——管网中的流速；

$x$——流行距离；

$k_b$——主体水衰减速率系数；

$k_f$——物质传输速率系数；

$r_h$——水力半径；

$C_w$——管壁上氯的浓度。

假设在管壁中发生一级反应与管壁上的氯的浓度 $C_w$ 有关，它的反应速率与管壁中氯的传输速率相同，基于物质守恒可以得到：

$$k_f(C - C_w) = k_w C_w \qquad (7-28)$$

整理可以得到

$$\frac{\partial C}{\partial t} = -u \frac{\partial C}{\partial x} - Kc \qquad (7-29)$$

式中 $K = k_b + \dfrac{k_w k_f}{r_h(k_w + k_f)}$

1997 年 Vasconcelos 等人经过了几年的实际管网的测试及应用 EPANET 模拟计算发现，将管壁水中的反应表示成下式在实际工程中更加适用：

$$\frac{dC}{dt} = -\left(k_b + \frac{k_w k_f}{r_h(k_w + k_f)}\right)C \qquad (7-30)$$

式中所给符号所代表的意义与式（7-27）相同。

设 $k_b + \dfrac{k_w k_f}{r_h(k_w + k_f)} = K$，式（7-30）就表示为：

$$\frac{dC}{dt} = -KC \tag{7-31}$$

式中 $K$ 是一级反应速率系数。

但是在计算普通铸铁管材的时候发现，下式更能准确的预测余氯的衰减值：

$$\frac{dC}{dt} = -k_b C - \min\left(\frac{k_{w0}}{r_h} \cdot \frac{k_f C}{r_h}\right) \tag{7-32}$$

式中

$k_{w0}$——零级管壁反应速率系数。

当管壁反应速率大于物质传输速率时，（7-32）式就是一级反应，简化公式同（7-31）式，其中 $K = k_b + \dfrac{k_f}{r_h}$；当物质传输的速度大于管壁反应的速度时，并且主体水反应速率系数远远小于管壁反应速率系数，（7-32）式可以近似的表示为

$$\frac{dC}{dt} = -\frac{k_{w0}}{r_h} \tag{7-33}$$

（2）消毒副产物模型

这里主要讨论给水管网中三卤甲烷水质模型。

1）氯化消毒生成三卤甲烷反应级数的确定

对于三卤甲烷形成的动力学模式，有的研究认为，三卤甲烷的形成是四级反应，相对于前驱物质是一级，相对于氯是三级；有的研究认为，三卤甲烷的形成是三级反应，相对于前驱物质是二级，相对于氯是一级。此外，还有研究认为，三卤甲烷的形成不是简单级数反应，而是具有分数反应级数。

为了准确建立配水管网中三卤甲烷浓度分布的水质模型，必须确定正确的、符合实际的三卤甲烷形成的动力学模式。

饮用水氯化消毒生成三卤甲烷反应可以写成：

$$Cl_2 + P \rightarrow THM \tag{7-34}$$

式中 $P$——表示三卤甲烷形成的前驱物质。

根据质量作用定律，THM 生成的速率表达式为：

$$\frac{d[THM]}{dt} = k[Cl_2]^n[C]^m \tag{7-35}$$

式中 $[Cl_2]$——水中氯的浓度；

$[C]$——形成三卤甲烷的前驱物质浓度；

$n$——相对于氯的反应级数；

$m$——相对于前驱物质的反应级数。

实验中,采用腐殖酸(HA)溶液为三卤甲烷形成的前驱物质,所有溶液用磷酸盐缓冲溶液调至 pH = 7。

A 相对于氯的反应级数 $n$ 值的确定

当水体中前驱物质的浓度 $[C] \gg [Cl_2]$ 时,可以将 $[C]$ 看成是不变的,是1个常数,此时,方程(7-34)可变为:

$$\frac{d[Cl_2]}{dt} = -k_1[Cl_2]^n \tag{7-36}$$

在室温($T = 22.0℃$)条件下,配置 1000mL 实验溶液:

pH = 7.00;

$[Cl_2]_0$ = 0.43 (mg/L);

[TOC] = 2.214 (mg/L)。

将此溶液分装在两个 500mL 的棕色容量瓶中,玻璃瓶瓶口用实验室薄膜(Laboratory-film)密封。将1个玻璃瓶置于低温恒温箱中,恒温在 20.0℃;另1个玻璃瓶置于高温恒温箱中,恒温在 30.0℃。测试及计算分析结果如图 7-16 及图 7-17 所示。

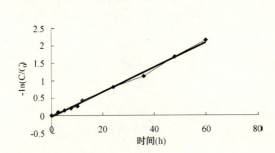 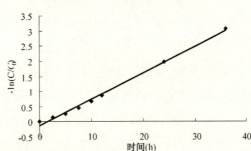

图 7-16 余氯浓度随时间的变化($T = 20.0℃$)　　图 7-17 余氯浓度随时间的变化($T = 30.0℃$)

如图 7-16 及图 7-17 所示,以 $|\ln(C/C_0)|$ 对时间 $t$ 作图,得直线。说明反应相对于氯是一级反应,反应级数 $n = 1$。

B 相对于前驱物质的反应级数 $m$ 值的确定

当水体中余氯的浓度 $[Cl_2] \gg [C]$ 时,$[Cl_2]$ 可以被看成是不变的,是常数,此时,方程(7-34)可变为:

$$\frac{dC}{dt} = -k_2[C]^m \tag{7-37}$$

如果 $m \neq 1$,对式(7-37)积分得:

$$\left(\frac{1}{C_0 - C}\right)^{m-1} - \left(\frac{1}{C_0}\right)^{m-1} = (m-1)k_2 t \tag{7-38}$$

式中　$C_0$——前驱物质的初始浓度;

$C$——前驱物质在时刻 $t$ 的浓度。

在室温（$T=19.8℃$）条件下，配置1000mL实验溶液：

pH = 7.00；

$[Cl_2]_0 = 120$ （mg/L）；

$UV_{254} = 0.595$ （$cm^{-1}$）。

将此溶液分装在两个500 mL的棕色容量瓶中，玻璃瓶瓶口用实验室用薄膜（Laboratory-film）密封。将1个玻璃瓶置于低温恒温箱中，恒温在20.0℃；另1个玻璃瓶置于高温恒温箱中，恒温在30.0℃。测试及计算分析结果见图7-18及图7-19。

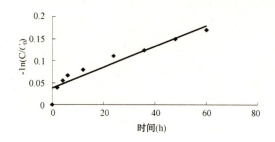

图7-18　前驱物质浓度随时间的变化（$T=20.0℃$）　　　图7-19　前驱物质浓度随时间的变化（$T=30.0℃$）

在图7-18及图7-19中，以 $|\ln(UV_{254}/UV_{254}^0)|$ 对时间 $t$ 作图，得一直线，说明反应相对于前驱物质也是一级反应，反应级数 $m=1$。

C. 水中前驱物质形成三卤甲烷的动力学机制

由于 $n=1$，$m=1$，式（7-37）可以写成下列形式：

$$\frac{d[THM]}{dt} = K[Cl_2][C] \tag{7-39}$$

三卤甲烷的形成是二级反应。相对于前驱物质是一级，相对于氯是一级，总的反应级数为二级。

2）给水管网中的THM水质模型

THM生成潜能（THMFP）是在一定的加氯量下，在足够的反应时间内原水体中的天然有机物与氯反应形成THM的能力，将THMFP代入式（7-39），可得：

$$\frac{d[THM]}{dt} = K[Cl_2][THMFP - THM] \tag{7-40}$$

将 $[Cl_2]$ 当作定数，且 $t=0$ 时，$[THM]=0$，上式积分得：

$$K = \frac{1}{t[Cl_2]} \ln \frac{[THMFP]}{[THMFP - THM]} \tag{7-41}$$

式中　$[Cl_2]$——余氯浓度（mg/L）；

[THMFP]——THM 生成能（μg/L）；

$t$——反应时间（h）；

$K$——反应速率常数（L/mg·h）。

由式（7-41）可以计算出 THM 的浓度：

$$[THM] = [THMFP] - [THMFP]e^{-Kt[Cl_2]} \quad (7-42)$$

在配水管网中，当 $t=0$ 时，$[THM]=[THM]_0$，式（7-42）为：

$$[THM] = [THMFP] - [THMFP - THM_0]\exp\{-Kt[Cl_2]\} \quad (7-43)$$

在直列管路中：

$$[THM]_j = [THMFP] - [THMFP - THM_i]\exp\{-Kt[Cl_2]_i\} \quad (7-44)$$

式中 $[THM]_i$——管路上端 $i$ 点处的 THM 浓度；

$[THM]_j$——管路下端 $j$ 点处 THM 的浓度。

对于环状管网，解析方法与第 5 章计算余氯浓度的方法相同，在合流节点处的 THM 浓度可以用下式求出：

$$[THM]_J = \frac{\sum_{i=1}^{n} q_{ji}[THM]_{ij}}{Q_J} \quad (7-45)$$

（3）微生物学模型

配水微生物学水质模型研究的范围是细菌等微生物在配水系统中的再生长问题，目前处于定性研究阶段，只有少量研究进行了定量模拟。Piriou 等研究用 PICCOBIO 软件来预测配水管网中的细菌变化，在模型中用不同的数学方法表达出悬浮细菌和固定细菌的区别，并把反应发生的位置分为三个部分：溶液中、水和生物膜交界面、生物膜内。该模型软件可以对配水管网中的水质问题进行研究、诊断和处理，可对水质变化和管网运行影响进行评价。

目前管网微生物模型主要有 SSB 模型、SANCHO 模型和 BAM 模型。SSB 模型的核心是生物膜稳态模型，该模型是 Rittman 等在 1980 年建立的，用于描述营养基质通过扩散边界层从水体扩散至生物膜表面与微生物发生生化反应的动力学过程。该一维模型假设基质浓度仅在垂直于生物膜表面的方向上存在变化梯度而不影响该方向上微生物的分布密度。SANCHO 模型中以 BDOC 作为管网微生物生长的限制性营养元素。SANCHO 模型预测值与试验值之间具有较好的一致性。然而，模型中存在着一些未知参数，未能广泛应用。BAM 模型的基本目标就是考虑某一特定环境条件下微生物群落间的相互作用，可预测生物膜厚度、生物膜中异养菌的空间分布情况以及营养基质的利用情况等。BAM 模型最大的优势就在于其应用的灵活性，用户可根据实际情况更改模型中的动力学级数和动力学参数。

### 7.3.2 给水管网水质模型的建立

建立城市给水管网水质数学模型是评估城市管网系统中水质变化的有效方法。水质模型是建立在管网水力模型基础上的。由于城市给水管网的水力条件是不断变化的，各水源点的出水水质也是变化的。因此，对于城市管网，各种外部的水力、水质变化导致整个管网不可能达到平衡。只有在城市给水管网中推广并广泛应用动态水质模型，正确地对城市管网系统中的水质模型参数进行动态计算、校验等，才能保证城市给水管网水质计算的实用性和可行性。

在建立城市给水管网水质数学模型时，为保证模型的正确性和高精度，需要结合水力学、计算流体力学、化学、生物学、统计学、图论、非线性规划、科学计算及可视化、人工智能等多种学科的结合。因此水质数学模型的建立是一项非常复杂的系统工程。

按水质参数，水质模型可分为余氯衰减模型、消毒副产物模型和微生物学模型等。由于微生物模型含有大量未知动力学参数，其适用性受到了很大的限制，还需要进一步研究如何对模型进行简化，减少动力学参数，以提高模型的工程适用性。故这里只介绍管网余氯、水龄及三卤甲烷模型的建立。

给水管网水力模型是在图形模拟、属性模拟、参数模拟、状态模拟的基础上，通过哈尔滨工业大学给排水系统研究所管道卫生学实验室的相关实验数据，确定管网中的余氯衰减动力学参数和三卤甲烷生成动力学参数，并结合管网水力模型建立余氯、水龄及三卤甲烷等水质模型。

1. 管网余氯、水龄模型的建立

管网中余氯及三卤甲烷反应动力学模型中的主要参数需要靠实验来确定，如余氯衰减系数 $K$，它可以写成是管壁反应系数 $K_w$ 和水体反应系数 $K_b$、传质系数 $K_f$ 复合的形式。$K_b$ 一般和季节、温度有密切的关系，在实际中需要通过对水厂出水的烧杯实验来确定其大小。$K_w$ 一般和管道的敷设年代、内防腐情况及管材有关，需要通过实验室的大量实验来研究。

（1）模拟实验

实验采用的反应器是管道卫生学实验室中的配水管网模拟装置，该装置由哈尔滨工业大学给水排水系统研究所设计。该配水管网模拟装置属于循环式环状管网，是国内率先建成的动态模拟管网水质的试验装置，可以面向社会，为给水行业提供先进的管网水质科研平台。

该配水管网模拟系统主要由环状管网系统和管道卫生学实验平台微机分布式测控系统两部分组成：

环状管网系统由5层环状管网反应器组成，其示意图见图7-20所示。由下而上，第1层管径为100mm，第2层管径为80mm，上面3层环状管路的管径为50mm。每层环状管网都由长17.5m、未衬里的普通铸铁管构成。在循环管路系统上装有①高位供水水箱，②循环及提升水泵，③取样口，④阀门，⑤温度传感器，⑥压力表，⑦生物挂片，⑧流量计和⑨循环水箱等仪器和装置。

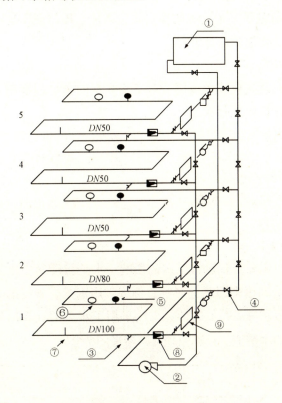

图7-20　环状管网系统示意图
①—高位供水水箱；②—循环及提升水泵；
③—取样口；④—阀门；⑤—温度传感器；
⑥—压力表；⑦—生物挂片；
⑧—流量计；⑨—循环水箱

管道卫生学实验平台微机分布式测控系统是由微机分布式测控软件平台，水泵变频调速器，RSM智能模块以及余氯、氨氮等在线仪表组成。该测控系统可以通过微机上的软件平台直接控制变频器调节水泵的转速，来改变管网运行的状况，并通过RSM智能模块从温度传感器、压力表、流量计等仪表来采集数据，将管路的数据信息传导给微机测控输出端，同时保存在数据库中。此外也可以通过手动控制水泵变频器来改变管网运行状况。

该配水管网模拟系统不仅可以由每层的小水箱供水，由管路上的变频调速泵提供循环动力来实现单层循环；而且还可以由二楼的高位水箱供水，由底层的大变频调速泵提供循环动力实现任意层的组合循环。也可以实现改变管道长度，或不同管径的混合，而且可以更换管材，设置观察口，满足不同的实验要求的各种情况的灵活组合。在整个环状管网的设计中有大量的供实验用测试指标，以满足实验研究的需要。在这些参数中较典型的有管材，反应时间，初始的水质参数，余氯，氨氮，消毒副产物，pH，浊度等。这些都是研究中关心的重要实验条件，根据调整这些参数所测试出来的各种数据来对水质变化规律进行研究。

（2）余氯衰减模型

通过大量实验，余氯衰减一级模型对实测数据的吻合程度较好，所以主要采用一级反应模型。反应方程如下所示：

$$\frac{dC}{dt} = -kC \tag{7-46}$$

式中　$C$——余氯浓度，mg/L；

　　　$k$——余氯的反应速率常数，l/h；

　　　$t$——反应的时间，h。

（3）节点水龄模型

节点水龄的大小主要受到运行工况的影响，水龄指管网中水从水源流到该节点的平均时间大小。它受到诸多因素的影响，例如：用水量、管网的布局结构、管段长度和管径、清水池的容积等。一般的计算方法采用了水力的计算结果，通过追踪，可以得到管网特定节点的水龄值。计算原理可以参考图 7-21。

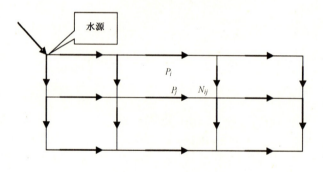

图 7-21　水龄计算原理图

节点 $N_{ij}$ 是某个水力时段管段 $P_i$ 和管段 $P_j$ 的汇流节点，其中 $P_i$ 的上游节点是 $N_{i-1,j}$，水厂出水流到 $N_{i-1,j}$ 的平均时间是 $T_i$，$P_j$ 的上游节点是 $N_{i,j-1}$，水厂出水流到 $N_{i,j-1}$ 的平均时间是 $T_j$，$P_i$ 的管段长度、流速及流量分别为 $L_i$、$V_i$、$Q_i$，$P_j$ 的管段长度、流速及流量分别为 $L_j$、$V_j$、$Q_j$。

节点 $N_{ij}$ 水龄计算公式为：

$$T = \frac{\left(T_i + \frac{L_i}{V_i}\right) \cdot Q_i + \left(T_j + \frac{L_j}{V_j}\right) \cdot Q_j}{Q_i + Q_j} \tag{7-47}$$

2. 管网水质模型的求解

当水从二泵站输送到整个城市的配水管网系统后，水中溶解的物质浓度将沿着管网的空间网络结构遍布整个城市的供水系统。由于供水系统的运行工况是变化的，物质扩散分布的规律将受到工况变化的影响。如何有效的计算一段时间后管网的水质分布情况是研究的要点。

对高位水池进行模拟时，假设高位水池某时刻池内浓度为 $C(t)$，并且进水在高位水池中得到充分混合，Rossman 等人提出了如下公式进行描述。

$$\frac{\partial(V_s C_s)}{\partial t} = \sum_{i \in I_s} Q_i C_{i|x=L_i} - \sum_{j \in O_s} Q_j C_s + r(C_s) \tag{7-48}$$

式中　$V_s$——$t$ 时刻高位水池总水量；

$C_s$——$t$ 时刻高位水池蓄水中某个水质指标的浓度；

$Q_i$——$t$ 时刻流入高位水池的流量；

$Q_j$——$t$ 时刻流出高位水池的流量；

$C_i$——某个时刻流入高位水池的水中某个水质指标的浓度；

$I_s$——$t$ 时刻流入高位水池的管段集合；

$O_s$——$t$ 时刻流出高位水池的管段集合。

对于动态工况下管段的水质模型，假设管段 $t$ 时刻流速为 $u_i$，$t$ 时刻某点某水质指标浓度为 $C_i$，且该水质指标的在管段中反应规律为 $R(C_i)$，根据全微分方程，可以得到如下公式。

$$\frac{\partial C_i}{\partial t} = -u_i \frac{\partial C_i}{\partial x} + R(C_i) \tag{7-49}$$

对于动态工况下节点的水质模型，假设 $t$ 时刻所有流入该节点的水的浓度能够瞬间在节点处完成混合，那么可以得到如下公式。

$$C_{i|x=0} = \frac{\sum_{j \in I_k} Q_j C_{j|x=L_j} + Q_{k,\text{ext}} C_{k,\text{ext}}}{\sum_{j \in I_k} Q_j + Q_{k,\text{ext}}} \tag{7-50}$$

式中　$C_{i|x=0}$——节点处管段浓度，因为节点一般是下游管段的起点，所以 $x=0$；

$Q_j$——流入该节点某管段的流量；

$C_{j|x=L_j}$——流入该节点某管段末梢处的某水质指标的浓度；

$Q_{k,\text{ext}}$——外部注入到该节点的流量；

$C_{k,\text{ext}}$——外部注入水中某水质指标的浓度。

对于水质方程式（7-48），式（7-49），式（7-50）的求解，主要有 4 种计算方法：欧拉有限差分法（FDM），欧拉有限体积法（DVM），拉格朗日时间驱动法（TDM），拉格朗日事件驱动法（EDM）。欧拉有限差分法利用空间网格和时间网格对管网进行剖分，通过边界条件可以逐步推导所有时间点和空间中水质状况。欧拉有限体积法将管段剖分成等体积的微小体积元，体积元内认为浓度一致，体积元之间完成浓度混合和质量传递。拉格朗日时间驱动法将模拟时间段离散化，在微小时间段内认为管网浓度不发生变化，而时间段之间，各管网元件依据水质模型发生浓度变化。从而在模拟时间段内完成整个管网的水质状态更新。拉格朗日事件驱动法是将整个管网引起管网水质变化的事件排成队列，这个方法不同于拉格朗日时间驱动法在于它不是以时间作为驱动因素，而是对管段离散元素完全进入下游节点时才更新下游节点的水质状态。拉格朗日时间驱动法在计算供水管网节点水龄时具有较大的优势。

(1) 算法比较

拉格朗日法和欧拉法是描述场的两种方法。前者是基于物质微粒，跟踪物质颗粒在场中的运动变化规律。描述方程如下：

$$X = R(a, b, c, t) \tag{7-51}$$

式中 $X$——需要表示的物理量；

$a, b, c$——标志微粒的变量；

$t$——时间。

欧拉法是基于空间坐标，描述方程如下：

$$X = X(x, y, z, t) \tag{7-52}$$

式中 $X$——需要表示的物理量；

$x, y, z$——空间点坐标；

$t$——时间。

在物质浓度和时间的反应方程基础上，若要描述整个管网的水质分布规律，采用不同的算法会有不同的表现方式。

拉格朗日法基于给水管网的分析时间内，跟踪一系列物质微粒，了解这些物质微粒在不同的水力情况下的运动规律。它的优点在于得到的分析结果比较多，管段内不发散，算法实现比较容易，特别是在分析节点水龄时较为简单直接。缺点在于对于流速偏低的管段计算比较费时，系统计算需要经过一段时间才能达到稳定的状态。拉格朗日法分拉格朗日时间驱动法（TDM）和拉格朗日事件驱动法（EDM）。

欧拉法是基于给水管网的整个空间拓扑结构，将管网划分成互相连接的小单元，了解物质在单元中的分布。它的优点在于能够迅速达到场的稳定状态，缺点在于当管网的规模较大时，划分的小单元较多，耗费时间较长，得到的结果意义不是特别明显。欧拉法分欧拉有限差分法（FDM）和欧拉有限体积法（DVM）。

对于大规模管网，考虑到计算的速度，宜采用拉格朗日法。经测试，在主频1.2G的计算机上计算24h的水质情况耗时1.5min左右。

对于复杂的给水管网系统，采用EDM模拟过程中动态生成的预期事件非常的多，而事件序列表的每一次触发，都必须事先对序列表进行排序。排序操作十分频繁，影响计算速度。模拟过程当中，有可能出现多个事件的预期发生时间在同一时刻。对并发事件处理不当，会影响模拟精度。而 TDM 能够动态的计算供水管网物质的分布和扩散问题。因此，水质计算宜采用拉格朗日时间驱动法。

（2）拉格朗日算法基本原理

该算法将供水管网视为节点和管段相互连接的系统，在微小的时间步伐里计算管网系统的状态。通过时间的推移，根据系统的事件队列不断修正管网状态，直到整个模拟计算结束。计算的简图见图 7-22。

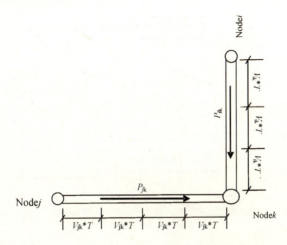

图 7-22　拉格朗日水质算法计算简图

图中的符号意义：

Node$i$、Node$j$ 和 Node$k$ 为节点编号；$P_{ik}$ 和 $P_{kj}$ 为管段的编号；$T$ 为微小的时间步长；$V_{ik}$，$V_{ik}$ 为管道 $P_{ik}$ 和 $P_{kj}$ 流速；箭头所示为水流方向。

对于整个管网系统，计算步骤描述如下：

1. 从水厂出水管开始，根据流速，从上游节点 $i$ 向下游节点 $k$ 离开时间间隔 $T×$流速 $V_{ik}$ 的长度 $L$；对管段 $P_{kj}$ 执行同样的计算；

2. 修正管网中每个管段的水质状态；

3. 根据计算公式计算节点处该时刻水质指标值；

4. 是否有水力及水质事件发生，若有则执行 4，否则执行步骤 1；

5. 修改管网的水力状况；

6. 时间步长增加一个 $T$；

7. 模拟的时间是否达到模拟的时间长度，是则执行步骤 6，否则执行步骤 1；

8. 输出结果，模拟结束。

随着模拟计算时间的不断进行，对步骤 1 的执行使某个时段从水厂流出的水将不断前进，直到流遍整个管网，这时供水管网各节点的水质指标计算值才比较接近真实值。对于整个管网系统而言，管网的水质计算流程图如图 7-23 所示。

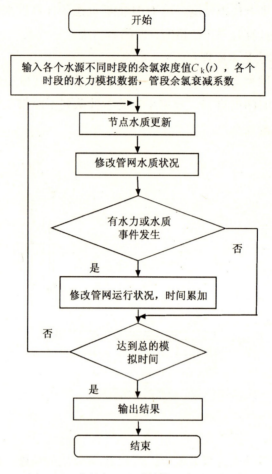

图 7-23 拉格朗日法计算管网水质流程图

(3) 拉格朗日法运用条件

基于时间驱动的拉格朗日算法，需要在计算开始时对系统的状态给出定义，否则就不能正确推导。另外在对管网的物质浓度进行模拟时，假设物质在管段截面处分布均匀，在节点的地方瞬间混合，在模拟的时间间隔内流速恒定。综合上述，将拉格朗日法应用于管网系统的条件定义如下：

管网初始状态确定：

$$C_j = k \tag{7-53}$$

式中 $j=1,2,\cdots n$，节点下标；

$C$——某个水质的浓度指标；

$k$——初始时刻（0 时刻）的浓度值。

管网运行工况一段时间内流速变化不大，这样才有可能用到水力模型的求解结果，公式表述如下：

$$V_{j,t} - V_{j,t-1} \leqslant \varepsilon \tag{7-54}$$

$$D_{p,t} = D_{p,t-1} \tag{7-55}$$

式中 $j = 1, 2, \cdots n$，节点下标；

$p = 1, 2, \cdots m$，管段下标；

$t$——时间标志；

$D$——管段中水流方向；

$\varepsilon$——设定的误差限度。

管段截面上的物质浓度分布均匀，忽略截面方向浓度的扩散影响；在节点发生混合时，水流中不同浓度的物质瞬间完成混合，不向下游扩散。

(4) 水质模型和水力模型的耦合计算

前面介绍了给水管网水质模拟计算中拉格朗日算法的思路和计算步骤。将算法应用到多工况的管网系统，需要和管网的水力模型进行联合求解。水力计算结果主要提供了管网的运行状态及属性信息。从计算结果可以得到管网中各管段的流速、流向、流量及各节点压力分布情况，这些信息代表了一段时间内管网的基本服务状况。从这个基本的状况出发，可以利用这些信息进行管网的水质模拟计算。水质模型和水力模型的耦合计算流程见图7-24。

具体的计算流程可以做如下描述：首先根据管网的参数信息及设定的水力条件进行水力计算，得到模拟计算时间内的一系列水力状态，这些状态描述了一段时间内管网的运行状况。从这些管网的运行信息，我们可以了解到管网的水力工况，然后调用水质模拟计算，设定计算的外部条件，就得到了一段时间管网的水质情况。

在拉格朗日算法流程第1步里，流速及流向在水力计算时间跨度里认为是恒定不变的。如果管网中管段的传输速度在微小的时间里不是一个恒定的值，需要进一步将时间划分，直到满足水力稳定的条件。对于整个管网而言，水质和水力模型耦合的条件为式 (7-56)。

$$\Delta T / < H_{\mathrm{T}} \tag{7-56}$$

式中 $\Delta T$——水质计算时间步长，min；

$H_{\mathrm{T}}$——水力计算时间步长，min。

同时，为了保证水质计算的精度，所有的水力时段内从水源节点流出的单位时间的长度应该不能超过管段的长度，即如式 (7-57) 所示。

$$\Delta T < \min\left\{\left\{\min\left(\frac{L_i}{V_i \cdot 60}\right)\right\}_k\right\} \tag{7-57}$$

式中 $\Delta T$——水质计算时间步长，min；

$k$——$k = 1 \cdots n$，$n$ 为水力计算的时段个数；

$i$——$i = 1\cdots m$,为管网管段数;

$L_i$——管网中管段 $i$ 的长度,$m$;

$V_i$——管网中管段 $i$ 在第 $k$ 个水力计算时间段的流速,m/s。

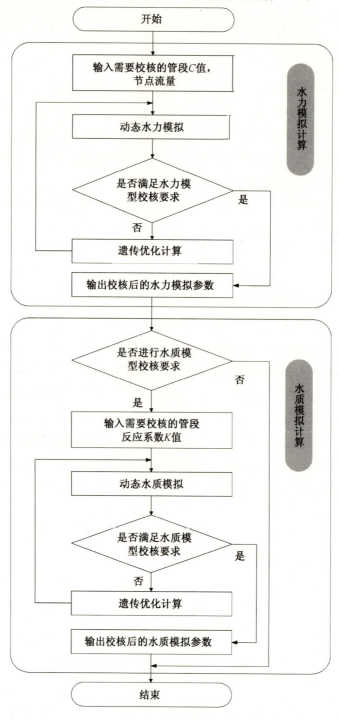

图 7-24 水质模型和水力模型的耦合计算流程图

### 7.3.3 管网水质模型的校核

管网水质模型的校核是数学模拟的重要部分。模型校核包括宏观校核和微观校核。宏观校核是利用管网的水力系统因果关系，去除较大的模拟结果和实际测量值之间的误差；微观校核是微调模型参数，直到模拟结果在给定时段内达到一定精度要求的过程，这个过程可利用优化方法自动实现。

给水管网水质模型参数的微量调整可获得所期望的符合实际的输出数据。这样，模型才能够准确的模拟管网系统的水力和水质情况。给水管网水质模拟结果的准确性（余氯的衰减、水的停留时间等）依赖于管网水力模拟结果的准确性。延长管网模拟时间，可以保证包含多种可能的输入情况，这对管网水质模型校核是非常重要的。

校核后的模型必须达到一定精度。模型的精度是由实际测量值和模拟值的差值衡量的。不论模型精度是在模型校核之前定义的，还是根据模型校核过程的结果来定义，模型仅能在可获得数据范围内进行校核。实际上，给水管网水力模型是基于管网的压力、流量进行校核，给水管网水质模型是基于管网中水质监测点余氯、三卤甲烷浓度的测量值进行校核的。

1. 水质模型校核方法

管网模型校核过程就是利用管网模型的模拟结果与一组现场实测数据进行比较，使模拟结果和实测数据达成一致或者是达到可接受的精度。因此，需要找到一种合适的方法用来校核、调整模型参数以减少实测数据和模拟结果之间的差距。进而，确定在模型中应调整的参数类型，发现误差类型及可能产生误差的原因。

分析影响模型参数的不确定性有两种主要方法。第一种方法称为敏感性分析法，它涉及在定义的数据范围内进行模型参数调整，求解方程，观察调整后结果；第二种方法称为不确定性分析法，此方法是从输入参数的不确定性来估计方程解的不确定性。

由于目标函数是一个最小化问题，所以对模型校核一般采用优化方法。由于供水管网中管段数多，决策变量组成的区间是多维的，若采用线性规划，梯度法等常规方法将导致维数灾，无法在实际工程中应用。吴正易博士采用了组合遗传算法对水力及水质模型参数进行校核，取得满意的结果。

另一种方法是基于模糊控制的原理对在非确定性的框架中，评估模型的不确定性和不精确性。基于模糊规则的方法为管网模型校正提供了灵活简单的方法，对数据进行定量和定性的评估，它是将实际经验和专家知识相结合。这种基于模糊规则的方法是当前解决非确定性问题的一种方法，此方法可提高模型校正的精度。当然，这种方法也有局限性。因为，这种技术基于实际的经验和有关的专业知识，在管网水质模型领域，缺乏对实际经验和管网水质专家知识的收集和整理，并且实现起来比较复杂。

因此，在管网水质模型校核过程中，可采用反复探索的方法，辅以敏感性分析的方法，这种方法具有广泛的实用性，实现起来比较方便，同样可以提高模型校核的精度。

2. 水质模型校核框架

给水管网水质模型校核的数学形式是关于管网水质模型参数，用模型的模拟结果和实际测量值之差最小化的函数来表示。引入实测向量 $Z(t)$，它包括管网系统中节点实测向量和水池实测向量两种。

$$Z(t_k) = \begin{bmatrix} Z_p(t_k) \\ Z_r(t_k) \end{bmatrix} \tag{7-58}$$

式中 $Z_p(t_k)$——节点的实测向量；

$Z_r(t_k)$——水池的实测向量。

在实际的管网水质模型校核中，仅有一部分节点的水质参数被监测，因此，

$$Z_p(t_k) = (Z_{p,j_1}(t_k), Z_{p,j_2}(t_k), \cdots\cdots, Z_{p,j_S}(t_k)) \tag{7-59}$$

这里，利用管网水质模型的目标函数的平方和来测量实际测量值和模型模拟值之间的误差。

管网水质模型校核的目标函数为：

$$\min_{\lambda} \sum_{t=t_0}^{t} \left( \sum_{j \in J_{samp}} (Z_{p,j}(t_k) - c_p(t_k, L^j))^2 + \sum_{i=1}^{R} (Z_{r,i}(t_k) - c_{r,ji}(t_k))^2 \right) \tag{7-60}$$

式中 $J_{samp}$——实际管网水质监测点向量；

$t_k$——不同的水质模拟时间段；

$Z_{p,j}(t_k)$——节点 $j$ 在 $t_k$ 时间的实际测量值；

$Z_{r,i}(t_k)$——水池 $i$ 在 $t_k$ 时间的实际测量值；

$c_p(t_k, L^j)$——节点 $j$ 的末端在 $t_k$ 时间的模型模拟值；

$c_{r,ji}(t_k)$——水池 $i$ 在 $t_k$ 时间的模型模拟值。

管网水质模型的约束条件为管网水质模型方程，可写成：

$$C(t_{k+1}) = G(t_k, \lambda) C(t_k) + H(t_k, \lambda) C_s(t_k) \tag{7-61}$$

式中 $C(t_{k+1})$——给水管网动态水质模型的在 $t_{k+1}$ 时刻的状态向量矩阵；

$C(t_k)$——给水管网动态水质模型的在 $t_k$ 时刻的状态向量矩阵；

$G(t_k, \lambda)$——给水管网动态水质模型的从 $t_k$ 到 $t_{k+1}$ 时刻的状态向量转换矩阵；

$H(t_k, \lambda)$——给水管网动态水质模型的从 $t_k$ 到 $t_{k+1}$ 时刻的输入控制矩阵；

$C_s(t_k)$——管网水质模型的水源的控制向量；

$\lambda$——给水管网动态水质模型中的校正参数，即各管段的余氯衰减系数。

最后，给水管网水质模型的校正归结为在管网水质模型方程（7-61）的约束条件下，最小化函数表达式（7-60）的过程。此管网水质模型方程（7-61）是动态的和时变的系统。水质模型方程的状态矩阵依赖于随时间变化的校正参数 $\lambda$，因此这个给水管

网水质模型校正的问题归结为典型的优化控制问题。

这种优化控制问题可以用反复探索的方法解决，或使用某些查询算法来寻求最优解。通过给出初始的模型校核参数 $\lambda$，求解模型方程（7-61），代入函数（7-60）中，评估误差函数，然后根据目标函数的误差，调整模型参数 $\lambda$，继续求解管网水质模型方程，即进行管网水质模拟，循环直至求出满意解。

以上为一般的给水管网系统水质模型的校核公式，可根据实际管网的具体情况进行修改。例如，如果管网系统中只有高位水池，那么这种水池便可以单独进行校核。

### 7.3.4 WNW 水质模型分析软件

1. WNW 给水管网信息管理和分析系统

WNW 给水管网信息管理和分析系统是哈尔滨工业大学给水排水系统研究所开发的，用于城市给水管网的信息管理、管网运行工况的模拟计算和分析、事故处理、改扩建优化设计、水质分析等的综合软件。已升至第 5 版本，完全基于面向对象的软件开发模式进行可复用组件式架构，其核心主要由 3 个底层引擎（数据库引擎 DBKernel、GIS 引擎 GISKernel、给水管网建模引擎 WDMKernel）组成。

其中数据库引擎 DBKernel 支持 ACCESS97/2000/2003、Microsoft SQLServer2000/2005、MySQL5.0 等数据库。基于上述 3 个底层引擎，主要由给水管网专业地理信息系统 PDGEditor（Pipe Digital Graph Editor）和给水管网工况分析系统 WNWMain 组成。

PDGEditor 是一套适用于给水管网系统地理信息建模的专业平台，分为单机版和网络版，是 WNW 管网工况分析、改扩建分析、事故时分析和水质分析等的基础，其功能有：

- 管网图形数据与 AutoCAD 等图形数据的相互转换；
- 拓扑结构自动重构；
- 管网拓扑结构自动简化；
- 管网拓扑图元属性及其他 GIS 数据的录入；
- 实时可视化图元编辑、修改、查询及打印；
- 图形绘制支持软件方式、OpenGL 和 DirectX。

WNWMain 是一套基于 WNW 给水管网地理信息系统，适用于给水管网系统建模与工况分析的专业级科研和工程应用平台，改扩建分析、事故时分析和水质分析均基于建模引擎 WDMKernel 进行二次开发而成，并被高效地集成于 WNWMain 中，使整个系统成为进行给水系统管理和分析的功能齐全的软件包。

2. WNW 水质分析软件二次开发及应用

哈尔滨工业大学给水排水系统研究所在水质模型研究的基础上，进行二次开发，利用 Microsoft Visual C$^{++}$ 6.0 完成了适用于 Microsoft Windows 操作系统的"城市给水管网综合信息系统-水质专用软件包"的设计和研发。

水质软件包实现如下主要功能：

（1）数据转换

将水力输入数据进行格式转换，并形成相应的配水管网拓扑结构文件和数据库文件。

（2）水质计算

1）水源水质数据库维护；可以添加、删除和更改水厂出水水质数据。

2）给水管网水质动态计算；

A. 实现了灵活设置待模拟的水质指标（余氯、折算水滞留时间、三卤甲烷）；

B. 多水源供水时，可针对不同的水质指标快速计算出各水厂的水质影响区域；

C. 给定水源水质数据和水力计算结果，可进行未来任意时段的水质工况预测。

（3）水质模拟

1）余氯的动态模拟；

2）折算水滞留时间的动态模拟；

3）三卤甲烷的动态模拟；

（4）水质分析

1）各节点的余氯、三卤甲烷、折算水滞留时间连续分布曲线；

2）水质指标的等值线、等值区域图显示；

3）水质不达标的区域显示；

4）余氯的影响区域；

5）三卤甲烷的影响区域。

3. 水质模型校核实例分析

水质模型以 2002 年 4 月南方某市 24h 实测数据为基础建立。实测数据分为两部分：水厂出水水质数据作为水质模型输入数据；管网实测水质数据作为模型校核数据。首先对水力计算输入数据进行格式转换，形成给水管网拓扑结构。然后将水厂出水水质数据输入到计算机中，形成水源水质数据库，调用供水水质计算模块。水质计算过程中自动调用水力计算结果文件。在综合考虑软件计算速度和模型模拟精确度的基础上，选择水质计算时间步长为 1min。在这些参数设置情况下，在 P4 2.0G、256M 内存机器上，软件连续进行 24 时段水质计算，共耗时 1.43min。

水质计算完成后，生成结果文件，并自动调用水质模拟播放器，进行计算时段内的动态模拟。

通过对比模型计算结果和管网实测数据，调整模型输入参数，使模型计算均方误差达到最小。校核数据为管网中 3 个监测点 24h 实测水质数据。校核后，计算结果和实测数据对比及计算误差如图 7-25～图 7-30 所示。

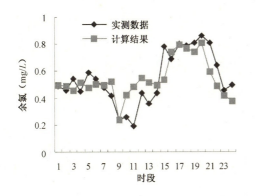
图 7-25 监测点 A24h 余氯计算结果

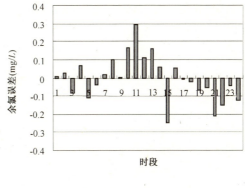
图 7-26 监测点 A24h 余氯计算误差

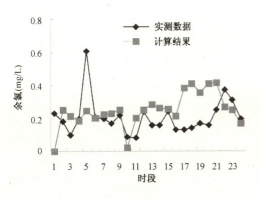
图 7-27 监测点 B24h 余氯计算结果

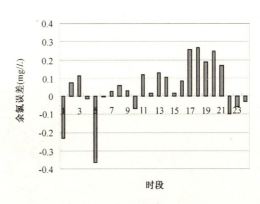
图 7-28 监测点 B24h 余氯计算误差

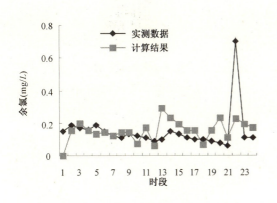
图 7-29 监测点 C24h 余氯计算结果

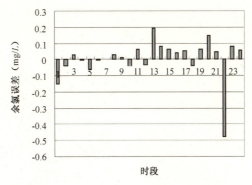
图 7-30 监测点 C24h 余氯计算误差

通过 3 个监测点实测数据和计算结果的对比，可以发现，除了个别时段误差较大以外，两者符合良好。监测点"监测点 B"第 5 时段和"监测点 C"第 22 时段监测数据属于异常点。

4. 水质模拟软件的应用

WNW 管网水质模拟软件通过。南方某市及"十五"国家科技支撑计划国家高技术研究发展计划（863计划）在华北某市的管网水质模拟实践，实现了对于管网中余氯、三卤甲烷及节点水力停留时间等常规水质指标的动态模拟计算。通过现场大量的实测进行水质模型校核，最终使模型的模拟计算精度能够满足计算结果可视化的显示和分析应用的要求。

在水质计算和校核完成后，可进行给水管网水质分析。水质分析的内容包括水质影响区域、水质等值线、等值区域、节点水质指标动态变化曲线以及水质满足区域。

图 7-31 显示了南方、北方两个城市配水管网的余氯的分布状况。

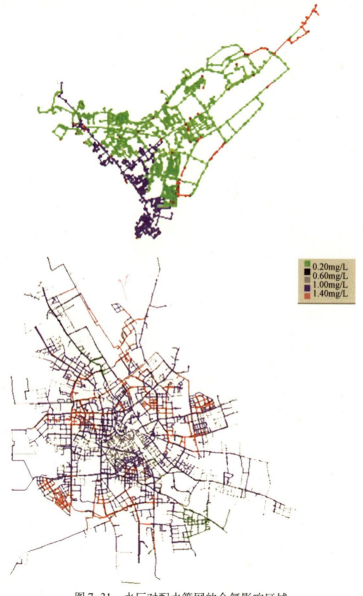

图 7-31 水厂对配水管网的余氯影响区域

两个区域中，部分区域是由于配水管网中的阀门关闭而物理上分开，这些区域分界线始终保持不变。其他分界线是根据计算结果自动分析得到的，而且在动态模拟过程中，这些分界线是动态变化的。一方面反映了不同时段管网水力工况的变化，另一方面也反映了不同水厂对节点水质配比因子的变化。同时，可以在软件中选择三卤甲烷指标，进行同样形式的模拟。值得注意的是，余氯影响区域和三卤甲烷影响区域大部分重合，这是因为该地区的配水管网中大部分区域是由一个水厂供水。在这些区域，水质影响区域也就是水力影响区域。但是，在软件模拟过程中可以清楚地看到，两个指标的影响区域并不完全重合。这是因为在两个水厂供水发生混合的区域，两个水厂对某个节点的余氯影响因子和三卤甲烷影响因子并不一致。换言之，一水厂对某个节点的余氯影响大于二水厂，而二水厂对这个节点的三卤甲烷影响可能大于一水厂。

图7-32和图7-33显示了模拟时段内给水管网三卤甲烷等值线和等值区域。

这两个图反映的内容是一致的，只是表现形式不同。从图中可以看到，在模拟时段内，供水管网中大部分区域三卤甲烷浓度在20~30μg/L范围内，只有很少管段小于20μg/L或大于30μg/L。对比这两个图，可以看到，等值区域图比等值线图更能直观地反映配水管网中水质指标的分布状况。

图7-34显示了模拟时段内水在管网中停留时间（水龄）。

从图中可以看到，在模拟时段内，水在管网中停留时间（水龄）大多在15~20h范围内。

图7-35显示了J43-024节点24h余氯变化曲线。

WNW软件还可以查看任意模拟时段内任意节点的水滞留时间，三卤甲烷24h变化以及24h余氯动态变化曲线。在动态模拟过程中，可以观察任一节点或管段的水力、水质工况变化。

图7-36显示了某模拟时段内给水管网水质满足区域。

余氯是根据对配水管网中管网末梢的限定值0.05mg/L判定是否满足要求。总三卤甲烷是参考对几种三卤甲烷的规定以及对总三卤甲烷的描述确定，以100μg/L判定。从图中可以发现，模拟时段内并不存在总三卤甲烷超标现象。而在部分区域则出现余氯不满足标准的现象，这是由于局部管段内流速极慢，水在管道内停留时间过长，导致余氯衰减。从图中也可以看到，余氯不满足的管段基本都在管网末梢处，所占比例也很小。

从上述模拟结果可以认定，应用计算机对配水管网的水质进行模拟及分析是可行的，是提高管理水平、保证供水安全的主要内容，是不容忽视的发展方向。

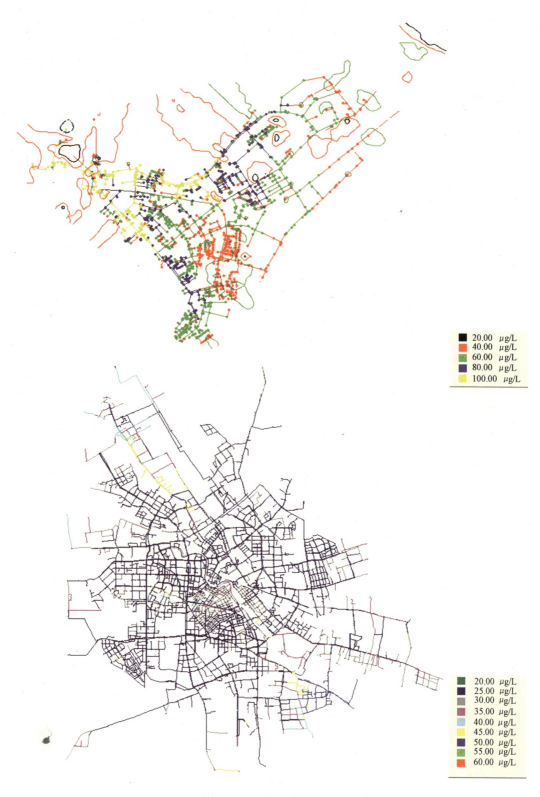

图 7-32 三卤甲烷等值线

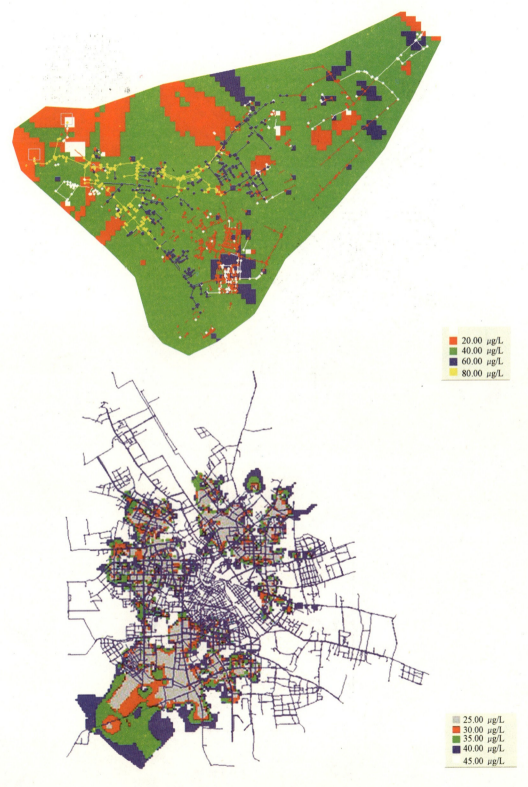

图 7-33　三卤甲烷等值区域

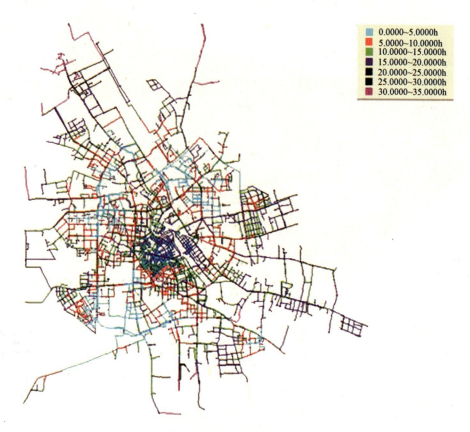

图7-34 水在管网中停留时间（水龄）

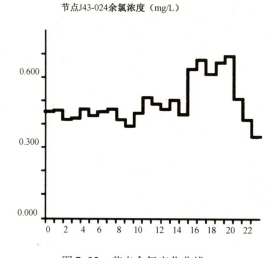

图7-35 节点余氯变化曲线

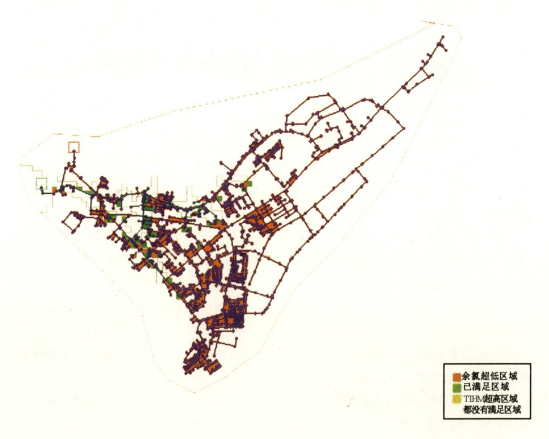

图 7-36 水质满足区域

# 第8章　分质供水与分区供水系统

## 8.1　分质供水系统

分质供水，在国外已有很长的应用历史，我国20世纪80年代开始也在局部地区应用。分质供水系统是根据原水水质对应于不同的用水要求，按供水质量及用途而划分的系统。

1. 优质饮用水系统——在城市自来水的基础上再进行深度处理，达到优质饮用水目标，既去除水中的有害物质，又保留对人体有益的微量元素（见表8-1）。主要用于厨房炊事用水和饮用水。

2. 一般生活用水系统——城市自来水（原生活饮用水）主要用于漱洗、洗澡、洗衣等日常生活用水。

3. 杂用水系统——生活污水经过多级处理后，达到杂用水标准，也称之为中水系统，主要用于卫生、绿化、洗车、冲厕等。

中水系统是城市水资源的良性循环、使水资源得到充分利用，是水资源可持续发展的方向，具有重要的意义。特别是工业用水更具发展潜力。

当前国外发达国家实行的分质供水系统，多是可饮用水系统和非饮用水系统。可饮用水是符合标准的自来水系统，实际上是上述的优质饮用水系统和一般生活用水系统称为可饮用水系统，也就是符合标准的自来水系统。而非饮用水系统，则是指上述的杂用水系统。

### 8.1.1　我国分质供水系统概况

我国当前试行的分质供水系统，是两个管道系统进入用水户：城市自来水系统和以自来水作原水再进行深度净化的优质饮用水系统，见图8-1。

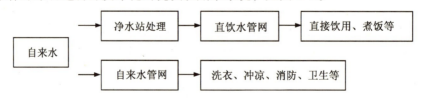

图8-1　我国分质供水示意图

这种分质供水系统的产生，是社会经济、环境状况以及人们对水质的要求促成的，可以认为这是我国给水事业历史的发展阶段。

我国是水资源严重短缺的国家，且淡水资源多数受到污染，给水管网陈旧，普遍存在对供水水质二次污染问题。消除水源污染，全面提高水质净化工艺水平，解决庞大管网的二次污染，改善管道的卫生状况，均需时日。受国家经济力量的制约，而人们又要求用优质饮用水，所以在部分经济发达的地区产生了这种分质供水系统。应该说这是一种过渡的方案，是对我国现行供水系统的补充。从给水管道卫生学的角度讲，这种分质供水系统解决了管道对水质的影响，提高了管道的卫生状况，缩短了水在管道内的停留时间。

分质供水首先是要在饮用水中去除水中的病毒、病原菌、病原原生动物（如寄生虫）等。传统处理工艺去除病毒的效率极低，并且不稳定，有时还出现负去除。管道的二次污染更加剧了供水点处病原菌、病毒和病原原生动物（寄生虫）的污染。其次是去除水中的多种多样的污染物，特别是微量有机污染物等对人体有慢性、急性危害作用的污染物质，如消毒副产物（DBPs）的前体物及其副产物三卤甲烷等三致物质，从而保证供应水的生物稳定性，毒理学的致突变试验结果为阴性的卫生安全的饮用水。三是并不全部去除水中存在的多种多样的物质，而是保留必要的成分选择性地去除不必要的成分，要尽可能地保持一定浓度的人体健康所必须的各种矿物质和微量元素。

保留水中的矿物质和微量元素是必要的，人体所需要的不是化学概念上的纯水（$H_2O$），而是含有多种化学元素的活性水。表8-1是人体内微量元素分布、摄取和排泄量表。这些微量元素在人体中含量虽少，但在生理学上却有特殊的意义。

**人体内微量元素分布、摄取和排泄量表** 表8-1

| 元素 | 人体内含量 (mg/70kg) | 血液中含量 (mg) | 主要分布部位 | 膳食的摄取量 (mg/d) | 排泄量 尿 (mg/d) | 排泄量 汗 (mg/d) | 排泄量 毛发 (μg/d) |
|---|---|---|---|---|---|---|---|
| 锂 | 2.2 | 0.1 | 50%肌肉 | 2.0 | 0.8 | | |
| 铍 | 0.036 | <0.00052 | 73%骨 | | | | |
| 硼 | <48 | 0.52 | | 1.3 | 1.0 | | 7 |
| 氟 | 2600 | | 98.9%骨 | 2.5 | 1.6 | 6.13 | |
| 铝 | 61 | 1.9 | 19.7%肺，34.5%骨 | 45 | 0.1 | 6.13 | 5 |
| 钛 | 8 | 0.14 | 49.1%肺，淋巴结 | 0.85 | 0.33 | 0.001 | 0.005 |
| 钒 | <18 | 0.088 | >90%脂肪 | 2.0 | 0.015 | | |
| 铬 | 1.7 | 0.14 | 37%皮肤 | 0.05~0.1 | 0.008 | 0.059 | 0.69~0.9 |
| 锰 | 12 | 0.14 | 43.3%骨 | 2.2~8.8 | 0.225 | 0.097 | 1.0 |
| 铁 | 4200 | 2500 | 70.5%血色素中的铁 | 15 | 0.25 | 130 | |
| 钴 | 1.5 | 0.0017 | 18.6%骨髓 | 0.3 | 0.26 | 0.017 | 0.17~0.2 |

续表

| 元素 | 人体内含量（mg/70kg） | 血液中含量（mg） | 主要分布部位 | 膳食的摄取量（mg/d） | 排泄量 | | |
|---|---|---|---|---|---|---|---|
| | | | | | 尿（mg/d） | 汗 | 毛发（μg/d） |
| 镍 | 10 | 0.16 | 18%皮肤 | 0.4 | 0.11 | 0.083 | 0.0075 |
| 铜 | 72 | 5.6 | 34.7%肌肉 | 3.2 | 0.06 | 1.59 | 16~56 |
| 锌 | 2300 | 34 | 65.2%肌肉 | 8~15 | 0.5 | 5.08 | 167~172 |
| 砷 | 181 | 2.5 | | 1.0 | 0.195 | | 2 |
| 硒 | 13 | 1.1 | 38.3%肌肉 | 0.068 | 0.04 | 0.34 | 0.3~13 |
| 溴 | 200 | 24 | 60%肌肉 | 7.5 | 7.0 | 0.2 | 12.5 |
| 铷 | 320 | 14 | | 1.5 | 1.1 | 0.05 | 0.05 |
| 锶 | 320 | 0.18 | 99%骨 | 2.0 | 0.2 | 0.96 | |
| 锆 | 420 | 13 | 67%脂肪 | 4.2 | 0.14 | | |
| 铌 | 110 | 13 | 26%脂肪 | 0.62 | 0.36 | 0.003 | 2.2 |
| 钼 | 9.3 | 0.083 | 19%肝 | 0.3 | 0.15 | 0.061 | |
| 镉 | 50 | 0.036 | 27.8%肾，肝 | 0.215 | 0.03 | | 2.8~1.3 |
| 锡 | <17 | 0.68 | 25%脂肪，皮肤 | 4.0 | 0.023 | 2.23 | |
| 锑 | 7.9 | 2.024 | 25%骨 | <0.15 | <0.07 | 0.011 | 6.5 |
| 碲 | 8.2 | 0.18 | 12%骨 | 0.112 | 0.53 | | |
| 碘 | 11 | 2.9 | 87.4%甲状腺 | 0.2 | 0.175 | 0.006 | 0.015 |
| 铯 | 1.5 | 0.015 | | | | | |
| 钡 | 22 | <1.0 | 91%骨 | 1.25 | 0.23 | 0.85 | 5 |
| 金 | <10 | 0.00021 | 52%骨 | | | | |
| 汞 | 13 | 0.026 | 69.2%脂肪，肌肉 | 0.02 | 0.015 | 0.0009 | 6 |
| 铅 | 120 | 1.4 | 91.65%骨 | 0.45 | 0.03 | 0.256 | |
| 铀 | 0.9 | 0.00016 | 65.5骨 | | | | 18~19 |

优质饮用水的特点应是：健康，富含微量元素、矿物质和溶解氧等物质、美味可口的洁净水，达到世界卫生组织、欧共体饮水标准；适合长期饮用；管网循环，水质新鲜、洁净、卫生。

### 8.1.2 我国分质供水系统的分类

实现管网分质供水，是一项规模庞大的系统工程，会涉及城市规划、市政建设、环境保护、物业管理以及供水设备与配套材料等诸多方面。其主要分为两种方式，即集中式和分散式，也称独立式和终端式。

集中式是指由专门的城市饮用水处理厂，到居民饮用水龙头止，设立与其他用途的供水管网相独立的管网供优质饮用水。这种供水方式由自来水公司统一管理,同时要受到城市规划、城市现状等方面的影响,实施难度较大,一次性投资较高,但管理维护方便,易于净水工艺升级以满足未来发展的需要,具有一定的延续性。

分散式多由居住小区自行管理,是指在目前已有供水管网的供水终端,根据不同居民区用水量规模的大小设置不同的优质饮用水处理站,可以是一个小区设置一个水处理站,经处理后,由专门的优质饮用水管道供应,至小区内各建筑物。也有以一个单元建筑物建一个小型处理站,勿需再设户外管网。优质水在楼内设单独管网供水。我国目前所用的分质供水系统多为分散式,如深圳、上海等地。集中式分质供水系统目前国内应用比较少,大庆市等少数经济发达的城市使用这种分质供水方式。集中式和分散式管网分质供水示意图如下:

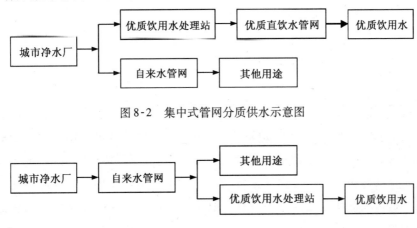

图8-2 集中式管网分质供水示意图

图8-3 分散式管网分质供水示意图

分散式和集中式都是避免了现有的给水管网对水质的二次污染问题,是将净水系统和供水系统构成整体考虑,两种方式都是对城市净水厂经过处理的自来水进行深度处理,达到可以满足人体健康需要的优质饮用水。

### 8.1.3 分质供水系统的净水工艺概述

对于饮用水的深度处理,目前常采用活性炭吸附法、离子交换法及膜分离法等处理方式。管道分质供水的原水为自来水,净水站进行部分的处理,一般针对不同的水质采用不同的处理工艺对自来水进行深度处理,达到优质饮水。

1. 机械处理

机械处理一般是指机械过滤器也称介质过滤,它是采用砂滤、无烟煤或煤、砂双层滤料过滤。通过机械过滤可达到去除水中铁锈和较大颗粒杂质,改善水质并能保证后续关键技术的正常运行和处理效果。机械处理器应选择合适的设计滤速并应定期反冲洗,保证处理效果。

2. 膜分离技术

在管道优质饮水系统中,由于所处理的水量较少,水质要求又高,为适应这种特殊需求一般采用膜过滤技术。近年来膜分离技术在水处理领域中发展迅速,膜处理技术的净化机理是膜的微孔筛分作用,是一种严格的物质分离技术。膜处理过程是一种物理作用,分离过程中不发生相变,和其他方法相比能耗较低,且分离过程中不产生副产品,适用范围较广。各种膜净化技术都有明确的适用范围。因此,在水深度净化工艺设计中,必须根据各地水源(自来水)的水质特点,并结合用户对优质饮用水的要求等具体情况有针对性地选用。同时考虑到膜处理的特殊要求(防止水源水质的不稳定性)。在系统设计中还必须设置一定级数的预处理或保安处理(过滤)设施,还要设置必要的前置调节水箱、出水调蓄水箱和提升泵等中间设备及必要的消毒措施。常用于生活饮用水深度净化的过滤膜有:微滤(MF)、超滤(UF)、纳滤(NF)和反渗透(RO)膜。一般在膜处理前,要有较好的预处理过程,否则,容易发生滤膜堵塞,造成出水量降低,运行费用增加,膜的使用寿命缩短等不良后果。

3. 活性炭处理技术

活性炭吸附的应用也是饮用水深度处理常用的方法之一。由于活性炭的孔隙结构和较大的比表面积,对水中许多有机污染物质包括溶解性有机物都具有很强的吸附能力,可以除臭、除色及其他微量有害物质,如有机物、胶体物质、部分重金属、余氯等。此外,与同样功能的膜过滤(主要与纳滤、反渗透)相比,活性炭过滤具有维护管理简便、造价较低和能耗省等特点,故在优质饮用水深度净化中常与膜过滤联合应用,作为纳滤前的预处理,或与超滤组合也能发挥其物化和生化净化优势。实践证明,对于一般以城市自来水为水源的优质饮用水深度处理工艺,本着经济、实用的原则,采用生物活性炭再辅以微滤或超滤两极过滤工艺,充分发挥两者的净化优势是完全可以满足优质饮用水水质要求的。只有在某些城市水源污染较严重、含盐量较高、水中低分子极性有机物较多的自来水中,才考虑采用纳滤。至于反渗透技术用于优质饮用水深度净化,一般应尽量不用。单独的活性炭处理,容易导致出水细菌总数升高、亚硝酸盐浓度升高等问题,因此为了改善和提高水处理效果,可以和其他方法结合使用,如臭氧-活性炭法等。

4. 消毒方法的选择

饮用水深度处理中消毒一般采用紫外线、$O_3$、$ClO_2$ 消毒或组合消毒。紫外线消毒在分质供水中是比较常用的一种消毒技术,紫外线为 2100~3280A 之间的电磁辐射波,具有广谱杀菌作用,能杀灭水中的细菌繁殖体、真菌、病毒和芽孢,同时对有机物有一定的去除作用。用紫外线法进行消毒前,须使水色度、浊度、铁等杂质降至符合国家生活饮用水卫生标准的要求,这样才能保障水的消毒效果。另外常用的消毒法是臭氧法。臭氧具有强氧化性,其消毒能力强,具有分解作用,能有效地降解残余有机物,因而对细菌、病毒、色度、臭味及某些微生物均有消毒效果，没有传统氯气消毒的余氯味，且消毒时间短，产物无毒且能降解。臭氧法的局限性在于投资大，运行费用高，操作管理不便，且臭氧在管道中不能持久。在优质饮用水系统中一般与紫外线法联合消毒或用在吸附之前。二氧化氯是一种安全、有效的消毒剂，具有很强的氧化性，不但可以在管道中留有余氯维持消毒作用，同时可避免传统的加氯消毒的副作用，需克服制取上的不便。

此外，为保证管网的生物稳定性，采用循环管网系统，确保用户用水安全可靠。

5. 饮用水深度净化工艺流程

根据不同原水水质可推荐几种优质饮用水深度净化工艺流程。

（1）对于有轻度污染或水中大分子天然有机物较多、微生物超标和矿化度适宜的原水，可采用的工艺流程为：

原水（自来水）→贮备水箱→增压泵→粗滤（100μm）→精过滤（10μm）→活性碳过滤→微滤膜过滤→净水水箱→泵→用户

（2）对于有一定程度污染，且水中溶解性有机物和有害离子、盐类均有一定超标的原水，可采用的工艺流程为：

原水（自来水）→贮备水箱→增压泵→粗滤（100μm）→精过滤（10μm）→活性碳过滤（臭氧，尾气吸收）→保安处理→超滤膜过滤→臭氧（或紫外线）消毒→净水水箱→泵→用户

（3）对于有机污染严重，水中总溶解性固体物和消毒副产物等含量较高，味和臭较明显的原水（自来水），可采用的深度净化工艺流程为：

原水（自来水）→贮备水箱→增压泵→粗滤（100μm）→精过滤（10μm）→活性碳过滤（臭氧，尾气吸收）→保安过滤→纳滤膜过滤→臭氧（或紫外线）消毒→净水水箱→泵→用户

保安过滤一般采用 5~10 μm 级孔径的滤芯，其作用是保护后续膜件不受颗粒污染。对微滤、超滤或纳滤膜组件，则根据产品水质要求与原水水质进行选择，但均需定期反洗，其中纳滤需用化学清洗，故使用与维护较复杂。

6. 深度净化工程实例

1996 年，上海率先在锦华小区试验建设第一个"管道分质供水"系统。同年上海市建委组建了"管道纯净水"公司，并在一些小区建立了"管道分质供水"系统。之后，深圳、北京、宁波、重庆、大庆等经济较为发达地区也相继在一些住宅小区建设此类系统。做法是在一栋高层（100 户左右）的楼顶建一小型水处理站（处理能力约在 $1~2 m^3/d$），每日定时向住户供水。由于 $O_3$ 消毒保留时间短，在管道中增设了循环管路，以减少水在管网中的停留时间，避免水中细菌的生长。其处理工艺如图 8-4。

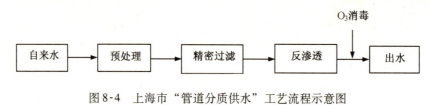

图 8-4　上海市"管道分质供水"工艺流程示意图

目前上海所建的"管道分质供水"系统规模较小，可降低工程技术上的难度，缩短供水管网的长度，不易造成二次污染。同时，由于水处理站建在屋顶，降低了运行成本。但是由于供水规模小也会造成单位成本高的问题。

宁波市的"管道分质供水"采用的水处理工艺为微孔过滤（孔径约 0.2μm），其工艺流程如图 8-5 所示。

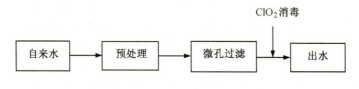

图 8-5　宁波市"管道分质供水"工艺流程示意图

在管道设计中采取集中供水方式，统一建立一大型水处理站（供水能力为 $1500m^3/d$），处理后的水通过管网分别送至市内各个住宅小区（管网未设循环管）。

这种做法的优点是，水处理设施相对集中，利于日常维护管理，处理水质相对稳定，运行成本较低。但也使供水管网加大，同时也增大了管网的投资（"管道分质供水"的总投资中，管网投资占 70% 以上），增加了制水成本。

深圳市自来水公司借鉴上海和宁波等地经验，建设了"梅林一村管道优质饮用水"工程，规划人口近 3 万，共 7000 余户，供水设计能力为 $200 m^3/d$。工艺设计中考虑在去除自来水中残留有机物和有害物质的同时，保持水中对人体有益的微量元素，即生产的是"优质水"而非"纯水"。为了更好地保证水质,管网同样设计了循环管路,以减少二次污染,减少水在管道中的停留时间,其工艺流程如图 8-6。

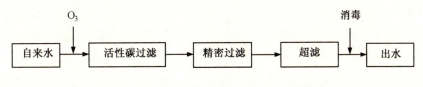

图 8-6 深圳市"管道分质供水"工艺流程

7. 集中式分质供水系统实例

以上所述各例为分散式管网分质供水系统的实例。目前,采用集中式分质供水系统较少。黑龙江省规划设计研究院首先在东北某市成功地设计了集中式优质饮用水分质供水方案。对于该市而言,如改造常规水厂即在原有常规净化系统加一套深度净化系统,并利用原管网输送至用户,所作的化验分析已证实该市供水管网二次污染严重,净化后水质可达要求,但经旧管网送水后,水质又变坏,因此,用旧管网输送优质水的方案不可行。如采用改造常规水厂和全部输配水管网,其总投资为 10.12 亿元,其中改建三座净水厂需 2.4 亿元,更换管道造价需 5.36 亿元,二类费用为 2.36 亿元,吨水成本为 4.8 元,改造方案投资巨大,难于实现。因此,采用了优质饮用水分质供水方案。

(1) 处理工艺流程的选择

饮用水中的有机卤代化合物受到世界各国的密切关注。国际经济合作组织(OECO)与世界卫生组织(WHO)曾组织专家对于水中的有机卤代化合物的存在形式、毒性、生成机制与控制方法进行了探讨与研究,国内在给水处理中对去除挥发性卤代烃三氯甲烷的研究也有进展,而对 1,1,2 - 三氯乙烷有机氯化合物的去除还比较陌生。按照目前我国在饮用水深度净化的研究,对去除水中有机污染较重,且含卤代烃类化合物的有效处理工艺为臭氧化、活性碳吸附加反渗透工艺,流程如下:

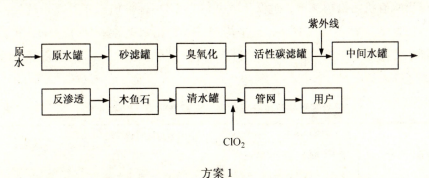

方案 1

上述流程将原水中对人体有害的物质及有益物质(有一部分被称之为生命元素的

离子）均全部去除，水质不符合健康要求，尽管采取后加生理盐或矿化过滤等补救措施，但仍难以达到优质水要求（木鱼石过滤所能溶出的微量元素和矿物质仅使水中的有益离子量增加13%~18%）。由于反渗透所需工作压力大，电耗大，运行费用较高，后补充矿物质的过程复杂且不理想，技术、经济不尽合理，不是理想的处理流程。

经大量的调研后，改进的流程设计采用臭氧、活性炭吸附与纳膜组合工艺。该工艺在去除有毒有害物质的前提下保留了较多对人体有益的元素，符合水质指标。流程如下：

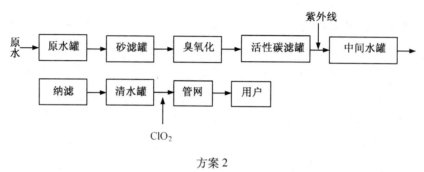

方案2

经技术经济比较，设计推荐采用方案2。

鉴于纳膜新技术目前在国内外应用实例少，且无规范可循的实际情况，针对纳膜过滤单元进行了必要的小型试验。为确保试验数据的可实施性，决定对可行性研究确定的流程进行全流程的生产性实验。

实验在本工程所在地东北某市进行，按可行性研究报告确定的处理流程及设计参数，安装了两套性能指标可达国际先进水平的设备。试验运行20d，水质检测由东北某检测站、哈尔滨医科大学、中国预防医学科学院承担。经三次取多组水样检测分析，处理效果均达到规定的水质指标。

总有机碳（TOC）平均去除率94.5%左右，三氯甲烷去除率94.0%~98.70%，经处理后的出水有机污染物甚微，远低于欧共体（EC）标准值。有益离子的保留率：总硬度40%~51%，钙34%~44%，镁平均31.0%；出水电导率146μs/cm。实验结果进一步验证了方案1是正确的，处理水符合优质饮用水水质要求。试验装置各阶段处理效果如表8-2所示：

试验装置各阶段处理效果　　取样时间：5月28日　　表8-2

| 检测项目 | 东北某市检测站 | | | | 中国预防医学研究院 | | | | 去除率（%） | 本项目水质目标 |
| --- | --- | --- | --- | --- | --- | --- | --- | --- | --- | --- |
| | 原水 | 砂滤出水 | 臭氧活性炭出水 | 纳滤出水 | 原水 | 砂滤出水 | 臭氧活性炭出水 | 纳滤出水 | | |
| 三氯甲烷（μg/L） | 38.7 | 27.1 | 0.6 | 0.5 | 50.0 | 46.6 | 7.26 | <3.0 | 94%~98.7% | ≤30 |

续表

| 检测项目 | 东北某市检测站 | | | | 中国预防医学研究院 | | | | 去除率（%） | 本项目水质目标 |
|---|---|---|---|---|---|---|---|---|---|---|
| | 原水 | 砂滤出水 | 臭氧活性碳出水 | 纳滤出水 | 原水 | 砂滤出水 | 臭氧活性碳出水 | 纳滤出水 | | |
| 1,1,2-三氯乙烷（μg/L） | 未检出 | 未检出 | 未检出 | 未检出 | <0.1 | <0.1 | <0.1 | <0.1 | | ≤5 |
| 耗氧量（mg/L） | 3.5 | 4.5 | 2.3 | 1.7 | 1.07 | 0.99 | 0.39 | 0.35 | 51%~67% | ≤2 |
| 总有机碳（mg/L） | 4.000 | 3.260 | 1.040 | 0.220 | 3.4 | 3.9 | 1.1 | 2.0* | 95% | ≤4 |
| 钒（mg/L） | 0.002 | <0.002 | <0.002 | <0.002 | 0.003 | 0.006* | 0.003 | 0.003 | | ≤0.1 |
| 矿物油（mg/L） | <0.03 | <0.03 | <0.03 | <0.03 | 2.26* | 0.57* | 0.47* | 0.43* | 81% | ≤0.01 |
| 铁（mg/L） | 0.05 | 0.05 | 0.05 | 0.05 | | | | | | ≤0.2 |
| 钠（mg/L） | 25.915 | 24.601 | 27.368 | 17.272 | 25.95 | 26.3 | 28.2 | 17.02 | 33%~34% | ≤200 |
| 钾（mg/L） | 1.488 | 1.498 | 1.398 | 0.770 | 2.68 | 3.47 | 2.28 | 1.92 | 28%~48% | |
| 钙（mg/L） | 28.056 | 28.056 | 24.048 | 9.619 | 20.3 | 21.4 | 22.1 | 8.91 | 56%~66% | ≤100 |
| 镁（mg/L） | 2.432 | 2.432 | 6.08* | 2.189 | 4.53 | 4.8 | 4.62 | 3.14 | 10%~31% | ≤30 |
| 碱度（mg/L） | 47.538 | 50.04 | 50.04 | 25.02 | 118.5 | 111.1 | 114.8 | 115.7* | 47% | >30 |
| 总硬度（mg/L） | 80.064 | 80.064 | 85.068 | 33.026 | 69.4 | 73.2 | 74.2 | 35.2 | 49%~60% | ≤300 |
| 电导率（μs/cm） | 276 | 271 | 346 | 138 | 302 | 285 | 284 | 148 | 50%~51% | ≤400 |

注：*表示异常数据。

（2）系统方案

1）设计范围及依据

根据某市C区城市总体规划，远期2010年，本工程总设计人口按14.5万人计。分期实施。

2）设计水量

经调研，深圳梅林一村设计水量10L/（p·d）（实际5~8L/（p·d））；某市管理局设计水量5L/（p·d）（实际3~5L/（p·d））。

据统计，我国城市居民饮用与烹饪用水占生活总水量2.5%~5%，平均3.75%（东北某地区城市居民生活用水为150L/（p·d），故饮用水设计水量为150L/（p·d）×3.75%=5.62L/（p·d），本设计取5.0L/（p·d））。

3）原水

原水是经过常规水厂处理后的管网水。

4）系统方案

设 5 个净水站的配水管网系统，个别地区桶装配水。

方案特点：将净水站适当集中，运行费用及一次性投资较合理。净水站合并后降低了设备投资及工程总投资，并且多水源系统供水安全性高。

一类费用总投资：8885.71 万元

工程总投资：10392.06 万元，其中第一部分投资：8885.71 万元，第二部分投资：643.32 万元，第三部分投资：863.03 万元。5 站的组成及规模如表 8-3 所示。

5 站的组成及规模　　　　　　　　　　　　　表 8-3

| 处理站编号 | 处理站组成区 | 居住人口（万人） | 面积（km²） | 设计水量（m³/d） |
|---|---|---|---|---|
| ① | 6、5、2 区 | 3.24 | 298.40 | 190.00 |
| ② | 1、8 区（另含部分公建） | 1.40 | 601.60 | 90.00 |
| ③ | 3、4、7 区 | 5.06 | 542.20 | 230.00 |
| ④ | 9、10 区 | 3.40 | 543.40 | 170.00 |
| ⑤ | 万宝 1、2 区 | 1.40 | 414.20 | 70.00 |
| | 合计 | 14.50 | | 750.0 |

5）系统的自动化水平

整个供水系统实现生产、运行、计量、收费的高水平自动化管理。净水工艺各单元采用 PLC 自控方式，并通过计算机对工艺系统运行参数进行集中、实时监控；收费采用远程自动计量系统。

（3）管网布局论证

1）配水，管网以组合后的五个处理站形成 5 个配水系统，各系统按环状管网供水。

2）回水，为确保水质安全，在各站配水系统设回水系统，回水量按供水量的 1/3 考虑。

3）管材

通过技术、经济比较，ABS 管具有低温不脆化、耐腐蚀、无毒性、质轻等优点，而且管件齐备、施工方便，价格适中（平均约为不锈钢的 1/3）。因此，选用 ABS 管。各区管线统计表如表 8-4 所示。

各区管线统计表　　　　　　　　　　　　　表 8-4

| 站　　名 | ①6、5、2 区 | | ②1、8 区 | | ③3、4、7 区 | | ④9、10 区 | | ⑤万宝1、2 区 | |
|---|---|---|---|---|---|---|---|---|---|---|
| | 干线 | 支线 | 干线 | 支线 | 干线 | 支线 | 干线 | 支线 | 干线 | 支线 |
| 管径（mm） | 50~100 | 15~25 | 50~80 | 15~25 | 50~100 | 15~25 | 50~100 | 15~25 | 50~80 | 15~25 |

续表

| 站　名 | ①6、5、2区 | | ②1、8区 | | ③3、4、7区 | | ④9、10区 | | ⑤万宝1、2区 | |
|---|---|---|---|---|---|---|---|---|---|---|
| 数量（km） | 11.73 | 130.93 | 11.43 | 81.91 | 11.65 | 166.63 | 16.58 | 120.82 | 13.68 | 73.11 |
| | 142.66 | | 93.34 | | 178.28 | | 145.4 | | 86.79 | |

该市优质饮用水工程平面图如图8-7所示。（详见光盘）

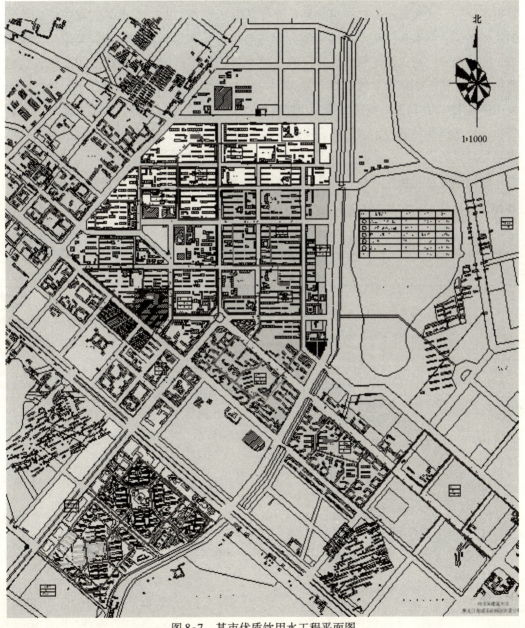

图8-7　某市优质饮用水工程平面图

267

### 8.1.4 分质供水系统的管材选择

分质供水中管道的铺设方案与管材的选择是很重要的。管道的铺设一般采用回流方式，可以减少管道的二次污染，有全部回流和干线回流两种。全部回流方案适合新建小区，干线回流适合对小区的改造。大量实践证明，分质供水中要确保优质饮用水的水质，应将管道系统设计为封闭循环方式。

管材的选择对水质影响很大，因此对管材提出较高的要求。目前常用的供水管材有不锈钢管、硬聚氯乙烯管、铝塑复合管、聚丙烯管等。供水管材的选择应根据当地的气候条件、供水条件及经济因素等方面综合考虑，例如在高寒地区，管道施工费用高，维修困难，宜选用既耐腐蚀又抗磨损的管材，如不锈钢等。同时不同的位置也需要根据具体情况选择合适的管材。如深圳梅林一村管道优质饮用水设计中，室外管道采用的是 PVC 管和国产不锈钢管，而室内管道采用的是铝塑复合管和进口薄壁不锈钢管。无论选择哪种管材，最终都必须保证供水通畅，在供水过程中不会造成二次污染，这是最重要的。

镀锌钢管易腐蚀，不宜采用。目前采用最多的各种管材性能比较如表 8-5 所示，各种管材价格对比如表 8-6 所示。

常用管材性能比较　　　　　　　　　　　　表 8-5

| 管材 | 优点 | 缺点 | 备注 |
| --- | --- | --- | --- |
| 不锈钢 | 能抵抗高压，抗锈力强，不生锈，无毒 | 造价高 | 使用寿命：30 年；适用范围：饮用水、冷热水管道系统；连接方式：螺纹连接；尺寸范围：各种规格齐备 |
| PVC 管 | 抗锈力强，易于接合，轻巧，价格便宜，内壁光滑，水流阻力低，能防止水垢 | 易脆裂，易受冲击破坏，使用胶合剂后有残留气味，抗磨损力弱，长时间阳光直射会引致喉管退化 | |
| 铝塑复合管 | 无锈，抗锈力强，无毒配方，易于接合，耐高压，容易弯曲，接头少，节约管配件，内壁光滑，水流阻力低 | 接口处容易受到损坏，接头局部阻力系数大，造价较高 | 使用寿命：20～30 年；适用范围：工业与民用建筑中冷热水管、室内燃气管道系统；适用温度：-40～95℃；连接方式：卡套式接头；耐压性：工作压力 1.0MPa。尺寸范围：最大口径 63mm 铜管件 施工过程中易受到损坏，固定卡效果差。适合作为室内管应用 |

续表

| 管材 | 优点 | 缺点 | 备注 |
|---|---|---|---|
| 钢塑复合管 | 抗锈力强，易于接合，强力耐用，耐高压，内壁光滑，水头损失低 | 造价较高，接口技术要求高 | |
| ABS 管 | 内壁平滑、不生锈、不生管垢、无毒配方、水头损失低 | | 使用寿命：50 年；适用范围：直饮水管、给水排水管、酸碱液体输送管、空调配管、热水管；适用温度：$-40 \sim 80℃$；连接方式：冷融接；耐撞击性：在 0℃条件下，3kg 重落锤冲击 14 次无破损；耐压性：在 $20 \pm 2℃$时连续试验压力 $38kg/cm^2$；尺寸范围：$15 \sim 400mm$，各种管件齐备 |
| PEX 管 | 平滑不生锈、不生管垢、无毒、水头损失低 | | 使用寿命：50 年；适用范围：直饮水管、饮用水，冷热水管道系统、采暖系统；适用温度：$-70 \sim 110 ℃$；连接方式：插入式接头；尺寸范围：最大口径 63mm 铜管件 |

各种管材价格对比（元/m）    表 8-6

| 规格 \ 造价 \ 管材 | ABS 管 | 不锈钢管 | PEX 管 |
|---|---|---|---|
| DN20 | 9 | 96.4 | 8.50 |
| DN25 | 12 | 122.05 | 12.80 |
| DN50 | 40 | 187.72 | 36.00 |
| DN80 | 98 | 293.66 | 不生产 |
| DN100 | 206 | 420.21 | 不生产 |

## 8.1.5 分质供水系统管道布置

优质饮用水用水量少，一般采用 5L/（p·d）左右，居民用水规律比较相近。如何保障供水水质，使水在管道内滞留时间不宜过长，是分质供水系统管道设计不容忽视的问题。

当前，国内多采用循环式管道布置，铺设供水、回水两路管道。室内管道与室外管道相对应，回水至贮水罐（池）再行必要的处理。回水量和回水压力要通过计算达到平衡，保证供水、回水系统正常运行。

常见的建筑物内供水、回水管道布置方式：

1. 上供下回式

采用这种布置方式较多。设备房位于地下室，这种布置方式适用于高度小于50m、立管数较少的建筑物，见图8-8。

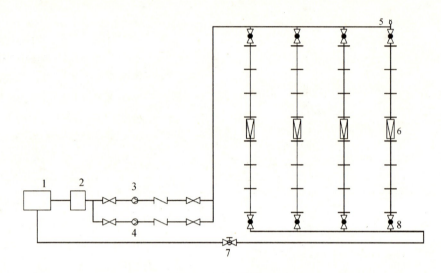

图8-8 上供下回式

1—水箱；2—紫外灯；3—变频泵；4—循环泵；5—自动排气阀；
6—减压阀；7—电磁阀；8—电动蝶阀

2. 上供下回分区式

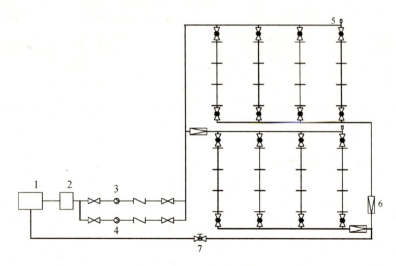

图8-9 上供下回分区式

1—水箱；2—紫外灯；3—变频泵；4—循环泵；
5—自动排气阀；6—减压阀；7—电磁阀

这种布置方式主要用于规模较大的小区。适用于高度大于 50m、立管数较多的建筑物，见图 8-9。

3. 下供上回相同高度分区式

这种布置方式适用于小区建筑物高度相同，适用于多幢多层的小区，见图 8-10。

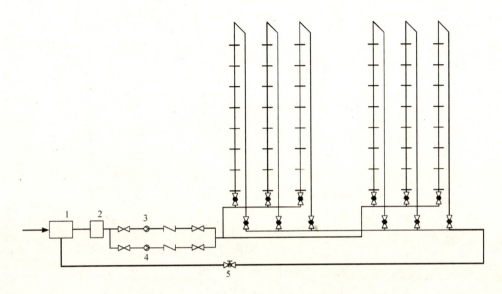

图 8-10 下供上回相同高度分区式
1—水箱；2—紫外灯；3—变频泵；4—循环泵；5—电磁阀

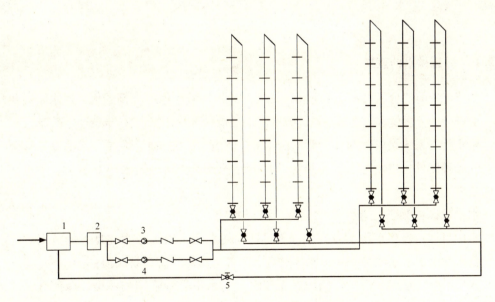

图 8-11 下供上回不同高度分区式
1—水箱；2—紫外灯；3—变频泵；4—循环泵；5—电磁阀

4. 下供上回不同高度分区式

这种布置方式适用于建筑物高度不一致，高、多层群体建筑，见图 8-11。

5. 下供上回式

这种布置方式设备房设于屋顶，适用于单幢高层建筑。见图 8-12。

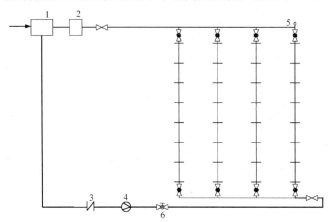

图 8-12　下供上回式

1—水箱；2—紫外灯；3—止回阀；4—循环泵；
5—自动排气阀；6—电磁阀

## 8.2　分区供水系统

### 8.2.1　分区供水的意义

本节讨论的"分区供水"并非传统意义上的根据城市地形（高差大、供水距离狭长等）而进行的分区供水。本节讨论的分区供水是指"区块化供水（Zoning）"的概念。

给水管网系统是由管网（干管、配水管、支管、水龙头）、泵站、水池以及管网上阀门和各种附件构成动态的工作系统。其主要任务是，满足用水户对水量、水压、水质的要求。

水量目标：保证不间断供水，保证足够的水量；

水压目标：保证水压不过高，也不过低，使水龙头出水压力在良好的范围内。水压过低水龙头出水水质易恶化；水压过高，附件易损坏，管道易破损；

水质目标：从净水厂经管网输送至用水户的水不受到管网的污染，保证有合适的余氯量，过高会产生异臭味，过低将影响水质安全。同时，应保证消毒副产物不超标，应尽量使管网中余氯量均衡。

能耗目标：供水管网系统的能耗是自来水公司动力消耗的主要部分，降低供水管网的能耗对降低供水成本具有重要意义。既保证用水户水量、水压要求，又降低供水能耗，实现管网的优化运行。

漏耗目标：降低供水管网的漏失水量，不是仅靠检漏设备解决，它是一项系统工程，供水管网的动态工况，直接影响管网的漏失水量。

漏失水量
$$Q_j = \lambda_j H_j^{1.18} \qquad j = 1.2 \cdots N$$

式中 $Q_j$——漏失流量（$m^3/s$）；

$\lambda_j$——漏失系数；

$H_j$——第 $j$ 个节点的自由水压（m）。

漏失水量是管道压力的函数，管道压力愈大，漏失水量愈多。降低管道压力使管网压力均衡，是降低漏失水量的有效措施。但是，鉴于城市用水量分布不均匀，地形高低不均衡，水厂位置及供水管网的拓扑结构差异，管道在各区域布设疏密不同等因素，要使供水管网系统同时达到水量、水压、水质安全得到保障，减少漏失，降低电耗，供水系统动态工况安全，出现事故可控性强等要求是非常困难的。

综上所述，解决这个问题的最好方案是实施"区块化供水"。

所谓区块化供水，就是在管网建模的基础上，将管网分割成数个相对独立的区域，每个区域由专门的输水干管或输水支管供水。但是管网区块化并非仅仅是改善管网水质，通常还有改善供水系统的水压，水量管理（包括减漏，防漏）等多种目的。根据水源性质、数量、位置、地形、现有管网的规模等，管网区块化可将管网分为若干个大区，每个大区又可分为若干个中区，而每个中区可分为若干个小区。管网区块化以及区块层次的划分，决不是一蹴而成的，它是一个系统的工程项目，需要规划、计算和投资，应根据城市管网系统的现状和发展，逐步实施管网系统的区块化。但应该明确的认识到，实施区块化将是我国给水管网系统的发展方向。

**8.2.2 实施区块化供水流程**

管网微观建模是实施区块化供水的基础，通过管网模型，规划、设计和计算构建区块，进行区块的划分。之后，需要再行管网的改造计划设计，其中包括，管道更新部分和新建部分。实施区块化是一项系统工程，应通过规划逐年完成。图8-13为实施区块化供水框图。

**8.2.3 供水管网区块化划分**

划分供水管网区块，应结合供水规划逐年完成，图8-14（A）为实施区块前的管网示意图。净水厂A和净水厂B直接向管网供水。仅在水厂出口设置流量仪，是当前我国普遍采用的供水方式。实践证明，这种供水方式对漏失控制，产销差率控制以及保障供水安全，实施管网的科学化管理带来很大困难。

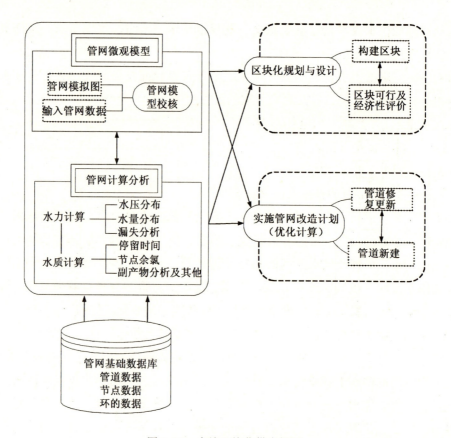

图 8-13 实施区块化供水框图

图 8-14（B）为区块化后的管网示意图，把整个管网分成 2 个大区 A 和 B。A 区又分割成 2 个中区，每个中区又划分为 4 个小区，而 B 区分割成 4 个中区，暂未划分小区。

为保证供水安全，在各区块之间设置应急联络阀门。当某个区块发生水质事故时，即刻关闭相邻的阀门，减少事故的影响范围。当某个区块停水、断水时，即刻打开临近的阀门，应急供水。为避免阀门部位的死水，需在阀门部位设置排污管。区块化供水的重要特点是各区需设置独立的计量设备。

### 8.2.4 供水管网区块化的优缺点

管网区块化优点：

1. 可减少水龄。水在管网中的停留时间已被公认为是衡量管道水质的一个主要因素，缩短水在管网中的停留时间可以减少生长环与管网内水的接触时间，使管网内水质得以改善；

微生物繁殖与管网拓扑结构之间有很大关系，离水厂较远、流动时间很长的地方最有利于微生物繁殖。水在管道内的停留时间是很主要的一个因素。第 7 章中已经给出水龄的计算方法。许多研究者指出水龄增加是导致管网水质恶化的主要因素之一。表 8-7 总结了水龄增加对管网水质各方面的影响。

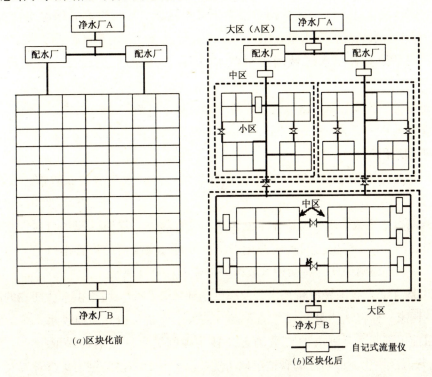

图 8-14　管网区块化示意图

水龄增加对水质的影响　　　　　　　　　　　　　表 8-7

| 物理学方面的影响 | 化学方面的影响 | 生物学方面的影响 |
| --- | --- | --- |
| 温度增加 | 消毒副产物的形成① | 消毒副产物的生物分解① |
| 管网内沉积物的增加 | 消毒剂（余氯）的衰减 | 氮的硝化作用① |
| 水的色度增加 | 影响管网腐蚀控制的有效性 | 微生物的再增殖① |
|  | 嗅和味的恶化 |  |

① 指可对人体健康产生影响的水质问题。

2. 水龄的缩短，管网内余氯消耗量减小，从而可降低加氯量，并减少消毒副产物的产生；

3. 由于各供水区域间设置有阀门，当发生水质事故或其他突发灾难事故时，可立即关闭事故所在供水区域与邻接各供水区域间的阀门，以减小事故影响范围，从而提高供水安全性。

管网区块化除有上述改善水质的优点之外，还有下述其他优点：

4. 供水区域内水压更趋于均匀，管网末梢水压不足问题可得以减缓，同时可减小整个供水系统的能耗；

5. 管网区块化后，每个区域相对独立于其他区域，故可提高管网漏水检查效率，从而减少整个供水系统的漏水量；

6. 可灵活地对各供水区域间进行供水量调配，从而可提高整个供水系统运行效率；

7. 便于实现区块计量对区域进行水量管理，减小产销差率；

8. 管网维修，清洗，更新，断管爆管事故时可减少停水范围。

管网区块化缺点：

1. 由于要对管网进行分割，需要新设联络管，闸门及流量计，故需一定的工程投资；

2. 管网每个区域末端容易造成水流速减小，有形成"滞留区"的可能，当相邻区域之间需要连通时，产生初期水质恶化现象；可通过在闸门处设置小口径旁通管，或在打开区域间连通闸门前先将初期水放掉等措施来避免该现象。

到 2005 年底，我国城市自来水普及率已达到 90%以上。城市供水所面临的问题势必像发达国家一样将从"量"向"质"的方向发生变化，因此城市供水系统的维护管理应由目前出现问题再解决的"被动态"转为在问题出现之前即采取措施的"主动态"，而管网区块化，计划性的管道定期清洗，涂衬（具体内容见第 9 章）以及计划性的管道更新对改善管网水质，提高供水系统的维护管理水平具有重要意义。

我国当前主要的问题是，如何提高现有各自来水公司的供水安全性，实现安全输配水；另一方面，我国城市化进程发展很快，对新建县级城市，如何利用区块化的新观念，实施区块化的市政管网，可以说，实现管网区块化在我国具有广阔的发展空间。

日本在 70 年代初期提出了管网区块化概念，并从 80 年代起开始对部分城市管网进行了区块化改造。目前北九州市，广岛市，大阪市，横滨市，仙台市等地均已采用了管网区块化。日本管网区块化主要目的是提高供水系统的运行管理（水压，水量，水质管理）水平，同时兼有降低漏水量及保证事故或灾害时迅速恢复供水。在欧洲，美国及亚洲的一些国家，都在实施管网区块化，管网区块化的优越性、可行性已被人们认同。

### 8.2.5　区块化供水划分的理论与计算

根据各城市特点及管网规模的不同，管网区块化的过程也不尽相同。图 8-15 给出了管网区块化的典型流程图。

1. 管网模型的建立

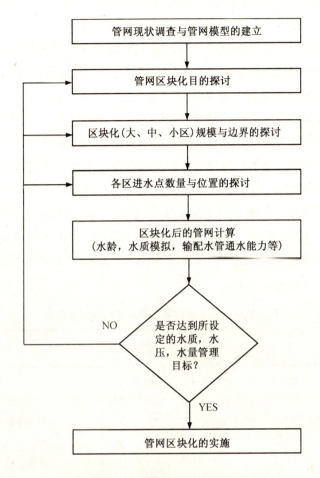

图 8-15 管网区块化典型流程图

管网现状调查及管网模型的建立不仅对客观评价现有管网是必不可少的，同时它也是评价管网区块化效果的有效工具。目前大多数管网模型均是按理想状态（如新管的管径，新管的 C 值，新管的管材）建立的，然而当管道经过长时间的埋设，水在管网内的实际流动情况与新管时有很大差别，故建立能较好地表达实际管网的水力，水质模型是至关重要的。因此，建立管网微观模型是实施管网区块化的基础。

2. 管网区块化目标

如前节所述，管网区块化不仅能改善管网水质，同时还有改善供水系统的水压，水量管理（包括减漏，防漏），事故时可减少停水范围等多项功能。因此，在对管网进行区块化规划与设计时，应首先根据供水系统的现状（如水源的数量、位置、水质特性、管网的水压分布，漏水率的年变化，主要管道铺设年度、管材、主要问题与原因等）以及城市发展规划（如规划人口及其分布，规划生活用水量，规划工商业用水量等）对管网区块化的目的进行详细讨论，应综合考虑管网区块化的目的，并结合各城市社会经济发展实际水平,以便达到费用对效果的优化。

管网区块化的目的不同,将直接影响到管网区块化的形态。如管网区块化仅限于改善管网水质,则根据水源水质位置,地形及现有管网的规模等可将管网分为大区或大-中区即可。如管网区块化还兼有减漏与防漏目的,则应将管网分为大-中-小区。

3. 管网区块化的规模确定与边界划分

管网区块化的规模可根据实际情况灵活划分。在划分大区时,通常是考虑水源的种类,净水厂的位置及大的行政区域范围,以及现有水厂供水能力(经济合理),水压分界线等。在区域内尽量使水压均衡,有必要将区域内的水头损失控制在某个范围内。因此,要考虑区域内地形,管道水头损失,区域形状,进水点位置,区域内人口密度,大用户用水情况等因素。在划分中区时,通常是考虑行政区域范围,铁道,河流,土地利用,地形条件等以及用水户的类型。在划分小区时,主要是考虑地形条件及小区面积。另外,在进行管网区块化时,还应考虑到各区域内未来需水量的变化。管网区块化时所需考虑的因素详见表8-8。

管网区块化时需考虑的因素及各区块功能划分表　　　　表8-8

| | 大 区 | 中 区 | 小 区 |
|---|---|---|---|
| 管网组成 | 输水主干管 | 输水干管 | 配水管 |
| 区块的功能 | 整个区域的综合管理(包括水压,水量,水质管理) | 以流量管理为主 | 以水压管理或以漏水管理为主 |
| 区块化时需考虑的因素 | a) 水源,净水厂的范围及水质<br>b) 配水厂的位置及容量<br>c) 管网组成及水龄<br>d) 该大区的给水能力及将来需水量<br>e) 行政区域等<br>f) 相邻区块的连通管 | a) 行政区域,铁道,河流,土地利用(如大的居民小区,工业园区等),地形条件等<br>b) 各区域的输水干管口径是否适当<br>c) 区内人口规模及管网长度等是否适当<br>d) 减压阀,压力计,流量计,水质监测仪器等的各种功能能否发挥其作用等<br>e) 相邻区块的连通管 | a) 地形条件(标高差较小),道路间隔等<br>b) 街区及水费查收营业所服务范围等<br>c) 区内人口规模,管网长度,面积等是否适当<br>d) 管网末梢是否存在"滞留区"<br>e) 压力计,流量计位置及相邻区块的连通管 |

4. 各区块进水点数量与位置的确定

管网区块化的一个显著特点是将管网进行功能分割,即输水管道(大管径)仅是起向各个区域输送水的功能，而每个区域的配水管道则是向用户供水的功能。这样必然面临如何向各区块送水的问题。各区块送水的方式，有一点进水，两点进水，和多点进水。从每个区块的压力控制与管理以及流量监测与管理的角度，应选择一点进水的方式。但从管道事故时供水安全性角度，可选择两点或多点进水的方式。当两点或多点进水时，应尽可能使各进水点的间隔距离达到最大，以保证区块内的水压均匀，水龄较短。当然，在确定进水点数量时，还应考虑现有管网与附属设备情况。

在选择进水点位置时，应考虑地形，区块内用水大户的位置等因素，以使整个系统以及各区块内的水龄最短。进水点数目和位置的确定过程，须反复进行水力模拟计算。图8-16给出几个典型进水点位置示意图。

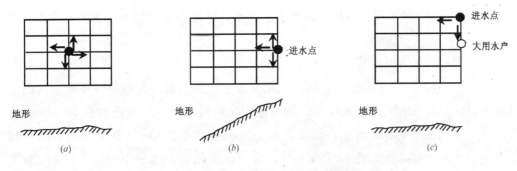

图8-16 典型进水点位置示意图

图8-16（a）区块地形平坦，进水点设在区块中部，进水点距用水户近。这样，可减少水在管道内的停留时间，余氯量在管网内较均衡，同时，又降低消毒剂的副产物，保障区块管网水质。

图8-16（b）区块地形坡度较大，进水点设在地形较高处。这样，区块内供水水力条件好，便于设置高位水池，易实现水量调节，可节约电耗。

图8-16（c）区块地形平坦，进水点设在大用户附近。这样，可减少大水量的供水距离，减少区块内管道直径，降低管网建设费用。

5. 监测设备的设置

管网区块化后，通常在各区块内设置管网监测设备，对各区块的水压、水量、水质进行在线监测。

（1）水压监测的设置：尽可能在每个小区内设置水压监测设备，其位置应设在各小区内水压最低处附近。

（2）水量监测的设置：尽可能在每个大区，中区，小区内分别设置水量监测设备，其位置应设在各区块的进水点之前；通过设置水量监测设备，可以迅速计算出各区块的产销差率，可有针对性地改进水费收取。

(3) 水质监测的设置：多设置在水龄较长的中区或小区内，尤其是在各区块的连通管上的阀门附近。

6. 管网区块化实施

在进行管网区块化规划，设计与施工时，除了考虑管网区块化的目的外，还应考虑管网改扩建，管网信息化管理等其他目的。在施工时将旧有管道更新与管网区块化（各区块间联络管，阀门，压力计，流量计，水质在线监测装置的安装）工程相结合，另外，当原有管道状态较好时，应尽可能充分利用原有管道，从而提高管网改造效率。管网区块化是一项大的系统工程，管网区块化的实施需要相当长的时间和一定数额的投资。它是城市供水的发展方向。根据各城市社会经济发展水平，管网区块化可以采用阶段化实施方法。例如可先对管网实施大区块化的改造，当有条件时再实施中区或小区块化的改造。对于漏水率较大的城市，甚至可以先从管网的小区块化着手实施管网区块化。

7. 管网区块化实例及其效果

图 8-17 给出日本 S 市给水管网区块化前后水压及其对应的给水量变化，从图中可知在保证所需供水压力的条件下，管网区块化后低水压（供水压力在 20~30m 之间）所对应的给水量有所增加，而高水压（供水压力大于 30m）所对应的给水量有所减小，从而使电耗降低约 11%。另外，管网区块化后漏水率下降约 1%（总漏失率为 7.7%），同时管网漏水检查的效率也相应提高数倍之多。管网末梢三卤甲烷浓度降低约 10%。

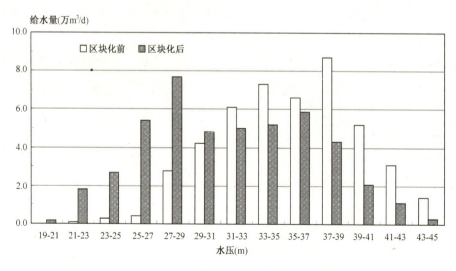

图 8-17 区块化前后水压及其对应的给水量变化

区块化供水的优点如图 8-18 所示。

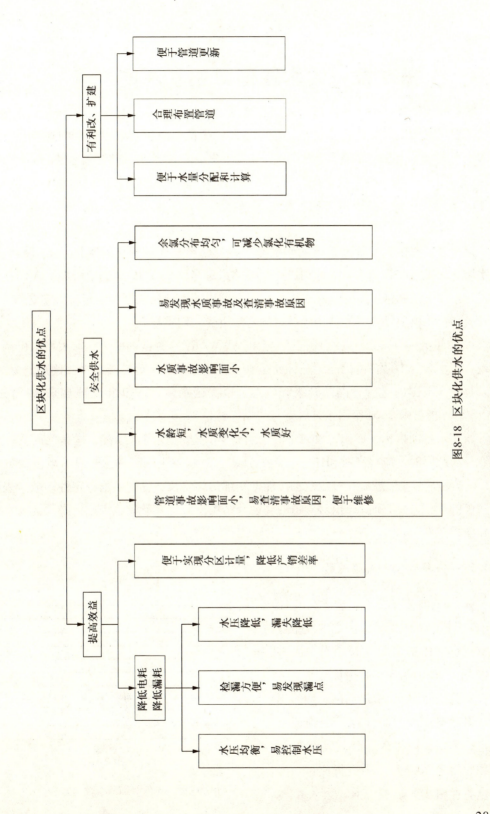

图8-18 区块化供水的优点

# 第9章 给水管道卫生状况的改善

随着我国经济、技术的发展，人们对饮用水水质要求不断提高。由于给水管道卫生状况恶化对水质的二次污染已是不争的事实，因此，应用管道卫生学的观点，把提高净水工艺水平与改善管道卫生状况统一考虑，是保障供水水质的有效途径。

## 9.1 给水管道生长环的控制

近年来，我国给水管网系统的研究与实践，已经从保障管网的水量、水压拓展到将水质净化工艺与管网水质问题构成一个整体来思考。早在19世纪中后期，人们就开始了对给水管道腐蚀的研究。在美国，由于管网内部腐蚀而使用户每年每人多花费1.5美元，降低水的腐蚀性，比使用耐腐蚀的管材更受人们重视。

1997年美国自来水厂协会研究基金会（AWWARF）对国内的100家大型水厂调研发现，给水管网中最普遍的问题是管道腐蚀和铁释放现象引起的"红水"问题。为此，国外都在大范围内进行管网的升级和改造。以美国为例，1999年美国自来水厂协会（AWWA）指出未来20年用于升级管网的投资将是3250亿美元。

饮用水各项指标，如出水浊度、铁、锰等均应达到饮用水标准，这是共同关注的问题，与此同时，应提高对pH值的重视。pH值对水中生长环的生长具有较显著的影响。一方面将pH值控制在一定范围内能抑制细菌的生长，提高生物稳定性，减少表面生物膜的量；另一方面pH值对管道的腐蚀及结垢趋势均有影响，因此，必须提高水质的化学稳定性。

### 9.1.1 用pH值控制细菌总数

pH值对水中细菌的生长影响较大，将pH值控制在一定的范围之内能很好地抑制水中的细菌的生长。水中大多数细菌在pH值为8.0时生长开始受抑制，实验研究了pH值对细菌总数的影响。对静态管段内的挂片上的细菌总数进行测试，用接种环刮取表面$1cm^2$生物膜溶于200mL水中进行测试。实验结果如图9-1所示。pH值在5.6~8

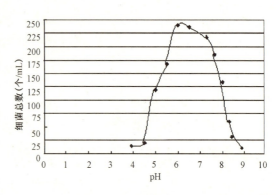

图9-1 pH值对细菌总数的影响

之间细菌总数值较高；当 pH<5 时细菌总数值迅速降低；当 pH>8 时细菌总数值也在迅速降低，可见细菌在偏酸或偏碱性的条件下均受到抑制。

### 9.1.2 pH 值控制管道腐蚀

XPS 分析结果表明，生长环中存在 Ca 元素，Ca 在水中易形成 $CaCO_3$ 等微溶性沉淀，构成生长环的一部分。因此控制 pH 值的大小能在一定程度上判断出管道腐蚀及结垢的趋势，以便进一步控制生长环的生长。

以 $CaCO_3$ 沉淀为例，采用 Langelier 饱和指数（SI）法，根据华北某市 XQ 管网水的全分析数据寻找出 pH 值的控制范围。

Powell 等人根据 Langelier 饱和指数 LSI（式（2-6））中 $pH_s$ 定义式（式 2-7）绘制了计算 $pH_s$ 的曲线图，见图 9-2。据此推断 TJ 市西青管网水的结垢倾向。根据 J 水

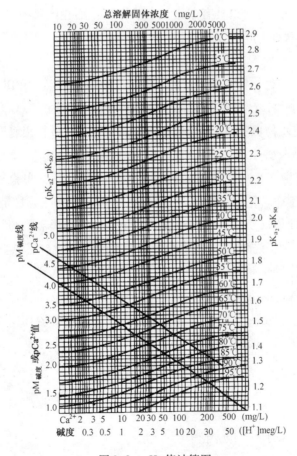

图 9-2 $pH_s$ 值计算图

厂的全分析数据：水温 11.0℃，pH = 7.99，$Ca^{2+}$ 浓度 80mg/L，$M_{碱度}$（以 $CaCO_3$ 计）126.3mg/L，总溶解性固体 363mg/L，计算该水质的 $pH_s$ 值。查图 9-2，在 $Ca^{2+}$ 浓度坐标上找到 80mg/L 点，垂直向上与 $pCa^{2+}$ 线相交，由交点水平向左得纵坐标 $pCa^{2+}$ = 2.80；同法由碱度坐标上找到 0.126mmol/L 点，得对应的 $pM_{碱度}$ = 2.91。在图上方的横坐标上找到总溶解固体浓度 363mg/L 点，垂直向下与 10℃ 等温线相交，由交点水平向右得（$pK_2 - pK_{sp}$）= 2.50。故 $pH_s$ = 2.80 + 2.91 + 2.50 = 8.21。此时 SI = pH − $pH_s$ = 7.99 − 8.21 = −0.22 < 0，故该系统存在腐蚀倾向。

综合 pH 值对细菌总数及对腐蚀结垢趋势的影响可得出将 pH 值控制在 8.0~8.4 左右将对生长环的生成具有很好的抑制作用。

### 9.1.3 改善净水工艺控制生长环

美国自来水厂协会的资料显示，配水管网内部腐蚀所造成的年经济损失约 2.5 亿美元，而用 0.07 亿美元的消石灰调整 pH 值后可减少这项损失，可见合适的 pH 值对降低管道腐蚀减少经济损失具有非常显著的作用。而我国目前对调整出厂水 pH 值的重视尚不够，应针对不同的原水，如原水的 pH 值较低时，则水厂应采取提高出厂水 pH 值措施。

另一方面，BDOC 也应控制在一定的范围内，Joret 研究认为 BDOC < 0.10mg/L 时，大肠杆菌不能在水中生长。Volk 等发现当饮用水中 BDOC 值在 20℃ 为 0.15mg/L，15℃ 为 0.20mg/L 时具有生物稳定性。Dukan 等人通过动态模型计算出管网中 BDOC < 0.2~0.25mg/L 时能达到水质生物稳定。Laurent 等人通过 SANCHO 模型计算出 BDOC < 0.15mg/L 时异养细菌在水中不能生长。我们经过静态、动态实验建议，结合我国情况，将 BDOC 值控制在 0.2~0.22mg/L 之间，可达到水质的生物稳定。

给水管道的腐蚀不仅使管网水的浊度、色度、细菌种类和数量增加，铁、锰及有毒重金属含量等水质指标恶化，而且由于管道内生成生长环，还将明显降低通水能力，增加供水能耗。因此研究生长环的防治对策具有重要的实际意义。清除管道的生长环并进一步做防腐处理，以达到恢复输水能力、改善水质、减缓管道腐蚀的目的。提高出厂水的化学稳定性和生物稳定性，是控制生长环的基础。应该指出，解决这个问题的关键是改善净水工艺，提高净水水平。把提高出厂水水质与改善管道的卫生状况作为一个整体考虑，才能有效保障供水水质，树立这种新的观念，是给水事业发展不容忽视的问题。

## 9.2 给水管道生长环的清除方法

清除生长环是保障管网供水水质的重要措施，也是供水行业进行管网维护管理的一项重要内容。生长环的清除方法很多，采用哪种方法应考虑的因素是：操作方便，对正常供水影响小，成本低，清除效果好。

国外对这方面的研究较早，20世纪50、60年代美国和日本就开始了这方面的研究，并且发展很快，已取得许多成功的方法，在实际工程中应用推广，并出现了许多从事给水管道生长环清除、涂衬的专业公司。给水管道生长环的清除可以分为机械除垢、水力冲洗、化学清洗。清除管道内锈垢并采取必要的防腐措施，不仅可恢复通水能力，降低电耗，而且可改善管道内卫生状况，保障供水水质。

### 9.2.1 化学药剂法

在城市给水管网中使用化学药剂法清除生长环是困难的。首先，在旧给水管道难以形成封闭系统，这样不仅使药剂流失，降低清洗效果，更重要的是，危及供水水质安全；其次，管壁上的生长坏是不均匀的，薄处或暴露的管壁部分极易受到酸的腐蚀，药剂法的效果难以控制且残留于生长环空隙中的药剂清洗难度大；第三，药剂法成本偏高。该方法多用于循环冷却水管道以及车间的某些生产管道，对于城市供水管道由于难以形成封闭的系统和由于水质安全的考虑，不宜采用化学药剂法。

### 9.2.2 机械刮管法

利用钢丝绳等，用外力使其在给水管内来回拖动。此方法适用于清除具有坚硬积垢的给水管道，在遇到特别坚硬的管垢时，可使用不同尺寸的刮管器具。对管径的适用范围在75~1000mm之间，对于管径大于450mm的管道应用不普遍。对管道的刮管长度可达100~250m。机械刮管法的缺点是需要断管和停水，遇有管道附件等，施工比较困难。刮管后应立即涂衬，否则更易腐蚀。

### 9.2.3 炮弹（Pig）法

用于穿越清洗管道的清洗器头部通常是炮弹形状，故称炮弹法。"弹头"多用聚氨酯材料制成。清管器表面带有钢针，由水力驱动，水压需0.2MPa，对于大小管径均可适用。在进行管道清洗之前，待清洗管段应封闭。为使弹头容易进入管道，且为了减少弹头经过的时间，可以使用"发射体"。该方法对不硬的生长环清除很有效，对坚硬的则清除不够彻底。在管网末端或在低压区工作困难，特别是当清管器要通过闸门、弯头等管件时就更困难。此外，由于在清管时，清管器进、出有一定的困难，需要设置专门的进口、出口，故也限制了此方法的应用。炮弹法清洗的示意图如图9-3所示。

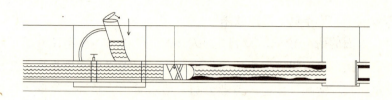

图 9-3 炮弹法清洗示意图

### 9.2.4 水力清洗法

水力清洗法是用一定水压的高速水流对管道进行冲洗，流速是一个重要的参数。水力清洗的水从管段中流出，通常是从消火栓流出，这样就能产生足够的速度，可以将管壁上的沉积物和内壁生物膜清除掉。水力清洗是最简单的管道清洗方法，清洗所需的冲洗速度取决于沉积颗粒大小和相对密度。虽然大多数小生物相对密度较小，大约为 1，但无机沉淀的相对密度能达到 3。Stephenson 提出了输送直径为 0.2mm 的疏松粒子所需的流量，如表 9-1 所示。

干管中冲起和输送直径为 0.2mm 的疏松粒子所需的流量　　　　表 9-1

| 管径（mm） | 相对密度为 1.5 时的流量（L/s） | 相对密度为 3.0 时的流量（L/s） |
| --- | --- | --- |
| 50 | 1.5 | 2.7 |
| 75 | 3.8 | 7.2 |
| 100 | 7.6 | 15.0 |
| 150 | 20.0 | 41.0 |
| 200 | 42.0 | 83.0 |

水力清洗方法在国内外应用较多。其主要特点是操作方便，简单易行，该方法适用于给水管道内壁仅有松软的积垢，尚未形成较坚硬的生长环，对较坚硬的生长环冲洗效果不佳。国外应用较多，其原因是对管道保持经常性的清洗，使之不形成坚硬的生长环。

水力清洗时，在一定区域内打开消火栓让其放水直到水质达到一定要求，比如水的颜色消失或减淡，或者水的浊度减小。流速是影响冲洗效率最重要的参数，如果管径较大，提高流速是很困难的，管径大，水力清洗效果不理想，而且耗水量过大。

管道水力清洗应在管网系统建模的基础上科学地指导管网水力清洗。根据管网的拓扑结构、阀门布置、消火栓的布局，确定管网正向冲洗还是逆向冲洗、管网最大流速和管网清洗流量以及在管网冲洗过程中对周围的影响。

水力清洗流程图如图 9-4 所示。

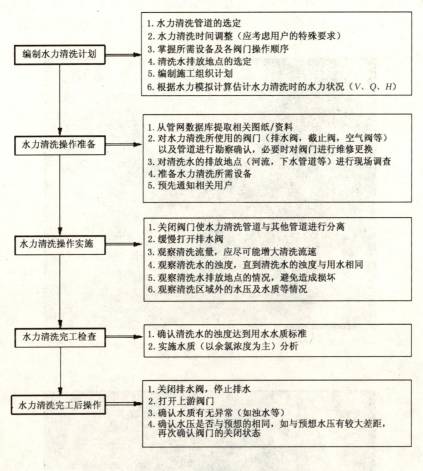

图 9-4 水力清洗流程图

### 9.2.5 高压射流法

用高压水泵和软管连接，通过特制的喷嘴喷射所清洗的管道，用高速、高压水流的冲击能量将"生长环"除掉。其优点是消耗水量少，冲洗效果好。

我们在东北某市成功地通过高压射流完成了该市部分给水管道的清洗工作。

首先，开展试验，对给水管道清洗方法进行研究。为探求理想的除垢方法，对该市不同年代、不同管材、不同安装位置、不同管径、管段的结垢情况进行了典型调查，对锈垢的成因、成分进行了分层取样化验分析。其中，TZJ 试验现场试验管径 400mm，铺设年代 1942 年，BWL 试验现场试验管径 300mm，铺设年代 1936 年，通过调查发现管网结垢情况较严重，一般垢厚 10～20mm，大多为黑色软垢，靠近管壁处有少量硬垢，主要成因为水中铁锰的氧化物和碳酸盐沉积。经光谱法和原子吸收法进行分析，共检出铁、锰、锌等金属元素16种和对人体有害的铅、汞等元素5种，进行了微生物检验，检出铁细菌、大肠菌等6种对人体有害的微生物。管道内部卫生状况如图9-5所示，生长环断面如图9-6所示，高压射流清洗排出水的状况如图9-7所示。

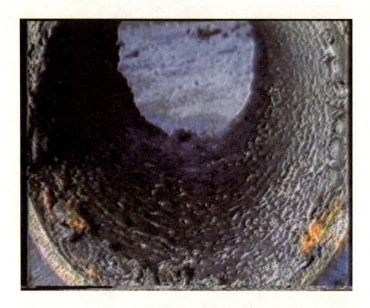

图9-5 管内壁状况

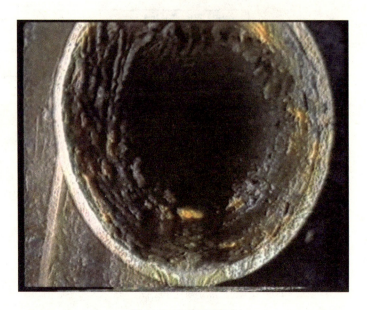

图9-6 生长环断面

1. 高压水射流原理

一定流速的液体由喷嘴射出形成的流束称为射流，喷嘴的作用是将高压低流速的液体转变为高速低压液体。高速射流射向管壁所产生的冲击力可将生长环击碎并随水流带走,从而达到清洗的目的。

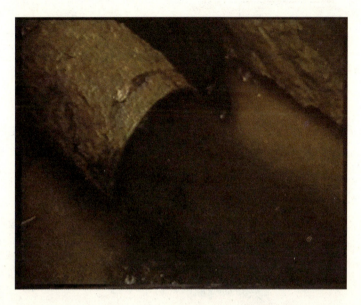

图9-7 高压射流清洗排出的水

射流的种类按射出的射流射入的介质可分为:自由射流和淹没射流。由喷嘴射出的射流如果射入大气空间,称为自由射流,高压水射流除垢就是这种射流;如果射入除空气以外的其他介质中称为淹没射流。射流按其作用形式又可分为连续射流、脉冲射流和空化(气蚀)射流。本节主要讨论连续射流,后两种射流在9.2.6节和9.2.7节讨论。

液体由高压泵加压经过管道由圆柱形或圆锥形喷嘴射出所形成的射流称为连续射流。其特点是射流连续地作用在被冲击物体的表面上。

连续射流按喷嘴的孔径又分为大射流和细射流。喷嘴孔径较大,一般在15~25mm左右为大射流,主要用于采煤、掘进等。喷嘴孔径较小在5mm以下,称为细射流。本试验研究的即是这种射流,因为它的方法比较简单,容易控制,适合于用水量较少的给水管道除垢。

2. 射流结构

本试验所采用的射流均是自由射流。自由射流可分为4个部分:第Ⅰ段是紧密段,这段射流是紧密的连续体,过水断面上的流速几乎是均匀分布;第Ⅱ段是核心段,该段射流开始扩散,射流表面已经碎裂成互不相连的水珠,但射流的核心仍保持成圆锥状的紧密部分;第Ⅲ段是碎裂段,此处整段都已碎裂成小水珠;第Ⅳ段是水滴段,是第Ⅲ段末端水珠进一步分散成为水滴的松散组合。如图9-8所示。

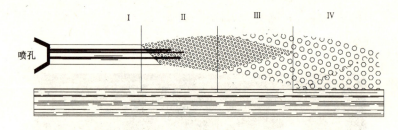

图 9-8 射流结构示意图

一定流速的流体由喷嘴喷出,则在射流与其周围静止空气之间产生较大的速度梯度,而且一部分静止流体被主射流带走,一部分静止流体比主射流流速稍弱,并产生垂直于主射流方向的流动。射流与周围空气发生混杂,这样由于空气的阻力以及射流的紊动和重力作用,使得射流发散。

应用于管道除垢的射流,由于核心区域减小,扩散增大,在第Ⅲ段碎裂段,核心区域消失,而使射流的核心流速降低为零,射流的冲击力骤减,直至失去对生长环的作用力。因此,在射流除垢中起主要作用的是紧密段和核心段。如何提高射流的核心区域的长度,减小扩散,是本试验所要研究的问题之一。

3. 射流清除生长环的作用

根据流体动量定律:

$$\sum \vec{F} = \rho Q \vec{V_2} - \rho Q \vec{V_1}$$

即流体所受外力之和等于流体的动量变化。由作用力与反作用力定律,流体所受的外力与流体对物体的作用力是一对作用力与反作用力,其数值相等。现以射流对平板碰撞为例,在射流不紊乱时,若不计其与周围流体间摩擦力和流体不会由于弹性而被弹回,而是沿平板流失,射流对平板的冲击如图9-9所示。

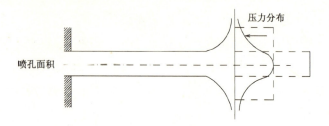

图 9-9 射流对平板的冲击示意图

由动量定律,平板所受的打击力 $F$

$$F = \rho Q V = \rho A V^2$$

平板所受的平均压强 $P$ 为:

$$P = \rho V^2 / 2$$

式中 　$A$——喷孔面积；

　　　$\rho$——流体密度；

　　　$V$——射流速度。

当然，射流应用中的情况要比这复杂，如平板上的压力分布是不均匀的；压力随着离开打击中心而降低；另外，射流速度也会因摩擦阻力而减小。但基本的作用力关系符合上述表达式，因此，可以用实验的办法来确定射流中各量之间的关系。

4. 高压水射流工作原理和试验

高压水射流是一项新技术，高压水射流是用高压泵提供的高压水，经高压胶管送至喷头，由喷头上的喷孔将高压低流速水流转变为低压高速射流，以射流冲击生长环，完成清洗的作业。由于管道埋设在地下，在管内人工移动喷头难度较大，射流不用人直接控制，喷头要能自行在管道中运动，喷头产生的射流能够均匀冲洗管内壁，并产生向前的推力，推力的作用是在保证具有一个良好清洗效果同时，使喷头克服阻力带动高压胶管向前移动，使喷头和胶管自动前移。根据流体动量定律，若喷头以一定角度向斜后方射流，既能产生对管壁的冲击力，又可保证对喷头和胶管的推力。喷头在管内的射流示意图如图9-10，喷头在管内的实际工作情况如图9-11、图9-12所示，哈工大给水排水系统研究所开发的不同型号喷头如图9-13、图9-14所示。

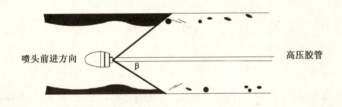

图9-10　高压水射流喷头射流示意图

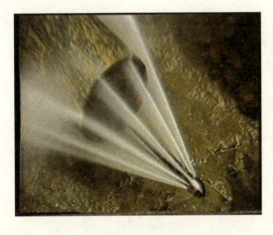

图9-11　高压水射流喷头射流工况图

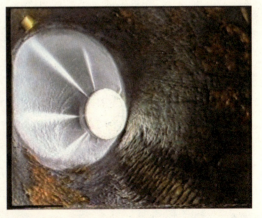

图9-12　高压水射流喷头射流在管内工况图

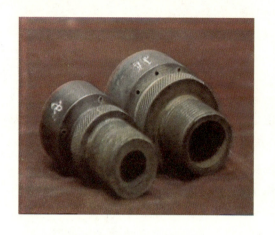
图9-13 高压射流的喷头

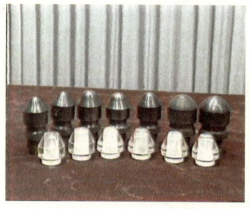
图9-14 不同型号系列高压射流的喷头

喷头推进力 $P_{推}$：

$$P_{推} = \frac{\rho V^2}{2} \cos\beta$$

管壁所受的冲击力在垂直于管壁方向上（半径方向）的投影力：

$$P_{冲} = \frac{\rho V^2}{2} \sin\beta$$

图9-12是在管内摄影，从照片可清楚的看到，经过一次冲洗后，两侧管壁已清楚的显露出来，仅在管底部还剩有少量积垢，该照片是第二次冲洗工况，可基本把生长环清洗干净。

除垢过程中起主要作用的是冲击力，冲击力的确定主要根据金属基体抗压强度及生长环的坚硬程度以及与管壁的黏结牢固程度来决定，还要在除垢的同时，保证金属管壁不受损坏，这就要求必须了解附着层的黏附方式及其特性。

附着层黏附方式有：机械黏附、特殊黏附（范德瓦尔斯力）、化学黏附（离解力）。前两种方式黏附强度中等，为 $200N/mm^2$，后者黏附强度较高，其理论值可达 $5000N/mm^2$。附着层按特性分为坚硬和脆性的附着层、延性附着层、黏弹性附着层、黏性附着层。

根据对东北某市给水管道内壁上锈垢的成因及试验的检测，可得出管道内壁上的锈垢黏附方式属于机械黏附和特殊黏附两种方式。锈垢外层属于机械黏附的软质黏性附着层，因此，比较适合于利用高压水清洗。管壁的生长环属于特殊黏附的坚硬和脆性的附着层，所需压力要高。对于软质黏性附着层，轻微的加载就会引起不可逆的变形，作用于生长环表面的剪切力可使附着层剥离，不需要较大的正向冲击力。对于靠近管壁较硬和脆的附着物要用较大的冲击力使其破裂，当两条或更多的裂缝交叉时，就会有碎片剥落下来。

对管壁的垂直冲击力是除垢的主要条件，推动力也是必不可少的，没有足够的推动力，就不能使除垢连续进行。冲击力和推动力均是由同一射流所产生，可以通过射流角度、水的压力来控制两个力的大小。

影响高压射流冲洗效果的因素很多，其中喷头的构造和几何尺寸，尤为重要。在试验现场定量的确定喷头的各部位尺寸及相关参数是十分困难的。因此，需要在实验室进行模拟试验。目的是定量地分析喷头喷咀孔径、孔深、孔数、喷射角度、喷头外径，以及高压泵扬程、流量，功率等，与冲击力和推动力的关系，为此，自行设计分别建立两套测试装置，并加工了不同材质，几何尺寸不同的喷头。试验是在哈工大给水排水系统研究所管道卫生学实验室进行。

（1）射流冲击力测试装置

冲击力测试装置如图9-15所示，它主要由水泵、胶管、喷头、压力传感器及测试靶子等部分组成，可以测试不同孔径、孔深和不同喷射角度的喷头在射程和压力变化下的冲击力。

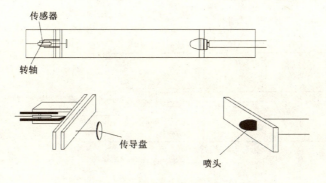

图9-15 射流冲击力测试装置示意图

测试原理为：水用水泵加压后由喷孔射出，形成的射流打击到靶子上，靶子与压力传感器通过力传导杆相连通，靶子所受的冲击力由力传导杆传递至压力传感器。喷头与靶子的距离可调整，改变压力传感器受力面与传导杆之间的夹角可测定不同角度射流的冲击力。供水压力由输水管上的阀门控制，由压力表读出数值。测试采用"降压法"进行，先将水泵供水压力调至最高，然后根据测定需要的压力值逐渐减小压力。冲击力的测定是采用电测方法，即用压力传感器测力。试验用高精度压力传感器所测得的结果可精确到±1g以下，在试验前，首先进行压力传感器的静态标定，找出压力$F$与传感器输出电压$V$之间的关系，试验所使用的两个传感器标定结果见图9-16，图9-17。标定结果证明，传感器的线性度很好。

（2）射流推动力测试装置

射流推动力的测试装置如图9-18所示。推动力的大小主要与喷头射流的角度、孔径、孔数、压力、流量有关。试验中喷头与压力传感器相互接触，并直接对准压力传感器中心，因而可测出推力的大小。对4类不同角度、不同孔径、不同孔数的喷头分别进行试验，为减小摩擦力在胶管外面套上有机玻璃管，测定时同样也是采用"降压法"进行的。

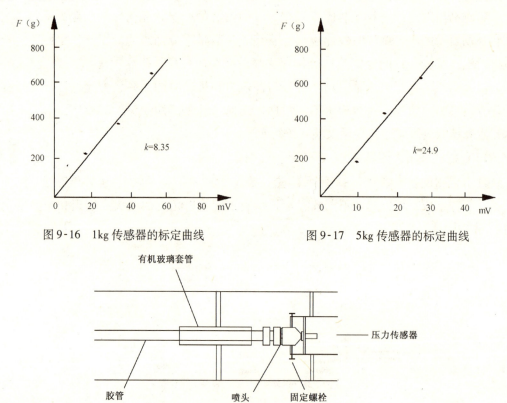

图 9-16　1kg 传感器的标定曲线　　　图 9-17　5kg 传感器的标定曲线

图 9-18　推力测试装置

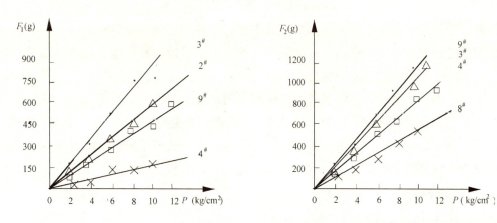

图 9-19　射流的压力与冲击力关系曲线　　图 9-20　射流的压力与推动力关系曲线

两个测试试验共用了 23 个喷头，其中测试用喷头孔径范围：1～2mm，孔数：4～10 个，角度：30°～60°，孔深：5～10mm，外径 40～50mm。

（3）影响高压水射流的主要影响因素

1) 射流冲击力和推动力的影响因素

射流的角度是指射流相对于管道轴线的角度如图 9-10 中的 $\beta$。由喷孔处的伯努利方程可得：

$$\frac{P_1}{\gamma} = \frac{\alpha_1 V^2}{2g} + \sum \xi \frac{V^2}{2g}$$

$$V^2 = \frac{2gP_1}{(\alpha_1 + \sum \xi)\gamma} = 2\varphi \frac{P_0 - \Delta P}{\rho}$$

又由动量定律可得射流对管壁的法向冲击力 $F_1$，

$F_1 = nk\rho QV\sin\beta$

将 $Q = VA = V\pi d^2/4$ 代入上式，则

$F_1 = \frac{1}{4}nk\rho\pi d^2 V\sin\beta = \frac{1}{2}d^2\pi nk\varphi (P_0 - \Delta P)\sin\beta$

射流产生的推动力 $F_2$，

$F_2 = nk\rho QV\cos\beta = \frac{1}{2}d^2\pi nk\varphi (P_0 - \Delta P)\cos\beta$

式中　$n$——喷孔的数量；
　　　$k$——射流碰撞修正系数；
　　　$\varphi$——流速系数；
　　　$d$——喷孔直径；
　　　$\beta$——射流角度；
　　　$P_0$——水泵的供水压力；
　　　$\Delta P$——水流在胶管中的能量损失。

要通过理论计算求出射流冲击力和推动力与喷嘴各项参数间的定量关系是困难的，为此设计了不同角度、不同孔径、不同孔数、不同射程的几组模拟试验。试验结果，绘于图 9-19，图 9-20。图 9-19 显示了射流的压力和冲击力的线性关系，图 9-20，为射流的压力和推动力的关系曲线。

由冲击力和压力的关系曲线可以看出，在 $3^\#$ 试验组中由于射流角度很大，孔径较大，产生很大的冲击力，而 $4^\#$ 试验组中由于射流角度较小，孔径也较小，因而产生的冲击力也很小。由于条件有限，在模拟试验中只做单束射流所产生的冲击力试验。在实际中如果孔径过大，造成大量泄流，压力降低，反而会使冲击力降低，所以要适当选取孔径。

从推动力和压力的关系曲线中发现，射流角度越小，孔数越多，孔径越大所产生的推动力越大，这由 $9^\#$ 试验组和 $3^\#$ 试验组的曲线可以得到证实。由 $8^\#$ 试验可以看出，当角度较大，孔径较小，虽孔数较多但产生的推动力仍很小。

试验结果表明：射流角度在 35°~45°之间，孔径在 1.4~1.6 mm 之间，孔数在 8~

10个之间，射流将产生较大的冲击力和推动力。

2）喷头参数

高压水经胶管最后到达喷头，喷孔将高压流速较低的水流转化成低压高速的射流。喷孔的性能直接影响射流水力性能和除垢的质量。它不仅最大限度地把水流压能转变为动能，而且要保持水射流具有较低的紊流程度，至少不应产生大量的横向水流以保证射到管壁处的是射流的紧密段或核心段。所以喷孔要有合适的内腔锥角，并保证进口尽量光滑过渡，同时要使用耐磨性能好的材质，以保证其使用寿命。

喷孔的构造形式有：收缩圆锥形喷孔、流线形喷孔、流线圆锥形喷孔，如图9-21，图9-22。流线形喷孔减少了水流冲击损失，能量损失小，使射流具有较大的动能，但该形式的加工困难，目前应用不多，一般均采用收缩圆锥形喷孔。试验证明，收缩圆锥形喷孔能形成较长的射流密实段，同时还能改善射流的紊流程度和出口流速分布，而后者对高压水射流清洗甚为重要。

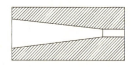

图9-21　收缩圆锥形喷孔

 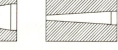

图9-22　流线形和流线圆锥形喷孔

圆锥形喷孔主要结构参数是：喷孔直径$d$，喷孔圆柱段长度$L$，喷孔内腔锥角$\alpha$。

a. **圆柱段长度$L$的确定**：为了使离开喷孔后的射流能形成较长较稳定的紧密段，喷孔的出口处应有一段圆柱形短管，它是喷孔的最后一个部分，也是截面最小的一个部分，所以这段水流运动速度最大，且随着圆柱段长度的增加而使水头损失增加。但没有圆柱段，由于加工时易产生毛刺，喷射水流被破坏，使得水流容易掺气而致使水流紊动、扩散加快、水力损失增加，所以喷孔要有适宜的圆柱段长度。喷孔长度$L$与孔径$d$的关系由试验得出，$F$与$L/d$的曲线，见图9-23，当$L/d=3\sim4$时，产生的射流冲击力较大，即射流的水力条件较好。

b. **喷孔内腔锥角**：最适宜的喷孔锥角能使高压水射流密实段较长，即核心区域较长，从而使喷孔获得最大的射程和冲击力，圆锥角在13°时为最佳。

c. **喷孔内表面光洁度**：在射流模拟实验中发现有机玻璃喷头和钢制喷头在相同钻孔条件下，其喷孔射流质量有很大差别，这主要是由于有机玻璃做的喷头材质较软，内表面容易加工，所以喷孔内表面比较光滑，形成的射流能保持很长距离而不离散，并保持一定的冲击力。钢制喷头由于材料较硬，如果喷孔内难以处理，较为粗糙，会增强射流的横向紊流流动，这种横向紊动，使得大量空气掺入射流，从而使射流很快离散，冲击力迅速降低，为此一般内孔表面光洁度要求▽7～▽9。另外，在喷孔选材上要选耐磨性好的材料。

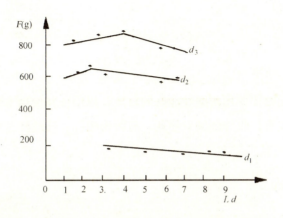

图 9-23　射流冲击力与 $L/d$ 曲线

$d_1 = 1\text{mm}$　$d_2 = 1.5\text{mm}$　$d_3 = 2.0\text{mm}$

用高压射流法清除给水管生长环具有较高的经济效益和社会效益。

1. 显著改善管网水质

从锈垢的化学分析和微生物检验报告中已得到证实，其中含有多种对人体有害的金属元素和微生物，这些有害元素和微生物严重影响管网供水水质。另外，管道在长期运行过程中，在管壁上还会附着很多杂质和沉积物。管网末梢或流速较低的管段尤为严重。一旦管道水流方向改变或流速突然变化，这些沉积物和杂质就会使水质变浑。此外，我国生活饮用水标准规定，在城市管网末端应保持 0.05mg/L 余氯，因为氯是强氧化剂，它除了杀灭水中细菌、氧化有机物消耗外，与其他异物接触时也要消耗。出厂水中余氯量是合格的，由于管内卫生状况不好，余氯消耗速度过快，往往在管网末端余氯消耗殆尽，水质合格率下降。然而，只靠加大出厂水的投氯量来满足管网末端的余氯量是不够的，这不仅提高制水成本，而且将带来一系列弊端。应用高压射流法清除生长环，改善管道内的卫生状况，避免发生水质事故，降低了投氯量，改善了供水水质。

现场生产试验是在东北某市进行的。表 9-2 列出了该市某管道在冲洗前后六个采样点水样的浊度、色度、高锰酸钾耗氧量、铁、细菌总数及大肠菌群等数值。从表中数据可以看出，管道经冲洗后，各项水质指标均有改善，特别是细菌指标，无论是细菌总数还是大肠菌群都显著降低。

2. 可恢复管道过水断面积，增大通水能力和服务水头，降低电耗

由于清除了管道内的生长环，使管道的过水断面得以恢复，增大管道通水能力，减小水流阻力和水头损失，提高服务水头，降低能耗，节省常年运行费用。

给水管道冲洗前后水质变化　　　　表9-2

| 项　目 | | 采样点 | | | | | |
|---|---|---|---|---|---|---|---|
| | | A | B | C | D | E | F |
| 浊度（度） | 冲洗前 | 2 | 4 | 4 | 4 | 5 | 4 |
| | 冲洗后 | 2 | 2.5 | 3 | 3 | 2.5 | 3 |
| 色度（度） | 冲洗前 | 7 | 7 | 9 | 9 | 8.5 | 8 |
| | 冲洗后 | 6 | 6 | 8 | 8 | 6.5 | 7.5 |
| 铁（mg/L） | 冲洗前 | 0.14 | 0.24 | 0.19 | 0.22 | 0.29 | 0.19 |
| | 冲洗后 | 0.07 | 0.04 | 0.18 | 0.19 | 0.06 | 0.16 |
| 细菌总数（个/L） | 冲洗前 | 232 | 140 | 204 | 211 | 199 | 147 |
| | 冲洗后 | 175 | 118 | 77 | 45 | 187 | 25 |
| 大肠菌群（个/L） | 冲洗前 | 1.3 | 1.3 | 0.3 | 12.7 | 3.7 | 8.7 |
| | 冲洗后 | 1 | 0 | 0 | 0 | 0 | 2 |
| $COD_{Mn}$（mg/L） | 冲洗前 | 2.35 | 2.22 | 2.38 | 2.86 | 2.30 | 2.19 |
| | 冲洗后 | 2.29 | 2.21 | 2.23 | 2.07 | 2.11 | 2.14 |

以该市同泽街为例，原设计管径为400 mm，由于生长环的存在，实际管径为376 mm。经过高压射流法清洗，生长环被冲洗掉，有效直径恢复到397 mm。这样不仅改善了管道的卫生状况，提高了供水水质，而且增加了管道的通水能力。在该地区，对于管径为400 mm 的管道，经济流速按1.34m/s 计算，可增加流量：

$$\Delta Q = \frac{3.14}{4} \times 1.34 \times (0.397^2 - 0.376^2) \times 3600 = 61.47 \text{m}^3/\text{h}$$

这相当于增设1条直径为150 mm 的管道，而且避免了由于新管道的铺设对道路交通、居民用水和工业用水的影响。

当管道冲洗前后通水量、流经距离相同时，冲洗后水头损失（$H_2$）与冲洗前水头损失（$H_1$）的比值如下：

$$\frac{H_2}{H_1} = \left(\frac{D_1}{D_2}\right)^{5.3} = \left(\frac{0.376}{0.397}\right)^{5.3} = 75\%$$

冲洗后水头损失仅为冲洗前的75%，也就是说，冲洗后，该条管道在通水量相同的情况下，能量可节省25%。

3. 节省管网改造投资

以同泽街为例，如果不除生长环，其有效直径没有恢复，而若使该管段的输水能力达到其设计能力，通常采用以下几种方式：

（1）提高水源泵站扬程

如果只为提高某一管段或某一局部地区的流量或压力，而提高整个供水区域的扬程是得不偿失的，这样会浪费大量电能和运行费用。

（2）增设管道

按除生长环后增加的流量计算，至少相当于新设一条 $DN$150mm 的管道，新设 $DN$150mm 管道按当时价格每公里约需投资 18 万元/km，而利用管道设备并在适当位置进行高压射流清除生长环，其费用仅为 1.5 万元/km，仅占 $DN$150mm 管道投资的 8.3%，可节省大量管网改造投资，而且不需开挖路面，工期短，停水时间少，投资少，见效快。

用上述计算方法，设管道平均结垢厚度 25mm，对 $DN$200~600mm 管径的管道除生长环前后电能、水头损失以及除垢后可节省的管网改造投资等进行了计算比较，计算结果如表 9-3 所示。

管道除生长环前后经济指标比较　　　　表 9-3

| 项目 | 原管径未恢复 | | 清除生长环后管径恢复 | | |
|---|---|---|---|---|---|
| 管径（mm） | 多耗电（kWh/(a·km)） | 增加水头损失（m/km） | 节电（kWh/(a·km)） | 减少水头损失（m/km） | 节省管网投资（万元/km） |
| 200 | 43842 | 9.81 | 24116 | 7.05 | 10.00 |
| 300 | 43427 | 3.91 | 32384 | 3.47 | 13.00 |
| 400 | 46740 | 2.18 | 40403 | 2.15 | 18.00 |
| 500 | 49118 | 1.39 | 46348 | 1.45 | 23.00 |
| 600 | 52711 | 0.98 | 52673 | 1.07 | 30.00 |

上述比较未计路面开挖等费用，只计当年的管道造价，故仅是相对比较的概念。

通过经济技术分析可以看出，高压射流法效益显著。实践证明，高压射流法清洗效果好，能清除较硬的生长环，耗水量少，可进行大管径的管道清洗。但该方法需要增加产生射流的高压水泵等装置。

### 9.2.6　气压脉冲法

水在圆形管道中的流态有两种：层流和紊流。城市给水管网中的水流一般都是紊流。气-水脉冲清洗给水管道是利用空气的可压缩性，使高压气体以一定的频率进入管内，在管内形成间断的气-水流，随着空气的压缩和扩张，使管内的紊流加剧，水流的切应力增大，使管壁的生长环被冲下，并随着高速水气流排出。

"气压脉冲法"是哈尔滨工业大学给排水系统研究所研究开发的一种自主知识产权的新型、智能的管道生长环清除技术。把传感器测量技术、计算机控制技术结合在一起，研制出一套方便、实用的智能气压脉冲控制仪，如图 9-24 所示。利用脉冲集中释放能量，形成沿管壁方向的切向力，气流的高能动量迅速转化成冲量，形成炮弹流，进而在管道内的"生长环"上产生冲击、气蚀效应，有效地去除生长环。被击落的固体颗粒继续和气流、水流相互作用，从而构成气、液、固三相流，这种三相流继续冲击未脱落的"生长环"，提高清洗效果。该清洗技术纯属物理过程，无化学污染；该技术采用微机进行测控，利用原有管道附属设备进行施工，简单可靠，操作方便，可减少工程投资；输入脉冲和排除锈垢装置均安装在检查井中，无须断管或开挖路面，费用低，却能创造很大的经济效益和社会效益。

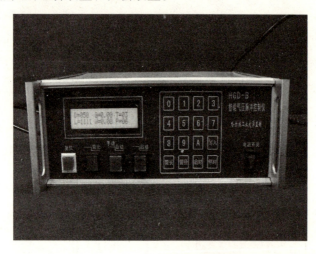

图 9-24　智能气压脉冲控制仪

气压脉冲清洗的原理根据气液两相流和曼德汉（Mandane）流行图，高频、高压水流在管道内产生紊流，并在生长环上发生水击、气蚀（Catitas）效应。利用气压脉冲清洗设备使压缩空气以脉冲形式作用在水流上，沿管道内壁产生螺旋式切向力，脉冲以脉冲波形式瞬间释放高频高能量，动量迅速转化成冲量，以剪切力形式作用在管道内壁的生长环上。由于冲洗是动态的，脉冲在其间能产生交变压差，这个压差与外界大气压相通，所以只要当低于水的饱和气压时，便频繁产生"气蚀"现象，使管道内壁上的生长环剥落。交变压差使水的流速发生突变，压强的急剧升高或降低便在管道内壁产生"水击"，使管道内壁上的生长环剥落。另外，脉冲能产生"弹性"加速度流，增强了紊流的脉动性，增加了惯性切应力，使清洗更为彻底。气压脉冲清洗系统由计算机控制仪、电动阀、空气压缩机、远传压力表、进气喷嘴及排水口等组成。示意图见图 9-25 所示。

对 H 市的某些管道的"生长环"采用气压脉冲的方法进行清洗。冲洗后进行感官性状、化学、细菌学方面的管道水质分析。水质分析结果如图 9-26 所示。图中各项指标均有明显改善，冲洗后，余氯消耗速度降低，使得细菌总数和大肠菌群数降低。冲洗过程中，冲掉大量锈垢，使水的浊度和色度降低；另外，冲洗后，有机物大部分被冲洗掉，则耗氧量下降。可见，气压脉冲管道清洗法效果是比较显著的。

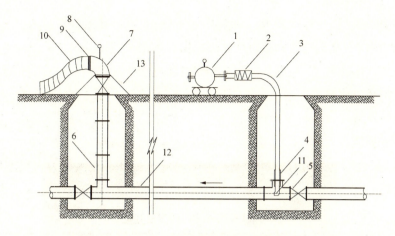

图 9-25 气压脉冲清洗示意图

1—贮气罐；2—脉冲装置；3—橡胶管；4—带丝短管；5—闸门；
6—临时排水法兰短管；7—90°法兰曲管；8—压力表；9—固定卡子；
10—排水细纹胶管；11—喷嘴；12—冲洗管段；13—支撑架

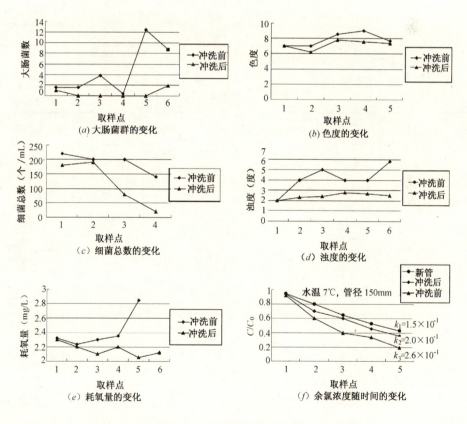

图 9-26 水质分析结果图

清除给水管道中的生长环，不仅可以提高供水水质，具有社会效益，而且可以增大管道过水面积,提高通水能力,减少水头损失,具有经济效益。

管道冲洗前后水头损失和流量变化可根据巴甫洛夫斯基公式计算:

$$i = 0.001482 Q^2 / D^{5.3} \tag{9-1}$$

式中　$i$——水力坡降;

　　　$Q$——流量;

　　　$D$——管径。

计算结果表明,给水管道经冲洗,去除部分生长环,通水能力大幅度增加,水头损失显著降低,结果见表9-4和表9-5。

水头损失一定时的流量变化　　　　　　　　表9-4

| 管径 $D_0$ (mm) | 冲洗前当量管径 $d_1$ (mm) | 冲洗后当量管径 $d_2$ (mm) | 流速 $V$ (m/s) | 冲洗前流量 $Q_1$ (L/s) | 冲洗后流量 $Q_2$ (L/s) | $Q_2 - Q_1$ (L/s) | $Q_2 / Q_1$ (L/s) | $1000\,i$ |
|---|---|---|---|---|---|---|---|---|
| 75 | 45 | 60 | 0.6 | 0.95 | 2.03 | 1.08 | 2.14 | 21.5 |
| 100 | 60 | 80 | 0.6 | 1.70 | 3.61 | 1.91 | 2.12 | 15.0 |
| 200 | 160 | 180 | 0.8 | 16.10 | 22.00 | 5.90 | 1.37 | 7.4 |
| 300 | 260 | 280 | 0.8 | 42.50 | 51.80 | 9.30 | 2.22 | 4.0 |

流量一定时的水力坡降变化　　　　　　　　表9-5

| $D_0$ | $D_1$ | $D_2$ | $i_2 / i_1$ |
|---|---|---|---|
| 75 | 44 | 55 | 0.34 |
|  |  | 60 | 0.22 |
| 100 | 60 | 70 | 0.44 |
|  |  | 80 | 0.22 |
| 200 | 160 | 170 | 0.72 |
|  |  | 180 | 0.53 |
| 300 | 260 | 270 | 0.83 |
|  |  | 280 | 0.68 |

表9-4和表9-5列出的数据仅考虑了生长环使通水断面缩小的影响,尚未考虑生长环使管道阻力系数增加的因素。

气压脉冲法已在国内10多座城市进行了实验,取得了较多的资料。实践表明,气压脉冲法效果好,冲洗距离长,设备简单,操作方便,耗水量远低于水力清洗法。图9-27给出了在两座城市气压冲洗时的实况照片。冲洗长度分别为550m、630m,排水随时间由浊变清。这种方法对十分坚硬的锈垢清洗效果不甚理想。

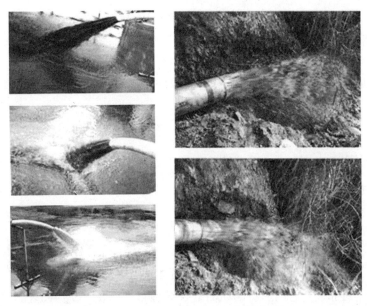

图 9-27 气压脉冲法冲洗实况（详见光盘）

### 9.2.7 水击式清洗

气压脉冲法清洗，已获得较好的清洗效果，其不足之处是耗水量较大，尤其是当管径较大时，要保持足够的流速则耗水量大，而且排水及排水去向也比较困难。哈尔滨工业大学给水排水系统研究所赵明博士等人研发了节水型水击式清洗法——"节水型水击式给水管道清洗系统"已获发明专利（专利号：ZL200410044174.4），其主要特点是利用可控瞬变流发生器使进入清洗管道的水流产生水击，并附以气压脉冲发生器，形成强劲的水流，冲击"生长环"，在末端开口，水、气、渣一并排至循环水箱，固体泥渣沉底，上清水循环使用。其优点是冲击力大，效果好，耗水量低。通过压力传感器、电路控制组成完整的电控系统。

上述各种清洗方法中，高压水射流清洗法、气压脉冲清洗法是哈尔滨工业大学给排水系统研究所研制开发并通过实践的两项技术，这两种方法均通过了部级鉴定。节水型水击式给水管道清洗法获得国家发明专利，在给水管道清洗技术方面具有突破性的进展。

## 9.3 给水管道的修复

### 9.3.1 管道修复的意义

修复管段的确定应依据管网模拟及其工程数据库，首先是余氯消耗速度快的管段，漏失点多的管段，水头损失大以及超过服务年限的管段。

为了改善供水水质，仅采取改进水处理工艺和加大投氯量等措施是不够的，应该从改善管道卫生状况的角度出发。完全采用换新管的方法不是最佳方案，不仅造价高，而且施工断水时间长也给用水户带来很多不便。众所周知，更大的困难是道路开挖在很多地方已成为不可能，即使允许开挖，补偿费用也很大。对于尚具有一定强度的旧管道，宜采用免开挖的修复技术使管道更新，恢复其通水能力。管道修复技术在国外发展很快，在我国更具广阔的发展前景。

### 9.3.2 反转法内衬软管

当修复的管道尚具有足够强度时，用无毒的复合纤维布作内衬，利用反转原理把复合纤维布引入管内，并使之粘结在管的内壁。具体工艺流程是：用气压脉冲法冲洗管道→用清管器（或刮管器）清除硬垢→检查管内壁状况，达到要求后→用清水冲洗→烘干→将复合纤维布引入管内→将筒状的复合纤维布粘结在管壁→固定。原理及工艺流程见图9-28（彩图见光盘）。

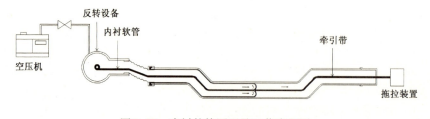

图9-28 内衬软管原理及工艺流程图

### 9.3.3 内衬管法

改性聚乙烯内衬管是旧管道修复技术采用的新材料。哈工大给排水系统研究所研发了"一种具有内衬改性聚乙烯层的更新输水管"，专利号：ZL 00 2 52036.2。

1. 改性材料的性能研究

聚乙烯（PE）是重要的通用材料之一，产量居各种塑料之首位。聚乙烯可以用多种方法生产，由于工艺路线和条件的不同，所制得聚乙烯的分子结构（支化度）、分子量、密度、结晶度均有所区别，相应的物理性能也表现各异。例如：低密度聚乙烯（LDPE）较柔软，但强度低，不能满足本实验的要求；高密度聚乙烯（HDPE）硬度大，柔软性差，易应力开裂，同样不能满足本实验的要求。

为此，研究用低密度聚乙烯（LDPE）与高密度聚乙烯（HDPE）共混，研制改性的、满足需要的改性聚乙烯内衬管。LDPE/HDPE共混物的物理性能如表9-6所示，共混物的红外光谱图如图9-29所示。共混物在不同温度下的应力—应变曲线，不同温度下的拉伸屈服应力,不同荷载下的应变—时间曲线如图9-30,图9-31,图9-32所示。

**LDPE/HDPE 共混物的物理性能**　　　　表9-6

| HDPE/LDPE | 密度 (g/cm²) | 结晶度 (%) | 邵氏硬度 (%) | 熔体指数 (g/10min) | 软化点 (℃) | 拉伸强度 (MPa) | 断裂伸长率 (%) | 热变性温度 (℃) |
|---|---|---|---|---|---|---|---|---|
| 0/100 | 0.920 | 48 | 49~51 | 1.86 | 106.5 | 0.13 | 750 | 43.9 |
| 10/90 | 0.923 | 50 | 53~55 | 3.24 | 109.2 | 0.12 | 400 | 51.6 |
| 20/80 | 0.926 | 52 | 52~55 | 5.94 | 109.4 | 0.13 | 275 | 51.6 |
| 30/70 | 0.929 | 54 | 53~56 | 10.58 | 110 | 0.14 | 100 | 52.7 |
| 40/60 | 0.931 | 55 | 56~57 | 17.06 | 115 | 0.15 | 75 | 57.7 |
| 50/50 | 0.933 | 57 | 55~57 | 33.00 | 115.6 | 0.17 | 25 | 56.1 |
| 60/40 | 0.937 | 59 | 58~59 | 60.0 | 115.6 | 0.17 | 10 | 57.7 |
| 70/30 | 0.934 | 64 | 59~61 | 76 | 118.3 | 0.16 | 10 | 60 |
| 80/20 | 0.947 | 63 | 61~62 | 144 | 118.8 | 0.15 | 10 | 61.1 |
| 90/10 | 0.950 | 69 | 62~64 | 255 | 119.4 | 0.14 | 10 | 65.5 |
| 100/0 | 0.952 | 70 | 63~65 | 467 | 121.1 | 0.14 | 10 | 65 |

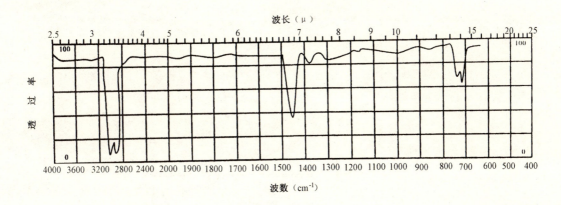

图9-29　共混物的红外光谱图

表9-6及图9-29给出了两种不同密度的聚乙烯共混物的性能、结构与组成的关系。两种密度不同的聚乙烯按各种比例共混后可得到一系列具有中间性能的共混物。这些共混物的性能变化很有规律,符合根据原材料共混物所计算的线性加和值,断裂伸长率及拉伸强度的变化稍有特殊。当在HDPE中掺入的LDPE比例少于60/40时,断裂伸长率基本不变,但拉伸强度却出现了极大值。经计算认定符合本实验中性能要求,由挤出机挤出内衬管。

由以上研究可知,改性聚乙烯在硬度、柔性、抗拉强度、断裂伸长率方面具有很好的性能指标,可以制成内衬管,对旧管道进行修复。

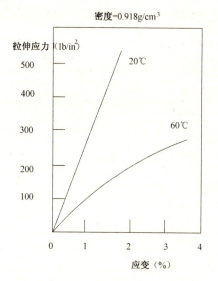
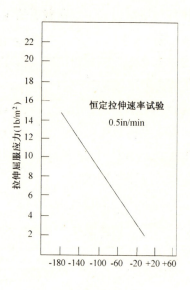

图9-30　共混物不同温度下
的应力—应变曲线

图9-31　共混物不同温度下
的拉伸屈服应力

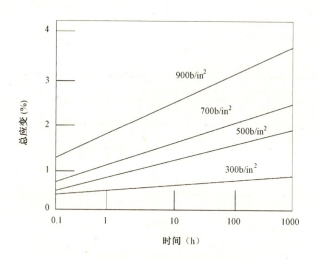

图9-32　共混物不同荷载下的应变—时间曲线

2. 工艺流程

（1）勘察——首先应通过盖特凯管道摄像机探测系统，实际了解被修复管段（母管）的管径、埋深、坡度、管段附件（如消火栓、阀门等）以及相关联管段、管线具体情况。判断管道的腐蚀程度以及漏失的状况。

（2）断水——关闭与被修复管段相连接的阀门，使管段处于断水状态。然后对被修复管段进行开口，用水泵将管段中剩余的水抽干。

（3）清洗——清除被修复管段的生长环，详见本章第2节。清除方法，我们研发了3种清洗管道的方法，即"气压脉冲法"、"高压射流法"和"水击式清洗"。

（4）排渣——当清洗管段完成后，管道内必定残留着一定量的废渣，利用高压水泵将这些残渣清除。

（5）干燥——当管道内的生长环及残渣被清除干净后，使管段自然通风干燥或利用空压机吹风干燥。

（6）内衬——待被修复管段完全干燥后，在内衬管外壁均匀涂上适量的粘合剂，然后利用牵引机具把内衬管牵入母管，改性聚乙烯管外壁、铁管内壁之间有大量的空间（空气），加温、加压开始时，改性聚乙烯管逐渐鼓起时，两管夹层之间的气、水必须迅速排出。

（7）连接——当改性聚乙烯管与母管结合紧密后开始泄压，然后将做好内衬的管段与其他管段重新连接好。最后，打开与之相连接的管段上的阀门，此管段则投入正常运行之中。

实验室的聚乙烯内衬材料试验可以验证，该材料是进行旧管道内衬法修复的优质材料，其性能参数完全可以满足实际工程的需要。在内衬材料试验的基础上，经过现场试验验证，建立一套完整的旧管道内衬修复法的实施工艺。

将无毒、无公害、防腐的材料改性聚乙烯用于旧管道的修复，将其衬入旧给水管道，阻力系数 $C$ 值可达 130~150，通水能力达 95%~98%，并改善供水水质。哈工大给水排水系统研究所研发的旧管道内衬修复工艺可以延长旧管道的使用寿命，修复后的旧管道可以发挥出同样情况下新管道的作用。

该材料还具有显著的社会效益和经济效益。该内衬材料具有无毒、防腐、寿命长、不结垢等优点，可以防止管道中水质受到"二次污染"，从而进一步提高了城市供水系统的服务水平，使用户对供水系统的可靠性更加满意。旧管道修复所需工程费用及材料费用总和为 $M$，更换一条同样管道所需工程费用及材料费用总和为 $F$，则达到经济指标：$M = 0.20~0.30F$。所以，利用内衬修复旧管道与重新敷设一条新管段相比要省大量的资金。

修复工艺操作简单、停水时间短、施工工期短，只需在被修复管段两端挖两个工作坑即可，不需要大面积开挖。

该技术在东北某市已获得了良好的试验和应用效果。

### 9.3.4 纤维布法

采用国产材料制作的"非织造复合纤维膜"作内衬管材，对尚有一定强度的旧金属管道进行修复，可有效延长管道的使用寿命，大幅度节省管道更新费用，缩短施工期限。这种方法无须开挖路面，只需在旧管道的两端挖两个工作坑即可对其进行修复，可大幅度减少开挖路面带来的困难，这种方法特别适于铺设年代已久、腐蚀较严重又难于开挖的管段，如主要街道、重要建筑物下面的管段。

衬管材料以检验无毒性、无刺激性的非织造纤维布为基材，与聚乙烯薄膜分别在热辊上加热到一定温度,即刻使两者热压,辊扎复合成非织造复合纤维膜。非织造复合纤维膜的一面是纤维布,另一面是聚乙烯薄膜,实践证明,两者的粘合强度要比纤维布材料本身的强度大。用非织造纤维膜作成衬管,聚乙烯层与水接触,避免水与金属管道接触产生腐蚀并减小阻力系数;纤维层涂以树脂胶和凝固剂与旧管道(即母管)粘结,使衬管和母管浑然一体。这样即可实现对旧管道的修复。

哈工大给水排水系统研究所通过实验室试验和现场实践研发了"一种具有内衬非织造复合纤维膜的更新输水管"(专利号:ZL 00 2 52035.4)。这项成果得到应用,各项指标及性能参数简述如下。

1. 非织造纤维布的性能指标

非织造纤维布是以纤维材料制成,白色,检验为无毒、无臭、无味、无刺激性,其性能指标如表9-7所示。

非织造纤维布性能指标  表9-7

| 项 目 | | 单位 | 最大值 | 最小值 | 平均值 | 变异系数 |
|---|---|---|---|---|---|---|
| 物理性能 | 单位面积质量 | g/m² | 443 | 427 | 431 | 0.023 |
| | 单位面积质量偏差 | % | | | +3.6 | |
| | 厚度(2kPa) | mm | 3.62 | 3.14 | 3.39 | 0.055 |
| | 等效孔径 $O_{95}$ | mm | | | 0.095 | |
| 力学性能 | 抗拉强度 经向 | kN/20cm | 3.08 | 2.56 | 2.90 | 0.065 |
| | 抗拉强度 经向 | kN/cm | 15.4 | 12.8 | 14.5 | 0.065 |
| | 抗拉强度 纬向 | kN/20cm | 3.45 | 2.53 | 2.99 | 0.109 |
| | 抗拉强度 纬向 | kN/cm | 17.2 | 12.6 | 15.0 | 0.109 |
| | 断裂伸长率 经向 | % | 75 | 68 | 71 | 0.040 |
| | 断裂伸长率 纬向 | % | 100 | 78 | 86 | 0.102 |
| | 梯形撕裂强度 经向 | N | 450 | 355 | 391 | 0.074 |
| | 梯形撕裂强度 纬向 | N | 440 | 335 | 388 | 0.103 |
| | 圆球顶破强度 | N | | | | |
| | CBR顶破强度 | kN | 2.56 | 2.38 | 2.47 | 0.026 |
| | 变性率 | % | | | | |
| 水力学性能 | 垂直渗透系数 | cm/s | | | $4.04 \times 10^{-1}$ | |
| | 水平渗透系数 | cm/s | | | | |
| | 梯度比 | | | | | |
| | 透水率 | L/s | | | | |

根据表9-7,由非织造纤维布的物理性能可知,这种材料材质均匀,轻软,纤维本身不吸水,不易腐烂变质。由非织造纤维布的力学性能可知,这种材料具有很大的抗拉强度、断裂强度、撕裂强度及顶破强度;且材料具有一定的延展性和柔韧性,适合作衬管的基材,并能适于环境温度的变化。由水力学性能可知,其垂直渗透系数为

$4.04\times10^{-1}$cm/s，且其等效孔径为 0.095mm，对液态胶具有良好的吸附性。实验证明，这种材料与金属材料用树脂胶粘结，固化强度很大。

2. 非织造复合纤维膜的性能指标

非织造纤维布与聚乙烯薄膜复合成非织造复合纤维膜，纤维布与聚乙烯膜之间粘结强度要比纤维布本身的强度大。表 9-8 列出的是厚度（2kPa）为 2.11mm 的非织造复合纤维膜的性能参数。纤维膜具有很大的抗拉强度、断裂强度、撕裂强度及顶破强度，并且 -30℃时未发现断裂式裂纹，说明复合纤维膜的低温柔性较好。渗透系数为 $2.03\times10^{-11}$cm/s，近似为零。耐静水压 0.70MPa，由此可见，这种非织造复合纤维膜可以制成衬管对旧管道进行修复。

非织造复合纤维膜的性能参数　　　　　　　　　　表 9-8

| 项目 | | | 单位 | 最大值 | 最小值 | 平均值 | 变异系数 |
|---|---|---|---|---|---|---|---|
| 物理性能 | 单位面积质量 | | g/m² | 564 | 501 | 534 | 0.035 |
| | 单位面积质量偏差 | | % | | | | |
| | 厚度（2kPa） | | mm | 2.24 | 1.99 | 2.11 | 0.040 |
| | 低温柔性 | | -30℃未发生断裂式裂纹 | | | | |
| 力学性能 | 抗拉强度 | 经向 | kN/20cm | 2.33 | 1.86 | 2.04 | 0.112 |
| | | 经向 | kN/cm | 11.6 | 9.0 | 10.2 | 0.112 |
| | | 纬向 | kN/20cm | 2.18 | 1.74 | 1.93 | 0.100 |
| | | 纬向 | kN/cm | 10.9 | 8.7 | 9.7 | 0.100 |
| | 断裂伸长率 | 经向 | % | 43 | 38 | 40 | 0.056 |
| | | 纬向 | % | 58 | 45 | 54 | 0.089 |
| | 梯形撕裂强度 | 经向 | N | 295 | 190 | 253 | 0.147 |
| | | 纬向 | N | 315 | 240 | 260 | 0.089 |
| | 圆球顶破强度 | | N | | | | |
| | CBR 顶破强度 | | kN | 1.92 | 1.46 | 1.71 | 0.130 |
| | 变性率 | | % | | | | |
| 水力学性能 | 渗透系数 | | cm/s | | | $2.03\times10^{-11}$ | |
| | 耐静水压 | | MPa | | | 0.70 | |

表 9-8 所列参数为一层非织造纤维布（厚度 3.39mm）与一层聚乙烯薄膜（厚度 0.5mm）复合成的非织造复合纤维膜的性能参数，这样的纤维膜为一布（一层纤维布）一膜（一层聚乙烯膜），厚度（2kPa）为 2.11mm。若复合成二布二膜（即两层纤维布与两层聚乙烯膜交错复合在一起）会具有更好的性能参数。适当增加布厚和膜厚，亦可使纤维膜性能更好。材料的厚度和与衬管的复合方式要根据被修复管道的实际情况而定。

由以上分析可知，以非织造纤维布为基材，一侧与聚乙烯膜热熔复合成纤维膜，制成衬管；另一侧再涂以树脂胶与金属管道内壁粘结成一体。实验证明，树脂胶固化后,大大增强了衬管的抗拉、抗压强度,使管道的渗透系数等于零。

3. 修复工艺流程

目前,国家尚无规范、行业标准来指导这项工作,本研究也是在科研、应用推广阶段。所以,只能通过科学实验与合理施工来完善这项技术,总结、编制出施工管理规程,指导推广这项技术。我们进行这次研究的主要步骤为:

(1) 勘察——首先应通过盖特凯管道摄像机探测系统,实际了解被修复管段(母管)的管径、埋深、坡度、管段附件(如消火栓、阀门等)以及相关联管段、管线具体情况。判断管道的腐蚀程度以及漏失的状况。

(2) 断水——关闭与被修复管段相连接的阀门,使此管段处于断水状态。然后对被修复管段进行开口,用水泵将管段中剩余的水抽干。

(3) 清洗——旧管线经过多年运行,管内必然存在相当数量的沉积物附着在管壁上,或沉积在管道底部。我们研发了两种清洗管道的方法,即"气压脉冲法"和"高压射流法"。

(4) 排渣——当清洗管段完成后,管道内必定残留着一定量的废渣,利用高压水泵将这些残渣清除。

(5) 干燥——当管道内的生长环及残渣被清除干净后,使管段自然通风干燥或利用空压机吹风干燥。

(6) 涂衬——待被修复管段完全干燥后,在内衬复合纤维膜外壁均匀涂上适量的粘合剂,然后利用牵引机具把内衬复合纤维膜牵入母管,再用空气压缩机对衬管充气一定时间,使衬管和母管粘结紧密。

(7) 连接——当衬管与母管结合紧密后开始泄压,然后将做好内衬的管段与其他管段重新连接好。最后,打开与之相连接的管段上的阀门,此管段则投入正常运行。

4. 修复的成果

(1) 修复的管道通水能力达新管的95%以上,摩阻系数 $C$ 可达130以上,延长管道使用寿命8~15年。

(2) 该修复工艺具有施工方便、工期短、停水时间短、不需要大面积开挖等优点。

(3) 该修复技术具有很好的经济效益,可大幅度减少施工费用。若管道修复所需工程费用及材料费用总和为 $M$,更换一条同样管道所需工程费用及材料费用总和为 $F$,则旧管道修复达到的经济指标为:$M = (0.25 \sim 0.3)F$。

(4) 该修复技术在D市已获得了良好的实验和应用效果。

## 9.4 给水管道的涂衬

我国各城市的给水管网系统,相当部分采用普通铸铁管(灰铸管),20世纪90年代对国内40多个城市管材使用情况进行了调查统计，灰铸管所占的比例为88.56%。未经涂衬的铸铁管易锈蚀而形成严重的生长环，影响管网水质。采取无毒、无污染的防护涂料解决给水管道内壁的锈蚀问题，是一种既经济又有效的措施。因此，管道涂衬在我国任务量很大，特别是对已敷设管道实施涂衬，是很大的特点，是本节阐述的要点，也是改善管道卫生状况，提高供水水质的重要内容。涂衬材料有多种，本节主要介绍三种。

### 9.4.1 水泥砂浆涂衬

水泥砂浆衬里管道内防腐是一种成型工艺，将搅拌好的水泥砂浆分一次或多次涂衬，经过一定时间养护后，形成与管内壁结合紧密的高强度园壳体内衬层，根据管径大小，确定涂层厚度。我国已制定了水泥砂浆涂衬标准，见ISO4179—2005规定的内衬厚度。

硅酸盐水泥的主要成分是硅酸三钙、硅酸二钙、铝酸三钙和石膏等，而其中硅酸三钙占有50%以上的重量百分比。硅酸三钙主要水化反应为：

$$n\text{CaO} \cdot \text{SiO}_2 + m\text{H}_2\text{O} = x\text{CaO} \cdot \text{SiO}_2 \cdot y\text{H}_2\text{O} + (n-x)\text{Ca(OH)}_2$$

生成的水化硅酸钙决定了水泥砂浆的强度，氢氧化钙决定了水泥砂浆的碱性。通常水泥砂浆碱性为pH≥13，如此高的碱性环境足以使金属管道得到钝化保护。

水泥砂浆衬里防腐技术，已在国内外给水管道上得到广泛应用。但该方法还存在一些缺点。

(1) 柔韧性差。由于水泥沙浆在固化后弹塑性较差，不能满足给水管道对内衬的机械力学性能要求。当遇到水锤等高压冲击力或负压真空作用时，水泥砂浆衬里会出现裂缝，水会从裂缝处渗入，使内防腐层失去作用。同时，易发生脱落和大面积坍落等现象，而污染水质。

(2) 减少管道的直径。水泥砂浆衬里，粗糙系数规定为0.012~0.0125，但由于表面摸压不光滑，其值可达到0.013~0.014，且涂层厚度在3~12mm，大大降低了管道直径，影响通水能力，对大口径管道尤为显著。

(3) 水泥砂浆衬里对供水水质的影响

1) 水泥砂浆衬里的腐蚀与软化

管道中的砂浆衬里会受到水中酸性物质的侵蚀，从而导致腐蚀，并发生脱钙（砂落）现象，进而污染水质。水泥砂浆衬里的内部腐蚀包括几种不同类型：一种为水中含有溶解钙的碳酸盐和水解盐（如胺盐及镁盐溶液）而导致腐蚀（脱钙）；另一种是超软水（去离子水）的腐蚀；第三种为$SO_4^{2-}$的腐蚀。对于自来水，第一种腐蚀最为重要，它导致了管道内衬出现软化、裂缝等现象。实验室中，水泥砂浆衬里与酸性水接触：

$Ca^{2+} = 3.1 \text{ mol/m}^3$，$Q_3(CO_2 + HCO_3^- + CO_3^{2-}) = 3.3 \text{ mol/m}^3$，$pH = 6.5$。

水中的钙可与水中侵蚀性$CO_2$发生如下反应

$$CO_2 + H_2O \rightleftharpoons H_2CO_3$$

$$H_2CO_3 \rightleftharpoons H^+ + HCO_3^-$$

$$HCO_3^- \rightleftharpoons H^+ + CO_3^{2-}$$

$$Ca^{2+} + CO_3^{2-} \longrightarrow CaCO_3 \downarrow$$

沉淀可在管壁形成积垢,成为细菌孳生的良好场所,污染水质。

2)水的碱化

各种弱酸或弱碱与其盐组成的溶液,被稀释或加入少量的酸碱时,溶液的 pH 值变化很小,这种溶液称之缓冲溶液。但是,任何缓冲溶液其缓冲能力都有限度,天然水体 pH 值是 6.5~8.5,水中含有的各种碳酸化合物,控制着水中的 pH 值,具有缓冲作用。

碳酸盐含量低的软水缓冲能力很弱,当石灰从水泥砂浆衬里的普通波特兰水泥中渗漏出来,就会导致水中的 pH 值上升。水的缓冲能力主要与碳酸盐的碱性相关,缓冲作用可用下式表示:

$$CO_2 + 2H_2O = H_3^+O + HCO_3^-$$

$$HCO_3^- + H_2O = CO_3^{2-} + H_3^+O \tag{9-2}$$

供水的典型 pH 值为 7~8,因此,占优势的应为碳酸氢盐。当水泥砂浆与水接触时,就发生了石灰渗漏:

$$Ca(OH)_2 = Ca^{2+} + 2OH^- \tag{9-3}$$

所释放的 $OH^-$ 被碳酸盐所缓冲,但这种缓冲能力会被超出,而使 pH 值上升,使供水水质碱化。在砂浆中加入粉煤灰,高炉炉渣及熟化剂可初步解决水的碱化。

3)增加氯的消耗

管道在运行时,在管道的顶部都是空气并掺合着氯气,水泥砂浆衬里因含有无机物,故可被氯氧化,从而导致氯的消耗。同时,水泥是多孔物质,氯也能够浸入其中。气体的氧化作用,也破坏了顶部水泥砂浆的附着强度,使之极易受损脱落,影响管道的水质。在实际工程中,钢筋混凝土管和水泥砂浆衬里管道的顶部会发现有明显的腐蚀现象,导致"落砂"而影响水质。

为了提高水泥砂浆的韧性和强度,促进水泥砂浆的水合反应,防止其碱性物质析出,在水泥砂浆表面再用无毒的环氧树脂涂料作涂层,也称之为复合涂层,且可减少涂层厚度。

近年来,新发展的聚氨酯涂层虽然价格较贵,却是一种抗腐蚀能力强、保证供水水质的优秀涂层。

### 9.4.2 环氧树脂涂衬

环氧树脂涂衬主要用于铸铁管或钢管内部防腐。由于水泥砂浆涂衬法费用较高对管径影响大又对水质有影响,故环氧树脂的应用增加。使用环氧树脂可以克服铁管腐蚀所引起的水质感官上的问题。利用无毒、无污染的防腐涂料来解决给水管道内壁的锈蚀问题，是一种既经济又有效的措施。无毒环氧树脂涂料是一种新型的给水设施用内防腐涂料，它具有干燥快、耐老化、漆膜韧性好，附着力强、抗冲击等优异性能。

1. 环氧树脂涂料的特点

环氧树脂涂料是以环氧树脂为主要成膜物质的一种涂料。环氧树脂含有2个或2个以上的环氧基团，环氧基团是由一个氧原子和两个碳原子组成的环，具有高度的活泼性，使环氧树脂能与多种类型的固化剂发生交联反应而生成三维网状结构的高聚物。环氧树脂的主要技术特点：

（1）环氧树脂漆有许多羟基和醚基，能与底材相吸引，而且固化时的体积收缩率低，不会产生内应力而损及附着力。因此，环氧树脂漆膜对金属、陶瓷、玻璃、混凝土、木材等极性底材均有优良的附着力。

（2）抗化学药品性能优良，环氧树脂仅有羟基和醚基，没有酯基，其耐碱性尤其突出。

（3）环氧树脂因含芳环而坚硬，但由于含有醚键而便于分子键的旋转，因此又具有一定的韧性。

（4）环氧树脂含有环氧基和羟基两种活泼基团，能与多元胺、聚酰胺树脂、酚醛树脂及氨基树脂等配合，制成多种涂料，既可常温干燥，又可高温烘烤。

（5）环氧树脂具有优良的电绝缘性。

环氧树脂除了具有上述的优点，还存在着一些不足之处，如光老化性能差、低温固化差等。这些缺陷可以通过改善固化剂等方法来加以解决。

2. 环氧树脂的合成原理

双酚A型环氧树脂的基础原料，来源于石油化工的丙烯。丙烯可合成环氧氯丙烷：

$$H_2C=CH-CH_3 \xrightarrow{Cl} H_2C=CH-CH_2Cl \xrightarrow[H_2O]{Cl_2} H_2C-CHCl-CH_2OH \xrightarrow{NaOH}$$

$$CH_2Cl-\underset{\underset{O}{\diagdown\diagup}}{CH-CH} + NaCl + H_2O$$

丙烯与苯化合得异丙苯，经氧化后可得到异丙苯过氧化物，进而得到苯酚与丙酮：

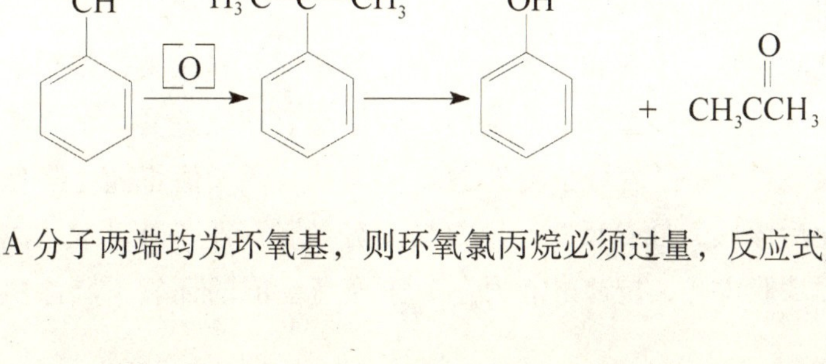

为使双酚A分子两端均为环氧基，则环氧氯丙烷必须过量，反应式如下：

$$2\ \text{C}_6\text{H}_5\text{OH} + \text{CH}_3\text{COCH}_3 \xrightarrow{\text{H}^+} \text{HO-C}_6\text{H}_4\text{-C}(\text{CH}_3)_2\text{-C}_6\text{H}_4\text{-OH}$$

$$\text{HO-C}_6\text{H}_4\text{-C}(\text{CH}_3)_2\text{-C}_6\text{H}_4\text{-OH} + \text{NaOH} \longrightarrow \text{HO-C}_6\text{H}_4\text{-C}(\text{CH}_3)_2\text{-C}_6\text{H}_4\text{-O}^-$$

$$\text{HO-C}_6\text{H}_4\text{-C}(\text{CH}_3)_2\text{-C}_6\text{H}_4\text{-O}^- + \text{CH}_2\text{Cl-CH(O)CH}_2 \longrightarrow$$

$$\text{HO-C}_6\text{H}_4\text{-C}(\text{CH}_3)_2\text{-C}_6\text{H}_4\text{-O-CH}_2\text{-CH(O}^-\text{)-CH}_2\text{Cl} \longrightarrow$$

$$\text{HO-C}_6\text{H}_4\text{-C}(\text{CH}_3)_2\text{-C}_6\text{H}_4\text{-O-CH}_2\text{-CH(-O-)CH}_2 \xrightarrow{\text{NaOH}} \text{CH}_2\text{Cl-CH(O)CH}_2$$

$$\text{CH}_2\text{(O)CH-CH}_2\text{-O-C}_6\text{H}_4\text{-C}(\text{CH}_3)_2\text{-C}_6\text{H}_4\text{-O-CH}_2\text{-CH(O)CH}_2$$

最后制得树脂的通式如下：

$$\text{CH}_2\text{(O)CH-CH}_2\text{O-}\left[\text{-C}_6\text{H}_4\text{-C}(\text{CH}_3)_2\text{-C}_6\text{H}_4\text{-O-CH}_2\text{-CH(OH)-CH}_2\text{-O-}\right]_n\text{-C}_6\text{H}_4\text{-C}(\text{CH}_3)_2\text{-C}_6\text{H}_4\text{-O-CH}_2\text{-CH(O)CH}_2$$

上式中聚合度 $n$ 的大小取决于投料时环氧氯丙烷（ECH）与双酚 A（BPA）的比例：ECH/BPA $= (n+2)/(n+1)$。

环氧值（E）是表征环氧基的一个重要指标，它定义为 100g 环氧树脂中含有的环氧基的摩尔数。

3. 环氧树脂类型的确定

涂料的性能随树脂、填料和其他助剂的种类不同差异很大，特别是树脂基料占有主导地位。环氧树脂有很多型号，不同型号的性能有很大差异。由环氧树脂的结构通式和环氧值定义，可知，随着分子量的逐渐增大，其环氧值将随之降低，从而降低交联密度，使固化后漆膜太软；反之，环氧树脂分子量越小，其环氧值越大，交联密度也越大，固化后漆膜太脆，抗冲击能力差。作为高性能的环氧树脂涂料，既要求漆膜有很高的硬度又要有良好的韧性，因此应选用中等分子量的 E20（平均分子量为900）与 E12（平均分子量为1400）的环氧树脂，且原料来源广泛，价廉易得。试验中选择 E20 型环氧树脂，外观为乳白、乳黄色或棕黄色透明固体，环氧值为 0.18~0.22，软化点为 64~76℃，这样产品我国已能自行生产。

4. 固化剂的确定

环氧树脂的固化反应是通过加固化剂来实现成膜，固化剂与环氧树脂进行交联反应而结合在漆膜结构中，它也称为交联剂。常用的固化剂主要有脂肪多元胺和聚酰胺。脂肪多元胺主要通过活泼氢交联，固化速度快，但其本身易挥发，有刺激性气味，毒性较大。聚酰胺优于脂肪多元胺，毒性小，但干燥时间长。为了克服上述两种固化剂的弊病，试验中使用改性胺类固化剂 T31，其固化机理如下：

$$R-NH-R + -CH_2-CH_2- \longrightarrow R_2N-CH_2-CH-OH$$
$$\underset{O}{\phantom{x}}$$

$$R_2N-CH_2-CH(OH) + -CH_2-CH_2- \longrightarrow R_2N-CH_2-CH-O-CH_2-CH-OH$$

T31 固化剂不仅是一种优异的环氧树脂的固化剂，而且它也是一种良好的增韧剂。

5. 环氧树脂防腐涂料的主要性能指标

研制的环氧树脂防腐涂料具有无毒、可低温固化、固化快、漆膜韧性好及附着力强等良好性能，具体性能指标见表9-9。表9-10 给出了用所研制的环氧树脂涂料涂衬容器的水质检测结果。

**环氧树脂防腐涂料的主要技术指标** 表 9-9

| 项 目 | | 单 位 | 技术指标 |
|---|---|---|---|
| 外 观 | | | 乳白-乳黄色 |
| 黏度（涂-4杯）25℃ | | S | 80~100 |
| 细 度 | | μm | ≤50 |
| 附着力 | | 级 | 1 |
| 固体含量 | | % | ≥50 |
| 抗冲击强度 | | (kgf·cm)/cm² | ≥40 |
| 干燥时间 | 表 干 | h | ≤4 |
| | 实 干 | h | ≤48 |
| 耐化学品性能 | 10% NaOH | h | 浸泡96h无变化 |
| | 3% NaCl | h | 浸泡96h无变化 |
| | 10% H$_2$SO$_4$ | h | 浸泡96h无变化 |

涂衬环氧树脂涂料容器水质检验  表 9-10

| 检验项目 | 单 位 | 测定结果 |
| --- | --- | --- |
| 色度 | 度 | 5 |
| 浊度 | 度 | <3 |
| 肉眼可见物 | 描述 | 无 |
| pH 值 |  | 7.6 |
| 总硬度（$CaCO_3$） | mg/L | 108.8 |
| 挥发酚类（以苯酚计） | mg/L | <0.002 |
| 耗氧量 | mg/L | 2.94 |
| 铁 | mg/L | 0.16 |
| 锰 | mg/L | 0.39 |
| 砷 | mg/L | <0.02 |
| 铬（六价） | mg/L | <0.004 |
| 氨氮 | mg/L | 0.38 |
| 细菌总数 | 个/mL | 18 |
| 总大肠菌群 | 个/mL | <3 |

在确定对管段采用环氧树脂涂衬法之后，要进行一定的准备工作以确保涂衬的顺利实施。首先需要进行管道清洗，管道清洗方法已在 9.2 节中作了详细介绍。

试验表明，清洗后而又没有涂衬的管道会导致水带有颜色并增加微生物的活性。另外，用沥青涂衬的管，会导致多环芳烃溶出。因此，清洗后的管道应涂衬。

在涂衬前要确保残水和残渣已全部去除。用经过滤后的压缩空气驱动一个比管径稍大的泡沫拭子呈现清洁和没有水分为止。可用热加压空气进行干燥。

清洗效果可在管道末端借助一个较强烈的光源检查管道断面。高清晰度的闭路电视系统（CCTV）的发展可方便地检查清洗后的管道内壁。对于检查清洗效果，CCTV可明确地分辨出阀门的管壁情况，截止阀的漏水、脱落的接口、突出的封闭圈等。残留在管内的残渣不利于对环氧树脂涂衬，如果在残渣表面上涂衬将破坏涂衬的完整性，因此，这些部位将由于树脂与管壁接触不好而易发生损坏。

从溶出可能性看，涂衬后的环氧树脂不允许有有害物质溶入水中，造成健康方面的潜在危险。用于给水管道现场环氧树脂涂衬的树脂应该是耐湿、不溶于水和苯乙醇的。树脂和硬化剂必须制成不同颜色，而且当它们按正确比例混合后，应呈一种可简单区分的第三种颜色，以便能正确地观察树脂和硬化剂混合均匀性的程度。

对环氧树脂涂衬的要求如表 9-11 所示：

涂衬及涂膜的要求　　　　　　表 9-11

| 试验项目 | | 品质规定 |
|---|---|---|
| 涂衬 | 容器中的状态 | 主剂、硬化剂两者在搅拌时无硬块状物，要质地相同 |
| | 混合性 | 根据配合比，混合要均匀 |
| | 操作性 | 涂衬作业无障碍 |
| | 硬化干燥时间 | 48h 内达到硬化干燥状态 |
| | 涂衬中加热残留 | 60% 以上 |
| 涂膜 物理试验 | 外观试验 | 刷痕不明显，无开裂，无流淌 |
| | 弯曲试验 | 无裂及剥离现象 |
| | 冲击试验 | 直接冲击，剥离面积小于 $3cm^2$，间接冲击无剥离 |
| | 附着试验 | 接口交接处虽有少许剥落，但不明显，在试件上无成块的剥落，剥落部分占正方形面积在 5% 以内。 |
| | 反复高低温试验 | 无伤痕及剥离 |
| | 盐水喷雾试验 | 无胀、无锈蚀现象 |
| | 耐湿性试验 | 无锈、无胀、无剥落 |
| 涂膜 溶出试验 | 浊度 | 0.5 度以下 |
| | 色度 | 1 度以下 |
| | 过锰酸钾消耗量 | 2mg/L 以下 |
| | 余氯的减少量 | 0.7mg/L 以下 |
| | 臭和味 | 无异常 |
| | 氰 | 未检出 |
| | 酚类物质 | 0.005mg/L 以下 |
| | 氯醇 | 未检出 |
| | 胺类物质 | 未检出 |
| | 甲苯 | 未检出 |

注：1. 浊度、色度、高锰酸钾的消耗量及余氯的减少值是指与水样对照的差值；

2. 低温、高温反复试验，用 2 枚试片涂膜，观察有无龟裂和剥离。首先将试片置于恒温箱中，$20 \pm 1$℃，保持 2h，之后，在 $-30 \pm 1$℃的恒温箱中保持 4h，之后，在 $70 \pm 1$℃的恒温箱中保持 2h，再在 $20 \pm 1$℃的恒温箱中保持 17h，这称一个循环。这样反复进行 4 个循环；

3. 盐水喷雾试验，盐水喷雾时间为 300h；

4. 耐湿性试验。将试片放置在温度为 $50 \pm 1$℃，相对湿度 95% 以上的试验台上，经过 120h 后，取出 2 枚以上的试片，观察涂膜上距伤痕外侧 3mm 处是否有锈蚀、膨胀或剥落现象；

5. 参照 JWWAK135:2000 整理。

TPN 涂料是双组分固化型涂料，分为 A、B 两种组分，A 组分为羟基聚酯树脂、颜料、纳米材料、助剂等分散而成的混合物，B组为固化剂缩二脲，使用时按A、B组分的质量比3:1进行配比。

我们对3根铸铁管段进行了游离性细菌、吸附性细菌及色质联机的检测。这3根管段分别为：未涂衬的铸铁管、内衬TPN涂料的铸铁管、内衬环氧树脂涂料的铸铁管（环氧树脂涂料以羟基聚酯树脂、颜料及体质颜料混合研制而成的色浆为甲组分，以固化剂聚酰胺和$T_{31}$为乙组分，使用时按甲、乙组分的质量比1:1进行配比。）。实验时期为：2005年3~6月。取出厂水放入已经处理好的实验管段中。以5d为一个周期，每隔5d换一次水。3个月后进行各项测试。

分别对管段中的游离性细菌及吸附性细菌进行检测，测试结果如表9-12所示。在三根管中，未涂衬的铸铁管内的卫生状况最差，其吸附性细菌及游离性细菌均较多，其中吸附性细菌为内衬环氧树脂涂料的铸铁管的20倍左右。而卫生状况最好的则为内衬环氧树脂涂料的铸铁管。

三根管段中吸附性细菌和游离性细菌浓度的比较　　　　表9-12

| | 未涂衬铸铁管 | 内衬TPN涂料的铸铁管 | 内衬环氧树脂涂料的铸铁管 |
|---|---|---|---|
| 吸附性细菌（个/cm$^2$） | $8.5 \times 10^4$ | $3.1 \times 10^4$ | $0.45 \times 10^4$ |
| 游离性细菌（个/cm$^2$） | 90 | 32 | 18 |

防护膜的存在，使铸铁管的腐蚀程度降低，水中发生的物理、化学、生物学反应也减少，相应生成的有机物种类也减小。因此采用有效的、合理的防护涂料是防止管道内腐蚀，并控制生长环生长的有效措施。

# 第10章 给水管网水质管理

随着经济和科技的发展，人们对水质的要求愈来愈高，水质标准也不断提高，多数城市给水管道从设计新建期已逐步过渡到强化维护管理的时期，强化管网水质管理是保障供水水质重要课题。

## 10.1 管网水质在线监测系统

### 10.1.1 给水管网水质在线监测系统意义

给水管网水质在线监测系统包括在线监测点以及相应的监测仪器对水质参数进行测定；信号传输系统，将测到的数据传送至远程计算机；远程控制设备，对接收到的数据进行分析和管理。总体而言，它是一种以数据采集和管理为主要任务的网络系统，具备一定的分析和管理功能。其作用不仅仅局限于硬件本身实现的监测功能，与相关的软件系统（管网水质模拟系统）相链接，通过数据库共享，能发挥出更为强大的功能，对于管网水质监测和分析具有重要意义。

（1）实现自动化、实时远程管网水质监测

管网水质在线监测系统的建立将取代传统、繁琐、人工供水管网水质巡检分析，克服管网水水质监测结果的汇报反应时间长和滞后的不利影响。

（2）对于建立和维护供水管网水质模型具有十分重要的作用

管网水质在线监测系统的建立对水质模型的建立和维护发展具有重要作用，主要表现在：（a）在线监测系统采集到的水质数据，经结合数学、计算机等手段分析后，可用于建立管网水质模型；（b）通过对管网水质进行连续的实时监测，将采集到的水质数据录入基于管网水质模型建立的计算机管理系统，不断丰富数据库的内容，可以对模型进行维护、校核和发展，使水质模型能够适应管网变化的情况。

（3）指导管网运行

利用管网水质在线监测系统所监测到的数据，可以对管网的运行提供指导。例如可以对管网中的水力死角，如顶点和管网末梢的死水区及时排污，保证水质安全。

（4）使管网水质的管理更加科学和直观

通过管网水质在线监测系统，对管网中的水质数据进行采集、分析、传送和汇总至自来水公司调度部门，可反映在电子系统的大屏幕上，非常直观，有利于分析和决策。

(5) 及时应对突发水质事件，保障公共卫生安全

对于管网中发生的水质事故，系统可及时进行报警，可将管网污染事故的危害降到最低。

水质在线监测点的优化选取

供水管网的用水点很多，选取越多的用水点进行在线监测，就越能确保整个供水管网的水质安全。但是，由于资金、地理条件等因素，实际上不可能实现对供水管网中多个用水点的实时监测，只能选取供水管网中有代表性的点进行水质监测。通过水质监测点数量有限的水质情况，了解监测点附近区域的水质状况，掌握整个供水管网水质变化规律，保障供水管网的水质安全。

选择水质监测点需要通过对供水管网模型进行计算，通过设置合理的目标函数，采用一定的求解方法，最终得到合理的解。在动态供水管网的计算机模型中，管网的运行工况是动态变化的。基于动态模型求解出合理的水质监测点是管网领域的一个难点，目前尚无规范化的准则来遵循。

### 10.1.2 水质监测点的优化布置

水质监测点选取步骤如下：

(1) 水力模拟。运用水力模拟软件，对管网水力工况进行模拟。由此可以得到节点水压、管道水流方向及流量等数据。

(2) 路径搜寻。在水力模型的基础上，搜索管网中节点的所有来水方向，为建立监测度矩阵奠定基础。

(3) 建立监测度矩阵。基于路径搜索，在一定的监测标准下，建立反映节点之间监测关系的 0~1 矩阵。

(4) 计算监测水量。计算某节点的监测水量。

(5) 设置边界条件及建立优化目标函数。

(6) 解优化方程。完成监测点的选取。

(7) 结合现场实际情况，对监测点位置进行适当修正。

监测点优化选取的流程图如图 10-1 所示。

某市给水管网属于大型多水源复杂给水管网，第一期建设了 35 个在线监测点，构成水质在线监测系统。

利用 WNW 模拟软件系统，实现了监测点理论上的优化选取。同时，在线监测点的选取，必须结合管网实际情况，仅靠计算是不够的，选点的原则应考虑以下因素：

(1) 出厂水及主要干管测得的数据有代表性。

(2) 考虑不同的水流路径

在主要水流路径上建立监测点，可实时分析管网水质的变化情况，为水厂处理工

艺提供反馈数据。

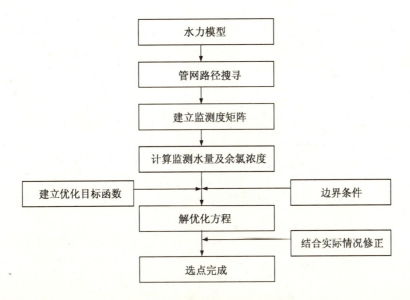

图 10-1　监测点优化选取流程图

（3）考虑水质容易发生恶化的地区，余氯量低的地区。

如用水量小、水龄过长的地区，可以指导管网的定期排污。

（4）水质容易恶化的管网末梢

在管网末梢，可以视为管网水质的控制点。管网水质的控制点相对于压力控制点来说可能是比较多的。因此，应可选择具代表性的点进行监测。

（5）主要大用户接出处

某些重要用户，对于水质的要求比较高，用水量比较大，如医药和食品企业等，应设立监测点。

（6）不同水源的供水分界线处

在不同水源的供水分界线附近的管道中，不同时段的水流方向可能不同，因而水在该地区来回振荡，停留时间较长，往往水质容易恶化，需要加强监测。

（7）在一些重点地区设立监测点

如大规模的居民生活区、大学等一些重点地区，水质出现恶化，会造成更大的危害，应加大监测的力度。

（8）在中间加氯点前设监测点，以便合理确立中间加氯量。

（9）设立水质监测点亦应考虑电源、排水出路设备安装的可能及管理方便。

图 10-2 为在线监测点在某市的地理位置分布图。由图可见，水质监测点的布局比较均衡，既要通过计算，又要考虑现场实际情况。这些监测点都已正常运行。

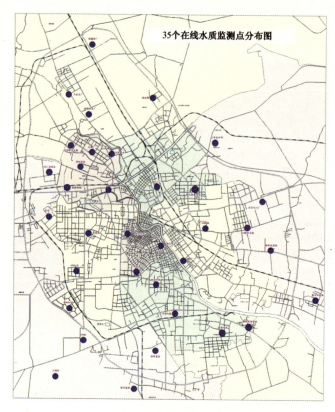

图 10-2　某市给水管网在线监测点分布图

### 10.1.3　水质数据采集系统

系统集成的作用是将整体的各部分之间通过优化和选择搭配，使得相互之间以最合理的结构形式结合在一起，从而组成优势互补和相互匹配的一个有机整体，各部分之间能彼此有机协调地工作，以发挥整体效益，达到整体优化的目的。

1. 系统集成的总体架构　在线监测系统可分为 3 个部分：仪器测定部分、网络传输部分和中央控制与管理部分，见图 10-3。通过系统集成，建立管网水质在线监测系统。

2. 仪表系统集成　通过安装在现场的仪器，可以对该位置管网水质的特定参数进行测定。这是整个在线监测系统的基础。其数据的准确性、系统运行的稳定性具有决定性的影响。

浊度、余氯、温度、pH 值、细菌总数和大肠杆菌总数等是管网水质参数中最基本的参数。其中，细菌总数和大肠杆菌数的在线监测仪表尚在开发当中，而余氯和浊度仪表的技术经过多年的应用，已经比较成熟。对于管网的在线水质监测，发达国家常常选用余氯、浊度、pH、电导和 TOC 5 个参数。为了在较少的投入下，取得较大的效果，近期在我国，选择余氯和浊度比较合适，因为这两项参数的检测技术比较成熟。

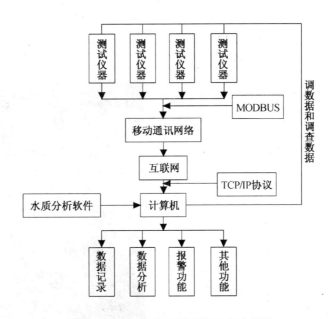

图 10-3 管网在线监测系统组成示意图

图 10-4 为管网水质在线监测系统现场安装示意图。水质仪表的安装方式对于点位的选择影响颇大，如果没有合适的现场条件，系统所有的功能将无法实现。

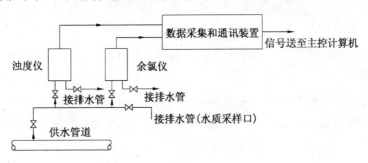

图 10-4 管网水质在线监测系统现场安装示意图

水质仪表需要在供水管道上接出一根 $DN20$ 的小管，其中连接管的头部伸向给水管网内，水质监测仪表集中在一个仪表柜中并设置在附近的建筑物内。水流通过小管流过探头，并经排水管排出。水质探头对水质参数进行分析并将数据传送到通讯装置，之后再传送至调度中心。

因此，水质在线监测仪器的安装需要一定的现场条件，这包括施工条件和仪器放置条件以及施工和维护人员的工作条件。图 10-5 是水质在线监测仪器集成图。

浊度仪表在进水流量较大时，由于水流紊动造成气泡大量出现，从而使得浊度测量值偏高。而余氯仪表为比色法，在进水流量较小的情况下，缓冲剂和显色剂浓度过高，会导致显色反应速度超过标准，测量值偏大。在单阀控制的情况下，仪表误差较大,不能满足精度要求。

采用双阀控制后,分别根据仪表特性进行校验,当进水流量在300mL/min左右时,浊度仪表可达到误差最小;进水流量在800mL/min时,余氯仪表可达到误差最小。因此,在管理布局上,采用双阀控制,即余氯和浊度仪表进水端分别设立阀门来控制流量。同时调节阀门开启度,使得进水流量在最佳值附近,误差可控制在±3%以内,满足了精度要求。

### 10.1.4 水质数据传输系统

1. 监测点比较分散,因此,数据需通过无线传输。数据传输,稳定性至关重要。数据上行至控制中心以及控制中心的指令下行至测试仪器,均需经传输单元实现。监测点RTU采集压力传感器把余氯和浊度仪等的信

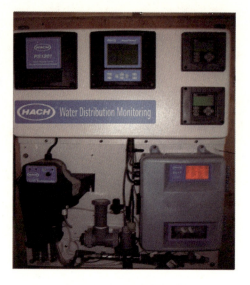

图 10-5 在线监测仪器

号,转换为数字信号,进行数据存储。并且通过通讯系统把管网节点压力及水质信号传送到供水监控中心。

管网水质在线监测系统在数据采集,具有以下特性:

(1) RTU站点比较多 在线监测系统的RTU站点,一般要达到数十个,视规模而定。

(2) 单个终端数据量不大,要求实时在线。

(3) 对网络覆盖面和网络信号质量要求较高。因为RTU站点大都分布在管网末端,属城市郊区,往往是网络覆盖的薄弱地带。

2. 传输网络的选择 关于数据的传输,根据管网的特点,主要存在两种方式:GPRS和CDMA。

GPRS是在GSM网络基础上发展的移动数据网,通过分组交换来实现数据传输。GPRS最主要的优势在于"永远在线"和"按流量计费"。即GPRS不用拨号即可随时接入互联网,随时与网络保持联系。GPRS具有以下5个显著特点:实时在线,按量计费,快捷登录,高速传输,自如切换。GPRS通信方式适合于环保数据采集,目前环保监测站与各采集点采用电话线传送数据,实时性差,费用也较高。

GPRS的优势在于:GPRS用户可随意分布和移动自己的网络点,无须担心线路的维护或有线在移机时导致的通讯中断;终端价格较低,与DDN相比,较DTU或基带Modem(DDN专线Modem)其终端价格较低;资费较便宜;GPRS能最好地支持频繁的、少量突发型数据业务,通信质量稳定可靠;网络覆盖较好。

CDMA 移动通信网是由扩频、多址接入、蜂窝组网和频率复用等几种技术结合而成,含有频域、时域和码域三维信号处理的一种协作,因此它具有抗干扰性好,抗多径衰落,保密安全性高,同频率可在多个小区内重复使用,容量和质量之间可做权衡取舍等属性。

CDMA 的优势在于:系统容量大,系统容量的配置灵活,可更好地排除噪声的干扰,频率规划简单。

GPRS 与 CDMA 比较,两者在数据的传输速度,费用上均相差不大。本项目采用了 GPRS 方式。

### 10.1.5 实时显示系统

1. 中央控制管理单元组成　中央控制中心是整个系统的核心,系统的功能都要通过它来实现。其作用,不仅维护数据的采集正常,更重要的是要对数据进行整理和分析,结合相应的专业软件和工具来实现。

2. 中央控制管理单元功能　图 10-6 是中央控制中心在线监测系统的实时显示面板,可以实时显示 35 个监测点的余氯和浊度。图 10-7 是显示对于数据的历史趋势分析。

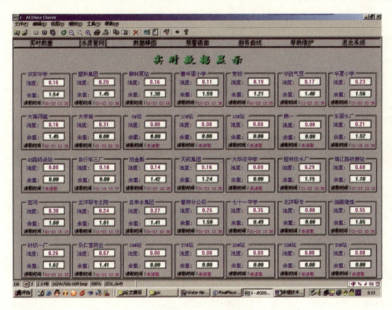

图 10-6　在线监测系统实时显示面板

系统集成中的关键问题包括以下两个方面:

(1) 数据集成　系统软件使用 Windows 2000 平台,安装在 SCADA 系统 SCADA 服务器中,该操作系统在工业控制中使用安全、可靠,保证整个系统的稳定性。数据库软件选用 SQL Server,安装在服务器中,完成系统的历史数据的存储、记录等。图 10-

8 为系统数据集成结构图。

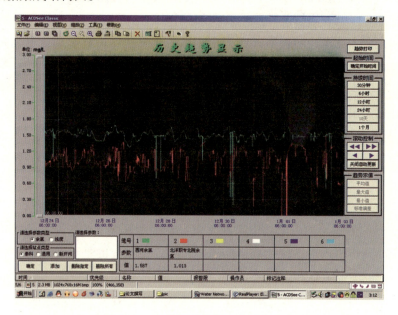

图 10-7　在线监测系统历史趋势显示

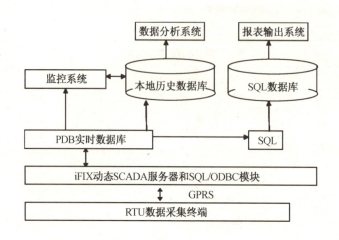

图 10-8　系统数据集成结构图

（2）数据可靠性保障　由于系统的 RTU 站点较多，且并非采用专用网络传输，在节假日等网络负荷过重以及某些不确定因素的影响下，仍然有可能出现数据丢失。因此，设置了对历史数据的保存功能，即在一定的时间界限（3 个月）内，如发生数据包的丢失，中央控制单元可以发出指令从远程 RTU 终端重新读取数据。保证数据的可靠性。

通过监测点优化选取以及系统集成建立的某市给水管网水质监测系统具有以下功能：

（1）数据采集功能　通过终端测试仪器，对水质进行分析和记录。

（2）数据传输功能　将现场采集的数据通过有线或无线方式实时传递到监控中心主系统。

（3）数据显示及分析功能　水质监测中心主系统将获得的各类信息及数据，经过分析、加工直观地显示出来，用于生产调度。

（4）报警功能　系统可对管网水质的恶化进行报警。

（5）历史数据的存储、检索、查询及分析功能。

（6）网络功能　将现场采集的数据送至网络服务器，供其他系统使用。

（7）报表显示及打印功能　系统可自动生成各种生产情况的日、月、年报表，并可随时打印。

## 10.2　管网水质远程监测系统

水质监测是实现水质科学管理的重要手段，水质在线监测系统在我国已经开始推广应用，而远程水质监测系统是全新的技术概念，国外经济发达的国家也刚刚开始研究与应用。但这是一项具有生命力的数据采集、传输技术，今后必将渗入到中国。

水工业具有很强的实践性，它的发展离不开分析测试传输技术的发展。

虚拟仪器是基于计算机的软硬件平台。利用现有的计算机，加上特殊设计的仪器硬件和专用软件，形成既有普通仪器的基本功能，又有一般仪器所没有的特殊功能，是高档、低价的新型仪器。虚拟仪器"软件就是仪器"这种新理念的提出是仪器发展史上的一场革命，代表仪器发展的最新方向。

给水管网水质参数的在线远程测量就是将虚拟仪器技术和面向 Internet 的 Web 技术两者有机的结合，产生水质参数测量的远程虚拟仪器。将多种水质参数分析测试仪器的测试功能实现软件化，用 1 个文件表示 1 台仪器的功能，这样可将多台分析测试仪器的分析测试功能集成于计算机内。

利用虚拟仪器技术和计算机网络技术组建水质参数远程测量的虚拟仪器系统，可以使信息采集、传输和数据处理一体化。一方面可以使许多昂贵的硬件资源得以共享，同时还便于测量系统的扩展和测试效率的提高。可以灵活、方便地搭建测试系统。更重要的是，实现了供水系统水质远程实时监控，使许多紧急情况能及时发现、及时处理。

### 10.2.1　系统实现

1. 虚拟仪器技术

随着计算机技术的迅猛发展，传统仪器开始向计算机的方向发展。虚拟仪器（Virtual Instrument，简称 VI）是 20 世纪 90 年代由美国国家仪器公司（NI）提出的新概念，是现代计算机技术、仪器技术及其他新技术完美结合的产物。虚拟仪器技术的提出和发展，标志着 21 世纪自动测试与电子测量仪器技术发展的一个重要方向。

所谓虚拟仪器，就是在通用计算机平台上，用户根据自己的需求定义和设计仪器的测试功能，其实质是将传统仪器硬件和最新的计算机软件技术充分结合起来，以实现并扩展传统仪器的功能。虚拟仪器通过友好的图形界面（通常叫做虚拟前面板）操作这台计算机，如同在操作自己定制的一台传统仪器一样。以透明的方式把计算机资源（如微处理器、内存、显示器等）和仪器硬件（如 A/D、D/A、数字 I/O、定时器、信号调理等）的测量、控制能力结合在一起，通过软件实现数据的分析处理、表达。

虚拟仪器最核心的思想是利用计算机的强大资源使本来需要硬件实现的技术软件化，以便最大限度地降低系统成本，增强系统功能与灵活性。因此，虚拟仪器受益和依赖于计算机技术。虚拟仪器外部特征与传统仪器相比有较大的不同。最突出的特点就是，面板及相应的控件和指示器不再是一些物理实体所构成，而是由计算机内部强大的图形环境和在线帮助功能建立起来的虚拟面板所替代，称之为"软面板"。从内部特征看，智能仪器中较为复杂的微处理器及其固件，现在大多可共享计算机内部的软、硬件资源，借助其完善的数据分析和处理能力，实现测试仪器所需的全部测试功能。

虚拟仪器的技术基础是计算机技术，核心是计算机软件技术。其中，最有代表性的图形化编程软件是美国 NI 公司的 Labview，Labview 是 "laboratory virtual instrument engineering workbench"（实验室虚拟仪器工作平台）的缩写。它是世界上第一个采用图形化编程技术的面向仪器的 32 位编译型程序开发系统，使用图形化编程语言 G 编写程序，产生的程序是框图的形式。书中所述及之虚拟仪器的软件开发采用 NI 公司的 Labview 6.1。

2. 服务器端程序

服务器端程序运行于 WindowsXP 操作环境中，由前面板程序和框图程序两部分组成。运用 LabView 进行设计的城市供水管网水质在线监测系统服务器端前面板如图 10-9 所示。

服务端程序前面板由参数设置和数据显示两部分组成。参数设置包括扫描频率、输入极限、连接数目、端口号对话框。通过改变对话框或调节旋钮的数值即可方便地更改对应的参数值，从而对系统的运行进行控制和调整。

扫描频率：指每秒完成 1 组指定通道数据采集的次数。它决定了在所有通道中在一定时间内进行数据采集次数的总和。由于扫描频率的输入值必须是 1 个大于 0 的数，且每块数据采集卡都有自己的扫描频率极限，输入值不应超过此极限值。为了避免由于操作失误导致硬件或程序的不正常运行，面板中对扫描频率的改变是通过可调旋钮的指示位置来实现的。默认值为 1000Hz，如果不需要太高的扫描精度，可随时调整。

输入极限：指 DAQ 卡所采集或输出的模拟信号的最大/最小值。在使用模拟输入输出功能时，用户设定的最大最小值必须在 DAQ 卡允许的范围内。程序中设定模拟信号的输入范围为 0~1000。

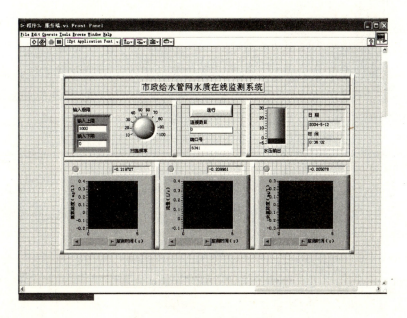

图 10-9 服务端程序前面板

连接数目：指与服务端建立连接的客户端的个数。这里的默认值为 0，即无连接状态。当有客户端请求建立连接时，连接成功后此值将随所建立的连接个数的变化而变化。

端口号：指建立 TCP/IP 连接时所占用的端口号，应与客户端前面板的端口号相一致。否则，将无法进行正常通信。

除上述输入参数外，还有 1 个控制系统运行的"运行/停止"开关及控制各水质参数采集与否的 3 个控制按钮，它们共同完成了程序的设定及控制。

通过本面板，还可以得到当前的监测日期、时间。

（1）数据采集模块

此模块从 5 个通道读取数据，每通道采集 1000 个数据传递到缓存区。数据填满缓存区后，LabVIEW 在程序中对数据进行分析、存储及显示。图 10-10 为数据采集部分的程序框图。

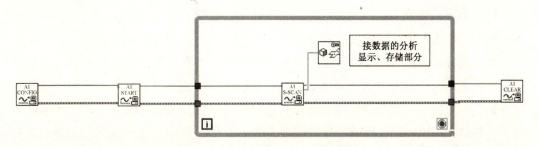

图 10-10 数据采集模块框图程序

（2）数据显示模块

图 10-11 为数据显示模块的框图程序，它通过 4 个 'True/False' 选择结构来控制数据显示。当条件端口为 True 时，采集的数据波形正常显示，否则，将不显示或停止显示波形。每一个选择结构将相应通道中的数据从 1 个二维数组中分离出来，并通过 1 个 for 循环进行实时显示。二维数组来自数据采集部分。

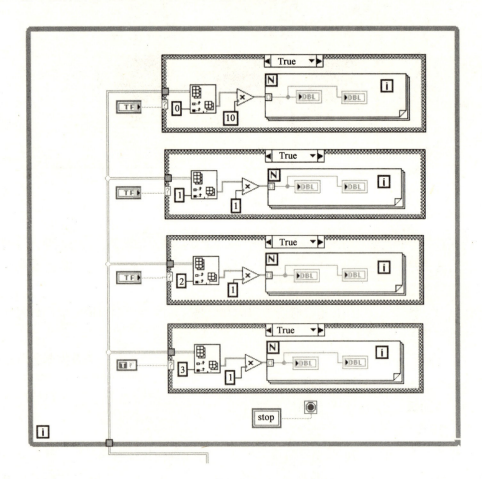

图 10-11　数据显示模块框图程序

（3）数据存储模块

图 10-12 为数据存储模块的框图程序。

数据的存储方式采用文本形式的电子表格文档。本书实例文档的第 1 列为 4 种监测参数的名称，分别为余氯、氨氮、流量、水压。该功能是由循环体左侧的 3 个节点实现的。与此同时，节点将文件的相关信息以标志号的形式送给循环体中的 Write.VI 节点，该节点可以实现各通道数据的同时存储。存储过程中同样需要对相关通道的数据内容进行分离，分离方法与数据显示部分相同。

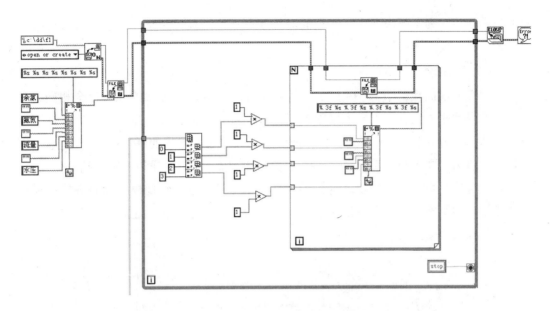

图 10-12　数据存储模块的框图程序

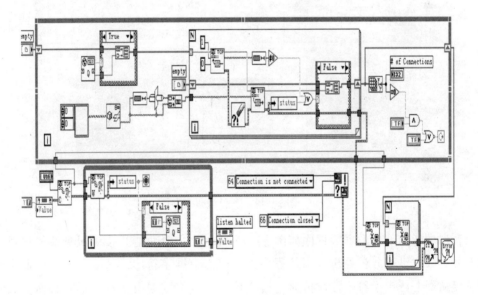

图 10-13　服务端通信模块框图程序

(4) 数据传输模块

图 10-13 为服务端通信模块框图程序。程序中传送的数据由显示模块提供，用 1 个二维的空数组模拟。数组中的数据通过 1 个类型转换函数将其转换成字符串，并通过 1 个字符串长度，计量节点得到转换完后的字符串长度。将长度值再转换成字符串，同数据字符串一同通过字符串合并节点，将其连接成 1 个字符串，用于网上传输。服务端在进行通信前监听节点一直处于"监听"状态，当有客户端的请求时，自动建立

与客户端连接。为了解决多个客户端同时访问网络服务端的情况，模块中设置连接队列处理部分，使系统能够正常通信。

3. 客户端程序

客户端的前面板如图 10-14 所示。其前面板的结构和服务端的几乎完全相同，只是没有扫描频率、设备号、输入极限等与硬件配置相关的参数。另外，设置"计算机名"输入框，默认值为 localhost，指的是该客户端欲建立连接的服务端的 IP 地址或完整的计算机名，左上角有 1 个表示连接网络结构标志。客户端模块由客户端通信模块、数据显示模块、数据存储模块 3 部分组成。其中显示模块、存储模块和服务端的模块结构完全相同。客户端的通信模块与服务端共同完成数据的传输工作，本节将阐述客户端通信模块的实现过程。

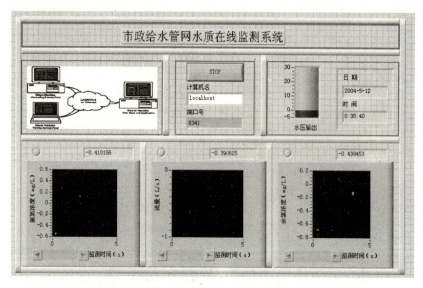

图 10-14 客户端前面板

客户端通信部分的框图程序如图 10-15 所示。主要功能是接受服务端发送过来的数据并对数据进行分析处理。通信程序先分离出数据字符串的长度，然后依照字符串的长度从网上读出字符串数，再通过格式转换节点将数据由字符串形式转换成数组形式，送往数据显示部分和存储部分。

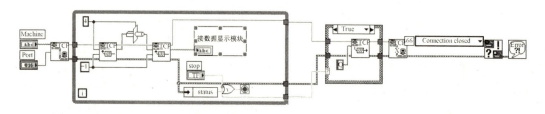

图 10-15 客户端数据传输模块

服务端和客户端通过各自的通信模块进行数据传输，这是一个相互协调的过程，是由双方共同实现。图 10-16 描述了 TCP 连接的全过程。

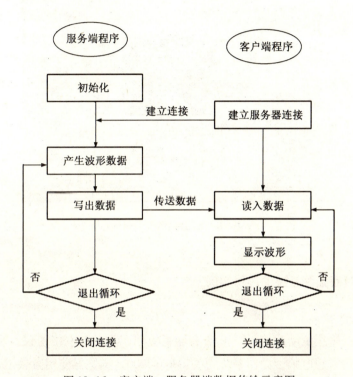

图 10-16　客户端 – 服务器端数据传输示意图

4. 数据采集硬件的连接与测试

数据采集的软硬件设置和应用程序编写完成后进行硬件连接及数据采集和传感器部分的性能测试。

首先进行硬件的连接。将数据采集卡的一端插入笔记本电脑，另一端与 1m 长的 RC68-68 型带状电缆线连接，电缆线的另一端与 CB-68LP 型 I/O 连接器相连。在 I/O 连接器上选择（33、32），（65、64），（30、29）分别作为余氯、氨氮、流量输入通道。与信道地址中设置的通道相对应并在余氯、氨氮、流量 3 个通道上连接相对应的传感器电路的输出端，电路的输入端连接对应的传感器。

硬件的连接完成后进行数据采集卡和传感器性能测试。对数据采集卡输入电压信号。打开 Measurement & Automation 的 Devices and Interfaces 里的 DAQCard-6024E 的测试面板即开始测试，对于 1 通道的测试结果如图 10-17 所示。

当输入电压为 0V 时，平均读值为 0.00143，而且读值稳定，一直保持直线关系，这说明采集卡性能良好。其他通道测试同上。

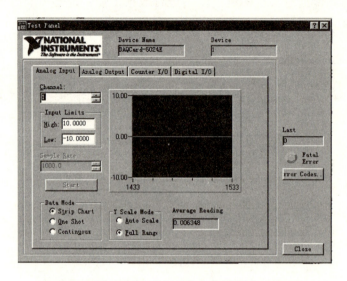

图 10-17　数据采集卡信号测试

### 10.2.2　水质远程监测系统的应用实例

1. 测试设备

在实验中，采用浪潮英信 NL300 服务器，使用 TCP/IP 网络协议，采用 SQL 数据库，客户机使用联想电脑，操作系统为 Windows2000，浏览器使用微软 IE4.0 或更高版本。数据采集系统采用美国 NI DAQ6024E 数据采集卡，图 10-18 为测试前面板及数据采集系统。

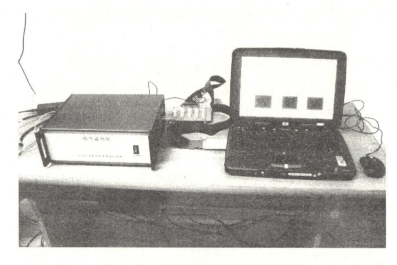

图 10-18　测试前面板及数据采集系统

## 2. 模拟管网

模拟管网建在哈尔滨工业大学给排水系统研究所，可实现管网动态水质模拟试验。管网系统主要由水箱、环形管道、以及流量计、余氯、氨氮等在线检测仪器（也称监测仪）组成。通过对阀门进行适当的启/闭调节，可实现单层循环、任意两层或多层循环及所有管道共同参与的大循环。目前，可以使用本系统检测的水质、水量指标主要有：温度、pH 值、余氯、氨氮、浊度、流量等，还能分析细菌总数、三卤甲烷、TOC 等水质指标，并实现了数据的在线传输。大水箱设在 2 楼，容积为 $3.5m^3$，用以控制整个大循环过程。管网中的管径分 3 种：最底层直径为 100mm，第 2 层为 80mm，以上 3 层均为 50mm。每层管段长 16.8m，共计 84m。现使用的管材与城市供水管网所用管材为铸铁

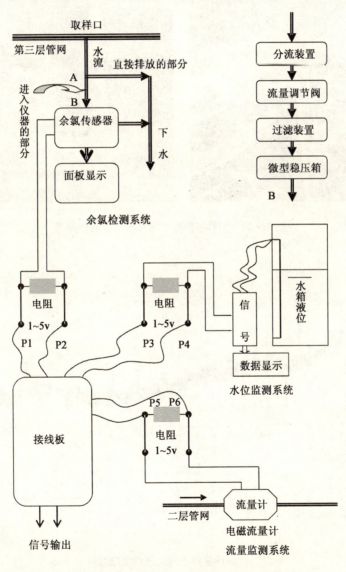

图 10-19 实验室水质远程监测试验示意图

管,也可以根据需要更换管材,并设有排气装置。图 10-19 为在该实验室条件下水质远程监测系统的实现与应用总体框图。图 10-20 为实验室在该实验室条件下水质远程监测系统实现与应用的示例照片。

3. 测试结果

为了更直观的观察模拟管网中水质的变化规律,从余氯值数据中挑出有代表性的一组进行分析。得到如图 10-21、图 10-22 所示的余氯随时间变化关系曲线。

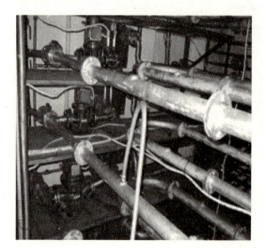
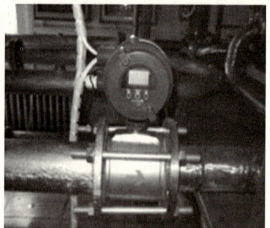

图 10-20 实验室模拟管网及水质监测传感器

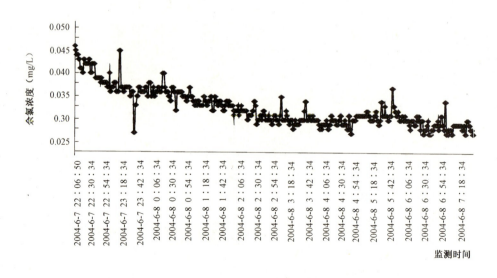

图 10-21 主循环泵停止时余氯浓度随时间变化曲线

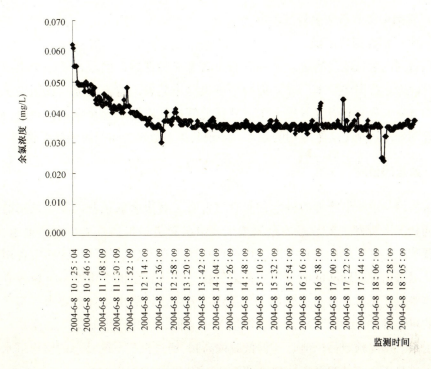

图 10-22 主循环泵开启时的余氯随时间变化曲线

## 10.3 管网内余氯浓度的管理

### 10.3.1 监控管网余氯浓度的意义

给水管网中的余氯值，可以表征管道内的卫生状况，可认为是表征管内水质的主要指标，各国都把监测管网的余氯值作为首要的监测项目，也是保障安全供水的需要。

从水厂进入管网的水量，水质（余氯浓度、水温、pH 值等），是随时间变化的。从配水管道到各用水户所流经的时间、水质在空间和时间上也并不是相同的。

管网内的余氯受多种因素影响，水质、管材、管径、管道内的卫生状况（生长环、生物膜等）、管网的拓扑结构、流速、流量、用水变化规律、水在管道内滞留时间、季节和水温等。因此，合理控制管网的余氯浓度，既有环境意义，也有经济效益。

管网内优化的余氯浓度应满足下列要求

（1）满足用水户对水质的要求，我国饮用水标准应 $\geqslant 0.05\,\mathrm{mg/L}$。

（2）出厂水余氯浓度不宜过高，尽量减少 DBPs，消毒副产物的生成量。管网水中各节点 $THM \leqslant 60\,\mu g/L$。

（3）避免水龙头水有不快感的气味。

(4) 管网中各节点余氯量波动小。

(5) 水厂消毒剂费用低。

加强管网内余氯浓度的管理是一项有重要意义的课题，但是也是一个很困难的问题。到目前为止我国多数水厂尚未能很好解决这个问题，这将是提高我国给水事业管理水平的方向。尽管有研究者提出了一些优化算法试图解决这个课题，但对于多水源的大型管网尚未达到能实际应用的水平。当前我国多数水公司尚属经验型管理。

### 10.3.2 余氯的预测

供水管网从经验型管理向科学化管理过渡首先解决余氯预测问题。预测的目的是求在不同状况下管网主要节点的余氯浓度。给水管道是传递水质信息的通道，因此，管网中各节点的水质信息是相关的。由此便可求得在不同状态下，管网中各用户的余氯值。从经济角度应以降低消毒剂药耗为目标，而从安全供水角度，应是各节点（或者水质监测点）的浓度分布比较均匀，用水端的余氯达到水质标准要求。实现管网余氯浓度的科学管理，必须建立以余氯浓度为中心的，与投药控制集成的系统。当水质监测点的余氯偏离预定目标值时（偏低或偏高），通过投药系统动态调整出厂水的余氯浓度，以满足用户水的要求，达到科学管理的目的。见图10-23。

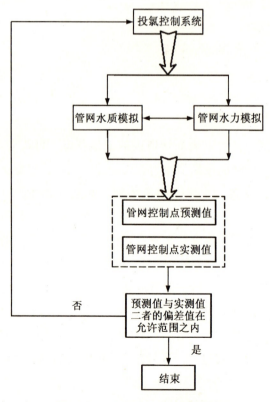

图 10-23　余氯预测值运行框图

### 10.3.3 余氯预测的方法和程序

1. 在管网系统的水力模拟基础上，建立管网的水质模型通常采用一级反应，见第4章。

2. 求管道余氯衰减系数 $k$ 值

$k$ 值求法见第4章，根据城市具体情况可在实验室求出不同管材、不同管径、不同敷设年代的 $k$ 值，然后通过现场实测进行校核，不能忽略温度对 $k$ 值影响较大。

3. 通过管网水力模拟计算，可求得各管段在不同流量时的流速（$V$）、停留时间（$T$）。

4. 通过水质模拟计算，可求得控制点余氯预测值。

5. 用水质监测点采集的实测余氯值与预测值的比较，求偏差值，调整投氯控制系统。

通过上述程序达到既降低药耗，又可保障供水安全，实现科学化管理。

应该指出，从水厂的投氯控制系统通过输配水管网到达用水户，余氯浓度是一个动态平衡系统。不同季节，余氯衰减 $k$ 值不同，用水量 $Q$ 值也是变化的。水质模拟值、水力模拟值也都是变化的，因而，余氯的预测值也是变化的。实测值与预测值的偏差在管理过程中，应不断调整，通过投氯控制系统来完成。必须注意的是，投氯量的调整，到水质监测点监测值有滞后性，应以保证水质达标为目标。另外，应根据管理经验，允许有一定的正偏差，避免频繁调整投氯量。日本氯的目标值为 1.0mg/L 以下。日本饮用水研究会则把氯的合适范围定为 0.1~0.4mg/L。

## 10.4 二次加氯

### 10.4.1 二次加氯的意义

前已述之，当前，氯是饮用水的主要消毒剂，其优点是具有很好的后效应，其缺点是生成消毒副产物以及不快感的嗅味。

当前，我国多数水公司都是由净水厂采用一次加氯。带来的问题是，药剂消耗量大，消毒剂产物超标风险大，余氯分布不均衡，管网首段氯嗅味大。

我国城市供水管网多数均未分区，规模庞大，管线长，拓扑结构比较复杂，管道卫生状况不好，余氯消耗速度快。为满足管道末梢控制点的余氯达标要求，每每需要提高水厂出水的加氯量。在管网中建立二次加氯点，目的是为了在保障安全供水的前提下，降低药耗，降低 THMs 的生成量。使管网中余氯浓度分布趋于均匀，减少消毒副产物造成的风险。

二次加氯工况示意图如图 10-24 所示。

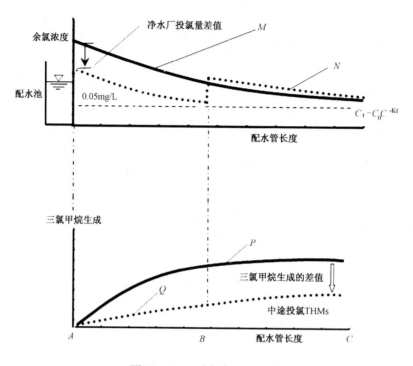

图 10-24 二次加氯工况示意图

图 10-24 中 $A$ 为管网起点，$B$ 为二次加氯点，$C$ 为管网末梢控制点。曲线 $M$ 为一次加氯的余氯衰减曲线，$N$ 为二次加氯的余氯衰减曲线，曲线 $P$ 为一次加氯 THMs 生成量曲线，$Q$ 为二次加氯 THMs 生成量曲线。

由图 10-24 可以看出，二次加氯比一次加氯消毒剂投量明显降低，而 THMs 的生成量也随之降低。管网首段的氯臭味也将明显降低。二次加氯还有一个不容忽视的作用，即其投药量是变动的，可调节管网的余氯浓度，当管网遭到意外事故时，可起到水质保护作用。

### 10.4.2 二次加氯位置数量及加氯量

对于大型的、多水源供水管网系统，二次加氯点位置、数量及加氯量的确定，诸多研究者对此进行了研究。对我国实施余氯的浓度的科学化管理有所裨益。但是，由于影响因素诸多，工程实际情况复杂，这个问题尚未获得完善的解决。

1. 数学法

管网系统中，二次加氯的变量可归纳为：二次加氯点的个数，加氯点的位置，以及各加氯点氯的投加量。采用遗传算法进行优化计算。

根据所确定的决策变量不同，可将二次加氯的优化模型分为直接优化模型（一次优化）和间接优化模型（两次优化）。

直接优化是将3个变量一起考虑，使管网中各节点的余氯浓度在预测的范围趋于均匀分布。同时保证投加消毒剂量最少。

间接优化也称两级优化。把优化计算分成两部分，先确定二次加氯点的个数和位置，之后在此基础上，以管网系统总投氯量最小为目标函数，确定最佳的投氯量。

我国城镇规模不断发展和扩大，城市功能分区也在不断变化，导致管网拓扑结构、用水量分布发生变化。因此，采用两级优化比较合适。

用优化标准确定二次加氯点的位置和数量往往与实际工程相差较大。用优化算法确定加氯量属于运行优化，是在选定的加氯点的基础上，对各种运行工况确定最佳投氯量。所谓最佳投氯量是指在使管网中各节点余氯浓度满足要求时，管网中的余氯浓度不能过高，否则会增加消毒副产物的生成量，而一些研究表明水中余氯含量随氯投加浓度的增加而增加，所以确定的加氯量优化目标函数为管网中氯投加浓度最小，即

$$P_{\min} = \sum_{i=1}^{m} x_i \tag{10-1}$$

式中　$P$——总加氯量，包括固定加氯点的投氯量；

　　　$m$——加氯点优化配置确定的最优加氯点个数；

　　　$x_i$——第 $i$ 个加氯点的氯投加浓度。

约束条件为管网中各节点余氯浓度满足水质标准，即：

$$C_{\min} \leqslant \frac{\sum_{j=1}^{1} c_j e^{-k_{j,i} t_{j,i}} Q_j}{\sum_{j=1}^{1} Q_j} + C_{0i} \leqslant C_{\max} \quad i = 1,2\cdots \tag{10-2}$$

式中　$C_{\max}$——管网水中余氯上限值；

　　　$C_{\min}$——管网水中余氯下限值；

　　　$c_j$—— $i$ 点的上游点 $j$ 点的氯浓度；

　　　1—— $i$ 点上游点的个数；

　　　$k_{j,i}$—— $j$, $i$ 点间的总余氯衰减系数；

　　　$t_{j,i}$—— $j$, $i$ 点间水的传输时间；

　　　$C_{0i}$——第 $i$ 个加氯点的加氯量；

　　　$Q_j$—— $j$ 点处的流量。

上述优化模型为具有非线性约束条件的优化问题，采用对求解非线性规划问题功能十分强大的 Lingo 软件进行编程求解。该软件的特点是程序执行速度很快，易于输入、修改、求解和分析数学规划问题。这种优化算法对余氯的科学管理可起到辅助作用。

**2. 规划法**

二次加氯点的位置和数量，结合新建城镇或新布供水区域的规划确定。

（1）二次加氯点与中途加压站合建。若城市或供水区为保证管网末端或高地供水，水压不足，或为了节能而分区供水时，在管网中设置中途加压站。近年来，国内各城市不断拓展建设居住小区，工业园区，大学城等，这样，二次加氯点与其共建为宜。这种做法国内较多。与城市建设规划相结合，所设二次加氯点的位置和数量切合实际。

（2）二次加氯点与区块化供水规划相结合。区块化供水可以降低漏耗，降低电耗，降低停留时间，保障供水水质，已是不争的事实。我国给水管网系统逐步向区块化供水发展，已为人们所共识。因此，二次加氯点的位置应结合区块化规划，与区块化的边界划分、规模确立相结合（见第 8 章）。

**3. 模拟法**

通过给水管网系统建模，在城市 GIS 基础上，建立管网水力计算和水质计算模型。基于水力模拟计算，通过水质模拟，可以计算不同时刻的各种工况下的各管段的水流流向，流速，流量，水头损失，停留时间，进而可以预测各节点的余氯量。绘制余氯的等值线图。通过模拟平台计算分析和评估，可以发现余氯衰减的状况。为了保障安全供水可提供二次加氯点位置和数量，经过优化，比较其经济性、可行性，这种方法确定的二次加氯点的位置和数量更具实用性。

上述三种方法可以互相补充。

## 10.5 CT 值及 THM 控制

### 10.5.1 CT 值的定义和规定

CT 值是消毒剂的浓度与水体接触时间的乘积。混合池的接触时间 $T_0$，由追踪试验而定。$T_0$ 是水的 90% 与池内消毒剂接触的时间，$CT_{90}$ 是所定的接触时间和消毒剂浓度在水的 90% 与消毒剂接触的值。

美国规定：

1. 消毒：应去除 99.9% 的贾第鞭毛虫囊（Giardia cyst）或使其不活化。

2. 进入配水系统的净水能不间断地进行监控，在大于 4h 的条件下，余氯浓度不低于 0.2mg/L。

3. 在配水系统中，累积采集 2 个月样，保证有 95% 以上水样仍有余氯或是 HPC（Heterotrophic Plate Counts，异养性细菌数）应低于 500 个/L。

通过试验，确定 CT 值的要求量。

从滤前加氯，投药点到滤池出水时间为 $T_0$。跟踪试验而定。为使 90% 的贾第鞭毛虫包囊不活化，所需的 CT 值见表 10-1。

使 90% 的贾第鞭毛虫包囊不活化所需 CT 值　　　　表 10-1

| 消毒剂 | 接触时间（min） | 残留消毒剂浓度（mg/L） | CT |
|---|---|---|---|
| $Cl_2$ | 102 | 0.5 | 51 |
|  | 39 | 1.5 | 58 |
|  | 22 | 3.0 | 67 |
| $ClO_2$ | 31 | 0.25 | 7.7 |
|  | 10 | 0.75 | 7.7 |
|  | 5 | 1.50 | 7.7 |
| $O_3$ | 2.0 | 0.25 | 0.48 |
|  | 0.6 | 0.75 | 0.48 |
|  | 0.3 | 1.50 | 7.7 |
| $NH_4Cl$ | 1230 | 0.5 | 615 |
|  | 410 | 1.5 | 615 |
| 205 | 3.0 | 615 | 615 |

根据 CT 值的概念可以通过试验求得不同处理单元的 CT 值以及管道的 CT 值。

### 10.5.2　管网 THM 的预测

关于消毒剂副产物的形成机理、变化规律已在第 6 章中作了较全面的阐述。

本节结合实际应用，介绍实验型公式的应用。

东京水道居承担着 23 个区及 24 个市的供水，给水面积 1200km²，服务人口 1100 万，普及率 100%，供水能力 696 万 m³/d，最大供水量 516 万 m³/d。配水管线总长度 2 万 km，全区设有 45 个自动水质检测仪，所测项目有浊度、色度、pH 值、电导率、余氯、THM、温度。其中，余氯值是控制的重要指标。给水栓保证 0.3mg/L 的余氯。水质监测点的余氯不低于 0.5mg/L。基于这一点，考虑到原水水质不同，季节变化，水温的变化等因素，净水厂余氯的控制目标在 0.7~1.2mg/L。因而，对余氯要进行控制。

水质中心要对 THM 的生成进行预测和控制。

各净水厂 THM 生成量随原水水质、水温、氯需求量以及净水厂内的 CT 值不同而不同。因而，对各净水厂的 THM 生成量进行预测。

THM 生成量预测值。

$$C_p = (6.35X + 19.7) \times (T/12)^{0.27} \times 1.05^{(W_t - 25)}$$

式中　$C_p$——与余氯接触 $T$ 时后的 THM 浓度（μg/L）；
　　　$T$——氯接触时间；
　　　$X$——氯需求量；
　　　$W_t$——水温（℃）。

对于净水厂的 pH 值，由于其贡献度较低，故在式中未考虑。另外，在生成量的预测中求出原水处理量与氯接触时间的关系式，在算出氯接触时间的同时，把氯的需求量用实际的氯投加量代入，预测值的可信度增高。另外，预测的频率通常是 1h1 次。原水水质和水量有大的变化时，测定应频繁些。

从各净水厂至用水户流经时间不同，需对各配水系统进行预测。东京水质中心认为，在配水管网内 pH 值，水温等变化不大，可不予考虑，可按下式计算给水栓浓度：

$$C_B = C_A(1 + \Delta t/\tau)^b$$

式中　$C_B$——预测点的 THM 浓度（μg/L）；
　　　$C_A$——起点的 THM 浓度（μg/L）；
　　　$\Delta t$——起点到预测点间的流经时间；
　　　$\tau$——到起点止的氯接触时间；
　　　$b$——0.32，若有中途氯处理要对 $\tau$ 进行修正。

如果出厂水的 THM 生成量预测值高于水质标准，给水栓的 THM 高于管理目的，可采取下列措施：

1. 多个水源供水时，THM 生成潜能高的原水应降低其取水量。
2. 为了缩短净水厂至管网给水栓的流经时间，可考虑变更供水路径，以降低水在管道中的停留时间。
3. 在净水工艺中，采用预氯化，通过混凝沉淀使生成 THM 的前驱物减少。另外，使之与氯接触时间缩短，达到限制 THM 生成量的目的。
4. 可用粉末活性炭处理，使 THM 前驱物等被吸附，使 THM 生成量受到抑制。

上述降低 THM 生成量的措施在管网管理中可以综合应用。

## 10.6　控制管网的细菌数

通过管网的水质监测（固定的、抽样的），严格控制细菌总数和大肠菌数。因为管道的水将直接供给用户，管道内生长环是殖生细菌的好环境。若发现管道中细菌总数及大肠菌数超标应即刻认真检查净水过程和配水管网的管理问题。检查过程如图 10-25 所示。

从图 10-25 不难看出，控制管网中细菌总数和大肠菌数，不是单一的孤立地去解决，而是一项系统工程，是实施管网水质管理，保障安全供水的重要任务。

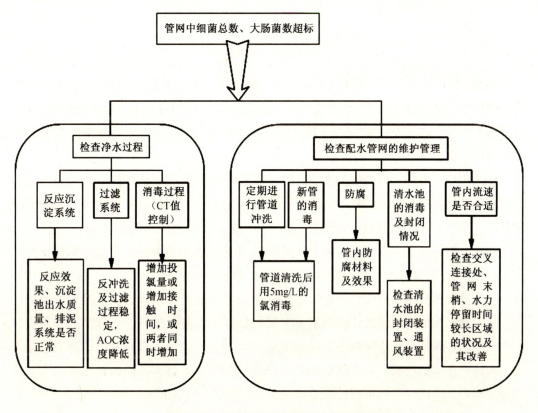

图 10-25　管网中细菌数超标检查流程图

# 结　语

20世纪80年代成立的管道研究室，至今已发展成为给水管网系统为主，多学科交叉的给排水系统研究所。研究所的宗旨是通过纵向和横向的科研课题培养研究生。"给水管道卫生学"一直是研究所的重要研究方向。为此，建立了给水管道卫生学实验室和管网模拟实验室。

仅这个研究方向，曾先后两次获得国家自然科学基金，两次获得国家"863"项目基金，并获英国皇家学会基金等资助。天津自来水公司、沈阳自来水公司、深圳自来水公司、哈尔滨自来水公司等为管道卫生学的研究和实践提供了很大的支持。

在这个方向先后培养博士、硕士研究生20余人，在国内外发表多篇学术论文并完成20余部学位论文，这些都是撰写本书的主要参考资料。

结合基金项目和横向课题，研究生们从不同侧面研究了给水管道卫生学的相关问题。从实验室实验到现场实验，积累了大量的数据，收集、参阅了大量国内外研究者的成果资料。每篇学位论文都有各自的见解和创新，可以说，研究生们的研究成果丰富了管道卫生学的内涵。所参阅的国内外研究者的资料数量大，时间跨度长，本书在撰写过程中，未能细致的审核，难免会有疏漏和不当，敬请谅解。

研究所的袁一星教授、高金良副教授、吴晨光副教授、张建利副教授、魏希柱讲师都为研究所的建设和发展作出了贡献，也丰富和充实了《给水管道卫生学》。在此一并致谢！

为本书提供资料的研究生见附表：

**为本书提供资料的研究生**　　　　　　　　　　　　附表

| 序号 | 学位论文题目 | 研究生姓名 | 学位 | 毕业时间 |
| --- | --- | --- | --- | --- |
| 1 | 配水系统内部腐蚀速度及水质变化规律的研究 | 沈雪梅 | 硕士 | 1989年 |
| 2 | 饮用水管道内壁缓蚀方法的初步探讨 | 蒋白懿 | 硕士 | 1990年 |
| 3 | 城市给水管道防腐及除垢的研究 | 李林 | 硕士 | 1992年 |
| 4 | 给水管道后沉淀研究 | 张健 | 硕士 | 1995年 |
| 5 | 配水管网水质变化的研究 | 李欣 | 博士 | 1999年 |
| 6 | 给水管网系统水质模型的研究 | 吴文燕 | 博士 | 1999年 |
| 7 | 给水系统综合性能评价研究 | 伍悦滨 | 博士 | 2000年 |

续表

| 序号 | 学位论文题目 | 研究生姓名 | 学位 | 毕业时间 |
|---|---|---|---|---|
| 8 | 给水管道阻力系数测试及清洗涂衬技术研究 | 魏希柱 | 硕士 | 2001年 |
| 9 | 城市配水管网系统水质变化规律与水质模型研究 | 徐洪福 | 博士 | 2003年 |
| 10 | 供水系统氯消毒副产物检测和控制方法的研究 | 任月明 | 硕士 | 2002年 |
| 11 | 深圳市沙头角区配水管网水质模型的研究 | 邓涛 | 硕士 | 2003年 |
| 12 | 供水管网水质生物稳定性及其影响因素的研究 | 马建薇 | 硕士 | 2003年 |
| 13 | 北方地区给水管网水质稳定性的研究 | 王静海 | 硕士 | 2004年 |
| 14 | 供水管网中水质稳定性及其影响因素研究 | 土亮亮 | 硕士 | 2004年 |
| 15 | 城市供水管网水质在线监测系统的研究 | 韩云峰 | 硕士 | 2004年 |
| 16 | 给水管网生长环成因试验与防治对策研究 | 徐雯雯 | 硕士 | 2005年 |
| 17 | 天津市供水管网余氯衰减规律的研究 | 黄赛琴 | 硕士 | 2005年 |
| 18 | 给水管网系统建模基础参数研究 | 康宇炜 | 硕士 | 2006年 |
| 19 | 配水管网系统中消毒副产物的研究 | 吴艳 | 硕士 | 2006年 |
| 20 | 城市给水管网二次加氯优化及算法实现 | 鲁宁波 | 硕士 | 2006年 |
| 21 | 大规模城市给水管网系统水质变化及监测模拟 | 赵志领 | 博士 | 2006年 |
| 22 | 给水管网水质监测点的物元灰色模型的建立与应用 | 王丹宁 | 博士 | 2007年 |
| 23 | 供水系统加氯模式优化理论与计算方法 | 邓涛 | 博士 | 2007年 |
| 24 | 给水管网生物可降解溶解性有机碳的变化规律研究 | 俎倩 | 硕士 | 2007年 |
| 25 | 配水管网中溶解性有机卤化物的研究 | 侯秀琴 | 硕士 | 2007年 |

# 术语索引（汉英）

## A

ABS 管——ABS pipe・145，258，260，261
L
Langelier 饱和指数——Langelier Saturation Index・21，273
R
Ryznar 稳定指数——Ryznar Stability Index・23，24
X
X-射线衍射——X-ray diffraction・162
A
艾希氏菌属——escherichia・78，79
胺基——amido・109

## B

八叠球菌属——sarcina・78
巴甫洛夫斯基公式——Н. Н. ПаВЛОВСКИЙ formula・290
杆菌——bacillus・78
半衰期——half-life・113
棒状杆菌科——corynebacteriaceae・78
比阻——resistivity・214
变形虫——amoebae・39，81
变形杆菌属——proteus・78
变异微球菌——Micrococcus varians・78
病原微生物——pathogenic microorganism・16，39，90
不动杆细菌属——Acinetobacter・77

## C

测定下限——determination limit・184

层流——laminar current · 38, 115, 288

CH

产碱杆菌属——alcaligenes · 77, 79

产气单孢菌属——aeromonas · 77

肠杆菌科——enterobariaceae · 78

超滤——hyper-filtration · 48, 52, 253, 254

沉淀物——sediment · 3, 19, 37, 73, 87, 160, 180

沉积反应——deposition reaction · 25

冲蚀——erosion · 35

传导杆——conduction bar · 283

C

次氯酸——hypochloric acid · 32, 107, 114, 132, 174, 194

次生效应——secondary effect · 35

次溴酸——hypobromous acid · 175, 194

# D

点腐蚀——spot corrosion · 35, 36

电动势——generated voltage · 114

电极电势——electrode potential · 35

电解质溶液——electrolyte solution · 24, 114

电偶腐蚀——couple corrosion · 35

电子——electron · 24, 35, 114, 177, 306, 313, 316

调节水箱——regulating tank · 253

迭代——iterate · 122, 225

动态模拟——dynamic simulation · 128, 226, 234, 245, 249

独立式——independent type · 252

端口号——port number · 314

对数生长期——log phase · 78, 85

# E

恶臭假单孢菌——Pseudomonas putida · 85

二次污染——secondary pollution · 1, 32, 107, 144, 172, 250, 272, 295

二氯一溴甲烷——bromodichloromethane · 173，205

二氯乙酸——dichloroacetic acid · 109，172，183，205

# F

发色细菌——Pigmented Bacteria · 81

法拉第常数——Faraday constant · 27

反渗透——reverse filtration · 86，253，256

反转法——reversal process · 292

放气孔——vent · 146

放射菌科——actibomycetaceae · 78

放射菌属——Actinomyces · 78

放射细菌——Actinomycetes · 81

放线菌——actinomyces · 73，81，95

非线性最小平方拟合——non - linear least square fit · 28，30，32，49

分析纯——analytically pure · 29，32

酚基——phenolic group · 109

峰面积——peak area · 148，150，158，182

缝隙腐蚀——seam corrosion · 35

弗劳地枸橼酸杆菌——Citrobacter freundii · 79

腐蚀——corrosion · 3，5，9，14，21，30，40，65，73，82，96，112，125，135，140，158，210，260，275，304

腐殖酸——humic - acid，HA · 82，173，174，176，177，202，230

腐殖质——humus · 73，174，176，178

富里酸——fulvic acid · 82，173，174，176，184

# G

钢管——steel pipe · 20，38，53，134，144，150，160，260，261，299

给水管道卫生学——water supply pipeline hygienics · 1，2，18，128，250

给水管网——water supply network · 1，2，6，30，42，56，75，90，200，306，325，326

共生体——consortia · 87

观察口——viewport · 128，146，235

管材——tubular product · 1，18，19，24，126，127，128，130，144，155，170，217，350

234，258，272，295，320

## H

弧菌科——vibrionaleat·78
弧菌属——Vibrio·36，37，78
化能自养——chemoautotrophy·36
缓存区——slow memory zone·314
黄杆菌属——flavobacterium·77，79
回归系数——regression coefficient·110
混凝剂——coagulant·13，15，19
活化能——activation energy·113，117，132，133
活性炭吸附法——active carbon adsorption method·253

## J

机会致病菌——Opportunistic Pathogens·80
寄生虫——parasite·94，250
加成——addition·175，178
假单孢菌科——pseudomondaceae·78
间苯二酚——resorcin·178
检出限——detection limit·182，184
酵母菌——microzyme·76，77，79，81
接触腐蚀——contact corrosion·35
节杆菌属——Arthrobacter·78，81
结合性余氯——combined residual chlorine·109
进气喷嘴——air–in nozzle·289
进水口——water inlet·126，146
精密度——degree of precision·182，183，184，187
聚丙烯管——polypropylene pipe，PP·145，260
聚丁烯管——polybutylene pipe，PB·145
聚氯乙烯——polyvinyl chloride，PVC·84，96，144，167，169，260
聚团肠杆菌——Enterobacter agglomerans·80
聚乙烯管——polyethylene pipe，PE·20，145，295

绝对温度——absolute temperature · 113，114

军团菌——legionella pneumophila · 80，81，91，92

均方误差——error of mean square · 67，120，121，246

均匀腐蚀——uniform corrosion · 35

## K

克雷伯菌属——Klebsiella · 79，80，89

空气压缩机——air compressor · 289，297

控制仪——control instrument · 288，289

矿化度——mineralization degree · 254

矿物质——mineral substance · 251，252，256

醌基——quinonyl · 174，176

扩散系数——diffusion coefficient · 27，111，116

## L

离子交换法——ion exchange technique · 253

连接队列——join queue · 316

连接数目——connection amount · 314

量子化学——quantum chemistry · 177

硫酸盐——sulfate · 15，17，35，36，37，38，76，77

硫酸盐还原菌——Sulfate – Reducing Bacteria · 17，38

卤代醇——halohydrin · 175

卤代酚——halophenols · 172

卤代氰——cyanogen halides · 172

卤代醛——haloadehydes · 172

卤代酮——haloketone，HK · 172

卤仿反应——haloform – reaction · 175

卤乙腈——haloacetonitriles，HANs · 172

卤乙酸——HAAs · 86，172，173，178，190，200

滤芯——filtration core · 254

氯胺——chloramines · 84，98，107，109，192，204

氯仿——chloroform · 107，173，178，189，193，204

氯化消毒副产物——disinfection by products, DBPs·86, 107, 109, 172

## M

玫瑰色微球菌——Micrococcus roseus·78
霉菌——mycete·76, 81, 90
米勒氏菌属——Moellerella spp·77, 79
膜分离法——membrance separation technique·253
膜过滤——membrance filtration·45, 47, 48, 52, 253
摩尔气体常数——mole gas constant·113
摩拉克氏菌属——moraxella·77, 79

## N

内存——EMS memory·74, 246, 313
萘瑟氏菌科——nelsseriaeeae·78
萘瑟氏菌属——nelsseria·78
囊状物——Encapsulation·80
拟合——fitting·28, 50, 69, 122, 181, 215, 285
黏垢——viscosity encrustation·3, 5, 75
浓差电池——concentration cell·35

## P

排水口——outlet·289
片脚类动物——amphipods·81
葡萄球菌属——staphylococcus·78, 79

## Q

期望——expectancy·68, 69, 120, 122, 182, 242
歧化反应——disproportionating reaction·107, 114
产气单孢菌属——aeromonas·80
前驱物质——predecessor substance·109, 225, 230, 231, 232

鞘铁菌科——siderocapsaceac · 77, 78

切应力——shear stress · 288, 289

亲电——electrophilic · 175, 178

亲和力——appetency · 146

取代——replacement · 84, 175, 178, 194, 195, 196, 202, 203, 306

取水口——water inlet · 126, 146

去离子水——de‑ionized water · 183, 299

## R

桡脚类动物——copepods · 81

人工神经网络——artificial neural network · 66, 67, 117, 118, 119, 120

乳酸杆菌——lactobasillus · 78, 79

软面板——softpanel · 313

## S

丝状——filamentous · 36, 81

塑料管——plastic pipe · 138, 145, 169

酸性溶液——acid solution · 24

羧基——carboxy · 149, 150, 153, 174

三氯甲烷——chloroform · 152, 172, 185, 202, 203, 205, 256, 257

三溴甲烷——bromoform · 173, 185, 194, 195, 205

扫描频率——scan frequency · 314, 317

色度——chrominance · 1, 20, 40, 75, 81, 90, 253, 264, 274, 286, 327

SH

沙雷氏菌属——serratia · 78

沙门氏菌属——salmonella · 78, 79

神经元——nerve unit · 68, 69, 117, 118, 119, 120, 121

生长环——growth ring · 1, 40, 80, 81, 140, 210, 280, 290, 304, 322, 328

生物膜——biofilm · 2, 3, 5, 16, 39, 73, 80, 90, 102, 112, 139, 140, 164, 166, 167, 233, 272, 322

石棉水泥管——asbestos cement pipe · 144, 169

实验室虚拟仪器工作平台——laboratory virtual instrument engineering workbench · 313

事故处理——accident disposal·244
收敛速度——rapidity of convergence·120，122，221
输入极限——input limits·314，317
树突——dendrite·117
数据转换——data conversion·69，245
衰减系数——modulus decay·115，121，133，135，228，234，244，322，325
水力坡降——hydraulic slope·290，291
水质——water quality·1，110，200，301

## T

碳酸钙——calcium carbonate·6，18，87，144，169，274
碳酸盐——carbonate·21，24，277，298，299
藤黄微球菌——Micrococcus luteus·78
铁锈——rust·25，77，253
通道——channel·1，314，322
铜管——copper pipe·87，145，260
突触——synapse·117
脱肌醇球菌科——deinoccaceae·78
脱氯剂——antichlor·180
脱水——dehydration·93，94，163

## W

微处理器——microprocessor·313
微量元素——trace element·75，82，250，251，252，255，256
微球菌科——micrococcalese·78
微球菌属——microceccus·78，79
微生物腐蚀——microbiologic corrosion·18，35
紊流——turbulent current·115，285，286，288，289
稳定期——stationary phase·44，45，78
稳态——steady state·83，85，87，111，116，209，225，233

# X

吸氧腐蚀——oxygen absorption corrosion · 25, 29, 30
析氢腐蚀——hydrogen precipitation corrosion · 25, 29, 30
烯烃——olefinic hydrocarbon · 175
细菌总数——total number of bacteria · 1, 16, 65, 76, 99, 253, 272, 286
显示器——display · 313
线虫类——nematodes · 81
橡胶——rubber · 84, 96
信息管理——information management · 244
锈蚀物——rust-eaten matter · 3
溴仿——bromoform · 109
虚拟前面板——dummy front panel · 313
絮凝体——flocculating constituent · 13, 15, 18, 19, 87

# Y

芽孢杆菌科——bacillaceae fischer · 78
芽孢杆菌属——bacillus · 78, 79
衍生物——derivant · 151, 158, 174, 175
厌氧菌——anaerobic · 9, 10, 12, 35, 78
阳极——positive electrode · 24, 28, 30, 34, 35, 37, 114, 135
一氯二溴甲烷——dibromochloromethane · 173, 205
阴沟肠杆菌——Enterobacter cloacae · 79
阴极——negative electrode · 24, 25, 28, 29, 34, 35, 37, 114, 135, 145
应力腐蚀——stress corrosion · 35
映射——mapping · 67, 68, 117, 119, 121
有机-无机络合物——organic-inorganic com plex compound · 19
余氯浓度——residual chlorine concentration · 32, 86, 110, 123, 140, 164, 172, 185, 202, 321
远传压力表——remote manometer · 289
运行工况——running condition · 209, 217, 236, 240, 307

# Z

在线检测——on-line monitor · 138, 319

赭菌属——ochrobium · 77, 78, 79

真菌——fungi · 73, 78, 90, 95, 253

振荡——oscillation · 76, 122, 308

指示器——indicator · 313

酯化——esterification · 178, 179, 180, 181, 182, 183, 184

致癌物质——carcinogen · 109

滞后期——lag period · 85

置换 substitute · 176, 203

置信水平——confidence level · 184

终端式——terminal type · 252

重金属——heavy metal · 80, 253, 274

轴突——axis cylinder · 117

铸铁管——cast-iron pipe · 3, 20, 30, 110, 160, 229, 234, 298, 303, 304, 320

浊度——turbidity · 1, 19, 90, 169, 235, 302, 327

浊度仪——turbidimeter · 39, 309, 310

字符串——character string · 316, 317

自由性余氯——free residual chlorine · 25, 109, 113

# 术语索引（英汉）

ABS pipe——ABS 管·145, 258, 260, 261

absolute temperature——绝对温度·113, 114

accident disposal——事故处理·244

acid solution——酸性溶液·24

Acinetobacter——不动杆细菌属·77

Actibomycetaceae——放射菌科·78

Actinomyces——放射菌属·78

Actinomycetes——放射细菌·81

activation energy——活化能·113, 117, 132, 133

active carbon adsorption method——活性炭吸附法·253

addition——加成·175, 178

aeromonas——产气单胞菌属·80

air compressor——空气压缩机·289, 297

air-in nozzle——进气喷嘴·289

alcaligenes——产碱杆菌属·77, 79

amido——胺基·109

amoebae——变形虫·39, 81

amphipods——片脚类动物·81

anaerobic——厌氧菌·9, 10, 12, 35, 78

analytically pure——分析纯·29, 32

antichlor——脱氯剂·180

appetency——亲和力·146

Arthrobacter——节杆菌属·78, 81

artificial neural network——人工神经网络·66, 67, 117, 118, 119, 120

asbestos cement pipe——石棉水泥管·144, 169

axis cylinder——轴突·117

bacillaceae fischer——芽孢杆菌科·78

bacillus——芽孢杆菌属·78, 79

biofilm——生物膜·2, 3, 5, 16, 39, 73, 80, 90, 102, 112, 139, 140, 164, 166, 167, 233, 272, 322

bromodichloromethane——二氯一溴甲烷·173，205

bromoform——三溴甲烷·173，185，194，195，205

calcium carbonate——碳酸钙·6，18，87，144，169，274

carbonate——碳酸盐·21，24，277，298，299

carboxy——羧基·149，150，153，174

carcinogen——致癌物质·109

cast-iron pipe——铸铁管·3，20，30，110，160，229，234，298，303，304，320

channel——通道·1，314，322

character string——字符串·316，317

chemoautotrophy——化能自养·36

chloramines——氯胺·84，98，107，109，192，204

chloroform——氯仿·107，173，178，189，193，204

chrominance——色度·1，20，40，75，81，90，253，264，274，286，327

Citrobacter freundii——弗劳地枸橼酸杆菌·79

Coagulant——混凝剂·13，15，19

combined residual chlorine——结合性余氯·109

concentration cell——浓差电池·35

conduction bar——传导杆·283

confidence level——置信水平·184

connection amount——连接数目·314

consortia——共生体·87

control instrument——控制仪·288，289

copepods——桡脚类动物·81

copper pipe——铜管·87，145，260

corrosion——腐蚀·3，5，9，14，21，30，40，65，73，82，96，112，125，135，140，158，210，260，275，304

corynebacteriaceae——棒状杆菌科·78

couple corrosion——电偶腐蚀·35

cyanogen halides——卤代氰·172

data conversion——数据转换·69，245

degree of precision——精密度·182，183，184，187

dehydration——脱水·93，94，163

deinoccaceae——脱肌醇球菌科·78

de-ionized water——去离子水·183，299

dendrite——树突·117

deposition reaction——沉积反应·25

derivant——衍生物·151,158,174,175

detection limit——检出限·182,184

determination limit——测定下限·184

dibromochloromethane——一氯二溴甲烷·173,205

dichloroacetic acid——二氯乙酸·109,172,183,205

diffusion coefficient——扩散系数·27,111,116

disinfection by products,DBPs——消毒副产物·86,107,109,172

display——显示器·313

disproportionating reaction——歧化反应·107,114

dummy front panel——虚拟前面板·313

dynamic simulation——动态模拟·128,226,234,245,249

electrode potential——电极电势·35

electrolyte solution——电解质溶液·24,114

electron——电子·24,35,114,177,306,313,316

electrophilic——亲电·175,178

EMS memory——内存·74,246,313

Encapsulation——囊状物·80

Enterobacter agglomerans——聚团肠杆菌·80

Enterobacter cloacae——阴沟肠杆菌·79

Enterobariaceae——肠杆菌科·78

Erosion——冲蚀·35

error of mean square——均方误差·67,120,121,246

Escherichia——艾希氏菌属·78,79

Esterification——酯化·178,179,180,181,182,183,184

Expectancy——期望·68,69,120,122,182,242

Faraday constant——法拉第常数·27

Filamentous——丝状·36,81

filtration core——滤芯·254

fitting——拟合·28,50,69,122,181,215,285

flavobacterium——黄杆菌属·77,79

flocculating constituent——絮凝体·13,15,18,19,87

free residual chlorine——自由性余氯·25,109,113

fulvic acid——富里酸·82，173，174，176，184

fungi——真菌·73，78，90，95，253

generated voltage——电动势·114

growth ring——生长环·1，40，80，81，140，210，280，290，304，322，328

Н. Н. ПаВЛОВСКИЙ formula——巴甫洛夫斯基公式·290

HAAs——卤乙酸·86，172，173，178，190，200

half-life——半衰期·113

haloacetonitriles，HANs——卤乙腈·172

haloadehydes——卤代醛·172

haloform-reaction——卤仿反应·175

halohydrin——卤代醇·175

haloketone，НK——卤代酮·172

halophenols——卤代酚·172

heavy metal——重金属·80，253，274

humic-acid，HA——腐殖酸·82，173，174，176，177，202，230

humus——腐殖质·73，174，176，178

hydraulic slope——水力坡降·290，291

hydrogen precipitation corrosion——析氢腐蚀·25，29，30

hyper-filtration——超滤·48，52，253，254

hypobromous acid——次溴酸·175，194

hypochloric acid——次氯酸·32，107，114，132，174，194

independent type——独立式·252

indicator——指示器·313

information management——信息管理·244

input limits——输入极限·314，317

ion exchange technique——离子交换法·253

iterate——迭代·122，225

join queue——连接队列·316

Klebsiella——克雷伯菌属·79，80，89

laboratory virtual instrument engineering workbench——实验室虚拟仪器工作平台·313

lactobasillus——乳酸杆菌·78，79

lag period——滞后期·85

laminar current——层流·38，115，288

Langelier Saturation Index——Langelier 饱和指数·21，273

legionella pneumophila——军团菌·80，81，91，92

log phase——对数生长期·78，85

mapping——映射·67，68，117，119，121

membrance filtration——膜过滤·45，47，48，52，253

membrance separation technique——膜分离法·253

microceccus——微球菌属·78，79

micrococcalese——微球菌科·78

Micrococcus luteus——藤黄微球菌·78

Micrococcus roseus——玫瑰色微球菌·78

Micrococcus varians——变异微球菌·78

Microprocessor——微处理器·313

Microzyme——酵母菌·76，77，79，81

mineral substance——矿物质·251，252，256

mineralization degree——矿化度·254

modulus decay——衰减系数·115，121，133，135，228，234，244，322，325

Moellerella spp——米勒氏菌属·77，79

mole gas constant——摩尔气体常数·113

moraxella——摩拉克氏菌属·77，79

mycete——霉菌·76，81，90

negative electrode——阴极·24，25，28，29，34，35，37，114，135，145

nelsseria——萘瑟氏菌属·78

nelsseriaeeae——萘瑟氏菌科·78

nematodes——线虫类·81

nerve unit——神经元·68，69，117，118，119，120，121

non – linear least square fit——非线性最小平方拟合·28，30，32，49

ochrobium——赭菌属·77，78，79

olefinic hydrocarbon——烯烃·175

on – line monitor——在线检测·138，319

Opportunistic Pathogens——机会致病菌·80

organic – inorganic complex compound——有机-无机络合物·19

oscillation——振荡·76，122，308

outlet——排水口·289

oxygen absorption corrosion——吸氧腐蚀·25，29，30

parasite——寄生虫·94，250

pathogenic microorganism——病原微生物·16，39，90

peak area——峰面积·148，150，158，182

phenolic group——酚基·109

Pigmented Bacteria——发色细菌·81

plastic pipe——塑料管·138，145，169

polybutylene pipe，PB——聚丁烯管·145

polyethylene pipe，PE——聚乙烯管·20，145，295

polypropylene pipe，PP——聚丙烯管·145，260

polyvinyl chloride，PVC——聚氯乙烯·84，96，144，167，169，260

port number——端口号·314

positive electrode——阳极·24，28，30，34，35，37，114，135

predecessor substance——前驱物质·109，225，230，231，232

proteus——变形杆菌属·78

Pseudomonas putida——恶臭假单孢菌·85

Pseudomondaceae——假单孢菌科·78

quantum chemistry——量子化学·177

quinonyl——醌基·174，176

rapidity of convergence——收敛速度·120，122，221

regression coefficient——回归系数·110

regulating tank——调节水箱·253

remote manometer——远传压力表·289

replacement——取代·84，175，178，194，195，196，202，203，306

residual chlorine concentration——余氯浓度·32，86，110，123，140，164，172，185，202，321

resistivity——比阻·214

resorcin——间苯二酚·178

reversal process——反转法·292

reverse filtration——反渗透·86，253，256

rubber——橡胶·84，96

running condition——运行工况·209，217，236，240，307

rust——铁锈·25，77，253

rust - eaten matter——锈蚀物·3

Ryznar Stability Index——Ryznar稳定指数·23，24

Salmonella——沙门氏菌属·78，79

Sarcina——八叠球菌属·78

scan frequency——扫描频率·314，317

seam corrosion——缝隙腐蚀·35

secondary effect——次生效应·35

secondary pollution——二次污染·1，32，107，144，172，250，272，295

sediment——沉淀物·3，19，37，73，87，160，180

serratia——沙雷氏菌属·78

shear stress——切应力·288，289

siderocapsaceac——鞘铁菌科·77，78

slow memory zone——缓存区·314

softpanel——软面板·313

spot corrosion——点腐蚀·35，36

staphylococcus——葡萄球菌属·78，7

stationary phase——稳定期·44，45，78

steady state——稳态·83，85，87，111，116，209，225，233

steel pipe——钢管·20，38，53，134，144，150，160，260，261，299

stress corrosion——应力腐蚀·35

substitute——置换·176，203

sulfate——硫酸盐·15，17，35，36，37，38，76，77

Sulfate–Reducing Bacteria——硫酸盐还原菌·17，38

Synapse——突触·117

terminal type——终端式·252

total number of bacteria——细菌总数·1，16，65，76，99，253，272，286

trace element——微量元素·75，82，250，251，252，255，256

tubular product——管材·1，18，19，24，126，127，128，130，144，155，170，217，234，258，272，295，320

turbidimeter——浊度仪·39，309，310

turbidity——浊度·1，19，90，169，235，302，327

turbulent current——紊流·115，285，286，288，289

vent——放气孔·146

Vibrio——弧菌属·36，37，78

Vibrionaleat——弧菌科·78

Viewport——观察口·128，146，235

viscosity encrustation——黏垢·3，5，75

water inlet——取水口·126,146

water quality——水质·1,110,200,301

water supply network——给水管网·1,2,6,30,42,56,75,90,200,306,325,326

water supply pipeline hygienics——给水管道卫生学·1,2,18,128,250

X-ray diffraction——X-射线衍射·162

# 附录 1

## 生活饮用水卫生规范
## Sanitary Standard for Drinking Water Quality
### 卫生部关于印发生活饮用水卫生规范的通知

卫生部文件

卫法监发〔2001〕161 号

各省、自治区、直辖市卫生厅局，中国预防医学科学院：

现将生活饮用水卫生规范印发给你们。请各有关单位严格依照本规范进行生活饮用水以及涉及饮用水卫生安全的产品检验、卫生安全评价和监督监测工作。

本规范自 2001 年 9 月 1 日起实施，以往发布的文件与本规范不一致的，以本规范为准。

请将本规范实施中的问题及时反馈我部。

附件：1. 生活饮用水水质卫生规范

2. 生活饮用水输配水设备及防护材料卫生安全评价规范

3. 生活饮用水化学处理剂卫生安全评价规范

4. 生活饮用水水质处理器卫生安全与功能评价规范

附件 4A 一般水质处理器

附件 4B 矿化水器

附件 4C 反渗透处理装置

5. 生活饮用水集中式供水单位卫生规范

6. 涉及饮用水卫生安全产品生产企业卫生规范

7. 生活饮用水检验规范

中华人民共和国卫生部印章

二〇〇一年六月七日

**1. 范围**

本范围规定了生活饮用水及其水源水水质卫生要求。

本规范适用于城市生活饮用集中式供水（包括自建集中式供水）及二次供水。

**2. 引用资料**

生活饮用水检验规范（2001）

二次供水设施卫生规范（GB 17051—1997）

WHO Guidelines for Drinking Water Quality，1993

WHO Guidelines for Drinking Water Quality, Addendum to Volume 2, 1998

### 3. 定义

（1）生活饮用水：由集中式供水单位直接供给居民作为饮水和生活用水，该水的水质必须确保居民终生饮用安全。

（2）城市：国家按行政建制设立的直辖市、市、镇。

（3）集中工供水：由水源集中取水，经统一净化处理和消毒后，由输水管网送到用户的供水方式。

（4）自建集中式供水：除城建部门建设的各级自来水厂外，由各单位自建的集中式供水方式。

（5）二次供水：用水单位将来自城市集中式供水系统的生活饮用水经贮存或再处理（如过滤、软化、矿化、消毒等）后，经管道输送给用户的供水方式。

### 4. 生活饮用水水质卫生要求

4.1　生活饮用水水质应符合下列基本要求

（1）水中不得含有病原微生物。

（2）水中所含化学物质及放射性物质不得危害人体健康。

（3）水的感官性状良好。

4.2　生活饮用水水质规定

（1）生活饮用水水质常规检验项目

生活饮用水水质常规检验项目及限值见表1。

生活饮用水水质常规检验项目及限值　　　　　　　　　表1

| 项 目 限 值 |
|---|
| 感官性状和一般化学指标 |
| 色　色度不超过15度，并不得呈现其他异色 |
| 浑浊度 不超过1度（NTU）[①]，特殊情况下不超过5度（NTU） |
| 臭和味 不得有异臭、异味 |
| 肉眼可见物 不得含有 |
| pH 6.5~8.5 |
| 总硬度（以$CaCO_3$计）450（mg/L） |
| 铝 0.2（mg/L） |
| 铁 0.3（mg/L） |
| 锰 0.1（mg/L） |
| 铜 1.0（mg/L） |
| 锌 1.0（mg/L） |
| 挥发酚类（以苯酚计）0.002（mg/L） |
| 阴离子合成洗涤剂 0.3（mg/L） |
| 硫酸盐 250（mg/L） |
| 氯化物 250（mg/L） |

溶解性总固体 1000（mg/L）
耗氧量（以 $O_2$ 计）3（mg/L），特殊情况下不超过 5mg/L[②]
**毒理学指标**
砷 0.05（mg/L）
镉 0.005（mg/L）
铬（六价）0.05（mg/L）
氰化物 0.05（mg/L）
氟化物 1.0（mg/L）
铅 0.01（mg/L）
汞 0.001（mg/L）
硝酸盐（以 N 计）20（mg/L）
硒 0.01（mg/L）
四氯化碳 0.002（mg/L）
氯仿 0.06（mg/L）
**细菌学指标**
细菌总数 100（CFU/mL）[③]
总大肠总数 每 100mL 水样中不得检出
粪大肠总数 每 100mL 水样中不得检出
游离余氯 在与水接触 30min 后应不低于 0.3mg/L，
管网末梢水不应低于 0.05mg/L
（适用于加氯消毒）
**放射性指标**[④]
总 $\alpha$ 放射性 0.5（Bq/L）
总 $\beta$ 放射性 1（Bq/L）

①表中 NTU 为散射浊度单位。②特殊情况包括水源限制等情况。③CFU 为菌落形成单位。④放射性指标规定数值不是限值，而是参考水平。放射性指标超过表 1 中所规定的数值时，必须进行核素分析和评价，以决定能否饮用。

（2）生活饮用水水质非常规检验项目

生活饮用水水质非常规检验项目及限值表 2。

**生活饮用水水质非常规检验项目及限值** 表 2

项　目　限　值

**感官性状和一般化学指标**
硫化物 0.02（mg/L）
钠 200（mg/L）
**毒理学指标**
锑 0.005（mg/L）
钡 0.7（mg/L）
铍 0.002（mg/L）
硼 0.5（mg/L）
钼 0.07（mg/L）
镍 0.02（mg/L）
银 0.05（mg/L）
铊 0.0001（mg/L）

二氯甲烷 0.02（mg/L）
1,2－二氯乙烷 0.03（mg/L）
1,1,1－三氯乙烷 2（mg/L）
氯乙烯 0.005（mg/L）
1,1－二氯乙烯 0.03（mg/L）
1,2－二氯乙烯 0.05（mg/L）
三氯乙烯 0.07（mg/L）
四氯乙烯 0.04（mg/L）
苯 0.01（mg/L）
甲苯 0.7（mg/L）
二甲苯 0.5（mg/L）
乙苯 0.3（mg/L）
苯乙烯 0.02（mg/L）
苯并（a）芘［沥青］0.00001（mg/L）
氯苯 0.3（mg/L）
1,2－二氯苯 1（mg/L）
1,4－二氯苯 0.3（mg/L）
三氯苯（总量）0.02（mg/L）
邻苯二甲酸二（2－乙基己基）酯 0.008（mg/L）
丙烯酰胺 0.0005（mg/L）
六氯丁二烯 0.0006（mg/L）
微囊藻毒素－LR 0.001（mg/L）
甲草胺 0.02（mg/L）
灭草松 0.3（mg/L）
叶枯唑 0.5（mg/L）
百菌清 0.01（mg/L）
滴滴涕 0.001（mg/L）
溴氰菊酯 0.02（mg/L）
内吸磷 0.03（mg/L）（感官限值）
乐果 0.08（mg/L）（感官限值）
2,4－滴 0.03（mg/L）
七氯 0.0004（mg/L）
七氯环氧化物 0.0002（mg/L）
六氯苯 0.001（mg/L）
六六六 0.005（mg/L）
林丹 0.002（mg/L）
马拉硫磷 0.25（mg/L）（感官限值）
对硫磷 0.003（mg/L）（感官限值）
甲基对硫磷 0.02（mg/L）（感官限值）
五氯酚 0.009（mg/L）
亚氯酸盐 0.2（mg/L）（适用于二氧化氯消毒）
一氯胺 3（mg/L）
2,4,6－三氯酚 0.2（mg/L）
甲醛 0.9（mg/L）
三卤甲烷[①]该类化合物中每种化合物的实测
浓度与其各自限值的比值之和不得超过 1
溴仿 0.1（mg/L）
二溴一氯甲烷 0.1（mg/L）
一溴二氯甲烷 0.06（mg/L）

| | |
|---|---|
| 二氯乙酸 | 0.05 (mg/L) |
| 三氯乙酸 | 0.1 (mg/L) |
| 三氯乙醛（水合氯醛） | 0.01 (mg/L) |
| 氯化氰（以 CN⁻ 计） | 0.07 (mg/L) |

①三卤甲烷包括氯仿、溴仿、二溴一氯甲烷和一溴二氯甲烷共四种化合物。

### 5. 生活饮用水水源水质要求

5.1 作为生活饮用水水源的水质，应符合下列要求。

（1）只经过加氯消毒即供作生活饮用的水源水，每 100 毫升水样中总大肠菌群 MPN 值不应超过 200；经过净化处理及加氯消毒后供生活饮用的水源水，每 100 毫升水样中总大肠菌群 MPN 值不应超过 2000。

（2）必须按 4.2 节表 1 的规定，对水源水进行全部项目的测定和评价。

（3）水源水的感官性状和一般化学指标经净化处理后，应符合本规范第 4.2 节表 1 的规定。

（4）水源水的毒理学指标，必须符合本规范第 4.2 节表 1 的规定。

（5）水源水的放射性指标，必须符合本规范第 4.2 节表 1 的规定。

（6）当水源水中可能含有本规范 4.2 节表 1 所列之外的有害物质时，应由当地卫生行政部门会同有关部门确定所需增加的检测项目，凡列入 4.2 节表 2 及附录 A 中的在害物质限值，应符合其相应规定（感官性状和一般化学指标经净化处理后需符合相关规定）。在此列表之外的有害物质限值应由当地卫生行政部门另行确定。

（7）水源水中耗氧量不应超过 4mg/L；五日生化需氧量不应超过 3mg/L。

（8）饮水型氟中毒流行区应选用含氟化物量适宜的水源。当无合适的水源而不得不采用高氟化物的水源时，应采取除氟措施，降低饮用水中氟化物含量。

（9）当水源水碘化物含量低于 $10\mu g/L$ 时，应根据具体情况，采取补碘措施，防止发生碘缺乏病。

5.2 当水质不符合 5.1 节和附录 A 中的规定时，不宜作为生活饮用水水源。若限于条件需加以利用时，应采用相应的净化工艺进行处理，处理后的水应符合规定，并取得卫生行政部门的批准。

### 6. 水质监测

（1）水质的检验方法应符合《生活饮用水检验规范》（2001）的规定。

（2）集中式供水单位必须建立水质检验室，配备与供水规模和水质检验要求相适应的检验人员和仪器设备，并负责检验水源水、净化构筑物出水、出厂水和管网水的水质。

自建集中式供水及二次供水的水质也应定期检验。

（3）采样点的选择和监测

检验生活饮用水的水质，应在水源、出厂水和居民经常用水点采样。

城市集中式供水管网水的水质检验采样点数，一般应按供水人口每两万人设一个采样点计算。供水人口超过一百万时，按上述比例计算出的采样点数可酌量减少。人口在20万以下时，应酌量增加。在全部采样点中应有一定的点数，选在水质易受污染的地点和管网系统陈旧部分等处。

每一采样点，每月采样检验应不少于两次，细菌学指标、浑浊度和肉眼可见物为必检项目。其他指标可根据当地水质情况和需要选定。对水源水、出厂水和部分有代表性的管网末梢水至少每半年进行一次常规检验项目的全分析。对非常规检验项目，可根据当地水质情况和存在问题，在必要时具体确定检验项目和频率。当检测指标超出本规范第4.2节中的规定时，应立即重复测定，并增加监测频率。连续超标时，应查明原因，并采取有效措施，防止对人体健康造成危害。在选择水源时或水源情况有改变时，应测定常规检测项目的全部指标。具体采样点的选择，应由供水单位与当地卫生监督机构根据本地区具体情况确定。

出厂水必须每天测定一次细菌总数、总大肠菌群、粪大肠菌群、浑浊度和肉眼可见物，并适当增加游离余氯的测定频率。

自建集中式生活饮用水水质监测的采样点数、采样频率和检验项目，按上述规定执行。

（4）选择水源时的水质鉴定，应检测本规范第4.2节表1中规定的项目及该水源可能受某种成分污染的有关项目。

（5）卫生行政部门应对水源水、出厂水和居民经常用水点进行定期监测，并作出水质评价。

**7.** 本规范由卫生部负责解释。

**8.** 本规范自二〇〇一年九月一日起施行。

饮用水源水中有害物质的限值　　　　　表3

| 项　目　限　值（mg/L） |
|---|
| 乙腈 5.0 |
| 丙烯腈 2.0 |
| 乙醛 0.05 |
| 三氯乙醛 0.01 |
| 甲醛 0.9 |
| 丙烯醛 0.1 |
| 二氯甲烷 0.02 |
| 1，2-二氯乙烷 0.03 |
| 环氧氯丙烷 0.02 |
| 二硫化碳 2.0 |
| 苯 0.01 |
| 甲苯 0.7 |
| 二甲苯 0.5 |
| 乙苯 0.3 |
| 氯苯 0.3 |
| 1，2-二氯苯 1 |
| 二硝基苯 0.5 |
| 硝基氯苯 0.05 |
| 二硝基氯苯 0.5 |
| 三氯苯 0.02 |
| 三硝基甲苯 0.5 |
| 四氯苯 0.02 |
| 六氯苯 0.05 |
| 异丙苯 0.25 |
| 苯乙烯 0.02 |
| 苯胺 0.1 |
| 三乙胺 3.0 |
| 己内酰胺 3.0 |
| 丙烯酰胺 0.0005 |
| 氯乙烯 0.005 |
| 三氯乙烯 0.07 |
| 四氯乙烯 0.04 |
| 邻苯二甲酸二（2-乙基己基）酯 0.008 |
| 氯丁二烯 0.002 |
| 水合肼 0.01 |
| 四乙基铅 0.0001 |
| 石油（包括煤油汽油）0.3 |
| 吡啶 0.2 |
| 松节油 0.2 |
| 苦味酸 0.5 |
| 丁基黄原酸 0.005 |
| 活性氯 0.01 |
| 硫化物 0.02 |
| 黄磷 0.003 |

钼 0.07
钴 1.0
铍 0.002
硼 0.05
锑 0.005
镍 0.02
钡 0.7
钒 0.05
钛 0.1
铊 0.0001
马拉硫磷（4049）0.25
内吸磷（E059）0.03
甲基对硫磷（甲基 E605）0.02
对硫磷（E605）0.003
乐果 0.08
林丹 0.002
白菌清 0.01
甲萘威 0.05
溴氰菊酯 0.02
叶枯唑 0.5

# 附录 2

## 生活饮用水卫生标准 GB 5749—2006
## Standards for Drinking Water Quality

中华人民共和国卫生部
国家标准化管理委员会　发布

### 前　言

本标准全文强制。

本标准自实施之日起代替 GB 5749—85《生活饮用水卫生标准》。

本标准与 GB 5749—85 相比主要变化如下：

——水质指标由 GB 5749—85 的 35 项增加至 106 项，增加了 71 项；修订了 8 项；其中：

——微生物指标由 2 项增至 6 项，增加了大肠埃希氏菌、耐热大肠菌群、贾第鞭毛虫和隐孢子虫；修订了总大肠菌群；

——饮用水消毒剂由 1 项增至 4 项，增加了一氯胺、臭氧、二氧化氯；

——毒理指标中无机化合物由 10 项增至 21 项，增加了溴酸盐、亚氯酸盐、氯酸盐、锑、钡、铍、硼、钼、镍、铊、氯化氰；并修订了砷、镉、铅、硝酸盐；

毒理指标中有机化合物由 5 项增至 53 项，增加了甲醛、三卤甲烷、二氯甲烷、1,2-二氯乙烷、1,1,1-三氯乙烷、三溴甲烷、一氯二溴甲烷、二氯一溴甲烷、环氧氯丙烷、氯乙烯、1,1-二氯乙烯、1,2-二氯乙烯、三氯乙烯、四氯乙烯、六氯丁二烯、二氯乙酸、三氯乙酸、三氯乙醛、苯、甲苯、二甲苯、乙苯、苯乙烯、2,4,6-三氯酚、氯苯、1,2-二氯苯、1,4-二氯苯、三氯苯、邻苯二甲酸二（2-乙基己基）酯、丙烯酰胺、微囊藻毒素-LR、灭草松、百菌清、溴氰菊酯、乐果、2,4-滴、七氯、六氯苯、林丹、马拉硫磷、对硫磷、甲基对硫磷、五氯酚、莠去津、呋喃丹、毒死蜱、敌敌畏、草甘膦；修订了四氯化碳；

——感官性状和一般理化指标由 15 项增至 20 项，增加了耗氧量、氨氮、硫化物、钠、铝；修订了浑浊度；

——放射性指标中修订了总 $\alpha$ 放射性。

——删除了水源选择和水源卫生防护两部分内容。

——简化了供水部门的水质检测规定，部分内容列入《生活饮用水集中式供水单位卫生规范》。

——增加了附录A。

——增加了参考文献。

本标准的附录A为资料性附录。

为准备水质净化和水质检验条件，贾第鞭毛虫、隐孢子虫、三卤甲烷、微囊藻毒素－LR等4项指标延至2008年7月1日起执行。

本标准由中华人民共和国卫生部提出并归口

本标准负责起草单位：中国疾病预防控制中心环境与健康相关产品安全所

本标准参加起草单位：广东省卫生监督所、浙江省卫生监督所、江苏省疾病预防控制中心、北京市疾病预防控制中心、上海市疾病预防控制中心、中国城镇供水排水协会、中国水利水电科学研究院、国家环境保护总局环境标准研究所。

本标准主要起草人：金银龙、鄂学礼、陈昌杰、陈西平、张岚、陈亚妍、蔡祖根、甘日华、

申屠杭、郭常义、魏建荣、宁瑞珠、刘文朝、胡林林。

本标准参加起草人：蔡诗文、林少彬、刘凡、姚孝元、陆坤明、陈国光、周怀东、李延平。

本标准于1985年8月首次发布，本次为第一次修订。

生活饮用水卫生标准

**1. 范围**

本标准规定了生活饮用水水质卫生要求、生活饮用水水源水质卫生要求、集中式供水单位卫生要求、二次供水卫生要求、涉及生活饮用水卫生安全产品卫生要求、水质监测和水质检验方法。

本标准适用于城乡各类集中式供水的生活饮用水，也适用于分散式供水的生活饮用水。

**2. 规范性引用文件**

下列文件中的条款通过本标准的引用而成为本标准的条款。凡是标注日期的引用文件，其随后所有的修改（不包括勘误内容）或修订版均不适用于本标准，然而，鼓励根据本标准达成协议的各方研究是否可使用这些文件的最新版本。凡是不注明日期的引用文件，其最新版本适用于本标准。

GB 3838 地表水环境质量标准

GB/T 5750 生活饮用水标准检验方法

GB/T 14848 地下水质量标准

GB 17051 二次供水设施卫生规范

GB/T 17218 饮用水化学处理剂卫生安全性评价

GB/T 17219 生活饮用水输配水设备及防护材料的安全性评价标准

CJ/T 206 城市供水水质标准

SL 308 村镇供水单位资质标准

卫生部 生活饮用水集中式供水单位卫生规范

## 3. 术语和定义

下列术语和定义适用于本标准

3.1 生活饮用水 drinking water

供人生活的饮水和生活用水。

3.2 供水方式 type of water supply

3.2.1 集中式供水 central water supply

自水源集中取水，通过输配水管网送到用户或者公共取水点的供水方式，包括自建设施供水。为用户提供日常饮用水的供水站和为公共场所、居民社区提供的分质供水也属于集中式供水。

3.2.2 二次供水 secondary water supply

集中式供水在入户之前经再度储存、加压和消毒或深度处理，通过管道或容器输送给用户的供水方式。

3.2.3 农村小型集中式供水 small central water supply for rural areas

日供水在1000m³以下（或供水人口在1万人以下）的农村集中式供水。

3.2.4 分散式供水 non-central water supply

用户直接从水源取水，未经任何设施或仅有简易设施的供水方式。

3.3 常规指标 regular indices

能反映生活饮用水水质基本状况的水质指标。

3.4 非常规指标 non-regular indices

根据地区、时间或特殊情况需要的生活饮用水水质指标。

## 4. 生活饮用水水质卫生要求

4.1 生活饮用水水质应符合下列基本要求，保证用户饮用安全。

4.2 生活饮用水中不得含有病原微生物。

4.3 生活饮用水中化学物质不得危害人体健康。

4.3.1 生活饮用水中放射性物质不得危害人体健康。

4.3.2 生活饮用水的感官性状良好。

4.3.3 生活饮用水应经消毒处理。

4.3.4 生活饮用水水质应符合表1和表3卫生要求。集中式供水出厂水中消毒剂限值、出厂水和管网末梢水中消毒剂余量均应符合表2要求。

4.3.5 农村小型集中式供水和分散式供水的水质因条件限制，部分指标可暂按照表4执行，其余指标仍按表1、表2和表3执行。

4.3.6 当发生影响水质的突发性公共事件时，经市级以上人民政府批准，感官性状和一般化学指标可适当放宽。

4.3.7 当饮用水中含有附录A表A.1所列指标时，可参考此表限值评价。

水质常规指标及限值　　　　　　　　　　　　　表1

| 指　　标 | 限　　值 |
|---|---|
| 1. 微生物指标[①] | |
| 总大肠菌群（MPN/100mL 或 CFU/100mL） | 不得检出 |
| 耐热大肠菌群（MPN/100mL 或 CFU/100mL） | 不得检出 |
| 大肠埃希氏菌（MPN/100mL 或 CFU/100mL） | 不得检出 |
| 菌落总数（CFU/mL） | 100 |
| 2. 毒理指标 | |
| 砷（mg/L） | 0.01 |
| 镉（mg/L） | 0.005 |
| 铬（六价，mg/L） | 0.05 |
| 铅（mg/L） | 0.01 |
| 汞（mg/L） | 0.001 |
| 硒（mg/L） | 0.01 |
| 氰化物（mg/L） | 0.05 |
| 氟化物（mg/L） | 1.0 |
| 硝酸盐（以N计，mg/L） | 10<br>地下水源限制时为20 |
| 三氯甲烷（mg/L） | 0.06 |
| 四氯化碳（mg/L） | 0.002 |
| 溴酸盐（使用臭氧时，mg/L） | 0.01 |
| 甲醛（使用臭氧时，mg/L） | 0.9 |
| 亚氯酸盐（使用二氧化氯消毒时，mg/L） | 0.7 |
| 氯酸盐（使用复合二氧化氯消毒时，mg/L） | 0.7 |
| 3. 感官性状和一般化学指标 | |
| 色度（铂钴色度单位） | 15 |
| 浑浊度（NTU-散射浊度单位） | 1<br>水源与净水技术条件限制时为3 |

续表

| 指　　标 | 限　　值 |
|---|---|
| 臭和味 | 无异臭、异味 |
| 肉眼可见物 | 无 |
| pH（pH 单位） | 不小于6.5且不大于8.5 |
| 铝（mg/L） | 0.2 |
| 铁（mg/L） | 0.3 |
| 锰（mg/L） | 0.1 |
| 铜（mg/L） | 1.0 |
| 锌（mg/L） | 1.0 |
| 氯化物（mg/L） | 250 |
| 硫酸盐（mg/L） | 250 |
| 溶解性总固体（mg/L） | 1000 |
| 总硬度（以 $CaCO_3$ 计，mg/L） | 450 |
| 耗氧量（$COD_{Mn}$法，以 $O_2$ 计，mg/L） | 3 水源限制，原水耗氧量>6mg/L 时为5 |
| 挥发酚类（以苯酚计，mg/L） | 0.002 |
| 阴离子合成洗涤剂（mg/L） | 0.3 |
| 4. 放射性指标[②] | 指导值 |
| 总 $\alpha$ 放射性（Bq/L） | 0.5 |
| 总 $\beta$ 放射性（Bq/L） | 1 |

①MPN 表示最可能数；CFU 表示菌落形成单位。当水样检出总大肠菌群时，应进一步检验大肠埃希氏菌或耐热大肠菌群；水样未检出总大肠菌群，不必检验大肠埃希氏菌或耐热大肠菌群。

②放射性指标超过指导值，应进行核素分析和评价，判定能否饮用。

**饮用水中消毒剂常规指标及要求**　　　　　表 2

| 消毒剂名称 | 与水接触时间 | 出厂水中限值 | 出厂水中余量 | 管网末梢水中余量 |
|---|---|---|---|---|
| 氯气及游离氯制剂（游离氯，mg/L） | 至少 30min | 4 | ≥0.3 | ≥0.05 |
| 一氯胺（总氯，mg/L） | 至少 120min | 3 | ≥0.5 | ≥0.05 |
| 臭氧（$O_3$，mg/L） | 至少 12min | 0.3 | | 0.02 如加氯，总氯≥0.05 |
| 二氧化氯（$ClO_2$，mg/L） | 至少 30min | 0.8 | ≥0.1 | ≥0.02 |

水质非常规指标及限值　　　　　　　　表 3

| 指　　标 | 限　　值 |
|---|---|
| 1. 微生物指标 | |
| 贾第鞭毛虫（个/10L） | <1 |
| 隐孢子虫（个/10L） | <1 |
| 2. 毒理指标 | |
| 锑（mg/L） | 0.005 |
| 钡（mg/L） | 0.7 |
| 铍（mg/L） | 0.002 |
| 硼（mg/L） | 0.5 |
| 钼（mg/L） | 0.07 |
| 镍（mg/L） | 0.02 |
| 银（mg/L） | 0.05 |
| 铊（mg/L） | 0.0001 |
| 氯化氰（以 $CN^-$ 计，mg/L） | 0.07 |
| 一氯二溴甲烷（mg/L） | 0.1 |
| 二氯一溴甲烷（mg/L） | 0.06 |
| 二氯乙酸（mg/L） | 0.05 |
| 1，2-二氯乙烷（mg/L） | 0.03 |
| 二氯甲烷（mg/L） | 0.02 |
| 三卤甲烷（三氯甲烷、一氯二溴甲烷、二氯一溴甲烷、三溴甲烷的总和） | 该类化合物中各种化合物的实测浓度与其各自限值的比值之和不超过1 |
| 1，1，1-三氯乙烷（mg/L） | 2 |
| 三氯乙酸（mg/L） | 0.1 |
| 三氯乙醛（mg/L） | 0.01 |
| 2，4，6-三氯酚（mg/L） | 0.2 |
| 三溴甲烷（mg/L） | 0.1 |
| 七氯（mg/L） | 0.0004 |
| 马拉硫磷（mg/L） | 0.25 |
| 五氯酚（mg/L） | 0.009 |
| 六六六（总量，mg/L） | 0.005 |
| 六氯苯（mg/L） | 0.001 |
| 乐果（mg/L） | 0.08 |
| 对硫磷（mg/L） | 0.003 |
| 灭草松（mg/L） | 0.3 |
| 甲基对硫磷（mg/L） | 0.02 |

续表

| 指　　标 | 限　　值 |
| --- | --- |
| 百菌清（mg/L） | 0.01 |
| 呋喃丹（mg/L） | 0.007 |
| 林丹（mg/L） | 0.002 |
| 毒死蜱（mg/L） | 0.03 |
| 草甘膦（mg/L） | 0.7 |
| 敌敌畏（mg/L） | 0.001 |
| 莠去津（mg/L） | 0.002 |
| 溴氰菊酯（mg/L） | 0.02 |
| 2,4-滴（mg/L） | 0.03 |
| 滴滴涕（mg/L） | 0.001 |
| 乙苯（mg/L） | 0.3 |
| 二甲苯（mg/L） | 0.5 |
| 1,1-二氯乙烯（mg/L） | 0.03 |
| 1,2-二氯乙烯（mg/L） | 0.05 |
| 1,2-二氯苯（mg/L） | 1 |
| 1,4-二氯苯（mg/L） | 0.3 |
| 三氯乙烯（mg/L） | 0.07 |
| 三氯苯（总量，mg/L） | 0.02 |
| 六氯丁二烯（mg/L） | 0.0006 |
| 丙烯酰胺（mg/L） | 0.0005 |
| 四氯乙烯（mg/L） | 0.04 |
| 甲苯（mg/L） | 0.7 |
| 邻苯二甲酸二（2-乙基己基）酯（mg/L） | 0.008 |
| 环氧氯丙烷（mg/L） | 0.0004 |
| 苯（mg/L） | 0.01 |
| 苯乙烯（mg/L） | 0.02 |
| 苯并（a）芘（mg/L） | 0.00001 |
| 氯乙烯（mg/L） | 0.005 |
| 氯苯（mg/L） | 0.3 |
| 微囊藻毒素-LR（mg/L） | 0.001 |
| 3. 感官性状和一般化学指标 | |
| 氨氮（以N计，mg/L） | 0.5 |
| 硫化物（mg/L） | 0.02 |
| 钠（mg/L） | 200 |

农村小型集中式供水和分散式供水部分水质指标及限值　　　表4

| 指　　标 | 限　　值 |
| --- | --- |
| 1. 微生物指标 | |
| 菌落总数（CFU/mL） | 500 |
| 2. 毒理指标 | |
| 砷（mg/L） | 0.05 |
| 氟化物（mg/L） | 1.2 |
| 硝酸盐（以N计，mg/L） | 20 |
| 3. 感官性状和一般化学指标 | |
| 色度（铂钴色度单位） | 20 |
| 浑浊度（NTU–散射浊度单位） | 3<br>水源与净水技术条件限制时为5 |
| pH（pH单位） | 不小于6.5且不大于9.5 |
| 溶解性总固体（mg/L） | 1500 |
| 总硬度（以$CaCO_3$计，mg/L） | 550 |
| 耗氧量（$COD_{Mn}$法，以$O_2$计，mg/L） | 5 |
| 铁（mg/L） | 0.5 |
| 锰（mg/L） | 0.3 |
| 氯化物（mg/L） | 300 |
| 硫酸盐（mg/L） | 300 |

**5. 生活饮用水水源水质卫生要求**

5.1　采用地表水为生活饮用水水源时应符合 GB 3838 要求。

5.2　采用地下水为生活饮用水水源时应符合 GB/T 14848 要求。

**6. 集中式供水单位卫生要求**

6.1　集中式供水单位的卫生要求应按照卫生部《生活饮用水集中式供水单位卫生规范》执行。

**7. 二次供水卫生要求**

二次供水的设施和处理要求应按照 GB 17051 执行。

**8. 涉及生活饮用水卫生安全产品卫生要求**

8.1　处理生活饮用水采用的絮凝、助凝、消毒、氧化、吸附、pH调节、防锈、阻垢等化学处理剂不应污染生活饮用水，应符合 GB/T 17218 要求。

8.2　生活饮用水的输配水设备、防护材料和水处理材料不应污染生活饮用水，应符合 GB/T 17219 要求。

**9. 水质监测**

9.1 供水单位的水质检测

供水单位的水质检测应符合以下要求。

9.1.1 供水单位的水质非常规指标选择由当地县级以上供水行政主管部门和卫生行政部门协商确定。

9.1.2 城市集中式供水单位水质检测的采样点选择、检验项目和频率、合格率计算按照 CJ/T 206 执行。

9.1.3 村镇集中式供水单位水质检测的采样点选择、检验项目和频率、合格率计算按照 SL 308 执行。

9.1.4 供水单位水质检测结果应定期报送当地卫生行政部门,报送水质检测结果的内容和办法由当地供水行政主管部门和卫生行政部门商定。

9.1.5 当饮用水水质发生异常时应及时报告当地供水行政主管部门和卫生行政部门。

9.2 卫生监督的水质监测

卫生监督的水质监测应符合以下要求。

9.2.1 各级卫生行政部门应根据实际需要定期对各类供水单位的供水水质进行卫生监督、监测。

9.2.2 当发生影响水质的突发性公共事件时,由县级以上卫生行政部门根据需要确定饮用水监督、监测方案。

9.2.3 卫生监督的水质监测范围、项目、频率由当地市级以上卫生行政部门确定。

**10. 水质检验方法**

生活饮用水水质检验应按照 GB/T 5750 执行。

# 附 录 A

(资料性附录)

生活饮用水水质参考指标及限值　　　　表 A.1

| 指　　　标 | 限　　　值 |
|---|---|
| 肠球菌（CFU/100mL） | 0 |
| 产气荚膜梭状芽孢杆菌（CFU/100mL） | 0 |
| 二（2-乙基己基）己二酸酯（mg/L） | 0.4 |
| 二溴乙烯（mg/L） | 0.00005 |
| 二噁英（2,3,7,8-TCDD, mg/L） | 0.00000003 |
| 土臭素（二甲基萘烷醇，mg/L） | 0.00001 |
| 五氯丙烷（mg/L） | 0.03 |
| 双酚 A（mg/L） | 0.01 |
| 丙烯腈（mg/L） | 0.1 |
| 丙烯酸（mg/L） | 0.5 |
| 丙烯醛（mg/L） | 0.1 |
| 四乙基铅（mg/L） | 0.0001 |
| 戊二醛（mg/L） | 0.07 |
| 甲基异莰醇-2（mg/L） | 0.00001 |
| 石油类（总量，mg/L） | 0.3 |
| 石棉（>10μm，万/L） | 700 |
| 亚硝酸盐（mg/L） | 1 |
| 多环芳烃（总量，mg/L） | 0.002 |
| 多氯联苯（总量，mg/L） | 0.0005 |
| 邻苯二甲酸二乙酯（mg/L） | 0.3 |
| 邻苯二甲酸二丁酯（mg/L） | 0.003 |
| 环烷酸（mg/L） | 1.0 |
| 苯甲醚（mg/L） | 0.05 |
| 总有机碳（TOC，mg/L） | 5 |
| 萘酚-$\beta$（mg/L） | 0.4 |
| 黄原酸丁酯（mg/L） | 0.001 |
| 氯化乙基汞（mg/L） | 0.0001 |
| 硝基苯（mg/L） | 0.017 |
| 镭226和镭228（pCi/L） | 5 |
| 氡（pCi/L） | 300 |

## 附录 3

### 世界卫生组织（WHO）饮用水水质指标表

| 项　目 | 1983 年<br>（第一版） | 1993 年<br>（第二版） | 2005 年（第三版<br>第一次增补本） | 附　注 |
|---|---|---|---|---|
| 微生物 | | | | |
| 1. 埃希氏大肠杆菌或耐热性大肠菌群 | 100 mL 水样中不得检出 | 100 mL 水样中不得检出 | 100 mL 水样中不得检出 | |
| 无机物（mg/L） | | | | |
| 1. 砷 | 0.05 | 0.01（P） | 0.01（P） | |
| 2. 钡 | — | 0.7 | 0.7 | |
| 3. 硼 | — | 0.3 | 0.5（T） | |
| 4. 铬 | 0.05 | 0.05（P） | 0.05（P） | 总铬 |
| 5. 氟化物 | 1.5 | 1.5 | 1.5 | |
| 6. 锰 | 0.1 | 0.5（P） | 0.4（C） | |
| 7. 钼 | — | 0.07 | 0.07 | |
| 8. 硒 | 0.01 | 0.01 | 0.01 | |
| 9. 铀 | — | — | 0.015（P, T） | |
| 10. 锑 | — | 0.005（P） | 0.02 | |
| 11. 镉 | 0.005 | 0.003 | 0.003 | |
| 12. 氰化物 | 0.1 | 0.07 | 0.07 | |
| 13. 铜 | 1.0 | 2（P） | 2 | |
| 14. 铅 | 0.05 | 0.01 | 0.01 | |
| 15. 汞 | 0.001（总汞） | 0.001（总汞） | 0.006 | 无机汞 |
| 16. 镍 | — | 0.02 | 0.07 | |
| 17. 硝酸盐（以 $NO_3^-$ 计） | 10 mgN/L | 50 | 50 | 短期暴露 |
| 18. 亚硝酸盐（以 $NO_2^-$ 计） | — | 3（P） | 3 | 短期暴露 |
| | — | — | 0.2（P） | 长期暴露 |
| 有机物（mg/L） | | | | |
| 1. 四氯化碳 | 0.003 | 0.002 | 0.004 | |
| 2. 二氯甲烷 | — | 0.02 | 0.02 | |
| 3. 1,2-二氯乙烷 | 0.01 | 0.03 | 0.03 | |
| 4. 1,2-二氯乙烯 | — | 0.05 | 0.05 | |
| 5. 三氯乙烯 | 0.01 | 0.07（P） | 0.02（P） | |
| 6. 四氯乙烯 | 0.01 | 0.04 | 0.04 | |
| 7. 六氯丁二烯 | — | — | 0.0006 | |

续表

| 项 目 | 1983年（第一版） | 1993年（第二版） | 2005年（第三版第一次增补本） | 附 注 |
|---|---|---|---|---|
| 8. 苯 | 0.01 | 0.01 | 0.01 | |
| 9. 甲苯 | — | 0.7 | 0.7（C） | |
| 10. 二甲苯类 | — | 0.5 | 0.5（C） | |
| 11. 乙基苯 | — | 0.3 | 0.3（C） | |
| 12. 1, 2 - 二氯苯 | — | 1 | 1（C） | |
| 13. 1, 4 - 二氯苯 | — | 0.3 | 0.3（C） | |
| 14. 苯乙烯 | — | 0.02 | 0.02（C） | |
| 15. 苯并（a）芘 | 0.00001 | 0.0007 | 0.0007 | |
| 16. 二（2-乙基己基）邻苯二甲酸酯 | — | 0.008 | 0.008 | |
| 17. 次氨基三乙酸（NTA） | — | 0.2 | 0.2 | |
| 18. 1, 4 - 二噁烷 | — | — | 0.05 | |
| 19. EDTA, 乙二胺四乙酸 | — | 0.2（P） | 0.6 | |
| 20. 五氯酚 | — | 0.009（P） | 0.009（P） | |
| 21. 丙烯酰胺 | — | 0.0005 | 0.0005 | |
| 22. 环氧氯丙烷，表氯醇 | — | 0.0004（P） | 0.0004（P） | |
| 23. 氯乙烯 | — | 0.005 | 0.0003 | |
| 24. 微囊藻毒素-LR | — | — | 0.001（P） | |
| 农药（mg/L） | | | | |
| 1. 甲草胺，草不绿 | — | 0.02 | 0.02 | |
| 2. 涕灭威 | — | 0.01 | 0.01 | |
| 3. 艾氏剂和狄氏剂 | 0.00003 | 0.00003 | 0.00003 | 两者之和 |
| 4. 莠去津 | — | 0.002 | 0.002 | |
| 5. 百克威，呋喃丹 | — | 0.005 | 0.007 | |
| 6. 氯丹 | 0.0003 | 0.0002 | 0.0002 | |
| 7. 绿麦隆 | — | 0.03 | 0.03 | |
| 8. 氰乙酰肼 | — | — | 0.0006 | |
| 9. 2, 4 - D（2, 4 - 二氯苯氧乙酸） | — | 0.03 | 0.03 | |
| 10. 2, 4 - DB（2, 4 - 滴丁酯） | — | 0.09 | 0.09 | |
| 11. 1, 2 - 二溴 - 3 - 氯丙烷 | — | 0.001 | 0.001 | |
| 12. 1, 2 - 二溴乙烷 | — | — | 0.0004（P） | |
| 13. 1, 2 - 二氯丙烷 | — | 0.02 | 0.04（P） | |
| 14. 1, 3 - 二氯丙烯 | — | — | 0.02 | |

续表

| 项　目 | 1983年（第一版） | 1993年（第二版） | 2005年（第三版第一次增补本） | 附　注 |
|---|---|---|---|---|
| 15. 2,4-滴丙酸 | — | 0.1 | 0.1 | |
| 16. 乐果 | — | — | 0.006 | |
| 17. 异狄氏剂 | — | — | 0.0006 | |
| 18. 2,4,5-滴丙酸 | — | 0.009 | 0.009 | |
| 19. 异丙隆 | — | 0.009 | 0.009 | |
| 20. 林丹 | 0.003 | 0.002 | 0.002 | |
| 21. 2甲4氯（MCPA） | 0.1 | 0.002 | 0.002 | |
| 22. 2甲4氯丙酸 | — | 0.01 | 0.01 | |
| 23. 甲氧滴滴涕 | — | 0.02 | 0.02 | |
| 24. 异丙甲草胺 | — | 0.01 | 0.01 | |
| 25. 禾草特，草达灭 | — | 0.006 | 0.006 | |
| 26. 二甲戊乐灵 | — | 0.02 | 0.02 | |
| 27. 西玛津，西玛三嗪 | — | 0.002 | 0.002 | |
| 28. 2,4,5-T | — | 0.009 | 0.009 | |
| 29. 特丁津 | — | — | 0.007 | |
| 30. 氟乐灵 | — | 0.02 | 0.02 | |
| 31. 毒死蜱 | — | — | 0.03 | |
| 32. DDT和代谢物 | 0.001 | 0.002 | 0.001 | |
| 33. 氯菊酯 | — | — | 0.3 | |
| 34. 吡丙醚 | — | — | 0.3 | |
| 消毒剂及其副产物（mg/L） | | | | |
| 1. 氯 | — | 5 | 5（C） | |
| 2. 一氯胺 | — | 3 | 3 | |
| 3. 溴酸盐 | — | 0.025（P） | 0.01（A, T） | |
| 4. 一溴二氯甲烷 | — | 0.06 | 0.06 | |
| 5. 溴仿，三溴甲烷 | — | 0.1 | 0.1 | |
| 6. 氯酸盐 | — | — | 0.7（D） | |
| 7. 亚氯酸盐 | — | 0.2（P） | 0.7（D） | |
| 8. 氯仿，三氯甲烷 | 0.03 | 0.2 | 0.3 | |
| 9. 氯化氰 | — | 0.07 | 0.07 | 总氰化物 |
| 10. 二溴乙腈 | — | 0.1（P） | 0.07 | |
| 11. 二溴-氯甲烷 | — | 0.1 | 0.1 | |
| 12. 二氯乙酸盐 | — | 0.05（P） | 0.05（T, D） | |
| 13. 二氯乙腈 | — | 0.09（P） | 0.02（P） | |

续表

| 项 目 | 1983年<br>(第一版) | 1993年<br>(第二版) | 2005年(第三版<br>第一次增补本) | 附 注 |
|---|---|---|---|---|
| 14. 一氯乙酸盐 | — | — | 0.02 | |
| 15. 三氯乙酸盐 | — | 0.1 (P) | 0.2 | |
| 16. 2,4,6-三氯苯酚 | 0.01 | 0.2 | 0.2 (C) | |

P = 暂行指标值,以证明对健康有害,但资料有限。

T = 暂行指标值,因计算所得指标值低于实际处理方法和水源保护等所能达到的浓度。

A = 暂行指标值,因计算所得指标值低于实际定量测定的浓度。

C = 该物质浓度相当于或低于健康的指标值,但仍能影响水的外观,嗅或味,引起消费者抱怨。

D = 暂行指标值,因消毒结果可能超过指标值。

## 参 考 文 献

[1] World Health Organization, Guidelines for Drinking-water Quality, First Addendum to Third Edition, Volume 1, Recommendations, 2006.

[2] World Health Organization, Guidelines for Drinking-water Quality, Second Edition, 1993.

[3] World Health Organization, Guidelines for Drinking-water Quality, 1984.

# 附录 4

# 日本最新自来水水质标准

**1. 简介**

1996年6月琦玉县越生町发生隐孢子虫事故，71.4%的居民得隐孢子虫病症状，约9千人受感染，2800人到医院治疗，幸无死亡。1996年10月日本厚生省公布《饮用水中隐孢子虫暂行对策指南》，其中要求出厂水浊度<0.1NTU。2002年6月，日本水道协会杂志出了隐孢子虫与浊度管理对策专刊。札幌、仙台、东京、横滨、名古屋、大阪、广岛、福冈等市水道局采取控制浊度措施。沉淀池出水浊度<2NTU，大阪等要求0.5NTU以下。出厂水基本都在0.1NTU以下，要求采用高精度浊度仪，精度0.001NTU，化验室用颗粒分析仪分析颗粒。对人体可能产生危害的病原性微生物多种多样。其中以自来水为传媒的微生物主要是引起肠道系统疾病原微生物。为此，在现行的自来水水质标准中，作为粪便污染指标及其量度（甚至作为判断次氯酸消毒是否正确的指标）制定了大肠杆菌以及一般细菌指标。为了提高水质标准，现行采用富营养细菌作为检测水中细菌的含量指标。由于造成水系污染的主要原因来自于包括人类在内的温血动物粪便，因而为确保水中微生物学安全性指标，粪便污染监测极为重要。目前随着相关技术问题的解决，采用迅速简便的大肠菌培养技术来替代以往的大肠菌群指标。

**2. 健康影响风险评价**

由于疾病对健康影响的多样化，日本也是采用 DALYs 这一统一比较标准来评判其影响。根据美国密尔沃基地区和1993年至1995年荷兰统计资料，一次隐孢子虫感染对健康的影响程度为1000个感染者，其对健康影响度为1.03。日本现行的《水道水中的隐孢子虫等暂定对策指导》中采用测定10L水中的卵囊数来确定原水受污染程度。如果在10L水中存在1个卵囊，就会在未处理的或处理后自来水中潜存卵囊感染风险。其风险计算见表1。采用HASS公式可准确计算出卵囊感染，一般每摄入1个卵囊菌，感染率为$4.0\times10^{-3}$。

**3. 与化学物质相关的标准**

WHO饮用水水质准则将毒性评价基准作为管理目标值，检查其相关值是否超过标准值的1/10。特别是在农药类水质标准项目中规定农药类值在净水中不能超过其标准值的1/10,实际检验数据基本满足这一指标。故在新水质标准中对农药类未作新的规定。但是,自来水中农药的含量是民众极为关心的问题,因此对其处理及其管理非常有必要。就农药而言,其检出值小于1时水质管理目标设定项目由下面的公式给出。

**隐孢子虫风险评价**　　　　　　　　　　　　　　　　　　　　　　　表1

| 原水中卵囊的浓度 | 1个/10L | | | |
|---|---|---|---|---|
| 上水处理率 | 99.9% | 99.5% | 99% | 无处理 |
| 自来水中的浓度 | $10^{-4}$个/L | $5\times10^{-4}$个/L | $10^{-3}$个/L | $10^{-1}$个/L |
| 饮用水量 | 1L/日 | | | |
| 暴露量/日 | $10^{-4}$个/L | $5\times10^{-4}$个/L | $10^{-3}$个/L | $10^{-1}$个/L |
| 摄入1个卵囊的感染率 | $4.0\times10^{-3}$个/L | | | |
| 发生感染后对健康影响度 | $1.03\times10^{-3}$DALYs(发病率采用71%) | | | |
| 一日间发生的感染率 | $4\times10^{-7}$/日<br>$1.5\times10^{-4}$/年 | $2.0\times10^{-6}$/日<br>$7.3\times10^{-4}$/年 | $4.0\times10^{-6}$/日<br>$1.5\times10^{-3}$/年 | $4.0\times10^{-4}$/日<br>$1.5\times10^{-1}$/年 |
| 每个人感染后每年的健康影响度 | $1.5\times10^{-7}$ DALYs | $7.3\times10^{-7}$ DALYs | $1.5\times10^{-6}$ DALYs | $1.5\times10^{-4}$ DALYs |

$$D_i = \sum_i \frac{DV_i}{GV_i}$$

这里,$D_i$为检出指标值,$DV_i$为农药$i$的检出值,$GV_i$为农药$i$的目标值。

在水质标准中共列出101种农药种类。另外,在水质指标中还应考虑由遗传因子造成的与致癌、毒性相关联的阈值。目前日本基于新的毒性信息,开始对亚硝酸氮、铀、多环芳香族、碳化氢、各种农药等进行评议,以便进一步修正相关标准。1998年世界卫生组织在原有的基础上又增加了22项,因而日本"规范"及时将世界卫生组织新增项目作为参考标准,检测方法参照美国《水和废水标准检验法》20版。该规范已经达到目前世界卫生组织的水质标准。

## 4. 日本新旧水质标准对比

日本执行的自来水水质标准基本参照WHO"准则"制定。日本最新的水质标准在2003年3月至4月进行全国范围的意见征询,收到了来自个人及其团体的402条意见[2]。新水质指标检验及检测项目已经公布。在水道法第34条第2款第2项中规定简易专用水道的检查机关由厚生省大臣指定,与简易专用水道管理相关的检验方法于2003年7月23日公布,并于同年10月1日实施。主要更改了与用水点相关的六个水质检查项目,如气觉、嗅觉、颜色、色度、浊度和余氯。其中,色度和浊度要进行定量检查。基于原水质标准,日本最新水质标准将于2004年4月1日执行,水质标准项目由46项增加到50项,其中新追加项目13个,删减项目9个。详见表2。

新水质标准增和删减的水质指标项目 表2

| 新增项目 | 删减项目 |
| --- | --- |
| 1. 大肠菌（Coliform bacteria） | 1. 大肠菌群（Coliform bacteria） |
| 2. 硼素（Boron） | 2. 1, 2-二氯乙烷（1, 2-Dichloroethane） |
| 3. 1, 4-二氯杂环乙烷 1, 4-Dicxane | 3. 1, 3-二氯丙烷（1, 3-Dichloropropane） |
| 4. 溴酸（Bromic acid） | 4. 西马津（Simazine） |
| 5. 氯乙酸（Chloroacetic acid） | 5. 福美联（Thiuram，杀菌剂） |
| 6. 二氯乙酸（Dichloroacetic acid） | 6. 硫脲（Benthiocarb，除草剂） |
| 7. 三氯乙酸（Trichroacetic acid） | 7. 1, 1, 2-三氯乙烷（1, 1, 2-Thichloroethane） |
| 8. 甲醛（Formaldhyde） | 8. 1, 1, 1-三氯乙烷（1, 1, 1-Thichloroethane） |
| 9. 铝（Aluminum） | 9. 高锰酸钾消耗量（Potassium permanganate demand） |
| 10. 土臭素（Geosmin） | |
| 11. 非离子活性剂（Non-ion surface active agent） | |
| 12. 2-甲基异冰片（2-Methyl isobomeol） | |
| 13. 总有机碳（Total organic carbon） | |

## 5. 关于水质检测及其取样方法

随着水质标准的改变，水质试验的方法亦发生了改进，苯等有害物质尽量避免不再使用，尽可能实现所谓绿色实验室，并在试样分析中灵活引入自动分析法。为了确保水质标准，不仅对水质及配水的安全性进行检查和确认，还要对与自来水公司相关的水质管理作全面检查评价。水质标准囊括从微生物到化学物质等多种指标值，检测基准大都要求在 $\mu g/L$，这意味着需使用高精度的设备和机器，并且要求检测者具有很熟练的操作技能。因此，对于自来水公司水质检验部门和相关水质检查机构而言，应和与之信赖的水质检查和保证部门制定相关的政策、标准的操作方法和统一的监测结果。

因而，为保证水样检测系统的安全性，应采用具有质量保证的 ISO17025 和 ISO 9000 认证体系。配水系统的水质检测至少要选择一个以上的采样点并保证相关项目一个月检测一次，以防止水质有较大的变化。

## 6. 结语

自来水水质的好坏关系到人们的身体健康，了解世界各国的水质标准，参考 WHO、美国、日本等国家的经验和技术，提高我国饮用水水质，是当务之急。我国的水资源匮乏，人均淡水占有量大大低于世界平均水平，而且水源污染严重。因此，为达到质优放心的饮用水，发展饮用水深度净化技术势在必行。虽然国外现在已有很多较为成熟的新技术和经验，但是这些技术应用具有一定的局限性，且有一些工艺比较复杂，费用较高，并不适合我国的国情，因此不能照抄搬用。为供应安全的自来水，不仅需要及时更改水质标准，而且要求配套的技术措施及时落实，资金到位，全社会重视，才能达到饮用水水质大大改善的目标。

附表1 新水质标准项目表

1) 水质基准

| 序号 | 项目 | 基准值（mg/L） | 水质检查方法 | 可省略检查项目 | 水质检查可省略场所 ||||| 
| --- | --- | --- | --- | --- | --- | --- | --- | --- | --- |
| | | | | | 河水 | 湖沼水 | 地下水 | 设备与材料 | 消毒 |
| 1 | 一般细菌 Standard plates count | 100个/mL | 标准琼脂培养法 | 不可 | ○ | ○ | ○ | | |
| 2 | 大肠菌 Coliform group bacteria count | 检不出 | 特定酵素培养法 | 不可 | ○ | ○ | ○ | | |
| 3 | 镉 Cadmium | 0.01 | FAAS/ICP/ICP-MS | | ○ | ○ | ○ | | |
| 4 | 六价铬 Hexavalent chromium | 0.05 | FAAS/ICP/ICP-MS | | ○ | ○ | ○ | ○ | |
| 5 | 汞 Mercury | 0.0005 | CV-AAS | | ○ | ○ | ○ | | |
| 6 | 硒 Selenium | 0.01 | Hy-AAS/FAAS/Hy-ICP/ICP-MS | | ○ | ○ | ○ | | |
| 7 | 铅 Lead | 0.01 | FAAS/ICP/ICP-MS | | | | | 铅管 | |
| 8 | 砷 Arsenic | 0.01 | Hy-AAS/FAAS/Hy-ICP/ICP-MS | | ○ | ○ | ○ | | |
| 9 | 氰 Cyanide | 0.01 | IC-PC/AS | 不可 | ○ | ○ | | | ○ |
| 10 | 硝酸氮及亚硝酸氮 Nitrite nitrogen & nitrate nitrogen | 10 | IC/AS | 不可 | ○ | ○ | ○ | | |
| 11 | 氟 Fluoride | 0.8 | IC | | ○ | ○ | ○ | | |
| 12 | 硼 Boron | 1 | ICP/ICP-MS | | 海水淡化不能省略 | | | | |

续表

| 序号 | 项目 | 基准值(mg/L) | 水质检查方法 | 可省略检查项目 | 水质检查可省略场所 ||||
|---|---|---|---|---|---|---|---|---|
| | | | | | 河水 | 湖沼水 | 地下水 | 设备与材料 | 消毒 |
| 13 | 四氯化碳 Carbon tetrachloride | 0.002 | PT-GC-MS/HS-GC-MS | | | | ○ | | |
| 14 | 1,4-二氯杂环乙烷 1,4-dioxane | 0.05 | SA-GC-MS | | | | ○ | | |
| 15 | 1,2-二氯乙烯 1,2-Dicloroethylene | 0.02 | PT-GC-MS/HS-GC-MS | | | | ○ | | |
| 16 | 顺式-1,2-二氯乙烯 cis-1,2 chloroethylene | 0.04 | PT-GC-MS/HS-GC-MS | | | | ○ | | |
| 17 | 二氯甲烷 Dichloromethane | 0.02 | PT-GC-MS/HS-GC-MS | | | | ○ | | |
| 18 | 四氯乙烯 Tetrachloroethylene | 0.01 | PT-GC-MS/HS-GC-MS | | | | ○ | | |
| 19 | 三氯乙烯 Trichloroethylene | 0.03 | PT-GC-MS/HS-GC-MS | | | | ○ | | |
| 20 | 苯 Benzene | 0.01 | PT-GC-MS/HS-GC-MS | | | | ○ | | |
| 21 | 溴 Bromine | 0.01 | IC-PC | 不可 | | | | 次氯酸、臭氧处理 | |
| 22 | 氯仿 Chloroform | 0.06 | PT-GC-MS/HS-GC-MS | 不可 | | | | | ○ |
| 23 | 二溴氯甲烷 Dibromochloromethane | 0.1 | PT-GC-MS/HS-GC-MS | 不可 | | | | | ○ |
| 24 | 溴二氯甲烷 Bromodichloromethane | 0.03 | PT-GC-MS/HS-GC-MS | 不可 | | | | | ○ |
| 25 | 溴仿 Bromoform | 0.09 | PT-GC-MS/HS-GC-MS | 不可 | | | | | ○ |
| 26 | 总三卤甲烷 Total trihalomethane | 0.1 | PT-GC-MS/HS-GC-MS | 不可 | | | | | ○ |
| 27 | 氯乙酸 Chloroacetic acid | 0.02 | SE-GC-MS(ECD) | 不可 | | | | | ○ |
| 28 | 二氯醋酸 Dichloroacetic acid | 0.04 | SE-GC-MS | 不可 | | | | | ○ |

续表

| 序号 | 项目 | 基准值 (mg/L) | 水质检查方法 | 可省略检查项目 | 河水 | 湖沼水 | 地下水 | 设备与材料 | 消毒 |
|---|---|---|---|---|---|---|---|---|---|
| | | | | | \multicolumn{5}{c}{水质检查可省略场所} |
| 29 | 三氯醋酸 Trichloroacetic acid | 0.2 | SE-GC-MS | 不可 | | | | | ○ |
| 30 | 甲醛 Formaldehyde | 0.08 | MOD-SE-GC-MS | 不可 | | | | | ○ |
| 31 | 锌 Zinc | 1.0 | FAAS/ICP/ICP-MS | | ○ | ○ | ○ | ○ | |
| 32 | 铝 Aluminum | 0.2 | FAAS/ICP/ICP-MS | | ○ | ○ | ○ | PAC | |
| 33 | 氯离子 chloride | 200 | IC/Tit | 不可 | ○ | ○ | ○ | | ○ |
| 34 | 硬度（钙、镁等）Hardness | 300 | Tit/AAS/ICP/IC | | ○ | ○ | ○ | | |
| 35 | 铁 Iron | 0.3 | FAAS/ICP | | ○ | ○ | ○ | ○ | |
| 36 | 铜 Copper | 1 | FAAS/ICP/ICP-MS | | ○ | ○ | ○ | ○ | |
| 37 | 钠 Sodium | 200 | FAAS/ICP | | ○ | ○ | ○ | | |
| 38 | 锰 Manganese | 0.05 | FAAS/ICP/ICP-MS | | ○ | ○ | ○ | | |
| 39 | 阴离子表面活性剂 Anionic surfactant | 0.2 | SE-AS/HPLC | | ○ | ○ | ○ | | |
| 40 | 土味素 Geosmin | 0.00001 | SA-GC-MS/PT-GC-MS/HS-GC-MS | | ○ | | ○ | | |
| 41 | 非离子表面活性剂 Nonionic surfactant | 0.02 | SE-AS/Zn-SE-AAS | | ○ | ○ | ○ | | |
| 42 | 酚类 Phenols | 0.05 | SE-GC-MS | | ○ | ○ | ○ | | |
| 43 | 2-甲基冰片-MIB | 0.00001 | SA-GC-MS/PT-GC-MS/HS-GC-MS | | ○ | | ○ | | |
| 44 | 有机物（TOC） | 5 | 氧化分解仪器确定 | 不可 | ○ | ○ | ○ | | |

续表

| 序号 | 项目 | 基准值(mg/L) | 水质检查方法 | 可省略检查项目 | 水质检查可省略场所 | | | | |
|---|---|---|---|---|---|---|---|---|---|
| | | | | | 河水 | 湖沼水 | 地下水 | 设备与材料 | 消毒 |
| 45 | 味 Taste | 无异常 | | 不可 | ○ | ○ | ○ | ○ | ○ |
| 46 | 色度 Color | 5度 | col etc. | 不可 | ○ | ○ | ○ | ○ | ○ |
| 47 | 臭气 Odor | 无异常 | | 不可 | ○ | ○ | ○ | ○ | ○ |
| 48 | 总溶解固体 TDS | 500 | Weight | | ○ | ○ | | | |
| 49 | 浊度 Turbidity | 2度 | | 不可 | ○ | ○ | | | |
| 50 | pH 值 | 5.8~8.6 | EL/Col | 不可 | ○ | ○ | ○ | ○ | ○ |

2) 水质管理目标项目

| 序号 | 项目 | 基准值(mg/L) | 水质检查方法 | 检查优先程度 | 水质检查可省略场所 | | | | |
|---|---|---|---|---|---|---|---|---|---|
| | | | | | 河水 | 湖沼水 | 地下水 | 设备与材料 | 消毒 |
| 1 | 锑 Antimony | 0.015 | Hy-AAS/Hy-ICP/ICP-MS | | ○ | ○ | ○ | | |
| 2 | 铀 Uranium | 0.002P | ICP/ICP-MS | | ○ | | ○ | | |
| 3 | 镍 Nickel | 0.01P | FAAS/ICP/ICP-MS | 高 | | | | ○ | |
| 4 | 亚硝酸氮 Nitrite nitrogen | 0.05P | IC/AS | 高 | ○ | ○ | ○ | | |
| 5 | 1,2-二氯乙烷 1,2-dichloroethane | 0.004 | PT-GC-MS/HS-GC-MS | | | | ○ | | |
| 6 | 顺式-1,2-二氯乙烯 cis-1,2 chloroethylene | 0.04 | PT-GC-MS/HS-GC-MS | | | | ○ | | |
| 7 | 1,1,2-三氯乙烷 1,1,2-trichloroethane | 0.006 | PT-GC-MS/HS-GC-MS | | | | ○ | | |
| 8 | 甲苯 Toluene | 0.2 (0.6) | PT-GC-MS/HS-GC-MS | | | | ○ | | |

续表

| 序号 | 项目 | 基准值（mg/L） | 水质检查方法 | 检查优先程度 | 水质检查可省略场所 ||||| 
| --- | --- | --- | --- | --- | --- | --- | --- | --- | --- |
| | | | | | 河水 | 湖沼水 | 地下水 | 设备与材料 | 消毒 |
| 9 | 邻苯二甲酸二烯丙酯<br>Diallyl phthalate | 0.1 | SE-GC-MS | | ○ | ○ | ○ | | |
| 10 | 亚氯酸<br>Chlorous acid | 0.6 | DPD/IC/Elec | | 二氧化氯消毒液进行检查 ||| ○ | ○ |
| 11 | 氯酸<br>Chloric acid | 0.6 | DPD/IC/Elec | | 二氧化氯消毒液进行检查 ||| ○ | ○ |
| 12 | 二氧化氯<br>Chlorine Dioxide | 0.6 | DPD/IC/Elec | | 二氧化氯消毒液进行检查 ||| ○ | ○ |
| 13 | 二氯乙腈<br>Dichloroacetonitrile | 0.04P | SE-GC-MS | 高 | | | | | ○ |
| 14 | 水合氯醛<br>Chloral hydrate | 0.03P | SE-GC-MS | 高 | | | | | ○ |
| 15 | 农药类 | 1 | 检出值与目标值之比总和 | | ○ | ○ | ○ | | |
| 16 | 氯<br>Chlorine | 1 | | | | | | | ○ |
| 17 | 硬度（钙、镁等）<br>Hardness | 10~100 | Tit/ASS/ICP/IC | | ○ | ○ | ○ | | |
| 18 | 锰<br>Manganese | 0.01 | FAAS/ICP/ICP-MS | | ○ | ○ | ○ | | |
| 19 | 游离碳酸<br>Free carbon dioxide | 20 | | | ○ | ○ | ○ | | |
| 20 | 1,1,1-三氯乙烷<br>1,1,1-trichloroethane | 0.3 | PT-GC-MS/HS-GC-MS | | ○ | ○ | ○ | | |
| 21 | 甲基T-丁基醚<br>Methyl T-Butyl Ether（MTBE） | 0.02 | | | | | | ○ | |
| 22 | 有机物等（高锰酸钾消耗量）<br>Organic substances | 3 | Tit | 高 | ○ | ○ | ○ | | |
| 23 | 臭气强度<br>Odor degree | 3TON | | | ○ | ○ | ○ | ○ | ○ |

续表

| 序号 | 项目 | 基准值（mg/L） | 水质检查方法 | 检查优先程度 | 水质检查可省略场所 ||||| 
| --- | --- | --- | --- | --- | --- | --- | --- | --- | --- |
| | | | | | 河水 | 湖沼水 | 地下水 | 设备与材料 | 消毒 |
| 24 | 蒸发残留物 | 30~200 | Weight | | ○ | ○ | ○ | | |
| 25 | 浊度 | 1度 | | | ○ | ○ | ○ | | |
| 26 | pH | 7.5 | El/Col | | ○ | ○ | ○ | ○ | ○ |
| 27 | 朗格利尔指数（腐蚀性）Langelier's Index | -1~0 | | | ○ | ○ | ○ | | |

# 参 考 文 献

1. 许保玖．给水处理理论．北京：中国建筑工程出版社．2000，10．
2. 凌云，陈志刚．材料的微生物腐蚀研究与进展．江苏理工大学学报（自然科学版），2000，21(1)：53～56．
3. 梁成浩．金属腐蚀学导论．北京：机械工业出版社．1999．
4. 宋仁元．要重视金属管道的内壁腐蚀．城镇供水，1993，(2)：12～15．
5. 赵洪宾等．城市供水管网系统工况分析．中国给水排水，1992(6)：35～36．
6. 张洪国，袁一星，赵洪宾．给水管网动态模型中管道阻力系数的组合灰色推定方法．哈尔滨建筑大学学报，1998，31(5)：58～63．
7. 董学旺．水泥沙浆衬里管道防腐技术．油气田地面工程，2000，19(3)：43～44．
8. 王光彬．涂料与涂装技术．北京：国防工业出版社，1992．
9. 刘德辉，刘长风．二环戊二烯双酚 A 型环氧树脂及环氧酯漆的合成研究．涂料工业，1998，(7)，11～12．
10. 中国工程建设标准化协会标准埋地给水钢管道水泥砂浆衬里技术标准 CECS10：89．
11. 化工部化工机械研究院主编．腐蚀与防护手册．北京：化工出版社，1989，5．
12. 陈旭俊等编著．金属腐蚀与保护基本教程．北京：机械工业出版社，1998，6．
13. 王占生，刘文君．微污染水源饮用水处理 [M]．北京：中国建筑出版社，1999，P237．
14. 刘文君，王亚娟等．饮用水中可同化有机碳（AOC）的测定方法研究 [J]．给水排水，2000，26(11)：1～5．
15. 刘路，卢益新．饮用水中 AOC 快速检测法 [J]．净水技术，2004，23(5)：42～44．
16. 刘文君，吴红伟，王占生等．饮用水中 BDOC 测定动力学研究．环境科学，1999，(4)：20～22．
17. 李欣，马建薇，袁一星．生物可降解溶解性有机碳（BDOC）降解动力学研究．哈尔滨工业大学学报．
18. 何文杰等．安全饮用水保障技术．北京：中国建筑工业出版社．2006 年 3 月：706～724．
19. 余鑫晶．给水管壁生物膜中的细菌生长研究．哈尔滨工业大学工学硕士学位论文．2005 年 12 月．
20. 刘建康．武汉东湖生态学研究 [M]．北京：中国科学出版社．1990：415～421．
21. 张晓健，李爽．消毒副产物总致癌风险的首要指标参数——卤乙酸．给水排水，2000，26(8)：1～6．
22. 李红，周友兵等．分子生物学技术在微生物多样性研究中的应用 [J]．河北大学学报（自然科学版），2003，23(4)：450～453．
23. 赵晓瑜，李继刚．实用分子生物学 [M]．北京：化学工业出版社，2006．
24. 张为民，张安世．PCR 技术简介及其应用 [J]．河南教育学报（自然科学版），2002，11(3)：65～67．
25. 洪义国，孙谧，张云波，李勃生．16S rRNA 在海洋微生物系统分子分类鉴定及分子检测中的应用 [J]．海洋水产研究，2002，23(1)：58～63．
26. 张彤，方汉平．微生物分子生态技术：16S rRNA/DNA 方法 [J]．微生物学通报，2003，30(2)：97～101．
27. 麦永辉，张林，陈继峰，梁慧萍，刘伟佳，石同幸，黄蓓．环境与健康杂志．2002 年 02 期．

28. 邵志宏，崔佃贞，张秀绘．环境与健康杂志．2002 年 02 期．
29. 刘万福．欧盟各国对剩余消毒的规定．城市公用事业．2000，14（2）：20～22．
30. 王晓昌．臭氧处理的副产物．给水排水．1998，24（12）：75～77．
31. 郭士权．饮用水中氯消毒副产物的形成与去除．重庆建筑工程学院．1994，16（3）：92～96．
32. 李建渠，李灵芝，饮用水中卤代消毒副产物的产生和影响因素的研究．重庆环境科学．51998，20（3）：55～57．
33. 赵振业，肖贤明，张文兵，饮用水消毒副产物的控制．净水技术．2002，212：1～4．
34. 杨岳琦．氯消毒与可替代消毒剂．深圳水务．2002，6：29～31．
35. 唐明德．饮水氯化消毒副产物与肿瘤．癌变·畸变·突变．2000，12（30）：185～190．
36. 毕新慧，二氧化氯及混凝过程对水中几种臭味物质和腐殖质去除效果的研究．哈尔滨建筑大学硕士学位论文，1997．
37. 李欣，齐晶瑶，袁一星，饮用水中有机污染物分子的 VRML 模型，环境化学，2004，23（4），424～426．
38. 李君文．于祚斌．水中离子对三卤甲烷形成的影响．中国公共卫生学报．1994，13（6）：321～323．
39. 黄君礼等，氯仿形成预测模式的研究，中国给水排水．1992，(3)：9～13．
40. 腐殖酸的氯化与三卤甲烷形成．中国给水排水．1993，(2)：40～42．
41. 霍范菊，饮用水中卤仿形成潜力预测模式的研究，哈尔滨建筑工程学院硕士学位论文，1990．
42. 黄君礼等，饮用水氯化中氯仿形成的动力学模式．中国给水排水．1996，(5)：11～13．
43. 中华人民共和国国家标准．生活饮用水标准检验法．GB5750－85．中国标准出版社．1994．
44. 王立，汪正范．色谱分析样品处理．北京：化学工业出版社，2000：148～150．
45. 汪正范．色谱定性与定量．北京：化学工业出版社，2000：170～171．
46. 蒋展鹏，寥孟钧．腐殖酸在活性炭上吸附平衡的研究．水处理技术．1988，14（5）：306～313．
47. 魏宏斌，徐迪民等．水溶液中腐殖酸的二氧化钛催化氧化研究．环境科学学报．1998，18（2）：162～166．
48. 张荣泉，叶于薇，董妙珠等．氯化饮用水的煮沸效果-遗传毒性变化和对细胞色素 P-450 及其自由基效应影响的研究．中国公共卫生学报．1993，12（3）：167～169．
49. 刘文君．饮用水中可生物降解有机物和消毒副产物特性的研究．清华大学工学博士学位论文．1999．
50. 赵洪宾．给水管网系统理论与分析．北京：中国建筑工业出版社，2003：377～379．
51. 许阳，祝建平．杭州管网水质实时监测系统．给水排水．2002，28（2）：91～93．
52. 邓涛，吴晨光，赵洪宾等．供水管网超低功耗水力水质数据采集仪开发．供水管网信息化管理与检测技术应用．2005：183～188．
53. 许仕荣，李斌，李黎武．城市输配水管网水质变化模型及其数值方法．湖南大学学报．2001．28（4）：94～99．
54. 周建华，赵洪宾，薛罡．配水管网中与有机物反应的余氯衰减动力学模型．环境科学．2003．24（3）：45～49．
55. 李君文，于祚斌．饮用水中三卤甲烷预测模型的研究．环境与健康杂志．1996．13（6）：251～253．
56. 张怀宇，赵洪宾，吴文燕等．市政给水管网水质监测点的优化选址．给水排水．1996．22（10）：5～8．
57. 张土乔，黄亚东，吴小刚．供水管网水质监测点选址风险研究．自然灾害学报．2006．15（1）：149～154．

58. 赵洪宾、周建华，微观建模在城市给水管网系统中的实践［J］，给水排水，2002 年，28（5）：59～61.

59. 周建华、赵洪宾，城市给水管网系统所面临的问题及对策［J］，中国给水排水，2002，18（11）：30～32.

60. 赵洪宾、周建华，新型供水模式探讨［J］，哈尔滨工业大学学报，2003，35（11）：1354～1356.

61. 徐雯雯．给水管网生长环成因试验与防治对策研究．哈尔滨工业大学硕士毕业论文．2005.

62. 赵洪宾．给水管内生长环对水质水压的影响［J］．安徽建筑工业学院学报（自然科学版）．1993（1）：20～24.

63. 张健．给水管道后沉淀的研究［D］．哈尔滨：哈尔滨建筑大学．1995.

64. 袁一星，赵洪宾，赵明．给水管网生长环的研究［J］．哈尔滨建筑大学学报．1998，31（1）：72～76.

65. 李欣，王郁萍，齐晶瑶，赵洪宾．给水管道生长环的冲洗与防治．哈尔滨建筑大学学报．2002 年 12 月，35（6）：30～32.

66. 许仕容，周书葵．基于节点水龄的供水管网水质监测点的优化布置．南华大学学报（理工版）．2003，17（3）：13～16.

67. 陈建春．Visual C++开发 GIS 系统 - 开发实例剖析．北京电子工业出版社，2000：36～276.

68. 严蔚敏，吴伟民．数据结构．北京清华大学出版社，1997167～170.

69. 张小卉．正确选型和安装水质在线监测仪器．中国环保产业．2003.12：16～18.

70. 后藤圭司，配水管网にぉける水质变化Ⅲ，水道协会杂志，第 571 号，pp51～65，昭和 57（4）．

71. 佐佐木一春，天野慎史．小ブロック管网系にぉける流况及び水质解析とその检证事例．水道协会杂志，pp8～15，昭和 62（9）．

72. 水道技术研究センター、给水管布设替え工法の研究（铅给水管の非开削更新方法を中心に)、1998.

73. 赤沢 宽、管材质の水质への影响、水道管路技术情报、1992，7.

74. 相迟贵子，真柄泰基．"トリハロメタソ生成能にょる净水处理プロセスの评价"，水道协会杂志，557，昭 56，（2）：25～34.

75. 尾野藤司，芦谷和男，水中のトリハロメタンの分析方法，用水と废水，1981，（23）：939.

76. 丹保宪仁，水道とトリハロメタン，技报堂出版，1983.

77. Dragunov 著，菅野一郎译，土壤有机物，农山渔村文化协会（日本），1976.

78. 山内久美子等，紫外部吸光度を用いたTHMFPのツミュレーッョソ，第 44 回全国水道研究发表会，pp762～765，平成 5.5.

79. 朱春默，浮田正夫等，トリハロメタソ生成能の污染负荷解析に关する研究，土木学会论文集，1996，（8）：113～123.

80. 住友恒等，トリハロメタソ生成能の原水监视，水道协会杂志，昭 58，（9）：26～33.

81. 高桑 哲男，配水管网の解析と设计，1978.

82. 上水实验法，日本水道协会，1993：104～107.

83. Van der kooij, Visser D A, Hijnen W A M. Determining the concentration of easily assimilable organic carbon in drinking water［J］. J Am Water Works Assoc, 1982, 74 (10): 540～545.

84. Van der kooij D. The occurrence of Pseudomonas spp. in surface water and in tap water as determined on citrate media［J］. Antonie van Leeuwenhoek J. Microbiol, 1978, 43: 187～197.

85. Van der kooij D. Characterization and classification of fluorescent pseudomonads from tap water and surface

water [J]. Antonie van Leeuwanhoek J. Microbiol, 1979, 45: 225~240.
86. Kaplan L A, Reasoner DJ. A Survey of BOM in US Drinking Waters. J AWWA, 1994, 86 (2): 121~133.
87. Kaplan L A, Bott T, et al. Evaluation and Simplification of the Assimilable Organic Carbon Nutrient Bioassay for Bacterial Growth in Drinking Water. Appl Environ Microbiol, 1993, 59 (5): 1532~1539.
88. Huck P M, Fedorak P M. Formation and Removal of Assimilable Organic Carbon During Biological Treatment. J AWWA, 1991, 83 (12): 69~80.
89. Van Der Kooij. Assimilable Organic Carbon as an Indicator of Bacterial Regrowth. J AWWA, 1992, 84 (2): 57~65.
90. Paode R D, Amy GL. Predicting the Formation of Aldehydes and BOM. J AWWA, 1997, 89 (6): 79~93.
91. CheckLight Ltd. Real-time monitoring of assimilable organic carbon in raw drinking water [EB/OL]. http://www.CheckLight.Co.il/pdf/case_studies/aoc-case-study.Pdf, 2004.
92. Servais P et al. Determination of The Biodegradable Fraction of Dissolved Organic Matter in Waters. W at. Res., 1987, 21: 445~450.
93. Servais P et al. Simple Method for Determination of Biodegradable Dissolved Carbon in Water. App l. Envir. M icrobio l., 1989, 55 (10): 2732~2734.
94. Joret J C et al. Biodegradable Dissolved Organic Carbon (BDOC) Content of Drinking Water and Potential Regrowth of Bacteria. W at. Sci. Tech., 1991, 24 (2): 95~101.
95. Camper, Anne K., et al. Attachment and fate of carbon fines in simulated drinking water distribution system biofilms. Water Research, 1997, 31 (3): 399~410.
96. Christensen B. E., Characklis W. G. Physical and chemical properties of biofilms. In: Biofilms. W. G. Characklis and K. C. Marshall (eds.), John Wiley, New York, 1990.
97. Nielsen P. H., Jahn A., Palmgren R. Conceptual model for production and composition of exopolymers ib biofilms. Wat. Sci. Tech., 1997, 36 (1): 11~19.
98. Flemming H. C., Wingender J. Relevance of microbial excellular polymeric substances (EPSs) - part I: structureal and ecological aspects. Wat. Sci. Tech., 2001, 43 (6): 1~8.
99. Daniel P A and Meyerhofer P F. A risk assessment approach to selecting a disinfection by-product control strategy. American Water Works Association Proceedings., June 18~22, Vancouver, B. C., 1992.
100. Carlson M, et al. Controlling DBPs with monochloramine. J. AWWA, 1998, 90 (2): 106~114.
101. Geoffrey A. Codd, et al. Cyanobacterial toxins: risk management for health protection. Toxicology and Applied Pharmacology, 2005, 203: 264~272.
102. Dong-Geun Lee, Jung-Hoon Lee, Sang-Jong Kim. Diversity and dynamics of bacterial species in a biofilm at the end of the Seoul water distribution system [J]. World Journal of Microbiology & Biotechnology. 2005, 21: 155~162.
103. Lu C. S., Theoretical Study of Particle Chemical and Microbial Transport in Drinking Water Distribution Systems, Ph. D. Thesis, University of Cincinnati, Cincinnati, OH, 1991.
104. Pratim Biswas, et al., A Model for Chlorine Concentration Deecay in Pipes, Wat. Res, pp1715~1724, 1993 (12).
105. LU C. S, et al., Simultaneous Transport of Substrates Disinfectants and microorganism in Water Pipes, Wat. Res, pp881~894, 1995 (3).

106. M. r. Islam, et al. , Inverse Modeling of Chlorine Concentration in Pipe Networks Under Dynamic Condition, Journal of Environment Engineering, ASCE, pp1033 – 1040, 1997 (10).
107. F. A. Digiano, Weidong zhang. Pipe Section Reactor to Evaluate Chlorine – Wall Reaction. Journal of AWWA. 2005, 97 (1): 74 ~85.
108. G. A. Gagnon, P. M. Huck. Removal of Easily Biodegradable Organic Compounds by Drinking Water Biofilms: Analysis of Kinetics and Mass Transfer. Water Research. 2001, 35 (10): 2554 ~2563.
109. L. A. Rossman, R. A. Brown, P. C. Singer, J. R. Nuckols. DBP Formation Kinetics in a Simulated Distribution System. Water Research. 2001, 35 (14): 3483 ~3489.
110. Craigh Thompson and David Jenkins, Review of Water Industry Plastic Pipe Practice, 1987.
111. The Corrosion and Solubility of Lead in Drinking Water.
112. Cowman, G. A. , Singer, P. C. , Effect of Bromide Ion on Haloacetic Acid Speciation Resulting from Chlorination and Chloramination of Aquatic Humic Substances. Enviro. Sci. Technol. 1999, 30 (1): 16 ~24.
113. Luong, T. V. , et al. , The Formation of THMs in Chlorine Water with Ammonia and Bromine 6Iron. Environ. Sci. Technol. 1982, 16: 473.
114. Frederick W. Pontinus. D – DBP Rule to Set Tight Standards. AWWA, 1993, 85 (11): 22 ~30.
115. Nieminiski, E. C, Chaudhuri S. The occurrence of DBPs in Utah Drinking Waters. JAWWA. 1993, 85 (9): 98 ~105.
116. J. W. Hodgeson, A. L. Cohen. Determination of Chlorination Disinfection Byproducts and Chlorinated Solvents in Drinking Water by Liquid‑liquid Extraction and Gas Chromatography with Electron – capture Detection. EPA method 551, 1990.
117. Wei Jie chen, Clifford P. Weisel. Halogenated DBPs Concentrations in a Distribution System. Journal of AWWA. 1998, 90 (4): 151 ~163.
118. Bellar, T. A, et al. . The occurrence of Organohalides in Chlorinated Drinking Waters. J. AWWA. 1974, 66: 703 ~706.
119. Cantor, J. P. , et al. , Bladder Cancer Drinking Water Source and Tap Water Consumption: A Case Control Study. J. Natl. Cancer Inst. 1987, 12.
120. Health Effects of Drinking Water Treatment Technology. Drinking Water Health Effects Task Force. 1989.
121. Philip C. , Singer et al. . Control of DBPs in Drinking Water. Water Environment. Research. 1998, 70 (4): 727 ~734.
122. Bull, R. J. Ram, N. M. , E. Calabrese. Organic Carcinogens in Drinking Water. New York: John 1Wiley and Sons, . 1986, Inc. , 353 ~371.
123. David Benanou, et al. , Danger of Disinfection in Water by a Technique: Chlorination. Wat. Res. 1995, 32 (9): 2798 ~2806.
124. R. R. TrussellandM. D. Umphres, The Formation of Trihalomethanes, JAWWA, 1978, (9): 604 ~612.
125. J. J. Rook. , Chlorination Reaction of Fulvic Acids in Natural Water , Environment Science ( Technology, 1977, (5): 478 ~482.
126. Li‑Xin, Long Yun‑qian, Qi‑JingYao, Molecular structural and properties of 3‑chloro‑4 (dichloromethyl) ‑5‑hydroxy‑2 [5H] ‑furanone (MX), Journal of Harbin Institute of Technology (New Series), 2004, 11 (2), 129 ~132.
127. Hahenberg, H. , etc. , Gas Chromatographic Headspace Analysis, Heyden and Son Ltd. , pp3 ~ 9,

1979.

128. Standard Methods for the Examination of Water and Waste Water 20th. 1998: 6-43~6-51.

129. David Benanou, Francoise Acobas and Pascale Sztajnbok. Analysis of HAAs in Water by a Novel Technique: Simultaneous Extraction Derivatization. Wat. Res.. 1998, 32 (9): 2798~2806.

130. Yuefeng Xie, Hao jiang (Joe) Zhou and Joseph P. Romano. Development of a Capillary Electrophoresis Method for HAAs. Sylvia E. Barrett, Stuart W. Krasner, Gary L. Amy. 217th National Meeting of ACS, America, 1999. American Chemical Society. 2000: 356~365.

131. Kohei Urano, et al., Empirical Rate Equation for Trihalomethane Formation with Chlorination of Humic Substances in Water, Water. Res., 1983, (12): 1797~1802.

132. G. L. Amy, et al., Developing Models for Predicting Trihalomethane Formation Potential and Kinetics, JAWWA, 1987, (7): 89~97.

133. R. P. Canale, et al., Trihalomethane Precursor Model for Lake Youngs, Washington, J. Water Resour. Plng. and Mgmt., ASCE, 1997, (5): 259~265.

134. M. C. Kavanaugh, et al., An Empirical Kinetic Model of Trihalomethane Formation: Applications to Meet the Proposed THM Standard, JAWWA, 1980, (10): 578~582.

135. David W Hand et al. Destruction of DBP Precursors with Catalytic Oxidation. Jour AWWA, 1995, 7 (6): 84~96.

136. Katherine S. Brophy, Howard S. Weinberg, Philip C. Singer. Quantification of Nine HAAs Using Gas Chromatography with Electron Capture Detection. Sylvia E. Barrett, Stuart W. Krasner, Gary L. Amy. 217th National Meeting of ACS, America, 1999. American Chemical Society. 2000: 343~355.

137. Xie Yuefeng. et al. Analyzing HAAs and Ketoacids Without Diazomethane. J. AWWA. 1998. 90 (4): 131~138.

138. Zheng Y. Wu. Water quality model calibration by means of fast messy genetic algorithm. EWRI 2005. ASCE.

139. Malcolm Farley and Stuart Trow, Losses in Water Distribution Networks, Chap. 5. 2003.

140. Richard Ainsworth, Safe Piped Water, Chap 3. 2004.

141. AWWA, Effects of Water Age on Distribution System Water Quality.

142. Lee, Y. and S. G. Bochberger. Migration of Pollutants in Dead-End Zones of Water Distribution Systems. Proc. of the 1999 AWWA Water Quality Technology Conference. 1999.

143. Malcolm Farley and Stuart Trow, Losses in Water Distribution Networks: A Practitioner's Guide to Assessment, Monitoring and Control, IWA, 2003.

144. Malcolm Farley, Leakage Management and Control: A Best Practice Training Manual, WHO, 2001.

145. Document of the World Bank, Project Appraisal Document for the Dushane Water Supply Project in Republic of Tajikistan.

146. M. Edwards. Controlling corrosion in drinking water distribution systems: a grand challenge for the 21st century [J]. Water Science and Technology, 2003, 49 (2): 1~7.

147. Sam Dukan, Yves Levi, Philippe Piriou, et al. Dynamic modeling of bacterial growth in drinking water networks [J]. Wat Res, 1996, 30 (9): 1991~2002.

148. Stephenson G (1989). Removing loose deposits from water mains: operational guidelines. Source document for the water mains rehabilitation manual. Water Research Centre, Swindon, UK.

149. Baylis J. R. Prevention of corrosion and red water [J]. American Water Works Association, 1926, 18

(6): 598.
150. Merrill, Douglas T. , Sanks, Robert L. Corrosion Control By Deposition of $CaCO_3$ Films. Journal AWWA, 70 (1), January, 1978.
151. Joseph T. Monscvitz, David J. Rexing, CT Requirements and Performance of Various THM Control Strategies, AWWA Annual Conference Proceedings, Water Quality, p81~107, 1992.
152. H. Wo, J.-H. Kim. Optimal location of water quality monitoring sites in water Distribution Systems. CCWI conference 2003 UK: 471~481.
153. L. A. Du Preez, A. J. Husselmann, N. R. Acton. Establishing a Network of On-line Monitors at the Purification Works and in the Distribution Network of Water. Wat. Sci. Teck. 1998, 37 (9): 65~71.